Imagerie de la colonne vertébrale et de la moelle épinière

Chez le même éditeur

Dans la même collection

Échographie abdominale, par O. Lucidarme. 2017, 488 pages.

Echo-Doppler vasculaire et viscéral, par M.-F. Bellin, P. Legmann. 2015, 400 pages.

Échographie endovaginale Doppler - 3D en gynécologie-obstétrique, par N. Perrot, I. Frey. 6e éd., 2014, 320 pages.

Imagerie post-thérapeutique en oncologie, sous l'égide de la Société Française de Radiologie, la Société Française de Médecine Nucléaire (SFMN) et la Société Française de Radiothérapie Oncologique, à l'occasion du 60e anniversaire du Centre Antoine Béclère, Coordonné par A. Luciani, F. Courbon, F. Denis, Y. Pointreau. 2014, 332 pages.

Imagerie du Sein, par J. Stinés. 2012, 450 pages.

Traumatologie du rachis, J-L. Dosch. 2012, 256 pages.

Comprendre l'IRM, par B. Kastler, D. Vetter. 7e éd., 2011, 408 pages.

Imagerie cardiaque : scanner et IRM, par O. Vignaux. 2e éd., 2011, 344 pages.

Imagerie du pied et de la cheville, par J-L. Drapé. 2010, 336 pages.

Imagerie en ORL, par F. Dubrulle, N. Martin-Duverneuil, G. Moulin, Avec la collaboration de A. Varoquaux. 2010, 472 pages.

Autres ouvrages

Traité d'imagerie vasculaire, par F. Joffre. Collection Imagerie médicale – Précis. 2015, 648 pages.

Radioprotection en milieu médical, par Y.-S. Cordoliani. Collection Imagerie médicale – Formation. 3e éd., 2014, 248 pages.

Imagerie de la thyroïde, par J. Tramalloni. Collection Imagerie médicale – Formation. 2e éd., 2013, 208 pages.

Imagerie musculosquelettique – Pathologies générales, par A. Cotten. Collection Imagerie médicale – Précis. 2e éd., 2013, 1064 pages.

IRM pratique en neuroradiologie, par F. Héran, F. Lafitte. Collection Imagerie médicale – Pratique. 2e éd., 2013, 496 pages.

IRM Pratique, par L. Arrivé. Collection Imagerie médicale – Pratique. 2e éd., 2012, 448 pages.

Neuro-imagerie diagnostique, par J.-L. Dietemann. Collection Imagerie médicale – Précis. 2012, 864 pages.

Comprendre l'écho-Doppler vasculaire, par K. Myers, A. Clough. Collection Imagerie médicale – Pratique. 2007, 360 pages.

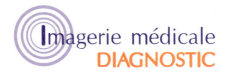

Sous la direction de Michel Bléry

Imagerie de la colonne vertébrale et de la moelle épinière

3e édition

Frédéric Lecouvet, Jean-Louis Dietemann et Guy Cosnard

Avec la collaboration de :

Hugues Brat, Françoise Gelbert, Danielle Hernalsteen, Benoît Lengelé, Charles Raybaud, Christine Saint-Martin, Jean-Luc Sarrazin, Christian Sindic, Maria Isabel Vargas

Et la participation de :

Xavier Banse, Sandrine Bosmans, Fazel Boujan, Tarik Bouziane, Philippe Clapuyt, Étienne Danse, Georges Dooms, Thierry Duprez, Nadine Girard, Meriam Koob, Christian Lebon, Jacques Malghem, Jean-Jacques Merland, Patrick Omoumi, Bruno Vande Berg, Xavier Willems

Elsevier Masson

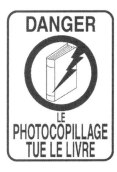

Ce logo a pour objet d'alerter le lecteur sur la menace que représente pour l'avenir de l'écrit, tout particulièrement dans le domaine universitaire, le développement massif du « photo-copillage ». Cette pratique qui s'est généralisée, notamment dans les établissements d'enseignement, provoque une baisse brutale des achats de livres, au point que la possibilité même pour les auteurs de créer des œuvres nouvelles et de les faire éditer correctement est aujourd'hui menacée.
Nous rappelons donc que la reproduction et la vente sans autorisation, ainsi que le recel, sont passibles de poursuites. Les demandes d'autorisation de photocopier doivent être adressées à l'éditeur ou au Centre français d'exploitation du droit de copie : 20, rue des Grands-Augustins, 75006 Paris. Tél. 01 44 07 47 70.

Tous droits de traduction, d'adaptation et de reproduction par tous procédés, réservés pour tous pays.
Toute reproduction ou représentation intégrale ou partielle, par quelque procédé que ce soit, des pages publiées dans le présent ouvrage, faite sans l'autorisation de l'éditeur est illicite et constitue une contrefaçon. Seules sont autorisées, d'une part, les reproductions strictement réservées à l'usage privé du copiste et non destinées à une utilisation collective et, d'autre part, les courtes citations justifiées par le caractère scientifique ou d'information de l'œuvre dans laquelle elles sont incorporées (art. L. 122-4, L. 122-5 et L. 335-2 du Code de la propriété intellectuelle).

© 2017, Elsevier Masson SAS. Tous droits réservés
ISBN : 978-2-294-74723-6
e-ISBN : 978-2-294-74889-9

Elsevier Masson SAS, 65, rue Camille-Desmoulins, 92442 Issy-les-Moulineaux cedex
www.elsevier-masson.fr

Liste des collaborateurs

Ont collaboré à la présente édition

Boujan Fazel, radiologue, hôpital de Hautepierre, Strasbourg (France).

Brat Hugues, radiologue, institut de radiologie de Sion (Suisse).

Cosnard Guy, radiologue, Loctudy (France).

Dietemann Jean-Louis, radiologue, hôpital de Hautepierre, Strasbourg (France).

Koob Meriam, radiologue, hôpital de Hautepierre, Strasbourg (France).

Lecouvet Frédéric, radiologue, Cliniques universitaires Saint-Luc, Bruxelles (Belgique).

Omoumi Patrick, radiologue, centre hospitalier universitaire vaudois, Lausanne (Suisse).

Vargas Maria Isabel, radiologue, hôpitaux universitaires de Genève (Suisse).

Ont collaboré à la présente édition et aux éditions antérieures

Banse Xavier, orthopédiste, Cliniques universitaires Saint-Luc, Bruxelles (Belgique).

Bosmans Sandrine, radiologue, Cliniques universitaires Saint-Luc, Bruxelles (Belgique).

Bouziane Tarik, radiologue, centre radiologique du Tournaisis, Tournai (Belgique).

Clapuyt Philippe, radiologue, Cliniques universitaires Saint-Luc, Bruxelles (Belgique).

Danse Étienne, radiologue, Cliniques universitaires Saint-Luc, Bruxelles (Belgique).

Dooms Georges, radiologue, centre hospitalier de Luxembourg, Luxembourg (Luxembourg).

Duprez Thierry, radiologue, Cliniques universitaires Saint-Luc, Bruxelles (Belgique).

Gelbert Françoise, radiologue, hôpital Lariboisière, Paris (France).

Girard Nadine, radiologue, hôpital de la Timone, Marseille (France).

Hernalsteen Danielle, radiologue, hôpital Middelheim, Anvers (Belgique).

Lebon Christian, radiologue, Cliniques universitaires Saint-Luc, Bruxelles (Belgique).

Lengelé Benoît, anatomiste et chirurgien plastique, Cliniques universitaires Saint-Luc, Bruxelles (Belgique).

Malghem Jacques, radiologue, Cliniques universitaires Saint-Luc, Bruxelles (Belgique).

Merland Jean-Jacques, radiologue, hôpital Lariboisière, Paris (France).

Raybaud Charles, radiologue, Hospital for Sick Children, Toronto (Canada).

Saint-Martin Christine, radiologue, hôpital pour enfants de Montréal, centre universitaire McGill (Canada).

Sarrazin Jean-Luc, radiologue, hôpital américain de Paris, Neuilly (France).

Sindic Christian, neurologue, polyclinique de Louvain-La-Neuve (Belgique).

Vande Berg Bruno, radiologue, Cliniques universitaires Saint-Luc, Bruxelles (Belgique).

Willems Xavier, radiologue, Cliniques universitaires Saint-Luc, Bruxelles (Belgique).

Avant-propos de la 3ᵉ édition

Poussés par les encouragements et commentaires favorables après les deux précédentes éditions de ce livre consacré au rachis ostéodiscal et neurologique, nous nous sommes remis à l'ouvrage.

Ce livre est avant tout le fruit de rencontres, de l'amitié, et le reflet d'un partage des connaissances entre aînés et plus jeunes, entre maîtres et élèves, entre élèves devenus grands, partis sur les chemins de toute la francophonie, de Bruxelles à Strasbourg, de Montréal à Lausanne…

De nouveaux collaborateurs rejoignent pour cette édition une équipe déjà très étoffée.

Cette nouvelle édition est enrichie des développements techniques récents, en IRM et en TDM. Les pathologies courantes, dégénératives, tumorales, infectieuses ou inflammatoires sont traitées de façon volontairement exhaustive, tant dans l'explication que dans l'illustration. Les versants ostéodiscaux et neurologiques de ces pathologies sont étudiés successivement par des équipes de spécialistes chevronnés. La radiologie interventionnelle qui multiplie et affine ses indications autour de la colonne vertébrale est abordée de manière critique.

Ce livre est écrit dans l'esprit qui nous anime au quotidien : collaboration et échanges entre radiologues ostéoarticulaires et neuroradiologues, spécialistes de la moelle osseuse et de la moelle épinière, nourris par le dialogue avec les collègues, orthopédistes, neurologues, neurochirurgiens, rhumatologues, etc.

Cette nouvelle édition se veut simple, pertinente et pratique. Elle s'adresse au médecin appelé à prescrire l'examen d'imagerie le plus indiqué chez un de ses patients, au radiologue qui conduit et interprète cet examen, qu'il s'agisse d'une radiographie, d'une échographie, d'un examen TDM ou IRM. Ce livre s'adresse également à l'interniste, au rhumatologue, au neurologue, au pédiatre, à l'orthopédiste, à l'oncologue, au neurochirurgien qui intègrent l'imagerie de la colonne vertébrale dans leur démarche diagnostique et leur choix thérapeutique. Ce livre se veut une référence pour l'étudiant en médecine et pour le médecin spécialiste en imagerie médicale.

Remerciements

Nous remercions nos collaborateurs au quotidien, cliniciens en médecine, neurologie ou chirurgie, nos collègues radiologues, internes, technologues et infirmiers, ainsi que nos secrétaires.

Nous remercions surtout nos proches pour leur présence, leur soutien, et leur compréhension malgré toutes les heures volées…

Table des matières

Liste des collaborateurs	**V**
Avant-propos de la 3e édition	**VII**
Remerciements	**IX**

Chapitre 1
Anatomie   1

Canal vertébral 1

Méninges spinales 1

Espaces rachidiens 2
Espace épidural (2). Espace sous-dural (5).
Espaces sous-arachnoïdiens (5).

Moelle et racines 5
Anatomie macroscopique (5).
Anatomie microscopique (6).

Plexus des nerfs rachidiens 7
Plexus brachial (7). Plexus lombosacré (8).

Anatomie fonctionnelle 8
Voies ascendantes de la moelle (8).
Voies descendantes de la moelle (10).

Vascularisation de la moelle 10
Artères spinales et médullaires (10).
Veines spinales et médullaires (12).

Chapitre 2
Développement de la moelle épinière   15

Gastrulation 15

Neurulation primaire 15

Neurulation secondaire 16

Croissance de la moelle épinière 17

Processus hydrodynamiques 18

Chapitre 3
Clinique et biologie   19

Syndromes cliniques 19
Syndromes médullaires (19). Syndrome
de compression médullaire (21).
Syndromes radiculaires (22). Syndrome
du canal lombaire étroit (23).

Apport des examens biologiques
au diagnostic des affections médullaires 23
Biologie sanguine (23). Biologie du LCS (24).
Immunologie du LCS (24).

Chapitre 4
Technique, artéfacts et approche sémiologique   27

TDM – technique scanographique 27
Paramètres d'acquisition (28). Interprétation et
indications (30). Avancées technologiques en TDM
de la colonne vertébrale (30). Artéfacts en TDM (32).

IRM – technique 33
Règles de base (33). Séquences (34).
Avancées technologiques en IRM (40).
Artéfacts en IRM (41). Approche sémiologique
d'une lésion de la moelle épinière (45).

Chapitre 5
Malformations vertébromédullaires, syringomyélies et hydromyélies   47

Malformations vertébromédullaires **47**

Définition 47

Clinique 48
Période périnatale (48). Chez l'enfant plus
grand (48). Chez l'adulte (48). Syndrome
de fixation caudale de la moelle (48).

Techniques d'imagerie 49
Échographie (49). IRM (51). Radiographies
et tomodensitométrie (TDM) (51).

Formes pathologiques 51
Dysraphismes fermés (51). Dysraphismes
ouverts (64). Résumé sur les dysraphismes (66).
Malformations de Chiari (66). Malformations
osseuses de la charnière cervico-occipitale (70).

Syringomyélies et hydromyélies **78**

Définition, classification, étiologie
et anatomopathologie 78
Dilatation communicante du canal épendymaire (78).
Dilatation non communicante du canal épendymaire
(79). Cavités médullaires intraparenchymateuses (81).
État présyringomyélique (81). Cavités
dégénératives (81). Cavités péritumorales (82).
Ventricule terminal (82).

Clinique 82
Physiopathologie (82).

IRM 82
Rechercher des anomalies causales ou
associées (83). Analyser la moelle épinière
(83). Cavité médullaire (83). Recommandations
techniques (86). Critères suggestifs du
bénéfice d'un geste chirurgical (89).

XII Table des matières

Myélo-TDM 89

Imagerie postopératoire 89

Images cavitaires de découverte fortuite 90

Chapitre 6
Pathologie rachidienne dégénérative 95

Technique et lecture 95
TDM (95). IRM (95).

Pathologie discale 96
Stratégie thérapeutique et diagnostique (96).
Sémantique (97). Topographie axiale et sagittale (98).
Rapports au ligament longitudinal postérieur
(LLP) et aux méninges (99). Questions
essentielles du thérapeute (101). Sémiologie
TDM et IRM (102). Particularités topographiques
(104). Diagnostic différentiel des images
de « comblement foraminal » (110).

Pathologie de l'arc postérieur 110
Pathologies des articulations zygapophysaires (110).
Spondylolisthésis (116).

Canaux étroits 119
Généralités (119). Canal cervical étroit (121). Canal
thoracique étroit (130). Canal lombaire étroit (130).

Imagerie du rachis opéré 134
Observations banales (135). Évaluation du geste
chirurgical (136). Tissu cicatriciel ou « fibrose » (137).
Récidive de la pathologie discale (139). Blessure
radiculaire (140). Brèches durales (140).
Arachnoïdite (141). Hématomes (142). Lésions
osseuses et décompensation discale (145).
Infection : spondylodiscite, épidurite et abcès (145).
Cas particulier : imagerie postopératoire
des sténoses canalaires (148).

Camptocormie du sujet âgé 149

Chapitre 7
Traumatismes rachidiens, hématomes et brèches dure-mériennes 153

Traumatismes rachidiens 153
Clinique (153). Technique (154). Enjeux
thérapeutiques (155). Lésions du contenant (156).
Lésions du contenu (159).

Hématomes rachidiens 180
Hématome épidural (180). Hématome
sous-dural (185). Hémorragie méningée (187).
Hématomyélie (188).

Déchirures de la dure-mère 191
Syndrome d'hypotension intracrânienne (191).
Hernie médullaire transdurale (192).

Chapitre 8
Infections discovertébrales, épidurales et sous-durales 195

Spondylite et spondylodiscite 195
Pathogénie (195). Épidémiologie, clinique
et examens de laboratoire (195). Rôle de
l'imagerie (197). Techniques d'imagerie (197).
Sémiologie spécifique en imagerie (199).

Diagnostic différentiel de l'infection vertébrale (212).
Arthrite zygapophysaire (214).

Abcès épidural primitif 215
Épidémiologie et anatomopathologie (215).
Clinique (215). Imagerie (216). Traitement et
imagerie (217). Recommandations techniques (219).

Abcès sous-dural 219
Épidémiologie et clinique (219). Imagerie (219).

Chapitre 9
Méningites, arachnoïdites, myélopathies, myélites et neuropathies hypertrophiques 221

Définitions 221

Méningites et arachnoïdites 222
Méningites non tuberculeuses (222).
Pachyméningite hypertrophique (222).
Arachnoïdite septique iatrogène (223).
Arachnoïdite tuberculeuse (223).
Arachnoïdite séquellaire (226).

Myélites et radiculomyélites 227
Rôle de l'imagerie (227). Myélites inflammatoires
(228). Myélites paranéoplasiques (237). Myélites
infectieuses (239). Myélites granulomateuses (247).
Myélites et myélopathies dans le cadre
de l'immunodépression (248).

Myélopathies 252
Myélopathies des affections neurologiques
dégénératives (252). Myélopathies métaboliques
et toxiques (252). Myélopathie postradique (254).
Myélopathie vasculaire ischémique (256).
Imagerie complémentaire (259).

Neuropathies hypertrophiques 259
Définition (259). Clinique et diagnostic (259).
Imagerie (259). Maladie de Charcot-Marie-Tooth
(260). Maladie de Déjérine-Sottas (260).
Polyneuropathie inflammatoire
démyélinisante chronique (261).

Chapitre 10
Pathologie tumorale vertébrale et épidurale 265

Tumeurs vertébrales et épidurales
secondaires 265
Clinique (265). Physiopathologie et épidémiologie
(265). Stratégie diagnostique (266). Imagerie
des métastases vertébrales (267). Caractérisation
des tassements vertébraux (275).

Affections hématologiques malignes 279
Lymphomes (279). Myélome et plasmocytome (283).

Tumeurs vertébrales primitives 286
Tumeurs vertébrales bénignes (286).
Tumeurs vertébrales malignes (295).

Granulome éosinophile 300
Anatomopathologie (300). Clinique (300).
Imagerie (300).

Pathologie tumorale épidurale isolée 300
Métastases épidurales isolées (300).
Angiolipomes (300).

Pathologies épidurales pseudotumorales 303
Lipomatose épidurale (303). Foyers
d'hématopoïèse extramédullaire (303).

Pathologie tumorale épidurale d'origine
intradurale ou paravertébrale 305
Tumeurs intradurales étendues en extradural (305).
Tumeurs paravertébrales étendues en épidural (305).

Chapitre 11
Pathologie tumorale et pseudotumorale intradurale
307

Classification 307

Notions simples et stratégie diagnostique . . . 307

Sémiologie de base et recommandations
techniques 309

Tumeurs intradurales extramédullaires 310
Schwannomes et neurofibromes (310).
Méningiomes (320). Métastases
leptoméningées (324). Épendymome
myxopapillaire (329). Paragangliome (330).
Lipomes (331). Angiolipome (332).
Myélolipome (333). Neuroblastome,
ganglioneuroblastome et ganglioneurome (334).

Pseudotumeurs et kystes 336
Kyste neuro-entérique ou entérogène (336).
Kystes arachnoïdiens (337). Kyste dermoïde (340).
Cholestéatome ou kyste épidermoïde (341).

Tumeurs intramédullaires 342
Tumeurs gliales (342). Autres tumeurs
intramédullaires (349). Cavernomes
intramédullaires (356).

Chapitre 12
Malformations vasculaires médullaires
361

Clinique 361

Imagerie 361
IRM (361). ARM (364). Angioscanner (364).
Angiographie médullaire (364).

Classification 366

Malformations artérioveineuses (MAV)
intramédullaires 367
Anatomopathologie (367). Clinique (367).
Imagerie (367). Traitement (368).

Fistules périmédullaires 368
Anatomopathologie (368). Clinique (368).
Imagerie (369). Traitement (369).

Fistules artérioveineuses durales à drainage
veineux périmédullaire 369
Anatomopathologie (369). Clinique (370).
Diagnostic différentiel (370). Imagerie (372).
Traitement (372). Suivi post-thérapeutique (373).

Malformations artérioveineuses complexes . . . 373
Malformations métamériques (373).
Syndrome de Cobb (374). Syndromes
de Klippel-Trenaunay et de Parkes-Weber (374).
Maladie de Rendu-Osler-Weber (télangiectasie
hémorragique héréditaire) (374).

Malformations vasculaires épidurales 374
Malformations capillaroveineuses
épidurales (374). Malformations ou fistules
artérioveineuses épidurales et pararachidiennes
avec drainage épidural (374).

Fistules artérioveineuses
vertébrovertébrales 375

Chapitre 13
Imagerie du plexus cervicobrachial et du plexus lombosacré
377

Rappel anatomique 377

Techniques d'imagerie et sémiologie IRM
des structures nerveuses normales 378

Pathologies 381
Tumeurs des nerfs (381). Pathologie
traumatique (385). Syndrome de la traversée
cervico-thoraco-brachiale (389). Pathologies
inflammatoires des nerfs (390). Syndrome de
Parsonage-Turner (391). Autres pathologies (392).

Chapitre 14
Imagerie interventionnelle rachidienne clinique
399

Niveaux de preuve et gradation
des recommandations 399

Radiculalgies lombosacrées 399
Infiltration anesthésique diagnostique (399).
Options thérapeutiques (400).

Lombalgies d'origine discale 404
Diagnostic (404). Options thérapeutiques (405).

Douleurs d'origine facettaire 406
Diagnostic (406). Options thérapeutiques (406).

Radiculalgie sur kyste zygapophysaire
endocanalaire 408
Technique de l'arthrodistension
kystique endocanalaire (408).

Lombalgie sur spondylolyse : bloc-test
et infiltration 409
Technique du bloc de lyse isthmique (409).

Douleurs de l'articulation sacro-iliaque 410
Options thérapeutiques (410).

Coccygodynie 411

Névralgie occipitale (névralgie d'Arnold) 412
Technique d'infiltration du nerf grand occipital (412).

Radiculalgies cervicobrachiales 413
Infiltrations épidurales ou foraminales ? (413).

Fracture vertébrale 414
Options thérapeutiques – principes
généraux (414). Controverses (415).

Thermo- et photocoagulation d'ostéome
ostéoïde 415

Biopsies vertébrales 416

Index
419

Chapitre 1

Anatomie

B. Lengelé, F. Lecouvet, G. Cosnard

Canal vertébral

Dans l'empilement métamérique des éléments vertébraux, le canal vertébral s'étend du foramen magnum (trou occipital) au hiatus sacré (figure 1.1). Sa paroi antérieure est constituée par la face postérieure des corps vertébraux et des disques intervertébraux. Sa paroi postérieure suit la succession des lames et ligaments jaunes. Ses deux parois latérales sont fenêtrées par les foramens intervertébraux. Ce canal est large et arrondi à la partie inférieure du foramen magnum, tronqué en avant en regard de la dent de l'axis et se rétrécit pour devenir triangulaire à sommet postérieur au niveau cervical. Cylindrique dans son segment thoracique où il présente son plus petit diamètre vers T9, il atteint ses plus grandes dimensions à la charnière thoracolombaire. Il redevient enfin triangulaire en regard de la colonne lombaire, puis s'aplatit au niveau du canal sacré. Il présente dans le plan sagittal trois courbures successives centrées sur C5, T6 et L3.

De constitution ostéofibreuse, le canal vertébral est largement tapissé par des structures ligamentaires. Courant le long de sa paroi antérieure depuis le foramen magnum jusqu'à la face postérieure du coccyx, le ligament longitudinal postérieur (LLP) est festonné et fortement inséré sur l'anneau fibreux des disques intervertébraux, au moins dans la région médiane. En regard des corps vertébraux, il recouvre le plexus antérieur des veines vertébrales internes. Situés derrière le plexus veineux postérieur, les ligaments jaunes, pairs, sont tendus entre les lames vertébrales [3, 4].

Méninges spinales

Le canal vertébral contient le sac dural enveloppant la moelle épinière et les racines des nerfs spinaux (figures 1.2 et 1.3).

Constitué par la dure-mère spinale ou méninge dure, le sac dural est d'origine mésodermique et représente la membrane méningée la plus externe. Épaisse, résistante et nacrée, cette pachyméninge vertébrale correspond au feuillet interne de la pachyméninge endocrânienne. Toutefois, à l'opposé de la disposition intracrânienne où le périoste des os du crâne constitue le feuillet externe de la dure-mère, en relation intime avec le feuillet interne, la dure-mère spinale est ici nettement séparée du périoste vertébral par l'espace épidural vasculograisseux. Largement évasée en entonnoir à la jonction craniovertébrale, elle est en continuité avec la dure-mère intracrânienne et présente de très fortes attaches ostéopériostées sur le pourtour du foramen magnum et sur la face postérieure de l'axis, avec deux orifices latéraux pour la pénétration des artères vertébrales. En bas, le sac dural s'effile progressivement et donne naissance au ligament coccygien qui entoure le filum terminal et s'insère sur la face postérieure du canal sacré entre S1 et S4. Latéralement, la dure-mère s'engage dans les foramens intervertébraux et forme un manchon radiculaire autour de l'origine des nerfs spinaux. Toutes les gaines radiculaires ainsi constituées s'insèrent sur le périoste des pédicules vertébraux voisins et sont en continuité avec l'épinèvre radiculaire de telle sorte qu'il existe à leur niveau un amarrage multisegmentaire du sac dural au rachis.

La leptoméninge, ou méninge molle, est d'origine mésoectodermique et séparée en deux

Imagerie de la colonne vertébrale et de la moelle épinière
© 2017 Elsevier Masson SAS. Tous droits réservés.

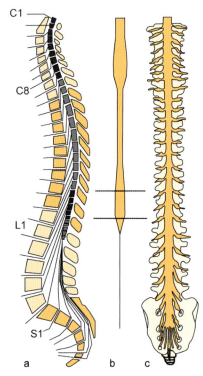

Figure 1.1. Métamérie médullaire et segmentation vertébrale.
a) Vue latérale des segments cervical, thoracique, lombaire et sacrococcygien. b) Vue antérieure de la moelle, à la même échelle, avec ses renflements cervical et lombaire, et le filum terminal. c) Vue antérieure du rachis, avec le sac dural et les gaines radiculaires. Noter la disparité de hauteur entre les myélomères et les métamères vertébraux correspondants. Au niveau cervical, le nerf spinal sort au-dessus de la vertèbre correspondante, puis le nerf spinal C8 s'échappe du rachis sous la vertèbre C7. Ensuite, chaque nerf spinal thoracique, lombaire ou sacré quitte le canal vertébral en s'insinuant sous la vertèbre correspondante.

feuillets : l'arachnoïde et la pie-mère. L'arachnoïde est le feuillet externe de la leptoméninge et limite en dehors les espaces sous-arachnoïdiens. Elle a l'apparence d'un voile transparent constitué de simples tractus fibreux qui prennent en dedans une structure alvéolaire et réticulaire dont les mailles sont baignées par le liquide cérébrospinal (LCS). La pie-mère est le feuillet méningé le plus interne. Fine, lâche et peu résistante, elle s'épaissit au contact du névraxe. Richement vascularisée, elle recouvre intimement la surface de la moelle et des racines, tapissant tous les sillons et s'insinuant profondément dans le sillon médian antérieur. De chaque côté de l'axe médullaire, elle forme en outre une longue cloison frontale festonnée appelée ligament dentelé. Tendu entre la moelle et la face profonde de la dure-mère, celui-ci dessine une série d'arcades ajourées qui laissent entre elles le passage aux émergences radiculaires qui s'y constituent par la réunion des racines antérieures et postérieures des nerfs spinaux. En haut, la leptoméninge spinale et ses espaces sont en continuité directe avec leurs homologues cranio-encéphaliques [3, 4].

Espaces rachidiens

Espace épidural [2, 5] (figures 1.2 et 1.3)

L'espace épidural s'étend sur toute la hauteur du canal vertébral. Situé entre la dure-mère et les parois ostéofibreuses du canal vertébral, il est fermé en haut et ne communique pas avec la boîte crânienne. Il renferme essentiellement une graisse molle, surtout au niveau lombaire, parcourue par le lacis dense des veines vertébrales internes, et des artères destinées à la moelle et aux enveloppes méningées. Au niveau cervical, il est surtout constitué de plexus veineux. L'espace épidural antérieur contient également des nerfs, en particulier les terminaisons du nerf sinuvertébral qui se distribuent au LLP, aux ligaments jaunes, à la partie superficielle des anneaux fibreux intervertébraux et aux vaisseaux spinaux. En avant, les attaches du sac dural au LLP créent une division partielle de l'espace épidural antérieur en deux espaces largement communicants. Ces tractus fibreux tendus entre la dure-mère et le LLP s'épaississent nettement dans la région lombosacrée, donnant ainsi naissance aux ligaments antérolatéraux de Hoffman et au ligament sacrodural médian de Trolard. En avant du LLP, l'espace basivertébral est également séparé en deux compartiments par le septum médian d'insertion du LLP. Ce septum médian est fortement et largement inséré sur les fibres annulaires postérieures du disque. Plus étroit en arrière des corps vertébraux, le septum médian est également fortement

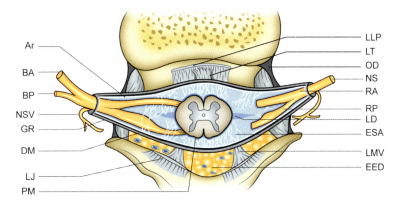

Figure 1.2. Coupe transversale schématique des structures méningées et des espaces rachidiens.
Le canal vertébral possède des parois ostéofibreuses renforcées par le ligament longitudinal postérieur (LLP) en avant et les ligaments jaunes (LJ) en arrière. Il est ajouré au niveau des foramens intervertébraux, qui sont fermés par un opercule dure-mérien (OD), appuyé sur les gaines radiculaires (GR). Celles-ci prolongent le sac de la dure-mère (DM), autour de la partie initiale des nerfs spinaux (NS), dont les racines antérieures (RA) et postérieures (RP) sont intradurales et dont les branches antérieures (BA) et postérieures (BP) sont de topographie extradurale, comme le nerf sinuvertébral de Luschka (NSV). L'arachnoïde (Ar) délimite l'espace sous-arachnoïdien (ESA), baigné de liquide cérébrospinal. La pie-mère (PM), adhérente à la moelle épinière, forme le repli discontinu du ligament dentelé (LD) et se prolonge le long des racines des nerfs spinaux. L'espace épidural (EED), graisseux, est partiellement segmenté par les ligaments méningovertébraux (LMV), dont le plus constant, antérieur, est le ligament médian de Trolard (LT).

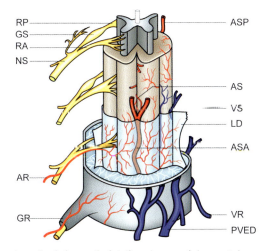

Figure 1.3. Structure tridimensionnelle de la moelle épinière, de ses méninges et de ses plans vasculaires.
L'axe gris est entouré de la substance blanche périphérique. Il en sort de façon métamérique les nerfs spinaux (NS), dont les racines antérieures (RA) et postérieures (RP) fusionnent au niveau du foramen intervertébral, où se loge le ganglion spinal (GS). La pie-mère (bleu ciel) applique sur la moelle les artères spinales antérieures (ASA) et postérieures (ASP), ainsi que les veines spinales (VS), qui courent le long des sillons. Le sillon médian ventral contient les artères sulcales (AS). Les vaisseaux longitudinaux sont suppléés par les artères et veines radiculaires (AR, VR) qui courent le long des gaines radiculaires (GR). Latéralement, la pie-mère donne naissance au ligament dentelé (LD) qui partage incomplètement, frontalement, l'espace sous-arachnoïdien et laisse passer entre ses festons les racines réunies des nerfs spinaux. La dure-mère (DM) est entourée du riche plexus veineux épidural (PVED) vertébral interne, qui se draine, par les veines radiculaires (VR), dans le plexus vertébral externe et dans les veines azygos.

inséré au périoste du mur postérieur des vertèbres, à l'exception de la zone de pénétration vasculaire (fente de Hahn), seule zone de communication entre les espaces basivertébraux droit et gauche. L'espace épidural postérieur, de constitution surtout graisseuse et moins riche en vaisseaux, est limité en arrière par les lames vertébrales et les ligaments jaunes. Il est également traversé par de nombreuses travées fibreuses méningovertébrales, les ligaments méningovertébraux (figure 1.4) qui sont de topographie médiane, paramédiane ou latérale et qui fragmentent cet espace en plusieurs secteurs adjacents sans le cloisonner complètement [6]. Latéralement, à hauteur des

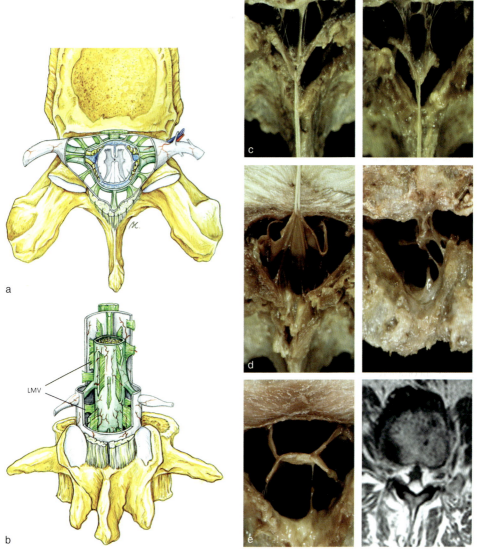

Figure 1.4. Les ligaments méningovertébraux (LMV), vues schématiques transversale (a) et postérieure (b).
Les ligaments méningovertébraux sont des cloisons fibreuses qui, tendues entre le sac dural et les parois ostéofibreuses du canal vertébral, segmentent de façon incomplète l'espace épidural. Ils occupent, en rayons divergents sur un quadrant d'horloge, l'espace épidural antérieur (c), latéral (d) ou postérieur (e). Leur disposition tridimensionnelle est aléatoire dans le canal vertébral. Ils constituent de fines lames conjonctives porte-vaisseaux dont la disposition variable explique la déformation stellaire du sac dural dans la lipomatose épidurale (e) (voir figure 10.39).

foramens intervertébraux, les attaches durales sur les structures périostées et ligamentaires voisines sont partielles, si bien que l'espace épidural est en continuité avec les espaces graisseux cervical, médiastinal et rétropéritonéal [3, 4].

Espace sous-dural

C'est l'espace anatomique rachidien le plus discuté. Classiquement envisagé comme un espace virtuel situé entre la dure-mère et l'arachnoïde, il ne représenterait en réalité qu'une dissection artificielle du plan fragile séparant les dernières couches fibrocellulaires internes de la dure-mère, qui sont lâches et adhérentes à la leptoméninge, et les couches fibreuses externes, plus denses, de la pachyméninge [6]. Cette dilacération des couches profondes et superficielles de la dure-mère constituerait le plan de décollement fibreux pouvant être le siège des collections dites sous-durales. Quoi qu'il en soit, ce plan constitue un compartiment intracanalaire différent de l'espace épidural et des espaces sous-arachnoïdiens, de sorte que, par facilité d'usage, le terme d'espace sous-dural peut être conservé.

Espaces sous-arachnoïdiens

Ces espaces contiennent le LCS. Ils sont communs au rachis et au crâne. Outre la séparation frontale bilatérale et incomplète du ligament dentelé, ils sont plus ou moins cloisonnés par de fines travées tissulaires jetées en pont entre l'arachnoïde et la pie-mère, surtout en arrière de la moelle. Ils sont plus nombreux chez les sujets jeunes, involuant chez le sujet âgé, et créent des turbulences de flux du LCS.

Moelle et racines

Anatomie macroscopique
(voir figures 1.1 à 1.3) [3, 4]

Appartenant au système nerveux central et prolongeant la moelle allongée (bulbe), la moelle épinière s'étend du foramen magnum jusqu'en regard du disque intervertébral L1–L2, sur une hauteur de 43 à 45 cm. D'aspect cylindrique, elle est aplatie dans le sens antéropostérieur et présente deux renflements : un cervical (C3–T2) et un lombaire (T9–L1), qui correspondent respectivement à l'origine centrale des nerfs destinés aux membres supérieurs et inférieurs. Son diamètre antéropostérieur en regard de C3 a été mesuré chez des sujets sains en imagerie par résonance magnétique (IRM) à 8,6 mm avec une déviation standard de plus ou moins 0,8 mm [7]. Distalement, la moelle s'effile au niveau du cône médullaire et se termine par un fin cordon inséré sur les vertèbres sacrococcygiennes. C'est le filum terminal, formé de cellules épendymaires et de tissu conjonctif.

La moelle épinière est formée de six cordons séparés par autant de sillons verticaux. Chaque hémimoelle rassemble ainsi un cordon antérieur ou ventral, un cordon latéral et un cordon postérieur ou dorsal. À la face antérieure de la moelle, les deux cordons antérieurs sont séparés par la profonde fissure médiane ventrale. À sa face postérieure, un mince sillon médian dorsal isole les cordons postérieurs. De chaque côté enfin, le cordon latéral est limité par les sillons antérolatéral et postérolatéral, d'où émergent respectivement les radicelles qui donnent naissance aux racines antérieures ou ventrales, motrices, et postérieures ou dorsales, sensitives, des nerfs spinaux. On compte, de part et d'autre de la ligne médiane, 8 nerfs cervicaux dont les sept premiers portent le numéro de la vertèbre sous-jacente et dont le dernier est appelé C8, puis 12 nerfs thoraciques, 5 lombaires, 5 sacrés et 1 coccygien, qui portent tous le numéro de la vertèbre sus-jacente.

Chez l'adulte, le trajet des racines nerveuses, horizontal au niveau des premiers nerfs cervicaux, devient oblique vers le bas en raison de la plus forte croissance des pièces osseuses. En dessous du cône médullaire, les racines ont un trajet quasi vertical et forment la queue de cheval entourant le filum terminal. Le diamètre d'une racine est proportionnel à la quantité de substance grise du segment médullaire dont elle est issue. Les racines sacrées sont ainsi les plus volumineuses. Sur la racine sensitive, se trouve un renflement, le ganglion spinal, dont la dimension, elle aussi en rapport avec le diamètre de la racine, est maximale au niveau des racines issues des renflements cervical et lombosacré.

Les nerfs spinaux ou rachidiens sortent de la colonne vertébrale par les foramens intervertébraux et se divisent en trois branches. Leur branche dorsale innerve de façon métamérique les muscles propres du dos et le revêtement cutané segmentaire correspondant. Leur branche ventrale, à distribution fréquemment plexuelle, innerve les muscles du tronc et des membres ainsi que la plus grande partie du revêtement cutané de l'organisme (figure 1.5). Enfin, une branche nerveuse grêle, associée à un rameau du système autonome ou sympathique, forme le nerf sinuvertébral qui pénètre dans le canal rachidien et innerve ligaments et méninges. Topographiquement, chaque nerf rachidien ainsi constitué présente trois courtes portions successives appelées respectivement intranévraxiale (ou intramédullaire), intradurale (ou intrathécale) et extradurale (ou épidurale) avant une longue portion périphérique extrarachidienne.

Anatomie microscopique (figure 1.6) [3, 4]

La substance grise est située au centre de la moelle et disposée en forme de papillon, de façon symétrique de part et d'autre du canal épendymaire, cavité virtuelle se sténosant chez l'adulte. De chaque côté de la ligne médiane, elle est ainsi partagée en trois cornes de formes et de dimensions distinctes. Les cornes ventrales ou antérieures sont larges, quadrangulaires, et leur bord antérieur, spiculé, reste séparé de la surface de la moelle par de la substance blanche. Ces cornes contiennent les noyaux moteurs à l'origine des fibres de la racine antérieure des nerfs spinaux et leur partie latérale, destinée aux muscles des membres, est plus volumineuse au niveau des renflements. Les cornes dorsales ou postérieures sont minces, étroites et allongées. Effilées dorsalement, elles ne sont isolées de la surface de la moelle que par le mince tractus marginal de Lissauer. La substance grise y est plus développée au niveau des segments innervant les membres et la région périnéale. La corne latérale ou intermédiaire est triangulaire, enfoncée en coin entre les cornes antérieure et postérieure ; elle n'est développée qu'en région thoracique. Remplacée par la formation réticulaire au niveau cervical, elle est fonctionnellement rattachée au système orthosympathique.

La substance blanche regroupe trois cordons longitudinaux répartis autour de la substance grise, dans chaque hémimoelle. Respectivement appelés cordons antérieur ou ventral, latéral et postérieur ou dorsal, ceux-ci sont de plus en plus grêles lorsque l'on progresse dans le sens céphalocaudal. En avant, les cordons antérieurs et latéraux communiquent largement entre eux et sont unis par la commissure blanche antérieure, située au fond de la fissure médiane antérieure. En arrière, les cordons postérieurs, isolés des cordons latéraux par les cornes postérieures, sont contigus et séparés par un simple septum médian de névroglie.

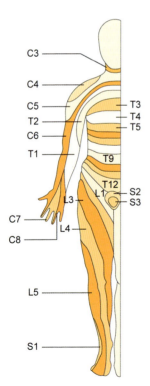

Figure 1.5. Dermatomes ou territoires métamériques sensitifs de l'hémicorps droit, vu de face.

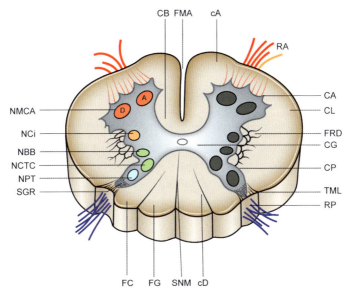

Figure 1.6. Anatomie microscopique de la moelle épinière.
La substance grise centrale comprend les cornes antérieure (CA), postérieure (CP) et intermédiaire, cette dernière se prolongeant dans la substance blanche par la formation réticulaire de Deiters (FRD). La substance blanche est séparée en trois cordons dits antérieur (cA), latéral (CL) et postérieur ou dorsal (cD). Celui-ci est séparé de son homologue par le septum névroglique médian (SNM) et divisé en faisceau gracile (FG) de Goll et faisceau cunéiforme (FC) de Burdach. Les commissures blanche (CB) et grise (CG) croisent la ligne médiane derrière la profonde fissure médiane antérieure (FMA). Parmi les noyaux de la substance grise, on distingue : les noyaux moteurs de la corne antérieure (NMCA) divisés pour les muscles axiaux (A) du tronc et pour les muscles distaux (D) des membres, qui donnent naissance à la racine antérieure (RA) des nerfs spinaux ; le noyau sympathique de la corne intermédiaire (NCi) et les noyaux sensitifs de la corne postérieure, rejoints par les fibres afférentes de la racine postérieure (RP) des nerfs spinaux. Parmi ceux-ci, on distingue : le noyau de la base dit de Bechterew (NBB), le noyau de la colonne thoracique de Clarke (NCTC), le noyau propre de la tête (NPT) et la substance gélatineuse de Rolando (SGR). Cette dernière est séparée de la surface médullaire par le tractus marginal de Lissauer (TML).

Plexus des nerfs rachidiens

Plexus brachial (figure 1.7)

Le plexus brachial est constitué des branches ventrales des racines de C5 à T1 et s'organise en trois troncs primaires au niveau supraclaviculaire, les troncs primaires supérieur (C5–C6), moyen (C7) et inférieur (C8–T1), et en trois faisceaux en infraclaviculaire selon leur position relativement à l'artère axillaire :
- le *faisceau latéral* : il donne naissance aux nerfs musculocutané né des racines C5–C7 (fléchisseurs du bras, territoire cutané latéral de l'avant-bras) et médian né des racines C6–T1 (pronateurs et fléchisseurs de l'avant-bras et des doigts, territoire cutané de la face externe et palmaire de la main) ;
- le *faisceau médial* : il donne naissance au nerf ulnaire né des racines C8–T1 (fléchisseurs des doigts et du carpe, territoire cutané interne de la main) et aux nerfs cutanés du bras et de l'avant-bras ;
- le *faisceau postérieur* : il donne naissance aux nerfs axillaire né des racines C5–C6 (petit rond, deltoïde, territoire cutané scapulaire) et radial né des racines C5–C8 (extenseurs du membre supérieur et territoire cutané latéral du membre supérieur).

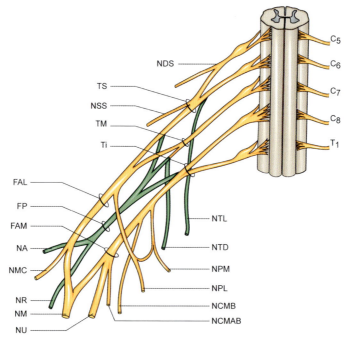

Figure 1.7. Le plexus brachial.
Issu de C5–T1, il rassemble trois troncs supérieur (TS), moyen (TM) et inférieur (Ti), qui se constituent dans la région interscalénique. Dans le creux supraclaviculaire, s'individualisent ensuite trois faisceaux antérolatéral (FAL), postérieur (FP) et antéromédial (FAM) dont se détachent les collatérales et terminales du plexus, qui sont de topographie infraclaviculaire. On y distingue : le nerf médian (NM), le nerf ulnaire (NU), le nerf musculocutané (NMC), le nerf axillaire (NA), le nerf radial (NR), le nerf cutané médial de l'avant-bras (NCMAB), le nerf cutané médial du bras (NCMB), ainsi que le nerf pectoral latéral (NPL), le nerf pectoral médial (NPM), le nerf thoracodorsal (NTD), le nerf thoracique long (NTL), le nerf dorsal de la scapula (NDS) et le nerf suprascapulaire (NSS).

Plexus lombosacré (figures 1.8 et 1.9)

Le plexus lombaire est constitué des racines de L1 à L3 et de la branche ventrale de L4 qui se situent dans le muscle psoas. Le reste de L4 et la branche ventrale de L5 constituent le tronc lombosacré qui fusionne dans le petit bassin avec les racines de S1 à S3 pour former le plexus sacré.

Le plexus lombaire donne naissance à des branches courtes qui innervent les muscles psoas et carré des lombes, puis au nerf ilio-hypogastrique (muscles larges de l'abdomen), ilio-inguinal (paroi abdominale, scrotum et grandes lèvres), génitofémoral (scrotum, grandes lèvres, muscle crémaster, territoire cutané génital et cuisse adjacente), fémorocutané (face externe de la cuisse jusqu'au genou), fémoral (cutané face antérieure du membre inférieur, extenseurs de la cuisse, psoas et iliaque, sartorius, quadriceps) et obturateur (obturateur externe, adducteurs de la cuisse).

Le plexus sacré donne naissance à des branches pour les muscles pyramidal, obturateur interne et carré fémoral, puis au nerf fessier supérieur (moyen et petit fessiers, tenseur du fascia lata), nerf fessier inférieur (grand fessier), fémorocutané postérieur (fesse, périnée, face postérieure de la cuisse), nerf sciatique (nerfs péronier et tibial), nerf honteux.

Anatomie fonctionnelle

Voies ascendantes de la moelle

Toutes les afférences sensitives issues des stimulations mécaniques, thermiques, chimiques ou électriques venant des récepteurs superficiels ou profonds cutanés, ligamentaires, musculaires,

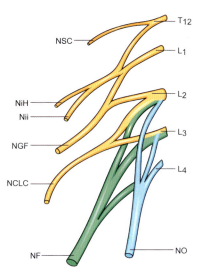

Figure 1.8. Le plexus lombaire.
Constitué des branches antérieures de L1 à L4, il comprend quatre collatérales longues, principalement issues de L1 et L2, parmi lesquelles on distingue le nerf subcostal (NSC) issu de T12, le nerf iliohypogastrique (NiH), le nerf ilio-inguinal (Nii), le nerf génitofémoral (NGF) et le nerf cutané latéral de la cuisse (NCLC). Les deux terminales issues de L2, L3 et L4 sont le nerf fémoral (NF) et le nerf obturateur (NO).

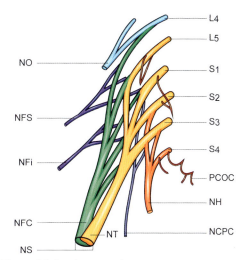

Figure 1.9. Le plexus sacré.
Connecté au plexus lombaire (dont la dernière terminale est le nerf obturateur [NO]) par le tronc lombosacré, il possède deux terminales : le nerf sciatique (NS) et le nerf honteux (NH). Les faisceaux postérieurs du nerf sciatique se continuent par le nerf fibulaire commun (NFC) et les faisceaux antérieurs par le nerf tibial (NT). Les collatérales principales sont les nerfs glutéaux ou fessiers supérieur (NFS) et inférieur (NFi), et le nerf cutané postérieur de la cuisse (NCPC). Distalement, le plexus sacré se prolonge par le plexus coccygien (PCOC), rudimentaire.

vasculaires ou viscéraux gagnent la moelle par les radicelles postérieures, après avoir transité par le ganglion spinal qui contient les corps cellulaires de tous les premiers neurones sensitifs. Les afférences sensitives empruntent ensuite deux systèmes ascendants (figure 1.10).

Le système lemniscal est une voie rapide constituée par les fibres sensitives qui entrent directement dans les cordons postérieurs ou qui font relais sur le noyau propre de la tête, dans la corne postérieure. Les cordons postérieurs, où se distinguent, médialement, le faisceau gracile de Goll (fibres des métamères inférieurs), et latéralement, le faisceau cunéiforme de Burdach (métamères cervicaux), rassemblent ainsi des fibres de gros diamètre, fortement myélinisées, qui conduisent des influx intenses et brefs à des noyaux de relais bulbaires dont la décussation donne naissance au ruban de Reil médian. Ce premier système paucisynaptique est celui de la sensibilité tactile épicritique, discriminative et proprioceptive consciente (sensibilité de position, de vibration, de pression, de discrimination, de toucher fin). Avec le faisceau néospinothalamique, qui, au départ de la corne

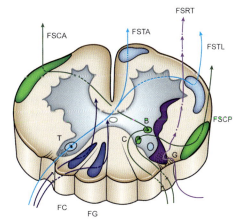

Figure 1.10. Voies ascendantes de la moelle épinière.
Les voies lemniscales regroupent les faisceaux directs gracile (FG) et cunéiforme (FC) ainsi que les faisceaux spinothalamiques antérieur (FSTA) et latéral (FSTL). Ceux-ci sont croisés et issus du noyau de la tête (T). La voie extralemniscale comprend essentiellement le faisceau spino-réticulo-thalamique (FSRT), constitué au départ la substance gélatineuse de Rolando (G). S'y ajoutent les deux faisceaux spinocérébelleux antérieur croisé (FSCA) et postérieur direct (FSCP), respectivement issus des noyaux de la base (B) et de la colonne thoracique (C).

postérieure de la moelle, achemine les influx de la sensibilité thermo-algésique, il emprunte dans le tronc cérébral la voie du lemnisque médial et jouit d'une projection thalamocorticale précise et entièrement croisée.

Le système extralemniscal, multisynaptique, est à l'opposé une voie lente d'intégration de l'information à tous les niveaux parcourus. Surtout propre à la conduction de la douleur lente, protopathique, et à celle des expressions somato-végétatives de la douleur, il rassemble des fibres amyélinisées courtes, de faible calibre, réalisant de multiples connexions segmentaires au sein de l'axe gris médullaire, puis au sein de la substance réticulée du tronc cérébral. Ne transitant donc pas par le lemnisque médial, ce second système est de représentation corticale bilatérale et moins affinée.

Dans les cordons latéraux chemine enfin le système de la coordination spinocérébelleuse constitué par les faisceaux spinocérébelleux dorsal direct de Flechsig et ventral croisé de Gowers.

Voies descendantes de la moelle

Les voies descendantes sont motrices et acheminent les influx destinés aux cornes antérieures. Elles comprennent deux grands systèmes anatomiquement et fonctionnellement distincts, appelés pyramidal et extrapyramidal (figure 1.11).

Le faisceau pyramidal ou tractus corticospinal est issu du cortex précentral et commande la motricité volontaire et fine des muscles distaux. Passant dans la partie médiane des pédoncules cérébraux et la partie antérolatérale de la protubérance du tronc cérébral, il chemine dans la pyramide et se divise ensuite, à la limite supérieure de la moelle épinière, en deux faisceaux différents. Son contingent croisé est prédominant, représente 80 % de ses fibres et occupe la partie postérieure du cordon latéral. Les fibres répondant aux membres supérieurs y sont médiales et celles des membres inférieurs, latérales. Son contingent direct est situé dans le cordon ventral, où les fibres qui n'ont pas emprunté la décussation principale des pyramides croisent la ligne médiane à hauteur des motoneurones correspondants.

Les faisceaux du système extrapyramidal sont d'origine sous-corticale et commandent la

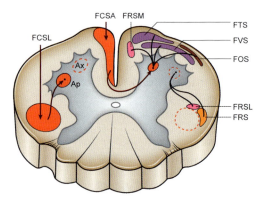

Figure 1.11. Voies descendantes de la moelle épinière.
Le système pyramidal comprend les faisceaux corticospinal latéral (FCSL) qui est croisé, et le faisceau corticospinal antérieur (FCSA) qui est direct. Le système extrapyramidal rassemble le faisceau rubrospinal (FRS), les faisceaux réticulospinal médial (FRSM) et latéral (FRSL), ainsi que les faisceaux vestibulo- (FVS), olivo- (FOS) et tectospinal (FTS). Dans leur ensemble, ces faisceaux descendants de la motricité volontaire et involontaire se répartissent distinctement sur les noyaux des motoneurones axiaux (Ax) ou appendiculaires (Ap), respectivement situés dans les parties médiale et latérale de la corne antérieure.

motricité involontaire et le tonus axial. Ils sont regroupés en deux contingents : un antéromédial (faisceaux vestibulospinal, réticulospinal médial, tectospinal, olivospinal et interstitiospinal) qui, situé dans le cordon antérieur, facilite le tonus de posture, et un contingent postérolatéral (faisceaux rubrospinal et réticulospinal latéral) qui occupe la partie profonde du cordon latéral et facilite le tonus des muscles fléchisseurs.

Vascularisation de la moelle

Artères spinales et médullaires

La vascularisation artérielle de la moelle est de type anastomotique. Marquée par d'importantes variations individuelles, elle est assurée par deux réseaux d'apport, un transversal et un longitudinal.

Réseau transversal

Le réseau transversal est constitué par les artères radiculaires antérieure et postérieure qui accompagnent les racines et qui forment en principe, au niveau de chaque myélomère, un cercle anastomotique périmédullaire. Chez l'adulte, ces anastomoses sont plus importantes sur la face antérieure de la moelle, de sorte que le cercle est souvent incomplet. Du réseau périmédullaire ainsi constitué, naissent les artères intramédullaires, courtes et terminales, qui peuvent également provenir des artères longitudinales des sillons médians et postérolatéraux.

Réseau longitudinal (figure 1.12)

Le réseau longitudinal est constitué par l'artère spinale antérieure et par les deux artères spinales postérieures. L'artère spinale antérieure en constitue l'axe dominant et est située dans le sillon médian antérieur. Présentant un calibre plus important au niveau des renflements cervical et lombaire, elle naît en haut de la réunion sur la ligne médiane de deux branches descendantes venant des artères vertébrales gauche et droite. Plus bas, elle est alimentée par des artères radiculospinales antérieures qui accompagnent les racines antérieures des nerfs spinaux. Sur les 31 artères spinales présentes chez l'embryon, seules une dizaine d'entre elles pénètrent la dure-mère chez l'adulte, atteignent la moelle et s'y divisent ensuite en branches ascendantes et descendantes sur la ligne médiane. Parmi ces branches à disposition très variable, plusieurs artères naissent en haut, des branches cervicales de l'artère subclavière. L'une d'elles, plus volumineuse, souvent dérivée de l'artère cervicale ascendante, de l'artère vertébrale ou de l'artère cervicale profonde, vascularise le renflement cervical et est appelée artère de Lazorthes. La moelle thoracique de T3 à T7 est vascularisée par une seule branche radiculaire d'origine intercostale, née au niveau de T4 ou de T5. En dessous de T8, la moelle thoracolombaire est vascularisée par une autre artère radiculaire qui, en général, est l'affluent le plus volumineux de l'axe spinal antérieur. Connue sous le nom d'artère d'Adamkiewicz, celle-ci naît dans 85 % des cas d'une artère intercostale postérieure ou lombale comprise entre T9 et L2, à gauche. Après un court trajet ascendant à la face antérieure de la moelle, elle s'anastomose avec l'artère spinale antérieure et effectue un virage en épingle à cheveux caractéristique, pour constituer la partie distale de l'axe spinal antérieur, anastomosée au niveau du cône médullaire avec les branches des deux artères spinales postérieures. Mais dans 48 % des cas, ce segment thoracolombaire médullaire est vascularisé par deux artères radiculomédullaires antérieures dont la plus basse est située au niveau ou en dessous de T12 et la plus haute entre T6 et T10. Dans 7 % des cas, ce segment est vascularisé par trois artères radiculomédullaires antérieures gauches et droites [1]. S'insinuant au fond du sillon médian antérieur, les branches perforantes de l'artère spinale antérieure se divisent en branches droites et gauches qui pénètrent profondément dans la moelle jusqu'au canal

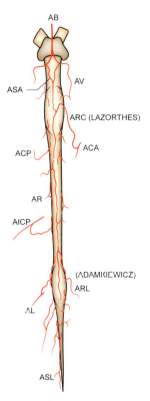

Figure 1.12. Système artériel longitudinal de la moelle épinière.
Les artères spinales antérieures (ASA), issues des artères vertébrales (AV) qui confluent par ailleurs crânialement pour former l'artère basilaire (AB), sont suppléées par les artères radiculaires (AR) issues des artères cervicale ascendante (ACA), cervicale profonde (ACP), intercostales postérieures (AICP), lombales (AL) et sacrales latérales (ASL). Les deux vaisseaux suppléants principaux sont les artères du renflement cervical (ARC), dite de Lazorthes, et du renflement lombaire (ARL) dite d'Adamkiewicz.

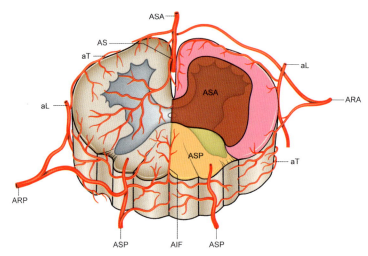

Figure 1.13. Vascularisation artérielle de la moelle épinière.
Les artères spinale antérieure (ASA) et spinale postérieure (ASP) sont suppléées latéralement par des artères radiculaires antérieures (ARA) et postérieures (ARP). Il se forme autour de la moelle des axes anastomotiques longitudinaux (aL) et de multiples cercles anastomotiques transversaux (aT) qui vascularisent la substance blanche périphérique. La partie centrale antérieure est vascularisée par les artères sulcales (AS), alors que les cordons postérieurs et les cornes postérieures tirent leur apport vasculaire des artères interfasciculaires postérieures (AIF).

épendymaire, assurant ainsi la vascularisation de la plus grande partie de la substance grise, jusqu'au col des cornes postérieures, de même que de la partie profonde des cordons latéraux de la substance blanche, soit les deux tiers antérieurs de chaque hémimoelle (figures 1.12 et 1.13).

Les artères spinales postérieures, nées des artères vertébrales et de très nombreuses artères radiculaires postérieures, longent la face postérieure de la moelle en suivant les sillons postérolatéraux. Courant sur toute la hauteur de la moelle, elles vascularisent son tiers postérieur, soit essentiellement les cordons postérieurs de la substance blanche et la tête des cornes dorsales de la substance grise (figures 1.12 et 1.13).

Fonctionnellement, la vascularisation de la moelle est ainsi organisée sous la forme de trois territoires artériels successifs. Le territoire cervicothoracique est étendu jusqu'à T3 et dépend essentiellement de l'artère vertébrale. Le territoire thoracique est compris entre les myélomères T4 à T9 et présente une alimentation fragile d'origine intercostale. Le territoire distal thoracolombaire est situé sous T10 et irrigué par une artère lombale ou l'artère d'Adamkiewicz née de l'une des dernières intercostales.

Veines spinales et médullaires

Veines médullaires

Ces veines naissent de la substance grise et rejoignent de façon radiaire le cercle veineux périmédullaire et les six troncs veineux longitudinaux qui cheminent le long de chacun des sillons antérieurs, postérieurs et latéraux correspondants. Les variations individuelles sont très importantes, mais le réseau est constitué d'au moins une veine ventrale et de deux veines dorsales. Des branches horizontales naissent de ces troncs et du cercle périmédullaire pour rejoindre les veines des trous de conjugaison et, par là, les plexus veineux extrarachidiens (figure 1.14). Ces axes veineux médullaires ne suivent pas les axes artériels, c'est le cas en particulier de la veine radiculomédullaire principale qui n'a ni le même trajet ni le même trou de conjugaison que la branche artérielle correspondante qui alimente l'artère spinale antérieure.

Plexus veineux intrarachidiens

Les plexus veineux intrarachidiens ou vertébraux internes entourant la dure-mère sont constitués

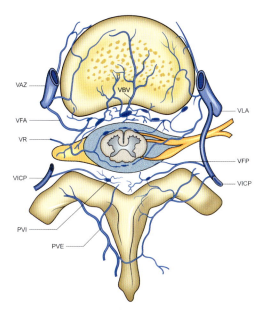

Figure 1.14. Vascularisation veineuse rachidienne.
La moelle épinière est drainée par six axes longitudinaux qui se drainent, via les veines radiculaires (VR), dans le plexus veineux vertébral interne (PVI). Plus développé en avant du sac dural, celui-ci se draine dans les veines basivertébrales (VBV) qui se perdent dans le diploé des corps vertébraux ou se jettent, via les veines foraminales principales (VFP) ou accessoires (VFA), dans le plexus vertébral externe (PVE), puis dans les collecteurs veineux lombaires ascendants (VLA), intercostaux postérieurs (VICP) ou azygos (VAZ).

par des vaisseaux longitudinaux formant deux plans distincts, qui occupent respectivement les espaces épiduraux antérieur et postérieur. Les veines antéromédiales et antérolatérales sont ainsi situées entre le mur postérieur des corps vertébraux et le sac dural, alors que les veines vertébrales internes postérieures se disposent en avant des lames et des ligaments jaunes. Ces veines longitudinales, largement connectées entre elles par des anastomoses horizontales qui relient notamment les veines antéromédiales et antérolatérales, forment en arrière des corps vertébraux, un important plexus transverse, en communication avec le plexus basivertébral et les veines intra-osseuses. Latéralement enfin, les veines vertébrales internes se drainent dans les veines foraminales qui, empruntant les trous de conjugaison, se jettent dans les veines vertébrales externes. Ces dernières, étalées sur la face antérieure des corps vertébraux et sur la face postérieure des lames, forment les plexus veineux extrarachidiens en communication directe avec les veines cervicales profondes, azygos et lombaires ascendantes. Le système veineux vertébral est de cette manière branché en parallèle sur le système veineux cave avec lequel il est largement anastomosé.

Références

[1] Bert S, Iyriboz AT, Barret F, et al. Étude angiographique de la vascularisation médullaire à l'étage dorsolombaire. J Neuroradiol 1995;22:12–9.
[2] Blomberg RG. Anatomy of the epidural space. Anesthesiology 1988;69:797.
[3] Bossy J. Anatomie clinique. Paris: Springer Verlag France; 1990.
[4] Bouchet A, Cuilleret J. Anatomie topographique et fonctionnelle. Le système nerveux central, la face, la tête et les organes des sens. 4ᵉ éd Paris: SIMEP; 1991.
[5] Geers C, Lecouvet FE, Behets C, et al. Polygonal deformation of the dural sac in lumbar epidural lipomatosis: anatomic explanation by the presence of meningovertebral ligaments. AJNR 2003;24:1276–82.
[6] Haines DE, Harkey L, Al Mefty O. The "subdural" space: a new look at an outdated concept. Neurosurgery 1993;32:111–20.
[7] Sherman JL, Nassaux PY, Citrin CM. Measurements of the normal cervical spine cord on MR Imaging. AJNR 1990;11:369–72.

Chapitre 2

Développement de la moelle épinière

C. Raybaud, N. Girard

Le développement de la moelle épinière (et celui du rachis qui l'accompagne) suit un processus bien établi, même si de nombreux facteurs de la morphogenèse sont encore mal connus. Il commence dès la différenciation des premiers feuillets embryonnaires pour se poursuivre jusqu'à l'établissement des rapports anatomiques spino-médullaires définitifs au moment de la naissance à terme. Ce développement se fait en plusieurs étapes.

Gastrulation

La gastrulation (figure 2.1) conduit à la formation de la notochorde, squelette axial primitif de l'embryon. Après la fécondation, les cellules se divisent dans l'œuf puis, à la fin de la première semaine, s'agrègent dans le pôle dorsal (par convention) de l'œuf pour former le bouton embryonnaire, tandis qu'une cavité vitelline se développe dans son pôle ventral (figure 2.1a). Au cours de la deuxième semaine, après l'implantation, le bouton embryonnaire s'organise en deux feuillets (embryon bilaminaire), l'épiblaste dorsal (dont dérive l'ensemble de l'individu) et l'hypoblaste ventral ; une seconde cavité s'est formée au-dessus de l'épiblaste, la cavité amniotique (figure 2.1b). Au cours de la troisième semaine, le processus de gastrulation proprement dit se développe avec une invagination de l'épiblaste qui s'interpose entre l'épi- et l'hypoblaste pour former le mésoblaste (embryon trilaminaire) ; sur la ligne médiane, celui-ci constitue le récessus notochordal (figure 2.1c), invagination en doigt

de gant dont la paroi ventrale s'atténue et disparaît pour mettre en communication transitoire les cavités amniotique et vitelline par un canal neuro-entérique ou canal de Kowalevski (figure 2.1d). De la persistance vestigiale de tout ou partie de ce canal résulte une malformation assez rare, canal ou kyste neuro-entérique, respectivement, dont l'épithélium est de type digestif, toujours situé en avant de la moelle. Le feuillet dorsal du récessus notochordal s'épaissit pour former la notochorde. Par un phénomène d'induction cellulaire, celle-ci libère le potentiel neural de l'épiblaste qui la recouvre et qui se transforme sur la ligne médiane en un neuro-ectoderme, la plaque neurale. Si, pour des raisons mal comprises, la notochorde se dédouble, elle induit la formation d'une moelle épinière double (diplomyélie, diastématomyélie).

Neurulation primaire

La neurulation primaire (figure 2.2) décrit le processus de formation du tube nerveux (quatrième semaine). La plaque neurale se replie sur son grand axe pour former la gouttière neurale ; les bords de celle-ci s'apposent et fusionnent pour former le tube neural. Cette fermeture s'étend vers les deux extrémités céphalique et caudale de l'embryon et se termine vers le 25e jour. Ce processus implique divers facteurs d'adhésion cellulaire, met en jeu les filaments d'actine, et nécessite la présence en quantité suffisante de vitamines du groupe B, en particulier l'acide folique. Lors de sa fermeture, le tube neural se sépare de l'ectoderme (qui se referme sur

Imagerie de la colonne vertébrale et de la moelle épinière
© 2017 Elsevier Masson SAS. Tous droits réservés.

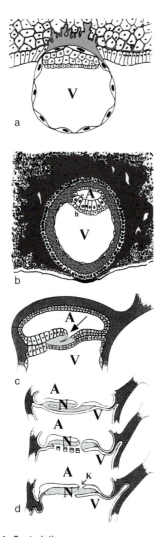

Figure 2.1. Gastrulation.
a) J8, l'œuf avec le bouton embryonnaire et la cavité vitelline (V). b) J12 (après implantation), l'embryon bilaminaire avec la cavité vitelline (V) et la cavité amniotique (A), l'épiblaste (e) et l'hypoblaste (h). c) J17, gastrulation proprement dite avec invagination du mésoblaste (flèche). d) J19–J21, formation de la notochorde (N) avec apparition du récessus notochordal, puis atténuation de sa paroi ventrale et définition du canal neuro-entérique de Kowalevski (k).

lui), et libère les cellules transitionnelles (à la jonction entre le neuro-ectoderme et l'ectoderme de couverture) qui constituent la crête neurale ; du mésenchyme s'insinue entre la peau et la moelle. Si le tube neural ne se ferme pas, la cavité épendymaire reste exposée, ouverte, en continuité

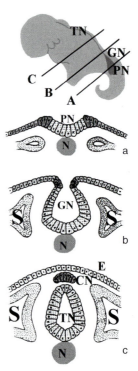

Figure 2.2. Neurulation primaire (J24).
La neurulation est plus avancée vers l'extrémité céphalique (plan de coupe c) que vers l'extrémité caudale (plan de coupe a) de l'axe nerveux. b) plan de coupe intermédiaire, ectoderme (E), crête neurale (CN), gouttière neurale (GN), plaque neurale (PN), tube neural (TN), somite (S), notochorde (N).

avec la peau, sans interposition de mésenchyme ; cet ensemble forme le tableau anatomique de la myéloméningocèle (ou spina bifida aperta, ou dysraphie ouverte) ; pour des raisons d'induction mécanique, cette absence de fermeture entraîne en outre la malformation de Chiari II.

Neurulation secondaire

La neurulation secondaire (figure 2.3) prolonge la neurulation primaire. Lorsque le tube neural se ferme, la partie caudale de l'embryon est à peine ébauchée (figure 2.3a). Elle se développe à partir d'une masse de cellules multipotentielles, la masse cellulaire caudale, au sein de laquelle les différents tissus, dont la moelle épinière distale (de S1 à la pointe du cône terminal), se différencient

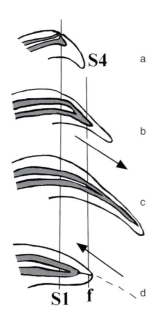

Figure 2.3. Neurulation secondaire et régression caudale (deuxième mois).
Fermeture du neuropore postérieur (a), croissance de la masse cellulaire caudale (flèche en b), moelle caudale (c), régression caudale (flèche en d) et apparition du filum terminal (f) résiduel (d). S1 et S4 : premier et quatrième myélomères sacrés.

pour former les membres inférieurs et le périnée (métamères sacrés), mais aussi l'appendice caudal transitoire de l'embryon, et leur innervation (figure 2.3b, c). Secondairement, l'appendice caudal régresse (phénomène de régression caudale) pour ne laisser subsister que le résidu du coccyx, et la moelle qui l'accompagnait fait de même, dont il ne reste que le filum terminal (figure 2.3d). Les différenciations tissulaires se font en dessous du revêtement cutané déjà constitué : à l'inverse de la myéloméningocèle, les malformations spinomédullaires qui surviennent à ce niveau se développent sous une peau normale, et on les désigne donc sous le nom de dysraphies occultes. La plus fréquente est la lipomyéloméningocèle, lipome spinomédullaire considéré comme une dysplasie mésenchymateuse ou un tératome différencié qui se développe le plus souvent en arrière du renflement lombaire, parfois simplement sous-pial, parfois confondu au contraire avec la dure-mère ou en arrière d'elle, à travers un hiatus osseux, avec la graisse sous-cutanée.

Ces lipomes très rarement peuvent s'observer au niveau craniocervical, cervical ou thoracique ; plus fréquent, le fibrolipome du filum terminal est une anomalie probablement de même nature. Beaucoup plus exceptionnel, le défaut de formation de l'extrémité caudale de l'embryon, ou agénésie (thoraco-) (lombo-) (sacro-) coccygienne (suivant l'importance du segment concerné), s'accompagne d'une agénésie métamérique correspondante de la moelle épinière (désignée sous le nom de cône « en massue »). Cette agénésie est liée au diabète maternel, mais elle met probablement en cause aussi les gènes de segmentation, comme c'est le cas sans doute aussi pour les agénésies spinomédullaires segmentaires qui peuvent affecter les segments intermédiaires du rachis.

Croissance de la moelle épinière

La croissance de la moelle épinière est moindre que celle du rachis pendant la période fœtale. Par conséquent, le cône terminal situé au bas du canal sacré à la fin du deuxième mois subit au cours des mois suivants une ascension relative qui l'amène en regard de L1 au moment de la naissance à terme. Cela conduit à un allongement du filum terminal et des racines de la queue de cheval. Après la naissance, la moelle normale est libre de bouger par rapport au rachis, grâce à l'élasticité du filum et au glissement des racines dans leur gaine radiculaire. Lorsqu'une anomalie constitutionnelle quelconque (gros filum fibreux, myéloméningocèle, lipome, diastématomyélie) fixe l'extrémité inférieure de la moelle, celle-ci est soumise directement aux tractions qui résultent des mouvements du tronc, et une myélopathie chronique s'installe : c'est le syndrome de la moelle attachée. Une autre conséquence de l'ascension relative de la moelle est le trajet ascendant des fistules dermiques (figure 2.4). Celles-ci résultent de la séparation incomplète du revêtement cutané lors de la fermeture du tube neural ; ce revêtement suit la moelle lors de son ascension et réalise donc un tractus dermique étendu depuis le pertuis cutané habituellement sacré jusqu'à l'intérieur du renflement lombaire.

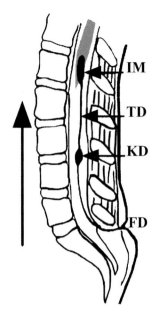

Figure 2.4. Fistule et tractus dermique.
Ascension relative du cône terminal (flèche), fistule dermique (FD), kyste dermique (KD), tractus dermique (TD) et inclusion intramédullaire (IM).

Ce tractus étendu sur la hauteur de plusieurs corps vertébraux peut se segmenter en kystes dermiques. Il communique avec l'extérieur et une infection survient dans environ deux tiers des cas.

Processus hydrodynamiques

Des processus hydrodynamiques peuvent interférer avec le développement de la moelle. La myéloméningocèle permet une fuite du liquide épendymaire qui empêche la dilatation normale de la vésicule rhombencéphalique ; il s'ensuit une fosse postérieure trop petite dans laquelle une croissance normale du tronc cérébral et du cervelet les conduit à en déborder les limites et à se développer en partie dans le rachis cervical, en arrière de la moelle épinière, pour former la malformation de Chiari II. Une prédisposition anatomique probablement, et une dynamique favorisante du liquide cérébrospinal (LCS) pourraient être responsables de la malformation de Chiari I, que l'on peut induire chirurgicalement par les dérivations lombopéritonéales. Un obstacle au déplacement du LCS au niveau du foramen magnum suffit pour constituer, en quelques années, une cavité intramédullaire de type hydrosyringomyélie. Cette pathogénie semble cependant ne pas pouvoir toujours s'appliquer : c'est le cas en particulier des cavités intramédullaires qui accompagnent certains lipomes de la moelle terminale.

Certaines malformations ne trouvent pas d'explication dans ce processus de morphogenèse. C'est le cas de l'exceptionnelle méningocèle simple, simple poche méningée soulevant les téguments et dépourvue de tout contenu nerveux. La présence d'un hiatus ostéoligamentaire ne suffit pas pour la provoquer, puisque de tels hiatus existent dans certains spina bifida isolés. C'est le cas aussi de la myélocystocèle, hernie extramédullaire, extraméningée, mais sous-tégumentaire, d'un kyste épendymaire. C'est le cas enfin de la myéloméningocèle antérieure (associée souvent à une moelle basse ou à un lipome) qui fait hernie à travers un hiatus antérieur de la pièce sacrée, avec une déformation en cimeterre de celle-ci.

Il faut souligner que si les malformations de la moelle sont explicitées par la morphogenèse du tube nerveux, elles servent surtout à valider un modèle de développement lui-même destiné à les expliquer ; ce modèle est donc par essence sujet à révision. Par ailleurs, le développement du segment inférieur de la moelle est étroitement lié à celui du contenu du pelvis : les anomalies vésicales ou rectales ont ainsi les mêmes causes que les anomalies médullaires, et n'en sont pas forcément les conséquences, à l'exception peut-être des troubles sphinctériens d'apparition secondaire. La correction des anomalies médullaires n'améliore donc pas nécessairement les troubles viscéraux.

Chapitre 3

Clinique et biologie

C. Sindic, G. Cosnard

Syndromes cliniques

Syndromes médullaires (tableau 3.1)

Syndrome de section médullaire totale

L'interruption de toutes les voies motrices descendantes entraîne une paralysie au-dessous de la lésion, totale, flasque, avec abolition des réflexes tendineux et cutanés ; il s'agira d'une paraplégie si la lésion est située en dessous du renflement cervical, d'une tétraplégie si elle est localisée au niveau cervical. Une rétention vésicale et l'absence de défécation volontaire sont d'emblée présentes. L'interruption de toutes les voies sensitives ascendantes se manifeste par une anesthésie complète en dessous de la lésion, avec parfois présence d'une bande d'hyperesthésie au niveau même de la lésion (atteinte des racines postérieures). C'est la phase dite du choc spinal qui peut se produire même pour des lésions partielles de la moelle lorsque leur installation est aiguë.

Si l'interruption de la moelle est complète, la phase de choc spinal se prolonge sur 2 à 6 semaines en moyenne. L'abolition de la motricité volontaire et de la sensibilité à tous les modes demeure définitive dans le territoire sous-lésionnel, mais les fonctions du segment inférieur de la moelle reprennent peu à peu, privées de toute influence des centres sus-jacents. On note ainsi la réapparition de réflexes tendineux faibles, du réflexe anal et du réflexe cutané plantaire. Ce dernier se fait souvent en flexion au début, puis parfois, après quelques mois, en extension, associé à une hyperréflexie ostéotendineuse et à des spasmes en flexion. Il s'agit du phénomène du triple retrait provoqué principalement par des stimulations nociceptives dans le territoire sous-lésionnel. Le fonctionnement vésical et rectal reprend sur le mode « automatique », sauf en cas d'atteinte du contingent sacré, auquel cas la vessie demeure paralysée ; il s'agit alors d'une vessie « autonome » où la seule distension du détrusor provoque une contraction et une miction par regorgement.

Outre les causes traumatiques de section médullaire, une myélite transverse aiguë d'origine inflammatoire peut réaliser le même tableau clinique et se développer en quelques heures, voire quelques jours. Ces myélites transverses sont soit idiopathiques, soit d'origine vasculitique dans le cadre par exemple d'un neurolupus ou d'un syndrome de Sjögren, soit para-infectieuses ou dys-immunitaires, dans le cadre d'infection virale ou à *Mycoplasma pneumoniae*, soit auto-immunes dans le cas de la neuromyélite optique de Devic avec anticorps anti-aquaporine 4, soit très rarement postradiques ou paranéoplasiques. Dans la sclérose en plaques, la myélite transverse sera presque toujours partielle avec une symptomatologie très asymétrique.

Syndrome de Brown-Séquard ou d'hémisection médullaire

Les conséquences de cette hémisection sont, dans le territoire sous-jacent :
- une paralysie de la motricité volontaire du côté de la lésion, avec hyperréflexie et signe de Babinski ;
- une abolition des sensibilités thermique et douloureuse du côté opposé à la lésion ; la limite supérieure de cette anesthésie se situe 2 à 3 segments en moyenne en dessous de la lésion, ce décalage correspondant à la hauteur du trajet

Imagerie de la colonne vertébrale et de la moelle épinière
© 2017 Elsevier Masson SAS. Tous droits réservés.

Tableau 3.1. Syndromes médullaires, de compression médullaire et radiculaires : description et étiologies.

Syndromes cliniques	Étiologies principales	Étiologies autres
Syndromes médullaires		
Section médullaire totale	Traumatisme médullaire (brutal)	Myélite transverse subaiguë, inflammatoire
Syndrome de Brown-Séquard	Scléroses en plaques (SEP) Compression latérale de la moelle Subaigu	Artère sulcale Aigu
Syndrome syringomyélique	Troubles de la circulation du liquide cérébrospinal (Arnold Chiari)	Tumeur centromédullaire Hématomyélie traumatique
Syndrome cordonal postérieur	SEP (uni- ou bilatérale) « Main inutile » Myélopathie cervicarthrosique Astéréognosie suspendue	Dégénérescence axonale du ganglion spinal (neuronopathie)
Sclérose combinée de la moelle	SEP Déficit en vitamine B$_{12}$	Adrénomyélopathie Déficit en cuivre ou acide folique
Syndrome de la spinale antérieure	Embole athéromateux Dissection aortique aiguë	Embole d'un fragment discal
Signe de Lhermitte	SEP	Myélite cervicale, traumatisme cervical Myélopathie cervicale
Syndromes de compression médullaire		
Syndrome lésionnel : radiculaire Syndrome sous-lésionnel	Schwannome, méningiome Hernie cervicale molle Myélopathie cervicarthrosique	Hématome épidural Lipomatose épidurale Lymphome, métastase
Syndromes radiculaires		
Névralgie cervicobrachiale	Hernie discale latérale	Méningoradiculite inflammatoire ou infectieuse (*Borrelia*, virus varicelle-zona [VZV]) Infiltration néoplasique avec carcinomatose méningée
Sciatique lombosacrée	Hernie discale lombaire	Méningoradiculite inflammatoire ou infectieuse (*Borrelia*, VZV)
Syndrome de la queue de cheval	Hernie discale lombaire avec extrusion	Infiltration néoplasique avec carcinomatose méningée
Syndrome du canal lombaire étroit	Canal constitutionnellement étroit + arthrose floride	Traumatisme lombosacré Tumeur

homolatéral des fibres spinothalamiques avant leur décussation ;

- une atteinte, généralement incomplète, des sensibilités proprioceptives du côté de la lésion. Il s'y associe habituellement un syndrome lésionnel, segmentaire, homolatéral, caractérisé par une paralysie amyotrophiante et une anesthésie à tous les modes.

Le syndrome complet est rare, souvent réduit, surtout en cas de compression médullaire latérale, à un syndrome pyramidal du côté de la lésion et à une perte de sensibilité thermoalgique controlatérale. Cette association est tout à fait caractéristique des lésions médullaires et revêt donc en pratique une importance localisatrice primordiale.

Syndrome syringomyélique

La destruction de la décussation des fibres spinothalamiques centromédullaires est responsable d'un déficit dissocié. La sensibilité épicritique est conservée, mais les sensibilités thermiques et douloureuses sont abolies de façon suspendue. L'étendue en hauteur de la lésion détermine celle du territoire anesthésié. Si les lésions s'étendent en largeur aux cornes antérieures, elles peuvent être la cause d'une aréflexie, d'une amyotrophie et d'un déficit moteur. Les signes pyramidaux et les troubles sensitifs proprioceptifs sous-lésionnels signent l'atteinte des cordons latéraux et postérieurs, respectivement.

Syndrome cordonal postérieur

Les lésions des faisceaux postérieurs de Goll et Burdach entraînent une perte du sens vibratoire et du sens de position. L'atteinte de la sensibilité tactile porte surtout sur les capacités de localisation et de discrimination entre deux stimulus. L'ataxie sensitive peut être majeure, responsable même d'un état grabataire. La sensibilité thermoalgique est conservée de même que la sensation de toucher grossier. Une atteinte cervicale bilatérale du faisceau de Burdach peut être responsable d'un déficit suspendu de la sensibilité profonde avec astéréognosie (perte du sens de la reconnaissance des formes et des volumes) ; elle est observée dans la myélopathie cervicarthrosique. Une atteinte unilatérale du faisceau de Burdach entraîne un syndrome de la « main inutile » (« *useless hand* » de la littérature anglaise), qui est assez fréquemment rencontré dans la sclérose en plaques. Le syndrome cordonal postérieur peut enfin être dû à une dégénérescence wallérienne de l'axone du ganglion spinal.

Syndrome de sclérose combinée de la moelle

Ce syndrome associe une atteinte des cordons postérieurs et des cordons pyramidaux croisés. Ce syndrome réalise un état dit ataxospasmodique, combinant en proportions variées des troubles de la sensibilité proprioceptive à une hypertonie spastique avec hyperréflexie et signe de Babinski. Il est fréquent dans la sclérose en plaques et la neuroanémie.

Syndrome de l'artère spinale antérieure

L'ischémie brutale du territoire artériel spinal antérieur se manifeste initialement par un syndrome douloureux, une paralysie et un syndrome pyramidal des membres inférieurs, une anesthésie thermoalgique sous la lésion et une conservation des autres perceptions sensitives.

Un syndrome de Brown-Séquard incomplet peut être provoqué par une lésion d'une branche, dite sulcale, de l'artère spinale antérieure. La dissection d'une artère vertébrale peut rarement en être la cause.

Signe de Lhermitte

La flexion de la nuque crée une décharge électrique irradiée le long du rachis vers les membres inférieurs. Ce signe est dû à une irritation de la moelle cervicale par une cause intrinsèque ou extrinsèque. Il est fréquent dans la sclérose en plaques, mais peut aussi se rencontrer dans les myélites cervicales, les traumatismes de la moelle cervicale et la myélopathie cervicarthrosique.

Syndrome de compression médullaire

Outre le syndrome rachidien à type de rigidité douloureuse, une compression médullaire se manifeste par un syndrome radiculaire de valeur localisatrice fondamentale et par un syndrome sous-lésionnel.

Le syndrome lésionnel se caractérise par des radiculalgies de topographie fixe, unilatérale ou bilatérale en ceinture, exagérées par la toux, l'éternuement, rebelles aux antalgiques avec bande d'hyperesthésie ou d'anesthésie, accompagnées selon le dermatome d'une amyotrophie, d'une aréflexie et de troubles vasomoteurs.

Le syndrome sous-lésionnel est de type paraparésie progressive avec :

- des troubles moteurs : simple difficulté à la marche ou claudication intermittente ou, plus tardivement, tétra- ou paraplégie spasmodique. L'hypertonie spastique, les réflexes vifs et le signe de Babinski témoignent du syndrome pyramidal ;
- des troubles sensitifs, douleurs et paresthésies sans territoire fixe, différents des radiculalgies, à limite supérieure nette indiquant le niveau de la compression ;
- des troubles sphinctériens à prédominance urinaire de type retard à la miction ou mictions fréquentes et impérieuses.

Les formes cliniques dépendent de la topographie de la lésion. Les compressions antérieures se manifestent surtout par des troubles moteurs, les compressions postérieures par des troubles de la sensibilité profonde et un syndrome ataxique. Les compressions latérales se manifestent par un syndrome de Brown-Séquard. Les compressions cervicales entraînent une tétraplégie spasmodique avec pour signes d'orientation vers une lésion haut située la paralysie d'un hémidiaphragme ou des signes trigéminés par atteinte de la branche descendante thermoalgique du trijumeau ou atteinte du nerf spinal, en opposition aux lésions cervicales inférieures qui se manifestent par des névralgies cervicobrachiales. Les compressions dorsales associent paraplégie spasmodique et douleurs intercostales. Les compressions lombaires se manifestent par des polyradiculalgies avec troubles sphinctériens précoces ou un syndrome de la queue de cheval plus ou moins complet selon la hauteur de la compression.

Syndromes radiculaires

Névralgie cervicobrachiale

Les névralgies cervicobrachiales (NCB) se caractérisent par des douleurs dorsolatérales et des paresthésies de l'épaule et du bras. La douleur est ou non typique, irradiant du cou vers le bras et l'avant-bras. C'est souvent une névralgie en pointillés, tronquée. Le début est brutal et explosif ou progressif avec des cervicalgies qui vont irradier progressivement vers le membre supérieur. L'examen neurologique est normal ou révèle parfois un discret déficit moteur, une amyotrophie distale, une asymétrie des réflexes ostéotendineux.

La NCB type C5 est rare. La douleur irradie à l'épaule et à la face externe du bras ; le réflexe bicipital peut être atténué ; le deltoïde peut être déficitaire. La NCB type C6 représente un tiers des cas avec irradiation vers le bras et le bord radial de l'avant-bras, le pouce et le demi-index ; les réflexes bicipital, parfois, et styloradial sont diminués. La NCB type C7 représente également un tiers des cas avec irradiation vers la face postérieure du bras et de l'avant-bras, la face dorsale des 2, 3 et 4e doigts, surtout au majeur. Le réflexe tricipital peut être diminué ou aboli et le patient peut présenter une difficulté à l'extension des doigts. La NCB type C8 représente un quart des cas avec irradiation vers la face interne du membre supérieur et l'auriculaire. L'éminence hypothénar, les muscles interosseux, les fléchisseurs des doigts peuvent s'atrophier. Le réflexe cubitopronateur peut être diminué ou aboli. Dans un quart des cas, l'atteinte est polyradiculaire.

La NCB doit être distinguée de la douleur des affections de voisinage : périarthrite scapulohumérale, épicondylite, syndrome du canal carpien, syndrome des scalènes, oblitération artérielle, phlébite, syndrome de Pancoast-Tobias par tumeur de l'apex thoracique. La NCB de type C5 et les formes polyradiculaires doivent impérativement être distinguées d'une atteinte du plexus brachial uni- ou bilatérale (plexite brachiale inflammatoire ou syndrome de Parsonage-Turner). Dans de rares cas, il peut exister un arrachement traumatique de plusieurs racines cervicales avec arachnocèles ou pseudoméningocèles associées (accident de moto par exemple).

Cruralgies et sciatiques

Le diagnostic de cruralgie ou de sciatiques est clinique : douleur irradiée à la face antérieure de la cuisse pour l'une, et pour les autres, douleur postérieure du membre inférieur irradiée de la fesse, à la cuisse, au mollet et au pied (trajet L5, externe, vers la malléole externe et l'hallux ; trajet S1, postérieur, vers le talon et le dernier orteil) (voir figure 1.5).

On distingue les « sciatiques communes » d'origine dégénérative et les sciatiques « symptomatiques » secondaires à une pathologie inflammatoire, infectieuse, tumorale primitive ou secondaire, traumatique, etc.

Sciatique commune

La sciatique commune se caractérise par des antécédents de lumbagos, des lombalgies depuis plusieurs années, une notion de facteur traumatique déclenchant avec lombalgie aiguë et apparition secondaire (heures ou jours) de la sciatique, une absence de signes généraux et d'altération de l'état général, une absence de contexte néoplasique, la présence d'un syndrome lombaire (douleur, raideur localisée, attitude antalgique, palpation réveillant la douleur, signe de la sonnette), un syndrome radiculaire (monoradiculalgie augmentée par la toux et les efforts de défécation, signe de Lasègue, réduction en décubitus dans une position particulière, souvent en chien de fusil ou décubitus dorsal avec coussins sous les genoux), une absence de signes neurologiques ou un discret déficit moteur ou sensitif mais limité au territoire radiculaire concerné, une absence de troubles génitosphinctériens, mais une éventuelle diminution ou abolition du réflexe achilléen en cas d'atteinte de la racine S1.

Sciatique paralysante

La sciatique paralysante se définit par un déficit moteur qui ne permet que les mouvements qui ne mettent pas en jeu les forces de gravité. Dans 75 % des cas, elle est de topographie L5. Elle peut débuter par la simple parésie de l'extenseur propre du gros orteil. Elle touche ensuite l'extenseur commun des orteils, les péroniers latéraux, et partiellement le moyen fessier. La paralysie de S1 touche le triceps sural, les fléchisseurs des orteils et plus ou moins les ischiojambiers.

Sciatique et syndrome de la queue de cheval

Le syndrome complet associe une paraparésie flasque brutale, des troubles sphinctériens et une anesthésie en selle.

Syndrome du canal lombaire étroit

Ce syndrome se caractérise par une claudication intermittente avec réduction du périmètre de marche, sans douleur nette, exceptionnellement par un syndrome de la queue de cheval, chez des patients qui ont généralement des antécédents de lumbago et de sciatique.

Apport des examens biologiques au diagnostic des affections médullaires

En cas de compression extrinsèque de la moelle épinière, l'approche diagnostique de choix est l'imagerie par résonance magnétique de la moelle épinière. Les examens sanguins ont peu d'utilité.

Celui du liquide cérébrospinal (LCS) pourra révéler une hyperprotéinorachie sans augmentation du nombre d'éléments figurés. Cette dissociation albuminocytologique peut être extrême. En effet, l'hyperprotéinorachie observée en cas de compression basse du cordon médullaire peut s'élever jusqu'à 20 à 30 g par litre et conduire à une coagulation du LCS (syndrome de Froin). Cette hyperprotéinorachie est interprétée par le fait qu'il s'agit d'un liquide de bloc, stagnant dans le cul-de-sac lombosacré. Il est actuellement déconseillé de réaliser une ponction lombaire en cas de compression extrinsèque de la moelle car la soustraction de liquide peut accentuer les signes de compression médullaire.

En cas d'atteinte intrinsèque de la moelle épinière, en revanche, l'imagerie peut caractériser la lésion et la localiser, mais ne peut pas en préciser dans de très nombreux cas la nature. C'est dans ce contexte que des analyses biologiques du sang et du LCS sont nécessaires pour approcher le diagnostic étiologique des lésions observées (tableau 3.2).

Biologie sanguine

- En cas de myélite centromédullaire s'étendant sur plus de trois niveaux, il est impératif de

Tableau 3.2. Les myélites : mise au point biologique

Biologie sanguine	
Générale	Syndrome inflammatoire, inversion de formule, angiotensine convertase, hyperéosinophilie
Sérologie auto-immune	FAN, SSA, SSB, ANCA, anticardiolipines, anti-aquaporine 4, anticorps paranéoplasiques surtout anti-CV2/CRMP5
Sérologie infectieuse	VIH, HTLV-I, *Borrelia*, syphilis, virus du groupe herpes (virus herpès simplex, virus varicelle-zona [VZV], virus d'Epstein-Barr, cytomégalovirus, etc.), *Mycoplasma pneumoniae*, schistosomiase, *toxocara canis*
Marqueurs métaboliques	Vitamine B_{12}, acide folique, déficit en cuivre, acides gras à très longues chaînes
Analyse du liquide cérébrospinal	
Cytologie, glycorachie, lactate, protéinorachie Synthèse intrathécale d'IgG oligoclonales Synthèse intrathécale d'anticorps spécifiques Recherche de génomes infectieux par PCR	

rechercher la présence d'anticorps anti-aquaporine 4, qui sont spécifiques de la neuromyélite optique de Devic. La myélite peut précéder de plusieurs mois une névrite optique et même récidiver avant l'atteinte optique. Des taux élevés d'anticorps anti-aquaporine 4 sont aussi prédictifs d'une rechute de la maladie. Dans la population caucasienne, on observe un cas de neuromyélite pour 300 cas de sclérose en plaques, mais cette proportion est plus élevée dans la population asiatique et dans les Caraïbes (jusqu'à 1 cas sur 30).

- Un syndrome inflammatoire doit faire évoquer une vascularite et faire rechercher la présence de stigmates immunitaires de lupus érythémateux disséminé (LED) et de syndrome de Sjögren (facteur antinucléaire, anticorps anti-ADN, anticorps anti-SSA et SSB [SS pour *Sjögren Syndrom*]), anticorps anticytoplasme des neutrophiles ou ANCA, anticorps anticardiolipine, etc.).
- Une élévation du taux sérique d'angiotensine convertase doit faire évoquer une neurosarcoïdose.
- La recherche d'anticorps anti-*Borrelia burgdorferi*, anti-*Treponema pallidum* (VDRL, TPHA), anti-VIH et anti-herpétique est systématique. Le groupe du virus herpès comprend herpès simplex, le virus varicelle-zona (VZV), le cytomégalovirus (CMV) et le virus d'Epstein-Barr (EBV). Une inversion de la formule sanguine est évocatrice d'un syndrome mononucléosique sur infection par EBV ou CMV. Les myélites ou radiculomyélites dues à herpès simplex et à VZV sont dues à des infections directes par le virus causal, celles dues à EBV ou à CMV sont généralement para-infectieuses et d'origine immunitaire, sauf en cas d'immunodépression permettant un envahissement du tissu nerveux par ces virus.
- L'origine ethnique peut orienter vers un diagnostic de paraparésie spastique tropicale et suggérer la recherche des anticorps anti-HTLV1.
- Des atteintes parasitaires de la moelle sont observées dans la schistosomiase et dans l'infection par larves de *Toxocara canis*. Les sérologies correspondantes seront dès lors recherchées, de même que les parasites dans les urines et les selles.

- Après un épisode typique d'infection respiratoire, *Mycoplasma pneumoniae* peut provoquer une myélite para-infectieuse.
- Une myélopathie peut avoir une origine métabolique par déficience en vitamines B_{12} associée à une neuroanémie, par déficience en acide folique ou par déficience en cuivre. Une malabsorption ou des troubles du comportement alimentaires sont souvent associés. La recherche d'une accumulation d'acides gras à très longues chaînes peut conduire à la reconnaissance d'une adrénomyélopathie parfois fruste, liée à l'X mais présente aussi chez 10 % des femmes porteuses du gène de la maladie.

Biologie du LCS

- L'analyse du LCS est capitale dans la mise au point des pathologies inflammatoires de la moelle.
- L'hyperprotéinorachie est très peu spécifique et indique tout au plus une altération de la barrière hématoliquidienne.
- L'abaissement de la glycorachie avec augmentation concomitante du taux de lactate indique un processus infectieux généralement bactérien mais aussi fongique ou néoplasique.
- Toute augmentation du nombre d'éléments figurés au-dessus de 5 cellules/µl est anormale et nécessite une analyse cytologique des cellules après cytocentrifugation.
- La présence de plus de 10 % d'éosinophiles oriente vers une maladie parasitaire.
- La présence de plasmocytes est toujours pathologique et oriente inévitablement vers une pathologie infectieuse ou inflammatoire intrathécale.

Immunologie du LCS

Toute analyse du LCS doit comporter la recherche d'une synthèse intrathécale d'immunoglobulines.

Celle-ci est toujours pathologique et peut être détectée :
- soit de manière quantitative par l'établissement de quotients LCS/sérum tenant compte des taux sériques de ces immunoglobulines,

quotients qui sont ensuite corrélés au quotient albumine utilisé comme marqueur de la perméabilité de la barrière hématoliquidienne ;

- soit par la recherche en focalisation isoélectrique de bandes d'immunoglobulines G (IgG) oligoclonales spécifiques du LCS et non présentes dans le sérum correspondant étudié de manière simultanée.

Ces bandes oligoclonales IgG sont observées dans plus de 95 % des cas de sclérose en plaques, mais aussi dans toute infection chronique (supérieure à 10 jours) intrathécale, méningée ou myélitique. Elles sont donc observées dans les myélites provoquées par les virus du groupe herpès, par les virus VIH, HTLV1, par *Borrelia* ou *T. pallidum*. Dans ces cas, les IgG oligoclonales sont en fait des anticorps oligoclonaux spécifiques de l'agent infectieux considéré. Elles sont aussi présentes dans les pathologies paranéoplasiques centrales (myélite nécrosante sur anticorps anti-CV2/CRMP5 par exemple), et dans 25 % des cas seulement de neuromyélite optique de Devic.

Les techniques de réactions en chaîne par polymérase (*polymerase chain reaction* [PCR]) permettent la détection précoce de génomes infectieux dans le LCS avant même l'apparition de la réaction anticorps spécifique. Elles sont extrêmement spécifiques et sensibles pour les virus du groupe herpès et pour *Mycobacterium tuberculosis* en cas de méningite tuberculeuse. Elles sont moins sensibles (environ 50 %) pour les infections par *Borrelia burgdorferi*. Elles ne sont pas utiles au diagnostic des complications cérébrales de l'infection par le virus VIH, la sérologie sanguine étant largement suffisante, mais permettent de définir le niveau d'infection par le calcul de la charge virale.

Chapitre 4

Technique, artéfacts et approche sémiologique

J.-L. Sarrazin, P. Omoumi, G. Cosnard, F. Lecouvet

L'axe spinal comprend la colonne vertébrale, structure ostéoarticulaire, et la moelle épinière et ses enveloppes, appartenant au système nerveux central. Il existe donc une spécificité anatomique avec des approches clinique et pathologique propres à chacune de ces entités.

Si l'imagerie par résonance magnétique (IRM) est, par sa richesse en contraste, la pierre angulaire d'une exploration rachidienne et permet une étude optimale tant du rachis « ostéoarticulaire » que de la moelle épinière, des méninges et des racines, l'examen tomodensitométrique (TDM) garde néanmoins une place essentielle dans la pathologie traumatique et dégénérative du rachis. Il est un complément souvent incontournable de l'IRM dans la caractérisation et la délimitation des anomalies osseuses, comme les tumeurs, ou des sténoses canalaires et foraminales.

La technique d'exploration du rachis est éminemment adaptée à la structure en cause. Une tumeur vertébrale ne s'explore pas comme une tumeur de la moelle épinière, et une sclérose en plaques comme une hernie discale : à structures anatomiques et pathologies différentes, techniques d'exploration différentes, TDM et/ou IRM, et protocoles d'études spécifiques. À l'extrême, une technique mal adaptée peut faire manquer un diagnostic évident avec des séquences appropriées.

La TDM bénéficie de multiples raffinements techniques : acquisition hélicoïdale, multiples détecteurs, optimisation du signal, réduction du bruit et des doses grâce à de nouvelles techniques de reconstruction ; sa rapidité d'acquisition et sa disponibilité en font une technique performante, souvent incontournable.

En IRM, l'exploration de l'axe spinal a longtemps été uniforme avec des séquences adaptées à l'étude du rachis et moins fiables pour l'exploration de la moelle épinière. Or l'amélioration des séquences et l'élargissement des palettes de contraste en IRM permettent d'ajuster le mode d'exploration à la pathologie recherchée.

Au-delà des questions techniques, le champ d'exploration est lui aussi différent suivant l'organe cible et la pathologie recherchée : une atteinte de la moelle épinière s'intègre souvent dans une pathologie globale du système nerveux central, et impose alors d'associer à l'exploration de la moelle épinière une étude encéphalique. La pathologie ostéoarticulaire est parfois strictement localisée, mais peut aussi imposer, en particulier en oncologie et dans le domaine inflammatoire, l'étude de la totalité de l'axe rachidien, parfois l'imagerie du bassin, voire une étude du squelette entier.

Enfin, l'utilisateur doit être à même de reconnaître les principaux artéfacts, de les corriger ou les minimiser.

TDM – technique scanographique

L'évolution technologique de la TDM est permanente. L'avènement de l'acquisition hélicoïdale et le couplage de cette technique avec des détecteurs multiples ont mené à l'utilisation d'appareils présentant un nombre de détecteurs de plus en plus conséquent. Cette course n'est sans doute pas terminée pour aboutir à un appareillage TDM pourvu d'un détecteur plan.

Imagerie de la colonne vertébrale et de la moelle épinière
© 2017 Elsevier Masson SAS. Tous droits réservés.

D'autres améliorations techniques comme la vitesse de rotation du tube ont fait de la TDM une technique bénéficiant d'une résolution à la fois spatiale et temporelle remarquable.

Pour l'exploration du rachis osseux, si la rapidité de l'acquisition est un paramètre important permettant une exploration très brève pour des patients traumatisés ou hyperalgiques, l'amélioration de la résolution spatiale a été essentielle pour la qualité des explorations rachidiennes en TDM. Ainsi, les coupes obtenues sont devenues infra-millimétriques, isotropiques, et l'interprétation des images se fait dans les trois plans axial, sagittal et frontal, mais aussi dans des plans obliques voire courbes avec des reconstructions de qualité équivalente.

De plus, l'enrichissement des données acquises autorise l'utilisation de logiciels de post-traitement de l'image (*volume rendering*, 3D surfacique, etc.), souvent d'une grande utilité en complément de l'analyse multiplanaire « de base » (figure 4.1).

Paramètres d'acquisition

Il s'agit des paramètres classiques de production des rayons X (ampérage, voltage) et des

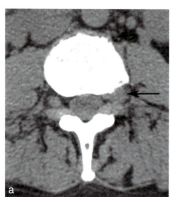
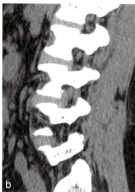
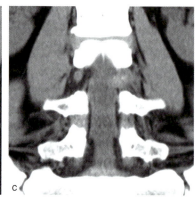
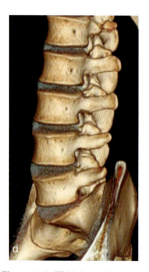

Figure 4.1. TDM du rachis lombosacré. Hernie discale foraminale.
Coupe axiale native (a), reconstructions sagittale (b), frontale (c) et *volume rendering* (d). Hernie discale foraminale en L3–L4 gauche (flèche en a).

paramètres géométriques des coupes (matrice, épaisseur de coupe, etc.).

Les appareils TDM multidétecteurs et l'acquisition hélicoïdale ont introduit de nouveaux paramètres comme le *pitch* et une nouvelle approche de l'épaisseur de coupe qui ne dépend plus uniquement de la collimation du faisceau de rayons X (appelée dorénavant collimation primaire), mais aussi de la détection et du nombre de canaux activés. L'incrément de reconstruction est également un nouveau paramètre lié à l'avènement des appareils multidétecteurs.

Le dernier paramètre qui guide la réalisation d'un examen rachidien est l'irradiation. Le souci d'irradiation minimale est constant et répond à l'obligation légale de communication de la dose délivrée lors de tout examen radiologique, en particulier TDM.

Les paramètres d'acquisition doivent être choisis pour le meilleur compromis entre la qualité de l'image et l'irradiation.

Des protocoles avec des paramètres prédéfinis doivent être validés et, de plus, lors de chaque examen, le radiologue et le technologue doivent s'assurer de ce compromis entre la qualité et l'irradiation.

Il est impossible de définir ici des protocoles standardisés tant il existe des différences de présentation des paramètres entre les constructeurs, entre les appareils d'un même constructeur suivant leur nombre de détecteurs, voire sur un même appareillage au fil du temps et des mises à jour.

Dans notre pratique, les paramètres de production de rayons X reposent sur un kilovoltage de 120 kV pour le rachis cervical comme pour le rachis lombaire. Le milliampérage est systématiquement optimisé de façon automatique en fonction du morphotype du patient, avec un profil de dose calculé à partir du topogramme ou pendant l'acquisition (modulation de doses). Il s'agit d'un paramètre important de la qualité d'image qui peut être rapidement dégradée si le patient est corpulent et le milliampérage insuffisant. Le compromis est à établir entre un milliampérage et une irradiation minimaux, et l'épaisseur de coupe la plus fine permettant une évaluation diagnostique satisfaisante.

Le *pitch*, dont la définition et les effets de la variation sur la qualité d'image et l'irradiation sont relativement simples pour une technique hélicoïdale, est un paramètre plus difficile à maîtriser sur un appareil multidétecteurs. Pour un monodétecteur, le *pitch* correspond au rapport entre le pas de l'hélice (qui est la distance parcourue par la table pendant une rotation de 360°) et la collimation (qui est dans ce cas l'épaisseur nominale de coupe). Dans ce cas, l'influence du *pitch* sur l'irradiation est simple : si le *pitch* est inférieur à 1, l'irradiation augmente ; s'il est supérieur à 1, l'irradiation diminue avec la qualité de l'image.

Avec les multidétecteurs, le problème est plus complexe, parce que la définition du *pitch* peut évoluer selon que l'on considère la collimation primaire ou la détection dans le calcul du rapport. Ensuite, même avec un *pitch* inférieur à 1, l'irradiation peut ne pas augmenter du fait de la modulation des milliampères associée aux variations du *pitch*. Enfin, certaines valeurs de *pitch* sont optimisées par les constructeurs, offrant un choix limité de *pitch*. Pour l'exploration rachidienne optimale, si l'on considère la définition de base du *pitch*, il est aux alentours de 1.

Les paramètres géométriques doivent tendre vers une image isotropique de façon à permettre une interprétation « volumique » dans les trois plans de l'espace avec des coupes reconstruites d'égale qualité. L'épaisseur de reconstruction est actuellement (infra-)millimétrique. L'incrément de reconstruction doit permettre au moins d'obtenir des coupes jointives voire un peu chevauchées.

Les filtres de reconstruction utilisés dépendent de l'indication de l'examen. En pathologie traumatique, les filtres de reconstruction « durs » doivent être privilégiés, alors que pour la pathologie dégénérative discale, les filtres seront plus « mous ». S'il existe du matériel d'ostéosynthèse ou si un traitement en *volume rendering* est envisagé, il faudra alors compléter la reconstruction initiale par une reconstruction avec un filtre le moins dur possible (voir figure 8.23).

L'irradiation est estimée en TDM par le produit dose longueur (PDL). Ce produit est exprimé en milligrays centimètres (mGy.cm). La dose absorbée est estimée par la CTDI (*computed tomography dose index*). Il s'agit d'une évaluation de la dose émise en sortie de tube après filtration (dose émise pendant une rotation de tube, en fonction du champ d'acquisition, de l'épaisseur de coupe et des paramètres radiologiques et de la filtration utilisée). La longueur correspond à la longueur du segment exploré. Le PDL calculé avec les paramètres affichés avant l'acquisition peut être confronté à des PDL de référence de la région explorée.

Les indications de l'injection intraveineuse de contraste iodé sont devenues rares.

- En lombaire, le contraste spontané apporté en particulier par la graisse épidurale et foraminale est suffisant pour les investigations routinières. Les pathologies particulières, pour lesquelles l'injection intraveineuse de contraste iodé pourrait avoir un apport diagnostique, sont explorées en IRM.
- En pathologie dégénérative cervicale, l'absence de graisse a longtemps justifié l'injection de produit de contraste pour apporter un contraste « vasculaire ». La résolution spatiale des appareils récents et l'avènement des reconstructions itératives permettent d'explorer le rachis cervical en contraste spontané. L'injection ne s'envisage plus d'emblée, mais peut éventuellement se discuter en cas d'insuffisance d'information sur les images acquises avant injection. Elle peut se faire avant un geste de ponction pour mieux repérer les structures vasculaires.

La myélo-TDM ne se réalise que dans le cas de contre-indication à l'IRM et en complément de la myélographie, dans ses indications résiduelles.

Le disco-TDM ne garde que des indications exceptionnelles, en éventuel complément de la discographie dans le cadre d'un geste thérapeutique.

Interprétation et indications

L'interprétation d'un examen TDM rachidien bénéficie de l'acquisition de coupes « isotropiques » et se fait donc dans les trois plans de l'espace et dans des plans obliques. Elle ne se conçoit ainsi que sur console, permettant l'adaptation des plans de coupe et l'examen du territoire d'intérêt dans ces différents plans.

Si le rapport signal sur bruit apparaît parfois suboptimal lors de l'acquisition (compromis qualité d'image/irradiation chez des patients corpulents par exemple), l'épaisseur de coupe peut être augmentée a posteriori sur console, permettant ainsi d'améliorer la qualité de l'image et de l'interprétation.

De nombreux post-traitements disponibles peuvent aider au diagnostic. Le *volume rendering* est un post-traitement immédiatement disponible utile dans la prise en charge chirurgicale ou dans la pathologie traumatique rachidienne cervicale comme les luxations apophysaires postérieures. L'utilisation des différentes possibilités du multidétecteur et des options tant en acquisition qu'en post-traitement permet d'améliorer significativement la qualité diagnostique, comme dans le cas du rachis opéré avec du matériel d'ostéosynthèse [6].

Les indications de l'examen TDM rachidien sont essentiellement traumatiques et dégénératives.

- Les traumatismes cervicaux en particulier bénéficient au mieux de l'exploration scanographique et cette exploration cervicale s'intègre d'emblée dans le bilan des polytraumatismes. La TDM est l'examen de choix pour la détection des traits de fractures complexes, au niveau des arcs vertébraux postérieurs et en cas d'ankylose rachidienne en particulier.
- En pathologie dégénérative, la recherche de hernies discales, d'arthropathies postérieures et celle de sténose canalaire ou foraminale restent des indications fréquentes d'examen TDM.
- En pathologie tumorale osseuse, la TDM est une technique de choix pour évaluer le risque fracturaire.
- Enfin, quelle que soit la pathologie, toute anomalie inexpliquée sur une exploration IRM rachidienne peut bénéficier d'une exploration TDM complémentaire.

Avancées technologiques en TDM de la colonne vertébrale

Deux avancées technologiques marquantes en TDM sont, d'une part, l'introduction des reconstructions itératives en routine clinique et, d'autre part, les applications de la TDM double énergie.

Reconstructions itératives (figure 4.2)

Les reconstructions itératives utilisent des algorithmes de reconstruction des images permettant d'optimiser l'information, en particulier en comparaison aux rétroprojections filtrées classiquement utilisées lors de la reconstruction. Pour ce faire, ces algorithmes prennent en compte des modèles statistiques caractérisant le bruit dans l'image, voire les propriétés physiques du *hardware*.

Le principal avantage de ces reconstructions itératives est une diminution très importante du bruit dans l'image. Il devient ainsi possible, à dose égale d'irradiation, d'augmenter la qualité de l'image ou, de façon plus usuelle, de réduire la dose nécessaire en maintenant la qualité d'image [15]. La principale utilisation de ces algorithmes en imagerie musculosquelettique concerne précisément la pathologie rachidienne. Des diminutions de dose de 40 à 50 % sont possibles par rapport aux reconstructions utilisant les rétroprojections filtrées, tout en maintenant une qualité d'image diagnostique [16]. En pathologie traumatique cervicale, il a été montré qu'il était possible d'obtenir, grâce aux reconstructions itératives, des doses en TDM aussi basses que celles d'un examen radiographique [8]. Ces algorithmes de reconstructions modifient quelque peu la texture de l'image, lui donnant un aspect « cartonné » ou « plastique » qui peut paraître surprenant ou en tout cas inhabituel pour le radiologue. La mise en place progressive de niveaux d'intensité croissants permet d'habituer l'œil du lecteur, et les niveaux les plus élevés peuvent finalement être préférés par le radiologue, en particulier pour l'analyse des parties molles et leur contraste tissulaire [17].

TDM double énergie (figure 4.3)

Le second développement technologique majeur de ces dernières années est l'avènement des appareils à double énergie, capables de préciser la composition de constituants présents dans le volume d'exploration (par exemple les cristaux d'urate de calcium dans la goutte, diagnostic rare et difficile dans ses locations axiales). Par sa capacité d'« isoler » les différentes composantes de l'os, la TDM double énergie peut produire des images avec soustraction virtuelle du calcium, permettant une évaluation de la moelle osseuse [18]. La technique facilite ainsi la caractérisation des tassements vertébraux, ou la détection des atteintes focales du myélome, même si la performance de cette technique reste à ce jour inférieure à celle de l'IRM [2, 24]. Des développements ultérieurs, notamment en termes de *post-processing*, devraient permettre d'en améliorer l'utilité en pratique courante.

Enfin, les reconstructions itératives et la technique du scanner double énergie (par la simulation

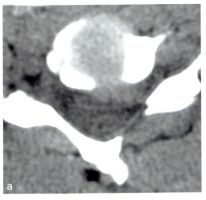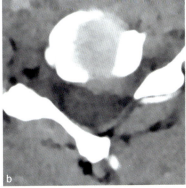

Figure 4.2. Comparaison des algorithmes de reconstruction « classiques » en rétroprojection filtrée (FBP) (a) aux reconstructions itératives (niveau de force 5) (b). Le contraste entre le disque et le sac dural est nettement supérieur avec les reconstructions itératives, par diminution du bruit, et donc par augmentation du rapport contraste sur bruit. La distinction des contours discaux est ainsi optimisée.

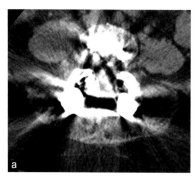 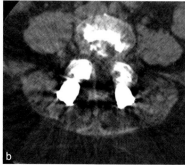

Figure 4.3. Intérêt du scanner double énergie en mode monochromatique pour la réduction des artéfacts métalliques. À partir des données d'une acquisition en double énergie, différents niveaux d'énergie monochromatiques peuvent être simulés. Scanner lombaire, comparaison d'une image monochromatique à énergie moyenne (70 keV) (a) à une image à haute énergie (120 kV) (b). Les niveaux d'énergie supérieurs permettent de réduire les artéfacts métalliques : noter la visibilité des contours discaux et des foramens intervertébraux sur l'image b à plus haute énergie.

d'images monospectrales à haut keV) contribuent toutes deux à réduire efficacement les artéfacts métalliques, ce qui est très utile dans le contexte d'une arthrodèse par exemple [18].

Artéfacts en TDM

Des *artéfacts circulaires* centrés sur le centre de rotation résultent d'un défaut de calibrage de l'appareil ; la façon d'y remédier est de procéder à une calibration.

Un *bruit excessif*, touchant plus les tissus mous que les structures à contraste élevé comme les pièces osseuses, est dû à une dose insuffisante ou une collimation trop fine pour le tissu étudié. L'augmentation de l'épaisseur de coupes ou de la dose, l'utilisation d'une modulation automatique des doses (plus élevées lors de l'acquisition de projections de plus haute atténuation) et de filtres « mous » permettent d'y remédier.

Par ailleurs, l'implémentation de reconstructions itératives disponibles sur les nouveaux appareillages à puissance informatique plus élevée permet également une réduction du bruit sans recourir à l'élévation de la dose.

Les artéfacts liés au *durcissement du rayonnement* (*beam hardening*) et au *rayonnement diffusé* sont à l'origine de plages linéaires sombres (hypodenses) entre objets très atténuants, osseux, métalliques ou opacifiés par du produit de contraste.

Le durcissement de rayonnement est dû au caractère polychromatique et polyénergétique du faisceau de rayons X : les photons de basse énergie étant atténués par les structures à nombre atomique élevé, il en résulte des bandes linéaires de plus forte atténuation liées à la prépondérance du rayonnement à haute énergie le long des axes de plus forte atténuation.

Pour sa part, le rayonnement diffusé mène à la déviation de photons vers des détecteurs auxquels ils n'étaient pas destinés. Ce rayonnement diffusé augmente avec le nombre de rangées de détecteurs, puisqu'un volume plus important de tissu est irradié.

Pour un faisceau de rayons X fortement atténué, le durcissement du rayonnement et le rayonnement diffusé concourent à une augmentation du nombre de photons détectés, et ainsi à l'apparition de stries linéaires hypodenses le long des axes de plus grande atténuation. Une façon d'y remédier est d'augmenter l'énergie de rayonnement (kV). Enfin, la plupart des appareillages utilisent une grille antirayonnement en regard des détecteurs pour diminuer l'influence du rayonnement diffusé.

Les *artéfacts de mouvement*, liés au défaut d'immobilité du patient ou aux mouvements cardiaques, respiratoires ou digestifs, peuvent être responsables d'images floues, dédoublées, ou de longues lignes. L'accélération de l'acquisition et l'utilisation d'un nombre plus élevé de rangées de détecteurs permettent de minimiser ces artéfacts.

Les *artéfacts métalliques* sont très fréquents en TDM, et d'origine complexe, multifactorielle, liés au métal lui-même, qui cause un durcissement du rayonnement, un rayonnement diffusé et génère du bruit, et aux limites de l'objet métallique qui causent des artéfacts de tailles et formes variées, des vides de signal, du fait de l'interruption et de l'hétérogénéité de l'information reçue par les détecteurs (voir figure 4.3).

Ces artéfacts métalliques sont d'autant plus prononcés que le nombre atomique du métal est élevé (fer, etc.) et moindres pour les métaux de nombre atomique bas (titane).

Diverses solutions commerciales sont proposées : sur les appareils à double énergie, par reconstruction virtuelle de données monochromatiques ; sur les appareils « à simple énergie », par des approches fondées sur des reconstructions itératives [3, 22]. Les deux approches améliorent considérablement la qualité de l'image par rapport aux acquisitions conventionnelles en rétroprojection filtrée.

IRM – technique

Règles de base

Exploration complète

Quel que soit le niveau lésionnel défini cliniquement et quel que soit le résultat des premières séquences explorant ce niveau, il faut réaliser un examen complet de la moelle épinière, de la charnière bulbomédullaire au cône terminal. Par ailleurs, dans de nombreuses pathologies neurologiques (sclérose en plaques, encéphalomyélite aiguë disséminée, métastases, ischémie, etc.), les lésions touchent à la fois la moelle et l'encéphale. Lors de chaque exploration médullaire, l'opportunité d'une étude encéphalique complémentaire doit donc être discutée.

Ce principe de l'exploration complète du système nerveux central (tête et axe spinal) vaut également dans le cas d'une méningoradiculite du fait de la continuité des méninges encéphaliques et spinales. Dans ce cadre pathologique, l'exploration spinale doit comprendre l'ensemble du sac dural (figure 4.4).

Un continuum pathologique transversal est plus rare (malformation, maladie de Cobb [voir figure 12.12], maladie virale métamérique, etc.), mais ne doit pas être méconnu. Il faut également rappeler que l'éventuel retentissement musculaire de l'atteinte d'une racine nerveuse doit toujours être recherché.

Techniquement, l'exploration complète de l'axe spinal est facilement réalisée grâce aux antennes en réseau phasé, maintenant incluses dans les tables d'examen. En pathologie infantile, l'utilisation d'antennes dédiées permet un examen cérébrospinal en un seul temps.

En pathologie oncologique osseuse, épidurale ou intracanalaire, l'examen du rachis ne peut se concevoir qu'intégralement, en termes de détection lésionnelle et de détection des complications volontiers pluriétagées. En oncologie osseuse, cette étude du rachis est souvent complétée par l'étude du bassin osseux

Deux plans de coupe

La définition exacte du siège d'une lésion doit se faire en hauteur (cervical, thoracique ou lombaire), mais aussi et surtout dans un plan transversal.

Pour répondre à cette question essentielle, il est nécessaire d'acquérir des séquences dans au moins deux plans de coupe :
- le plan de coupe vertical (sagittal le plus souvent chez l'adulte) permet de déterminer le siège en hauteur et le nombre des lésions ;
- le plan de coupe axial ou transverse permet de préciser la topographie intramédullaire de l'anomalie (il faut alors préciser son siège exact dans la moelle : centrée, excentrée, atteinte de la substance grise, de la substance blanche, etc.), extramédullaire et intradurale, ou extradurale, osseuse.

Le plan de coupe frontal est utile chez l'enfant dont les courbures rachidiennes sont peu marquées et chez l'adulte en cas de pathologie intracanalaire à extension foraminale.

Deux pondérations

Pour caractériser au mieux les lésions, il faut acquérir des séquences pondérées en T1 et en

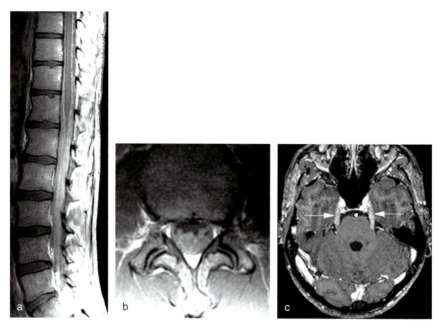

Figure 4.4. Lymphome.
IRM du rachis lombosacré d'un homme de 24 ans avec syndrome de la queue de cheval. Coupes sagittale (a) et transversale (b) en pondération T1 après injection IV de gadolinium et avec suppression du signal de la graisse : rehaussement de la leptoméninge spinale et des racines de la queue de cheval. IRM de la tête en coupe axiale pondérée en T1 après injection de produit de contraste (c) : rehaussement des deux nerfs trijumeaux (flèches). Ce cas démontre l'intérêt d'une exploration complète du système nerveux central.

T2. L'injection de produit de contraste se discute en fonction de l'orientation clinique et du résultat des premières séquences. Sans être systématique, elle est cependant habituelle lors de la première exploration d'un patient sans diagnostic connu. Elle est obligatoire en cas de pathologie tumorale où elle permet de différencier les kystes satellites et les cavités syringomyéliques des kystes tumoraux, et de repérer le contingent charnu de la tumeur, guidant ainsi la voie d'abord. Le marquage à la peau du niveau de la tumeur à la fin de l'examen peut aider le chirurgien dans son geste opératoire.

Le « facteur temps »

L'évolution spontanée ou sous traitement de la sémiologie des lésions médullaires aide souvent au diagnostic, comme dans le cas de la sclérose en plaques, des myélites transverses ou de l'ischémie. En montrant cette évolution, la répétition des examens IRM peut aider au diagnostic.

Le suivi s'impose lors du traitement « conservateur » des lésions osseuses menaçant les structures neurologiques.

Séquences

Séquences de base (tableau 4.1) [4, 20]

Pathologie neurologique

La séquence déterminante d'une exploration de la moelle épinière est la séquence sagittale pondérée en T2. Elle doit permettre d'emblée de détecter une pathologie, de la situer en hauteur et de guider la suite de l'exploration pour la caractériser. Les paramètres de cette séquence pondérée en T2 doivent donc être optimisés, particulièrement pour la recherche de petites lésions.

Dans le domaine de la sclérose en plaques médullaire, les comparaisons entre les différentes séquences pondérées en T2 ont été nombreuses avec parfois des résultats discordants.

Chapitre 4. Technique, artéfacts et approche sémiologique   35

Tableau 4.1. Les différentes séquences IRM, avec leurs acronymes, indications et limites (avec quelques paramètres indicatifs à titre d'exemple pour un imageur à 1,5 T).

	Dénomination de la séquence	Acronymes constructeurs	Paramètres	Inconvénients	Utilisations (moelle épinière)
Écho de spin (ES)	ES rapide	FSE (*fast* SE)/FRFSE (*fast recovery* FSE) TSE (Turbo SE) MSE (*modified* SE) DRIVE	TR TE Longueur du train d'écho Distance interécho	Flou (*blurring*) Persistance du signal de la graisse Sensible au mouvements du LCS Pas de contraste intramédullaire	Sagittal : – T2 : exploration de base (modification du TE possible) – T1 : injection Pas d'artéfact de flux Myélo- et radiculographie Tous plans
	ES rapide 3D	Cube Space Vista	Longueur du train d'écho très longue	Durée (relatif) Pas d'information qualitative sur moelle épinière	Canal et foramens Coupes inframillimétriques Effet myélographique
	ES avec temps d'inversion court	STIR (*short tau inversion recovery*) TIRM (*turbo inversion recovery and magnitude*) FSE IR (FSE *inversion recovery*)	Temps d'inversion court (TI : 140–160 ms) TR 3000/TI 160/TE 40	Médiocre rapport signal/bruit	Détection des anomalies de signal médullaire (SEP)
	ES avec temps d'inversion long	FLAIR (*fluid attenuated inversion recovery*) Dark Fluid	Temps d'inversion long (TI : 2200 ms) TR 10000/TI 2200/TE 180	Peu sensible à la détection de plaques	Forte pondération T2 Différencier cavité syringomyélique et œdème médullaire
	ES avec remplissage non linéaire de l'espace k	Propeller Blade MultiVane Etc.	TE TR comparable à un FSE T2 classique La largeur de lame (*blade*) effective caractérise la capacité de corriger le mouvement	Artéfact de flux possible	Compensation de mouvements (respiratoires, cardiaques)
Écho de gradient (EG)		GRE : *gradient recalled echo* MPGR : *multiplanar gradient recalled* FFE : *fast field echo*	TR long (> 200 ms), TE assez long, petit angle (20°). pondération rhô/T2* Possibilité d'utiliser en acquisition 3D	Artéfact de susceptibilité magnétique	Axial Peu sensibles au mouvements de LCS Recherche de sang
	Avec destruction de l'aimantation transversale	SPGR ou FSPGR : (Fast) Spoiled Gradient Recalled imaging FLASH : Fast Low Angle Shot FFE-T1 : T1 Fast Field Echo	TR court Grand angle de bascule Acquisition en mode 3D Amélioration avec le *gating* cardiaque	Moins sensible que les séquences en ES à la prise de contraste	Pondération T1 avec coupes millimétriques
	– Avec état stationnaire de l'aimantation transversale – Avec état stationnaire de l'aimantation transversale + écho stimulé	SSFP/FIESTA/COSMIC (3D) FFE-T2 CISS	TR court Favorise le signal des tissus à T2* très long	Contraste binaire	Coupes millimétriques Effet myélographique Visualisation de racines et des radicelles
	Multi echo gradient echo	Merge Medic M-FFE	Acquisition GRE multi-écho pour meilleur contraste intramédullaire	Sensible aux mouvements et flux	Très bon contraste intramédullaire
METAL	Séquences réduisant les artefacts liés au matériel	VAT Semac Mavric	3D FSE avec compensation des distorsions	Sensible aux mouvements et flux Certains métaux restent prohibitifs (aciers)	Permet l'analyse des foramens, canal et os

LCS : liquide cérébrospinal ; SEP : sclérose en plaques.

Dans le plan sagittal, l'utilisation de séquences en écho de spin rapide en lieu et place des séquences en écho de spin conventionnel s'est imposée du fait du gain de temps important, même si cette supériorité a été discutée sur la base d'arguments de sensibilité [6, 14]. Il faut noter que la brièveté même des séquences en écho de spin rapide augmente leur sensibilité en diminuant les artéfacts de mouvement [12].

Contrairement à l'exploration rachidienne osseuse où la suppression du signal de la graisse est largement associée aux séquences T2 en écho de spin rapide, cette suppression ne doit pas être utilisée pour l'étude de la moelle épinière : la suppression du signal de la graisse n'a alors pas d'intérêt diagnostique et entraîne une diminution du rapport signal sur bruit préjudiciable.

L'optimisation des séquences passe par la recherche du meilleur contraste entre les lésions et la moelle épinière normale. Si la séquence est très pondérée en T2 (de façon simplifiée : TE effectif long pour les séquences en écho de spin rapide), le contraste sera maximal entre la moelle et le liquide cérébrospinal environnant, mais le contraste intramédullaire entre substance blanche et substance grise, et entre plaque de sclérose en plaques et moelle normale, sera médiocre.

Comme dans l'encéphale, ce sont les séquences pondérées en densité protonique qui offrent le meilleur contraste entre substance blanche et substance grise, et entre plaque de sclérose et moelle normale. Dans ce cas, il y a une nette diminution du contraste entre la moelle épinière et son environnement liquidien. Un compromis amène à choisir des séquences dont les paramètres offrent un contraste suffisant entre moelle et liquide d'une part, et entre moelle normale et lésion intramédullaire d'autre part. Ainsi, au lieu d'acquérir une séquence en écho de spin rapide avec des paramètres qui permettent une bonne étude osseuse (avec un TE effectif au-delà de 100 ms), le choix se porte sur une séquence avec un TE plus court (80 ms par exemple), un TR et un train d'écho plus courts. Cette séquence reste pondérée en T2 avec un contraste suffisant entre la moelle et le liquide cérébrospinal, mais offre un meilleur contraste intramédullaire.

La nécessité d'une moins forte pondération T2 intrinsèque explique la grande sensibilité de la séquence en écho de spin rapide avec un temps d'inversion court (type STIR) dont le temps d'écho court (20 à 60 ms) contribue à la performance pour la détection des plaques de sclérose en plaques [10] (figure 4.5).

À l'inverse, les séquences avec un temps d'inversion long permettant l'annulation du signal de l'eau (type FLAIR) sont des séquences intrinsèquement très pondérées en T2 avec un temps

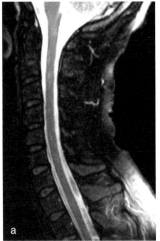 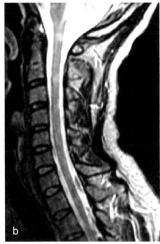

Figure 4.5. Sclérose en plaques (SEP).
IRM, coupes sagittales en séquence d'écho de spin rapide (a) et en séquence STIR (b). La séquence STIR démontre plus de lésions que la séquence en écho de spin rapide.

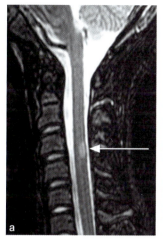 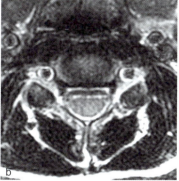 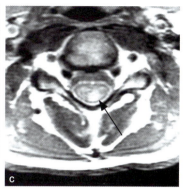

Figure 4.6. Sclérose en plaque (SEP).
IRM en coupe sagittale en séquence STIR (a) : lésion de siège postérieur en regard de C3–C4 (flèche). Comparaison entre une coupe axiale pondérée en T2 en séquence d'écho de spin rapide (TR 4000/TE eff 120/ETL 18) passant par C3–C4 (b) et une coupe axiale moins fortement pondérée en T2 (c) (TR 2000/ TE eff 80/ETL 10) qui démontre pour cette dernière un meilleur contraste entre la lésion et la moelle épinière (flèche en c).

d'écho de l'ordre de 140 à 160 ms. Elles sont donc d'une rentabilité diagnostique médiocre pour la recherche de petites anomalies médullaires [13], mais très utiles pour affirmer le caractère liquidien d'une lésion, permettant par exemple de distinguer une cavité intramédullaire d'une myélomalacie ou d'un œdème médullaire (voir figures 5.43 et 11.61), ou encore pour montrer le contenu protéique de certains kystes (voir figure 11.46).

Ce raisonnement vaut naturellement dans les deux plans de l'espace, même si les comparaisons de séquences ont été essentiellement réalisées dans le plan sagittal. Dans le plan axial, les séquences en écho de spin rapide ont l'inconvénient d'être sensibles aux artéfacts de mouvements du liquide cérébrospinal (figure 4.6 et voir figures 9.3b, 9.10a et 9.13d). Ainsi, au moins en cervical, où le canal est plus large, les séquences en écho de gradient sont plus efficaces. Là encore, les paramètres d'acquisition de la séquence peuvent être optimisés en augmentant l'angle de bascule ou en augmentant le temps d'écho de façon à ce que la séquence soit moins pondérée en T2 (figure 4.7).

La séquence pondérée en T1 obtenue en sagittal est indispensable. Elle permet de rechercher des anomalies de signal de la moelle osseuse, de détecter les masses graisseuses et les foyers hémorragiques en phase subaiguë, etc. Elle est par ailleurs la séquence de référence avant une injection intraveineuse de gadolinium.

Pathologie osseuse

La séquence pondérée en T1 est la pierre angulaire de toute exploration osseuse, en particulier en oncologie. Elle est complétée par une séquence pondérée en T2 avec suppression du signal de la graisse pour optimiser la détection lésionnelle, de type STIR, ou par saturation sélective en fréquence du signal de la graisse (type *fat sat* ou SPIR) (voir figures 10.1 et 10.7).

L'utilisation de séquences de type Dixon en pondération T2 peut se substituer à cette approche, apportant à la fois l'information sur la moelle osseuse (image « graisse ») et sur son remplacement (image « eau »), ainsi que sur le contenu canalaire (image T2) (voir figure 10.7).

Champ de vue, matrice, épaisseur de coupes

Du fait de la petite taille des structures à étudier, la résolution spatiale est un paramètre important de la qualité de l'exploration. Il faut donc

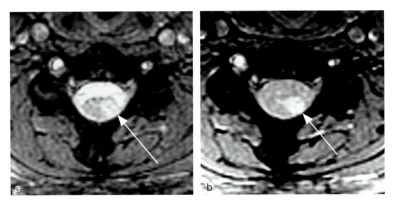

Figure 4.7. Sclérose en plaques (SEP).
IRM, coupes axiales transverses montrant l'évolution du contraste par modification de l'angle de bascule des séquences en écho de gradient à TR 500/TE15/angle 10° (a) et TR 500/TE 30/angle 30° (b). En diminuant l'angle de bascule, la pondération Rho augmente. Le contraste entre la lésion et la moelle (flèche en a et b) est meilleur sur l'image b (plus pondérée Rho). En revanche, le contraste entre moelle et LCS est médiocre par comparaison avec l'image a (plus pondérée T2).

choisir une matrice étendue (asymétrique le plus souvent, avec une extension de la matrice plus importante dans le sens du codage en fréquence), et l'épaisseur de coupe la plus fine possible. Pour étudier la moelle épinière en coupes sagittales, une épaisseur de coupe de 3 mm, voire moins, est souhaitable. Lors de l'étude globale du rachis ostéodiscal, une épaisseur de coupe de 4 à 5 mm est souvent suffisante. La recherche d'une résolution spatiale optimale doit être balancée par le souci d'un rapport signal sur bruit suffisant : la plupart des imageurs affichent directement ce rapport, ce qui permet d'ajuster au mieux les paramètres gérant la résolution spatiale. Si un grand champ de vue sagittal est choisi d'emblée lors d'une première exploration sagittale, des études segmentaires doivent être réalisées secondairement ; le champ de vue doit alors être le plus petit possible.

Séquences particulières

Séquences en écho de gradient T2*

La recherche de foyers hémorragiques aigus ou séquellaires passe par des séquences en écho de gradient pondérées en T2* à temps d'écho long.

Séquences de flux ou d'angiographie par résonance magnétique (ARM)

La visualisation des vaisseaux intracanalaires nécessite une résolution spatiale maximale, du fait de leur petite taille. Les séquences de flux en temps de vol ou en contraste de phase sont ainsi inopérantes pour l'exploration vasculaire spinale.

Deux types de séquences peuvent être utilisés.

Séquences à sang noir [11]

Différentes techniques peuvent fournir un contraste à « sang noir ». La plus accessible est en écho de spin. Pour une vitesse circulante suffisante (supérieure au rapport épaisseur de coupe/ moitié du temps d'écho), le flux apparaît noir. Cet effet « sang noir » est renforcé en écho de spin rapide, du fait de la possibilité d'utiliser des temps d'écho effectifs longs (plus grand déphasage). L'exploration des vaisseaux spinaux nécessitant une résolution spatiale très élevée, il faut recourir à une acquisition en écho de spin rapide 3D. Avec des coupes inframillimétriques et couplées avec un post-traitement de type minIP (*minimum intensity projection*), de telles acquisitions permettent la mise en évidence de vaisseaux spinaux dilatés, et ainsi le diagnostic ou le suivi post-artériographique de malformations ou de fistules artérioveineuses. En revanche, ces techniques ont une sensibilité insuffisante lorsque les vaisseaux ont un calibre normal.

Séquences 3D injectées

Il s'agit de séquences en écho de gradient à TR et TE très courts avec un angle de bascule important donnant un contraste T1. L'important raccourcissement du T1 du sang circulant lors du passage de produit de contraste permet une artériographie magnétique. L'amélioration constante de la résolution spatiale, associée à une importante résolution en contraste, rend ces séquences très performantes dans l'exploration des petits vaisseaux. Les résultats d'une étude incluant des patients ayant un anévrisme de l'aorte thoracique montrent la visualisation de l'artère d'Adamkiewicz dans environ les deux tiers des cas [25].

Séquences *in phase – out phase*

Ces séquences sont connues dans l'exploration hépatique ou rénale. Il s'agit de séquences en écho de gradient reposant sur la différence de vitesse de précession des protons liés à l'eau et ceux liés à la graisse. Du fait de cette différence de vitesse de précession, selon le temps d'écho (TE), les deux populations de protons seront en phase ou en opposition de phase. Par exemple, à 1,5 T (ou Tesla), pour un TE à 4,3 ms, les protons liés à la graisse et ceux liés à l'eau sont en phase et le signal recueilli à partir d'un voxel est maximal. À l'inverse, pour un TE de 2,3 ms, les deux populations de protons sont en opposition de phase et le signal chute dans les voxels où il existe de la graisse et de l'eau. L'interprétation passe par la comparaison entre les deux séquences. Cette séquence a été proposée en cas de tassement vertébral pour différencier tassement bénin et malin. En cas de tassement malin, il y a remplacement de la graisse par du tissu cellulaire et la chute de signal entre l'acquisition *in phase* et l'acquisition *out phase* est très peu marquée. Au contraire, en cas de tassement bénin où la moelle reste composée d'un mélange d'adipocytes et de composantes cellulaires hydratées, cette chute de signal est significative.

Séquences de diffusion [1, 19, 21]

Les séquences de diffusion permettent une imagerie de l'eau libre. Elles sont d'usage courant dans l'exploration crânio-encéphalique dans de nombreuses indications et en particulier dans la pathologie vasculaire. À hauteur du rachis et de la moelle, leur utilisation a longtemps été confidentielle, en raison de difficultés techniques

d'acquisition et d'indications limitées. Des améliorations techniques et le raffinement des indications mènent à leur utilisation croissante.

Les séquences de diffusion comprennent la séquence de diffusion et l'imagerie en tenseur de diffusion qui rend compte de la direction de la diffusivité maximale de l'eau (direction préférentielle) et permet de réaliser une tractographie de la moelle épinière.

Les défis techniques sont liés à la résolution spatiale limitée des séquences face à la petite taille des structures explorées et aux artéfacts de mouvements, en particulier de susceptibilité magnétique, plus marqués à champ élevé, liés aux flux notamment. Pour diminuer ces artéfacts, l'acquisition peut être faite non pas en écho de gradient mais en écho de spin. Les acquisitions en écho-planaire sont privilégiées pour leur temps d'acquisition très court. L'acquisition dans les trois directions de séquences EPI (*echo planar imaging*) pondérées en diffusion fournit une image somme représentative de la diffusion globale au sein du tissu étudié, portant le nom de la valeur de b (caractérisant l'intensité et la durée des gradients de diffusion) utilisée.

La valeur du b dans les explorations rachidiennes ou médullaires doit être relativement basse pour améliorer la qualité des images, ce qui, en contrepartie, diminue la sensibilité de la séquence de diffusion (entre 300 et 700 s/mm^2).

À côté des difficultés techniques, le deuxième frein à l'utilisation large des séquences de diffusion est le caractère restreint des indications, surtout pour l'imagerie de diffusion « standard ».

Pour la moelle épinière, l'indication principale est la pathologie ischémique médullaire. Or la rareté des accidents vasculaires médullaires s'accompagne nécessairement d'un nombre très restreint d'indications d'imagerie.

Pour le rachis ostéodiscal, les premières indications devenues routinières sont oncologiques : détection lésionnelle et diagnostic de l'étiologie bénigne ou maligne d'un tassement (voir chapitre 10). La technique pourrait également s'avérer utile en pathologie infectieuse et inflammatoire.

L'imagerie en tenseur de diffusion ou tractographie est également devenue réalisable en routine clinique. La moelle épinière est un milieu très anisotrope : les mouvements d'eau sont contraints dans une direction verticale par les faisceaux de substance blanche. Toute pathologie médullaire intrinsèque (myélopathie, tumeur, sclérose en plaques) ou extrinsèque (compression médullaire) entraîne des modifications d'orientation et donc de la fraction d'anisotropie, ayant une traduction sur l'imagerie de tenseur de diffusion.

Sur un plan technique, l'acquisition nécessite l'application des gradients dans au moins six directions différentes (pour modéliser l'ellipsoïde caractérisant la diffusivité au sein d'un voxel) et au mieux dans plus de vingt directions. La qualité de l'outil de post-traitement qui permet de calculer les fractions d'anisotropie est également essentielle. Les principales indications sont la myélopathie cervicarthrosique, les tumeurs médullaires et les compressions extrinsèques [7] (figure 4.8).

Avancées technologiques en IRM

Séquences en écho de spin rapide 3D isotropiques

Longtemps jugées prohibitives pour des raisons de durée et d'énergie dissipée, les séquences en écho de spin rapide acquises en mode 3D sont devenues disponibles en routine clinique, grâce à l'utilisation de trains d'écho longs, d'une modulation automatique de l'angle de bascule et de méthodes d'accélération autocalibrées en imagerie parallèle. Appelées Cube, SPACE ou VIEW selon les constructeurs, elles offrent un contraste élevé et des temps d'acquisition brefs, et permettent des reconstructions isotropiques inframillimétriques dans tous les plans, avec la même résolution que le plan d'acquisition, et dans une large gamme de pondérations (densité protonique [DP], T1, T2, T2 FLAIR).

Elles sont particulièrement appréciées pour leur résolution (étude de structures fines), pour leur capacité multiplanaire et pour leur rapidité, pouvant se substituer à plusieurs acquisitions 2D. Elles sont particulièrement utiles pour l'analyse fine du contenu du canal rachidien, des émergences radiculaires, des foramens, et sont insensibles au flux du liquide cérébrospinal. Une limite importante doit être soulignée : ces séquences sont très peu sensibles aux atteintes médullaires (gliose, œdème, plaques, etc.) et doivent donc être complétées lors de la recherche de ces pathologies par des séquences sensibles (ES rapide T2,

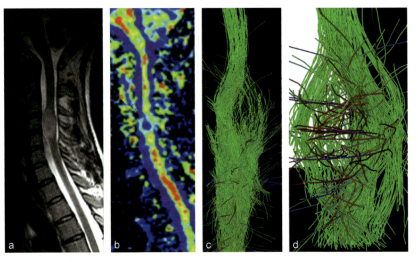

Figure 4.8. Astrocytome médullaire.
IRM coupe sagittale pondérée en T2 (a), fraction d'anisotropie (b), deux vues de tractographies (c et d). La tumeur de moelle est située en regard de C4 (a). Le codage couleur est fonction de l'intensité du voxel ; la moelle est jaune et orangée, la tumeur en bleu (b). En tractographie où le codage couleur est fonction de la direction, on voit que la tumeur refoule pour une large part les fibres descendantes ou ascendantes (colorées en vert) (c et d).
(Remerciements à Denis Ducreux.)

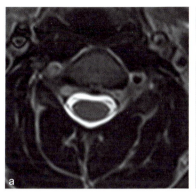 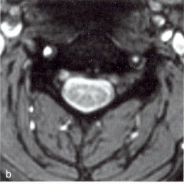

Figure 4.9. Limites des séquences en écho de spin rapide 3D (type Cube, Space, View) et intérêt des séquences en écho de gradient multi-échos (type Merge, MEDIC, M-FFE) pour l'étude de la moelle épinière.
IRM en coupe transversale en écho de spin rapide 3D T2 (a) et en coupe transversale en écho de gradient multi-écho 3D T2* (b). La première séquence donne des renseignements anatomiques d'une grande richesse (radicelles) et n'est pas sensible au flux du LCS, mais ne donne aucun renseignement sur la moelle épinière, d'aspect monomorphe (a). La deuxième séquence offre une excellente délimitation des substances blanche et grise (b).

T2* type MERGE, MEDIC, FFE ou encore STIR) (figure 4.9).

Séquences en écho de gradient

Les séquences de type MERGE (*multiple echo recombined gradient echo*), MEDIC (*multi-echo data image combination*) ou M-FFE (*multi-fast field echo*) sont des séquences en écho de gradient T2*, acquises en 2D et 3D combinant l'acquisition d'échos précoces et tardifs pour une optimisation du signal et du contraste, permettant des coupes très fines, à 1,5 T et 3 T. Ce sont des séquences de choix pour l'étude des pathologies de la moelle épinière, offrant un contraste élevé entre substances blanche et grise, peu sensibles aux artéfacts de mouvement et de flux, mais très sensibles aux artéfacts de susceptibilité magnétique, ce qui en fait d'excellents outils pour la recherche de pigments sanguins. Elles sont particulièrement utiles en pathologie dégénérative, inflammatoire et traumatique (figure 4.9).

La séquence COSMIC (*coherent oscillatory state acquisition for the manipulation of imaging contrast*) est une séquence en écho de gradient 3D rapide à l'état d'équilibre (*steady state*) offrant un excellent contraste tissulaire pour l'étude de la moelle épinière, des racines et des contours ostéodiscaux. Le contraste est un mélange de T2 et T1. Cette séquence réduit les distorsions par rapport aux autres approches en écho de gradient.

Artéfacts en IRM [9, 23]

Artéfacts liés aux champs magnétiques et au métal

Artéfact de susceptibilité magnétique

Cet artéfact est dû à une importante différence d'aimantation entre deux tissus adjacents, à l'origine d'un gradient de champ magnétique à la frontière de ces deux tissus. Il apparaît, par exemple, entre les corticales osseuses et leur environnement liquidien ou musculaire ; il entraîne alors un pseudo-élargissement de cette corticale qui peut causer une sous-estimation des diamètres du canal rachidien et des trous de conjugaison intervertébraux (figure 4.10).

Cet artéfact survient également lorsqu'il existe des phénomènes hémorragiques, soit à la phase aiguë (désoxyhémoglobine), soit à la phase chronique (hémosidérine). Il est alors mis à profit pour la recherche de stigmates hémorragiques, qui bénéficient de l'utilisation de séquences sensibles à cet artéfact de susceptibilité magnétique, en particulier des séquences en écho de gradient (voir figures 7.10, 7.15 et 11.69c).

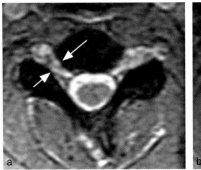 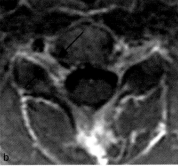

Figure 4.10. Artéfact de susceptibilité magnétique.
IRM, coupe axiale transverse passant par les foramens C4–C5 en écho de gradient Rho/T2* (a) et même coupe en écho de spin T1 après injection IV de gadolinium (b). Les foramens (flèches) apparaissent plus étroits en écho de gradient. L'espace épidural antérieur est « effacé » sur cette même séquence par l'artéfact de susceptibilité magnétique.

Artéfacts « métalliques »

Les artéfacts liés à la présence de métal engendrent des pertes de signal, des défauts de saturation de signal, d'éventuels rehaussements artificiels de signal et des erreurs de codage spatial de l'image, causant de multiples distorsions. Ces distorsions surviennent dans le plan de coupe (*in plane*), mais également dans des plans voisins (*through plane*), rendant particulièrement complexes leur compréhension et leur correction.

Les séquences les plus sensibles à ce type d'artéfact sont les séquences en écho de gradient qui ne permettent pas un rephasage après effet de ces hétérogénéités. Les séquences en écho de spin y sont moins sensibles en raison de l'application de l'impulsion de 180° qui rephase les aimantations déphasées. En pratique, la présence de corps étrangers métalliques ou de clips chirurgicaux doit faire préférer l'utilisation de séquences en écho de spin rapide.

L'utilisation de plus en plus fréquente de métaux peu générateurs d'artéfacts (titane) au lieu de métaux très ferromagnétiques (acier, chrome, cobalt, etc.) contribue à l'utilisation avec succès de l'IRM pour l'étude du rachis opéré porteur de matériel métallique, en particulier à la recherche de complications. Ainsi, les vis et autres matériaux d'ostéosynthèse permettent actuellement le plus souvent une analyse satisfaisante du contenu canalaire, à la recherche de complications postopératoires précoces (infection, hématome, etc.) ou tardives (fibrose, arachnoïdite, etc.) (figure 4.11 et voir figures 6.58 et 6.63).

De nombreux efforts sont déployés pour permettre cette exploration et réduire les artéfacts métalliques, qu'il s'agisse de principes généraux d'adaptation des séquences, ou de l'utilisation de solutions spécifiques proposées par les constructeurs [5, 9].

Les principes généraux visant à une réduction des artéfacts métalliques sont la préférence d'un aimant à champ moindre (1,5 T plutôt que 3 T), l'utilisation de séquences en écho de spin (SE) ou, mieux, en écho de spin rapide (*fast spin echo* [FSE]) à trains d'écho longs plutôt que des séquences en écho de gradient, la diminution de l'épaisseur des coupes, et l'élargissement de la bande passante de réception (typiquement au-delà de 500 Hz/pixel).

Si la suppression du signal de la graisse s'avère nécessaire, les séquences de type « inversion-récupération » (STIR ou *short tau inversion recovery*) sont à préférer aux séquences basées sur le déplacement chimique et la saturation sélective de la graisse en fréquence. La séquence de type Dixon multipoints est également moins affectée que ces dernières séquences [5].

Enfin, les constructeurs proposent des séquences dédiées à la minimisation des artéfacts

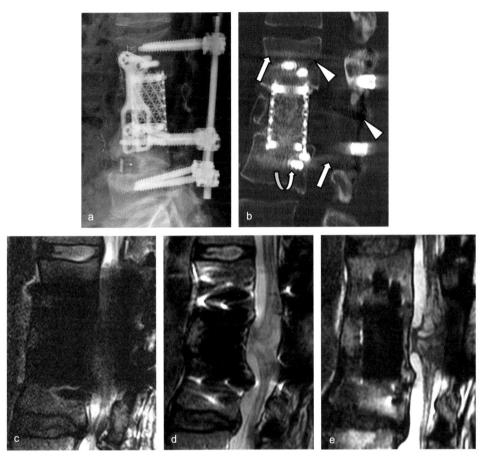

Figure 4.11. Artéfacts métalliques en TDM et IRM ; application de solutions pour leur minimisation en IRM.
a) Radiographie de profil chez un patient présentant une arthrodèse lombaire, avec de nombreux clips hémostatiques et vis, et du matériel de substitution métallique dans un site de corporectomie. b) TDM, reconstruction sagittale : artéfacts multiples mais d'ampleur modérée, gênant l'analyse du canal rachidien : stries denses (flèches), hypodenses (têtes de flèche), flou et dédoublement de la section de certaines vis (flèche courbe). IRM, coupe sagittale T2 en écho de spin rapide (c), optimisée par élargissement de la bande de radiofréquence et augmentation du train d'échos (d), et par utilisation d'une séquence spécifique de minimisation des artéfacts métalliques : le contenu canalaire, ininterprétable en (c) devient visible en (d) et son analyse fine est possible en (e) – arachnoïdite adhésive sévère avec agglutination des racines de la queue de cheval et adhérences au sac dural. Noter également l'analyse possible des structures osseuses au voisinage des vis en (e).

liés au métal. Trois approches principales existent, qui peuvent être combinées.
- La séquence « VAT » (*view angle tilting*, ou inclinaison de l'angle de vue) corrige l'erreur d'encodage spatial dans la coupe par application simultanée au gradient de lecture d'un gradient correcteur de la déformation de signal liée au métal.
- Les séquences SEMAC (*slice encoding metal artifact correction*) et MAVRIC (*multi-acquisitions variable resonance image combination*) utilisent de multiples excitations du volume global étudié, afin de corriger la distorsion liée au matériel présent dans les coupes voisines à une coupe donnée.
  – La séquence SEMAC corrige les artéfacts *through plane* en réalisant un encodage « en phase » permettant la localisation des protons selon leurs coordonnées en phase : les protons de même phase sont combinés pour

obtenir une coupe sans distorsion. Pour limiter la distorsion *in plane*, cette technique est combinée avec le VAT.
- La séquence MAVRIC est fondée sur une excitation sélective en fréquence, suivie de l'acquisition d'une image 3D, de façon répétée, permettant après calcul la correction de la dispersion anormale des tissus situés à proximité du métal.
• Les séquences SEMAC et MAVRIC peuvent être combinées. Elles ont pour principal inconvénient une longue durée d'acquisition. Elles ne peuvent être multipliées, imposant un choix judicieux du plan de coupes et de la pondération.

Artéfacts en rapport avec le calcul de l'image

Déplacement chimique

La fréquence de précession des protons liés à l'eau et des protons liés à la graisse est différente. Or, la localisation spatiale du signal repose sur des variations maîtrisées de la fréquence de précession des protons grâce à l'utilisation de gradients. Aux interfaces graisse–eau, il existe donc une erreur dans la localisation spatiale du signal.

Ce phénomène provoque la création d'images linéaires sans signal en bordure des plages graisseuses, qui peuvent en imposer pour des structures anatomiques (ligaments, corticale osseuse, etc.) (figure 4.12). Cet artéfact de déplacement chimique se manifeste dans le sens du codage en fréquence pour les séquences en écho de spin ou écho de gradient classiques. Il augmente avec l'intensité du champ magnétique et avec l'emploi d'une bande passante de radiofréquence étroite.

Annulation du signal

Dans les voxels où la proportion de protons liés à l'eau et de protons liés à la graisse est équivalente (moelle osseuse de la personne âgée par exemple), en séquence en écho de gradient, les deux populations de protons peuvent, selon le temps d'écho, être en phase (*in phase*) avec un signal maximal ou être en opposition de phase (*out phase*), avec alors annulation du signal du voxel. Cet « artéfact » est mis à profit en oncologie pour distinguer moelle normale et infiltration néoplasique.

Repliement d'image

Cet artéfact est provoqué par un sous-échantillonnage du signal. Il est compensé par le choix d'un suréchantillonnage du signal dans le sens de la fréquence, peu coûteux en temps.

Artéfacts de mouvements

Ces artéfacts sont sensibles dans le sens du codage en phase. Si les mouvements du patient peuvent être combattus par une bonne compréhension de l'examen par le patient et par une bonne contention, il est de nécessaire de « composer » avec les mouvements physiologiques (cardiovasculaires, respiratoires, liquide cérébrospinal, etc.). Le choix judicieux du sens du codage en phase permet d'éviter la projection de ces artéfacts sur les zones d'intérêt (il faut alors reconnaître les artéfacts de déplacement chimique dans le sens orthogonal). L'utilisation de bandes de saturation sur les structures en mouvement est aussi un bon moyen de combattre ces artéfacts, par exemple en avant des corps vertébraux pour éviter la projection d'artéfacts vasculaires sur le rachis lors d'acquisitions sagittales) (voir figure 7.12).

La suppression de ces artéfacts peut se faire par une acquisition dont l'échantillonnage en phase est synchrone du mouvement (*gating*). Ce procédé s'avère efficace si le mouvement est parfaitement régulier. Le temps d'examen dépend alors en partie de la période du phénomène. Ce temps est acceptable pour un *gating* cardiaque, prohibitif pour un *gating* respiratoire.

Enfin, une technique spécifique de réduction des artéfacts de mouvement est fondée sur l'échantillonnage de l'espace k dans une approche rotatoire utilisant des « lames » à orientations radiaires. Cette technique dite « Propeller » (*periodically rotated overlapping parallel lines with enhanced reconstruction*) est disponible chez tous les constructeurs, sous des appellations spécifiques (Propeller chez GE, BLADE chez Siemens, MultiVane chez Philips, Radar chez Hitachi, et JET chez Toshiba).

Utilisable en écho de spin et écho de gradient, et pour nombre de séquences (T2, FLAIR, diffusion), la technique fondée sur un suréchantillonnage du centre de l'espace k offre des

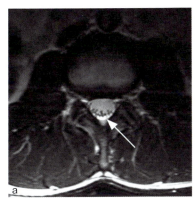 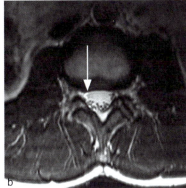

Figure 4.12. Artéfact de déplacement chimique.
IRM, coupe axiale transverse pondérée en T2 en écho de spin rapide avec codage en fréquence dans le sens antéro-postérieur (a) : une ligne blanche artéfactuelle apparaît à l'interface liquidienne de la dure-mère et graisseuse de l'espace épidural postérieur (flèche) ; avec codage en fréquence dans le sens droit-gauche (b) : la ligne blanche décrite sur l'image précédente disparaît, mais une ligne blanche épidurale antérieure droite apparaît alors entre la dure-mère et la graisse foraminale (flèche).

rapports signal sur bruit et contraste sur bruit particulièrement intéressants, et une redondance de l'information permettant la correction voire l'annulation de données discordantes du fait du mouvement. Actuellement fondées sur une acquisition 2D et donc limitées aux corrections dans le plan de coupes, ces séquences devraient devenir disponibles en 3D pour une correction volumique. Leur principal inconvénient est une durée un peu majorée, par rapport aux séquences classiques, par le traitement informatique des données complexes.

Approche sémiologique d'une lésion de la moelle épinière

L'aspect d'une lésion médullaire peut être d'emblée évocateur d'un diagnostic. Cependant, dans bon nombre de cas, une analyse sémiologique précise est nécessaire pour tenter de caractériser la lésion découverte.

Cette analyse peut être assimilée à celle d'une lacune osseuse en radiologie standard : comme pour cette dernière, il faut disposer de deux plans d'étude orthogonaux et passer en revue les caractères morphologiques et de signal de la lésion et de son environnement (tableau 4.2).

Tableau 4.2. Approche sémiologique d'une lésion de la moelle épinière.

Siège	Sagittal ou frontal	Cervical, thoracique, lombaire
	Transversal	Intramédullaire (centré, excentré, substance blanche ou grise) Intradural extramédullaire Extradural
Taille	Sagittal ou frontal	Relativement à la hauteur d'un corps vertébral
	Transversal	Relativement au diamètre médullaire
Forme	Sagittal ou frontal	
	Transversal	
Nombre		Unique ou multiple
Limites		Nettes ou floues
Aspect de la moelle épinière		Normal, élargi, atrophique
Aspect du canal		Normal, élargi
Comportement		T1, T2, injection
Composants		Graisse, sang, vaisseaux, etc.
Anomalies associées		Encéphale, méninges, racines

Références

[1] Bammer R, Fazekas F, Augustin M, et al. Diffusion-weighted MR imaging of the spinal cord. AJNR 2000;21:587–91.

[2] Bierry G, Venkatasamy A, Kremer S, et al. Dual-energy CT in vertebral compression fractures: Performance of visual and quantitative analysis for bone marrow edema demonstration with comparison to MRI. Skeletal Radiol 2014;43:485–92.

[3] Boas FE, Fleischmann D. Evaluation of two iterative techniques for reducing metal artifacts in computed tomography. Radiology 2011;259:894–902.

[4] Bouligand B, Bourgeois L, Slupecki P. IRM. J Radiol 1999;80:797–801.

[5] Dillenseger JP, Molière S, Choquet P, et al. An illustrative review to understand and manage metal-induced artifacts in musculoskeletal MRI: a primer and updates. Skeletal Radiol 2016;45: 677–88.

[6] Douglas-Akinwande AC, Buckwalter KA, Rydberg J, et al. Multichannel CT: Evaluating the spine in post-operative patients with orthopedic hardware. Radio-Graphics 2006;26:S97–S110.

[7] Ducreux D, Lepeintre JF, Fillard P, et al. MR Diffusion tensor imaging and fiber tracking in 5 spinal cord astrocytomas. AJNR 2006;27:214–6.

[8] Geyer LL, Körner M, Hempel R, et al. Evaluation of a dedicated MDCT protocol using iterative image reconstruction after cervical spine trauma. Clin Radiol 2013;68:e391–396.

[9] Hargreaves BA, Worters PW, Pauly KB, et al. Metal-induced artifacts in MRI. AJR 2011;197:547–55.

[10] Hittmair K, Mallek R, Prayer D, et al. Spinal cord lesions in patients with multiple sclerosis: comparison of MR pulse sequences. AJNR 1996;17: 1555–65.

[11] Jara H, Barish MA. Black-blood MR angiography. Techniques and clinical applications. MRI Clinics of North America 1999;7:303–17.

[12] Jones KM, Mulkern RV, Schwartz RB, et al. Fast Spin-Echo MR imaging of the brain and spine: current concepts. AJR 1992;158:1313–20.

[13] Keiper MD, Grossman RI, Brunson JC, Schnall MD. The low sensitivity of fluid-attenuated inversion-recovery MR in the detection of multiple sclerosis of the spinal cord. AJNR 1997;18:1035–9.

[14] Nijeholt GJL, Castelijns JA, Weerts J, et al. Sagittal MR of mulitple sclerosis in the spinal cord: fast versus conventional spin-echo imaging. AJNR 1998;19:355–60.

[15] Omoumi P, Becce F, Ott JG, et al. Optimization of radiation dose and image quality in musculoskeletal CT: Emphasis on iterative reconstruction techniques (part 1). Semin Musculoskelet Radiol 2015;19: 415–21.

[16] Omoumi P, Verdun FR, Salah YB, et al. Low-dose multidetector computed tomography of the cervical spine: Optimization of iterative reconstruction strength levels. Acta Radiol 2014;55:335–44.

[17] Omoumi P, Becce F, Racine D, et al. Dual-Energy CT: Basic principles, technical approaches, and applications in musculoskeletal imaging (part 1). Semin Musculoskelet Radiol 2015;19:431–7.

[18] Pessis E, Sverzut JM, Campagna R, et al. Reduction of metal artifact with dual-energy CT: Virtual monospectral imaging with fast kilovoltage switching and metal artifact reduction software. Semin Musculoskelet Radiol 2015;19:446–55.

[19] Roberston RL, Maier SE, Mulkern RV, et al. MR line-scan diffusion imaging of the spinal cord in children. AJNR 2000;21:1344–8.

[20] Ross JS. Newer sequences for spinal MR imaging : Smorgasbord or Succotash of acronyms? AJNR 1999;20:361–73.

[21] Schwartz ED, Chin CL, Takahashi M, et al. Diffusion-weighted imaging of the spinal cord. Neuro-imaging Clin N Am 2002;12:125–46.

[22] Subhas N, Polster JM, Obuchowski NA, et al. Imaging of arthroplasties: improved image quality and lesion detection with iterative metal artifact reduction, a new CT metal artifact reduction technique. AJR 2016;17:1–8.

[23] Taber KH, Herrick RC, Weathers SW, et al. Pittfalls and artifacts encountered in clinical MR imaging of the spine. AJNR 1998;18:1499–521.

[24] Thomas C, Schabel C, Krauss B, et al. Dual-energy CT: Virtual calcium subtraction for assessment of bone marrow involvement of the spine in multiple myeloma. AJR 2015;204. W324-331.

[25] Yamada N, Takamiya M, Kuribayashi S, et al. MRA of the Adamkiewicz artery: a preoperative study for thoracic aortic aneurysm. J Comput Assist Tomogr 2000;24:362–8.

Chapitre 5

Malformations vertébromédullaires, syringomyélies et hydromyélies

C. Saint-Martin, P. Clapuyt, M. Koob, J.-L. Dietemann, G. Cosnard, T. Duprez

Malformations vertébromédullaires

Définition

Les malformations vertébromédullaires constituent un groupe hétérogène d'anomalies de différenciation ou de fermeture des tissus mésenchymateux et neuro-ectodermiques de la ligne médiane du dos [10, 51] (tableau 5.1).

L'absence de fermeture postérieure du rachis est appelée spina bifida. Elle est banale lorsqu'elle est isolée et se limite au défaut de fusion des lames, le plus souvent observée en C1, L4 et L5.

Le terme de dysraphisme devrait être réservé aux seules anomalies de fermeture du tube neural, mais il est devenu, par l'usage, synonyme de malformation vertébromédullaire.

Les dysraphismes fermés sont caractérisés par une peau d'aspect normal ou modifié (pigmentation, pilosité, pertuis, tuméfaction, appendice, etc.) couvrant la malformation spinale sous-jacente. On les appelait dysraphie spinale occulte ou spina bifida occulta.

Les dysraphismes ouverts sont caractérisés par l'existence d'un défect cutané, exposant une partie du contenu spinal neuroméningé à l'extérieur.

Le développement embryonnaire normal (voir chapitre 2) permet de mieux comprendre la pathogénie de ces malformations diverses. Certaines restent incomprises ou trouvent plusieurs hypothèses étiopathogéniques. Schématiquement, trois étapes peuvent être altérées :

- anomalies de la neurulation primaire, soit par absence de disjonction du neuroectoderme et de l'ectoderme cutané (myéloméningocèle), soit par disjonction prématurée (lipomes intra-canalaires) de ces deux feuillets ;
- anomalies de la neurulation secondaire portant sur la canalisation ou la différenciation de la masse cellulaire caudale (fibrolipomes du filum terminal, régression caudale, myélocystocèle sacrée, tératome sacrococcygien, etc.) ;
- anomalies du développement de la notochorde (*split notochord syndrome*, diastématomyélies).

Tableau 5.1. Classification simplifiée des dysraphismes.

Dysraphismes fermés	Dysraphismes ouverts
Avec masse sous-cutanée lombosacrée : lipomyéloméningocèle, lipomyélocèle, méningocèle, myélocystocèle Avec masse sous-cutanée cervicale : myéloméningocèle, myélocystocèle Sans masse sous-cutanée : anomalies du filum terminal, lipomes intraduraux, sinus dermique, diastématomyélies, *split notochord syndrome*, syndrome de régression caudale	Myéloméningocèle, myélocèle

Imagerie de la colonne vertébrale et de la moelle épinière
© 2017 Elsevier Masson SAS. Tous droits réservés.

Clinique

Période périnatale

Si le diagnostic n'a pas été suspecté dans la période anténatale, les signes d'appel périnataux d'un dysraphisme sont dans 90 % des cas une anomalie de la ligne médiane du dos, en particulier cutanée [73] : fossette, pertuis, pli interfessier anormal, pigmentation ou pilosité anormales non ethniques, tuméfaction sous-cutanée, appendice surnuméraire, défect cutané, etc. Plus rarement, il s'agit d'un déficit neurologique, d'une déformation des pieds (pieds creux, pieds bots), d'une malformation anorectale associée ou d'une masse paravertébrale. En cas de dysraphisme ouvert, l'urgence est neurochirurgicale. Une échographie cérébrale préopératoire permet de détecter une hydrocéphalie. Le bilan de la malformation est différé en postopératoire. Une échographie médullaire précise alors le caractère unique, la position et l'aspect de la moelle épinière et de la jonction bulbomédullaire.

En cas de dysraphisme fermé, le bilan commence par une échographie médullaire précoce.

Toute échographie médullaire anormale est complétée par une échographie cérébrale par voie transfontanellaire. Il faut rappeler qu'une petite fossette cutanée isolée sacrococcygienne n'est pas une indication d'imagerie. Typiquement, elle correspond à un sinus pilonidal, bordé de poils avec parfois un renflement profond (kyste pilonidal), mais sans communication avec les structures neuroméningées [2, 66]. L'échographie, qui est alors normale, permet d'éviter plus tard une imagerie par résonance magnétique (IRM). Si cette fossette est atypique (localisation haute, déviation du pli interfessier, écoulement, tuméfaction, méningites), une échographie doit rechercher un dysraphisme sous-jacent, parfois situé à distance [53].

Chez l'enfant plus grand

Les circonstances de découverte d'un dysraphisme fermé sont surtout les déformations orthopédiques (troubles de la marche, scoliose) et les troubles sphinctériens, en particulier urinaires. Associés aux anomalies cutanées de la ligne médiane du dos, ils constituent le syndrome de fixation caudale de la moelle.

Le bilan d'imagerie comprend au minimum une radiographie du rachis en entier de face et de profil et une IRM de l'ensemble de l'axe spinal.

Chez l'adulte

Chez l'adulte, les douleurs des membres inférieurs et du dos sont la première plainte.

Syndrome de fixation caudale de la moelle

C'est une entité radioclinique commune à plusieurs dysraphismes ouverts ou fermés.

Clinique

Il associe une dégradation des fonctions motrices et sensitives des membres inférieurs, des troubles sphinctériens urinaires et des déformations des extrémités et du rachis. L'examen clinique recherche les signes cutanés de dysraphisme et une malformation anorectale. En effet, plus une malformation anorectale est sévère ou complexe, plus le risque d'association à un dysraphisme est élevé.

Imagerie [37, 53, 100]

Le syndrome de fixation caudale est défini par :
- une position basse du cône terminal se terminant en dessous du corps vertébral de L3. Dans de rares cas, ce syndrome peut exister, alors que la position du cône terminal est normale. Le filum est alors épaissi par un fibrolipome ;
- une situation postérieure de la moelle épinière dans le canal vertébral ;
- une déformation du cône terminal ;
- un épaississement du filum terminal ;
- une diminution de mobilité de la moelle : en échographie mode TM ou en IRM avec des séquences en contraste de phase, il existe une diminution de la mobilité sagittale et de la pulsatilité de la moelle épinière.

Recommandations pratiques

Il faut :
- explorer la totalité du rachis et de la moelle épinière dans le plan sagittal ;
- faire des coupes axiales pondérées en T1 sur le cône et la queue de cheval pour distinguer et mesurer le filum terminal ;

- rechercher une cause à la fixation caudale de la moelle ;
- rechercher une complication médullaire (cavité intramédullaire) ;
- rechercher un autre dysraphisme occulte associé.

Suivi postopératoire

Après libération chirurgicale de l'attache médullaire, il est souvent difficile d'apprécier une fixation résiduelle ou secondaire de la moelle. La visibilité des espaces sous-arachnoïdiens postérieurs rétromédullaires est le meilleur signe, quoique inconstant, de libération médullaire.

Techniques d'imagerie

Échographie

Dans les premières semaines de vie, l'échographie est la technique d'imagerie la plus adaptée, mais l'ossification progressive des arcs postérieurs en limite la qualité après l'âge de 6 mois. La corrélation échographie–IRM est excellente, mais l'échographie n'a pas une bonne sensibilité pour le diagnostic de sinus dermique et de kyste épidermoïde [66, 73] (figures 5.1 à 5.3).

Elle est réalisée avec des sondes de haute fréquence (supérieure à 7,5 MHz), en balayant l'axe spinal du coccyx à la charnière cervico-occipitale dans deux plans orthogonaux (coupes sagittales et axiales) [11].

Le nouveau-né réchauffé est placé en procubitus, genoux repliés sous l'abdomen, et en décubitus latéral tête fléchie sur le tronc pour étudier la jonction bulbomédullaire par voie sous-occipitale [99].

Cul-de-sac

Le cul-de-sac dural s'élargit progressivement de sa distalité en S2 vers le canal lombaire. Le liquide cérébrospinal (LCS) anéchogène entoure les racines de la queue de cheval, échogènes et mobiles. Le filum terminal est une structure

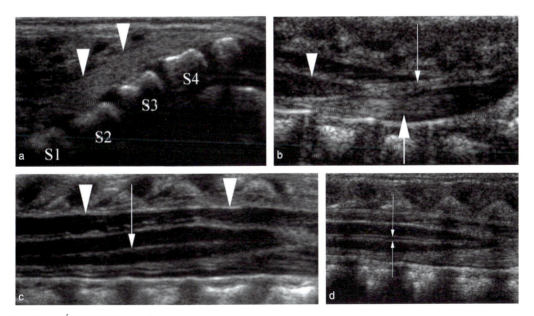

Figure 5.1. Échographie normale.
a) Coupes sagittales passant par le canal sacré, b) la queue-de-cheval, c, d) le cône terminal. La surface cutanée est en haut de la figure, la partie craniale du corps de l'enfant à gauche, sa partie caudale à droite. a) Le canal sacré (S1–S4) est rempli de graisse échogène (têtes de flèche). b) Les racines (grosse flèche) sont entourées de LCS. Le filum terminal (flèche fine) est une fine ligne échogène postérieure prolongeant la pointe du cône terminal (tête de flèche). c) Le cône terminal s'effile progressivement. Il a une structure hypoéchogène. L'écho central (flèche fine) est visible jusqu'à sa terminaison. Les espaces sous-arachnoïdiens sont séparés de l'espace épidural postérieur par une interface linéaire échogène (têtes de flèche). d) L'écho centromédullaire peut être physiologiquement dédoublé (flèches fines).

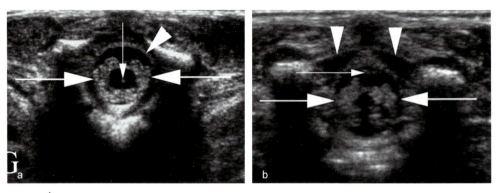

Figure 5.2. Échographie normale.
a) Coupes transversales passant par le cône terminal, et b) les racines de la queue de cheval. La surface cutanée est en haut de la figure. La gauche (G) de l'enfant, installé en procubitus, est à gauche de la figure. a) Le cône terminal hypoéchogène a une forme ovalaire avec un écho central (flèche fine) bien visible. Les racines échogènes (grosses flèches) s'organisent en paquets latéraux. La limite de l'espace épidural est soulignée par un liseré échogène (tête de flèche).
b) Les racines de la queue de cheval (grosses flèches), sont organisées en paquets latéraux, antérieur et postérieur. Le filum terminal (flèche fine) se détache par son fin écho linéaire postéromédian. Le cartilage des lames vertébrales (têtes de flèche) est une bonne fenêtre acoustique du canal vertébral.

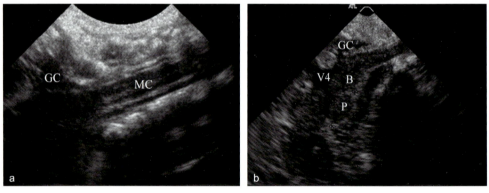

Figure 5.3. a) Échographie normale de la moelle cervicale et b) de la charnière cervico-occipitale.
Les coupes sagittales du foramen magnum et du canal cervical montrent le contenu intracrânien à gauche de la figure et la moelle cervicale à droite. La grande citerne (GC) a une forme triangulaire et une structure anéchogène. La moelle cervicale (MC) a une forme tubulaire, une structure hypoéchogène et un fin écho linéaire central. Elle se prolonge vers le haut par le bulbe (B) et la protubérance (P), échogène. En arrière de ces deux structures, le quatrième ventricule (V4) est repéré par sa forme triangulaire et son contenu anéchogène.

linéaire médiane et postérieure, échogène, dont l'épaisseur normale ne dépasse pas 2 mm. Dans les premiers jours de vie, la faible quantité de LCS entraîne une hyperéchogénicité transitoire du cul-de-sac dural. Parfois, le LCS est trappé entre les racines et donne l'aspect d'un pseudokyste [68].

Cône terminal

Le cône terminal se termine normalement au-dessus du plateau supérieur de L3, à partir d'un âge fœtal de 20 semaines, et sans variation au cours des années de croissance [21]. Il faut compter les corps vertébraux dans les deux sens de haut en bas et de bas en haut, en s'aidant des repères suivants : les cinq pièces sacrées sont normalement ossifiées à la naissance ; la jonction lombosacrée est repérée par l'angulation de l'espace L5–S1 ; T12 est repérée par la naissance latérale des douzièmes côtes. L'écho central du cône terminal peut normalement être dédoublé, voire délimiter une petite collection liquidienne centromédullaire distale : le ventricule terminal [68].

Moelle épinière

La moelle épinière est une structure tubulaire hypoéchogène harmonieuse, avec deux renflements anatomiques cervical et lombaire. L'écho central résulterait de l'interface entre la commissure blanche antérieure myélinisée et le fond de la fissure médiane antérieure. L'artère spinale antérieure chemine à la face ventrale de la moelle épinière et lui transmet ses pulsations. Les autres mouvements médullaires se font dans le plan antéropostérieur lors de la respiration ou des cris de l'enfant, et dans le plan longitudinal lors des mouvements de flexion-extension du cou.

Jonction bulbomédullaire

La jonction bulbomédullaire est accessible par voie sous-occipitale, en décubitus latéral. La grande citerne est anéchogène, de forme triangulaire. Le vermis est hyperéchogène et médian. Le quatrième ventricule (V4) est vu en inclinant cranialement la sonde. Le bulbe est hypoéchogène, la jonction bulbopontique est relativement plus échogène. Latéralement, les tonsilles et les hémisphères cérébelleux sont moins échogènes que le vermis médian (voir figure 5.3).

Espaces périmédullaires

Les espaces périmédullaires sous-arachnoïdiens sont limités par un feuillet hyperéchogène antérieur et postérieur (arachnoïde et dure-mère) qui se perd dans la graisse épidurale sacrée en dessous de S2. L'espace épidural, au contenu essentiellement graisseux et vasculaire, est plus épais en arrière. Il est échogène dans le canal sacré, hypoéchogène ailleurs.

IRM

Après l'échographie, l'IRM initiale peut être réalisée en période périnatale, ou différée dans la première année de vie. La recherche de complications est la première indication des IRM réalisées secondairement dans l'enfance. Dans tous les cas, la moelle épinière est explorée en totalité, de la charnière cervico-occipitale au cône terminal, dans deux plans orthogonaux et dans deux pondérations.

Radiographies et tomodensitométrie (TDM)

Un cliché standard du rachis en entier, de face et de profil, est nécessaire pour préciser une déformation clinique, une malformation sous-jacente et son potentiel scoliogène.

La TDM est réservée au bilan préopératoire d'une malformation scoliogène ou complexe. La myélo-TDM est exceptionnellement réalisée, remplacée par l'IRM.

Formes pathologiques

Dysraphismes fermés

Dans ce groupe d'anomalies variées et souvent associées, la malformation est recouverte d'un tissu cutané dont l'aspect est normal ou modifié [7]. Dans un cas sur cinq environ, il existe une tuméfaction sous-cutanée due à une masse de type lipome ou méningocèle. Plus souvent, les dysraphismes fermés n'ont pas de masse sous-cutanée. C'est le cas des fibrolipomes du filum terminal, lipomes intraduraux, sinus dermiques, *split notochord syndrome*, diastématomyélies et de la régression caudale.

Dysraphismes fermés avec masse sous-cutanée lombosacrée

La masse peut être de nature graisseuse (lipomyélocèle), liquidienne (méningocèle, myélocystocèle) ou mixte (lipomyéloméningocèle).

Lipomyélocèle et lipomyéloméningocèle
Définition

Ce sont les seuls lipomes intracanalaires qui donnent une masse sous-cutanée couverte d'une peau normale. Ils représentent 85 % des lipomes spinaux. À l'opposé de ces lésions expansives, les autres lipomes intrarachidiens peuvent être intraduraux juxtamédullaires ou intramédullaires ou ne concerner que le filum terminal. Ils seront décrits dans les dysraphismes fermés sans masse sous-cutanée.

Embryologie

Ces lipomes résulteraient d'une disjonction prématurée des feuillets ectodermiques, entraînant un contact anormal entre l'épendyme du tube neural non fermé et le mésoderme dorsal.

Anatomopathologie

Macroscopiquement, la dure-mère postérieure est discontinue et permet une communication entre la structure graisseuse intracanalaire, intradurale et la graisse sous-cutanée [82]. La portion intracanalaire intramédullaire du lipome s'étend habituellement bien au-dessus du niveau du spina bifida, en déformant la moelle de façon plus ou moins symétrique.

En histologie, ces masses graisseuses sont composées d'îlots de tissu graisseux mature, séparés par des bandes de tissu de soutien normal. Parfois, des cellules d'autre nature (musculaire, vasculaire, neurale, etc.) sont retrouvées [15].

Clinique

La masse sous-cutanée, médiane à extension paramédiane, déforme le pli interfessier et occupe la concavité de la lordose lombaire. Elle a une consistance ferme et élastique, parfois plus fluctuante, liée à la composante liquidienne. Ces tissus graisseux ont le même potentiel de croissance que le tissu graisseux sous-cutané. Leur volume augmente pendant la croissance du petit enfant, pendant la grossesse et en cas d'obésité. Ils peuvent ainsi devenir compressifs sur les racines et la moelle épinière.

Imagerie (figures 5.4 à 5.6)

Les caractéristiques communes sont :
- le siège habituel lombosacré ;
- la continuité de la peau qui recouvre la masse graisseuse extracanalaire ;
- la continuité du lipome intracanalaire avec la masse graisseuse sous-cutanée, à travers un défect dural et un spina bifida plus ou moins étendu ;

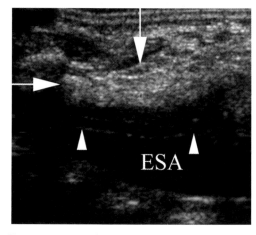

Figure 5.4. Lipomyéloméningocèle.
Coupe échographique sagittale du canal lombosacré. Les espaces sous-arachnoïdiens antérieurs (ESA) sont élargis. La moelle (têtes de flèche) est étirée et fixée en arrière du canal par une structure hyperéchogène (grosses flèches) intracanalaire en continuité avec la graisse sous-cutanée.

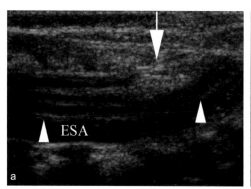 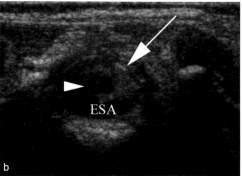

Figure 5.5. Lipomyélocèle.
Coupes échographiques a) sagittale et b) axiale du canal lombosacré. Les espaces sous-arachnoïdiens antérieurs (ESA) sont fins. La moelle (têtes de flèche) est étirée et fixée dans le canal sacré par une masse hyperéchogène rétromédullaire (grosses flèches) se prolongeant dans la graisse sous-cutanée et constituant le lipome.

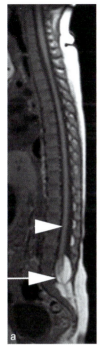
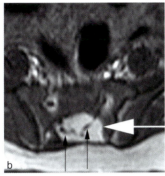
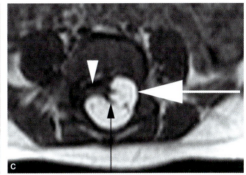

Figure 5.6. Lipomyélocèle.
Coupes IRM pondérées en T1, a) sagittale, b) axiale au niveau sacré et c) lombaire inférieur. a) La moelle (tête de flèche) est étirée et tendue dans le canal vertébral. Elle est fixée au niveau de L4–L5 par une masse endocanalaire (grosse flèche) de signal iso-intense à la graisse sous-cutanée. b) Les racines (flèches noires) sont désorganisées par la masse du lipome (flèche blanche) occupant tout le canal sacré. c) La moelle (tête de flèche) est déformée et refoulée en avant à droite par le lipome (flèche blanche). Les émergences radiculaires (flèche noire) sont écartées.

- la fixation caudale de la moelle par le lipome ;
- la déformation médullaire, le plus souvent en croissant à concavité postérieure, par le lipome intracanalaire.

Dans la lipomyélocèle, la jonction placode neurale–lipome est située dans le canal vertébral. Il n'y a pas de hernie méningée, pas d'anomalie des espaces sous-arachnoïdiens prémédullaires.

Dans la lipomyéloméningocèle, la placode neurale et les méninges sont herniées à travers le spina bifida. Les espaces sous-arachnoïdiens prémédullaires apparaissent alors anormalement élargis (figure 5.7).

Recommandations pratiques

Il faut effectuer :
- des coupes sagittales et axiales pondérées en T1, T2, et des séquences de suppression du signal de la graisse pour préciser l'étendue du défect dural et le niveau de fixation médullaire ;
- des coupes de 1 à 2 mm, pondérées en T1 et T2 pour préciser la position des racines et du cône par rapport au lipome.

Méningocèle simple

C'est une malformation rare, caractérisée par une hernie de dure-mère et d'arachnoïde à travers un spina bifida, recouverte de tissu cutané intact. Par définition, elle ne contient pas de tissu neural, mais parfois des boucles des racines. L'embryogenèse de ces malformations n'est pas connue. L'échographie est la technique suffisante pour apprécier le contenu transsonore et strictement liquidien de la méningocèle (figure 5.8).

Myélocystocèles

Ce sont des malformations très rares, décrites aux niveaux sacrococcygien (myélocystocèle terminale) et cervical. Elles contiennent une

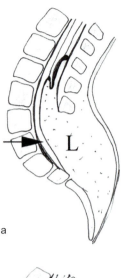

a

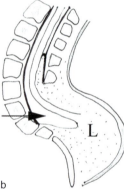

b

Figure 5.7. Schémas des lipomes.
a) Lipomyélocèle et b) lipomyéloméningocèle. Dans la lipomyéloméningocèle, les espaces sous-arachnoïdiens (flèche noire) sont élargis, alors qu'ils sont normaux dans la lipomyélocèle. La masse du lipome (L) est en continuité avec la graisse fessière.

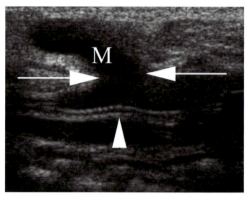

Figure 5.8. Méningocèle sacrée.
Coupe échographique sagittale sacrée montrant la hernie d'une structure transsonore liquidienne (M) sans paroi visible, à travers un spina bifida (flèches blanches). Dans le canal sacré, le filum terminal est bien visible (tête de flèche).

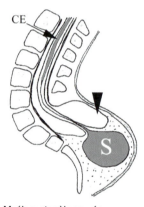

Figure 5.9. Myélocystocèle sacrée.
Ce schéma d'une coupe sagittale du canal lombosacré montre la dilatation (en grisé) du canal épendymaire (CE) qui se prolonge par une collection liquidienne (en grisé) extracanalaire fessière : la syringocèle (S). Elle est surmontée d'une hernie méningée arachnoïdienne (tête de flèche).

méningocèle (dure-mère et arachnoïde) traversée par la moelle épinière, qui vient s'ouvrir à la face postérieure de cette méningocèle en formant une deuxième cavité liquidienne sous-jacente à la première et bordée d'épendyme : la syringocèle ou cystocèle. Dans les localisations terminales, il existe une fixation caudale de la moelle et une cavité intramédullaire. Il faut toujours rechercher une malformation anorectale ou urogénitale associée. En revanche, la malformation de Chiari II est rarement associée [82] (figure 5.9).

Dysraphismes fermés avec masse sous-cutanée cervicale

Les localisations cervicales des dysraphismes fermés avec masse sous-cutanée sont très rares [10, 51, 82].

La présentation clinique est uniforme. Une masse basicervicale médiane, de consistance molle, recouverte de peau normale à sa base et de tissu hypervascularisé au dôme est présente dès la naissance. Il n'y a pas de fuite de LCS. L'examen neurologique du nouveau-né est normal.

Deux types de lésion sous-jacente sont décrits :
- la myélocystocèle cervicale est une hernie postérieure à travers un défect dural, d'une poche liquidienne cernée d'épendyme, plus ou moins en continuité avec un canal épendymaire médullaire dilaté. Il n'y a pas de placode, mais du tissu neuroglial anormal en position ectopique sous-cutanée. La dilatation du canal épendymaire constitue le critère diagnostique majeur ;
- la myéloméningocèle cervicale est définie par une myélocèle dorsale limitée, herniée à travers un défect dural. Elle contient un axe tissulaire composé de neurones, de cellules gliales, de nerfs périphériques, de méninges et de tissu fibroconjonctif. Il n'y a pas d'exposition de tissu neural, ni de dilatation du canal épendymaire.

Alors que les myéloméningocèles lombosacrées sont presque toujours associées à une malformation de Chiari de type II, on ne retrouve cette association que dans la moitié des localisations cervicales.

Dysraphismes fermés sans masse sous-cutanée

Anomalies du filum terminal

Définition

Le filum a une épaisseur supérieure à 2 mm sur une coupe passant par le disque L5–S1 [10].

Embryologie et anatomopathologie

Ces anomalies seraient dues à un trouble de la différenciation cellulaire au cours de la neurulation secondaire aboutissant à un tissu neuroglial, fibrovasculaire ou graisseux. Il existe pratiquement toujours une fixation basse de la moelle.

Clinique

La présentation clinique est aspécifique, sous forme d'un syndrome de fixation caudale de la moelle. Trois quarts des enfants porteurs d'une malformation anorectale et cliniquement suspects d'une fixation caudale de la moelle ont des anomalies du filum terminal.

Imagerie (figures 5.10 à 5.12)

On observe que :
- l'épaisseur du filum terminal est augmentée ;
- l'extrémité du cône terminal est plus postérieure que normalement dans le canal vertébral, a des contours émoussés et arrondis ;
- soit le filum garde un signal normal et apparaît court et hypertrophique ;
- soit il a un signal graisseux correspondant à un fibrolipome.

Recommandations pratiques

Il faut :
- pratiquer des coupes sagittales pondérées en T1 et T2 de l'ensemble de la colonne et de la moelle ;
- pratiquer des coupes axiales pondérées en T1 centrées sur le filum terminal et le cône pour repérer et mesurer l'épaisseur du filum ;

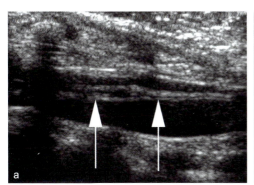 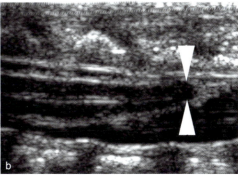

Figure 5.10. Filum terminal épais.
Coupes échographiques sagittales du canal lombosacré. a) Épaississement isoéchogène harmonieux du filum terminal (flèches blanches). b) Signe indirect de fixation médullaire : le cône terminal a une pointe émoussée et élargie (têtes de flèche). Son orientation est anormalement postérieure, effaçant les espaces sous-arachnoïdiens rétromédullaires.

56　Imagerie de la colonne vertébrale et de la moelle épinière

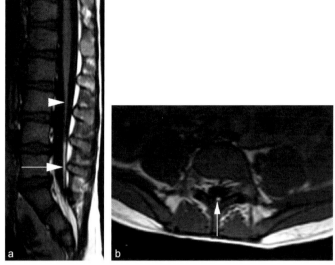

Figure 5.11. Fibrolipome du filum terminal.
Coupes IRM a) sagittale et b) axiale pondérées en T1. Le filum terminal est épaissi, conserve son signal normal dans sa partie proximale (tête de flèche), mais a un signal iso-intense à la graisse (flèche blanche) dans sa partie distale. Chez ce patient porteur d'une malformation anorectale, il existe un rein ectopique pelvien dans l'espace pelvien présacré.

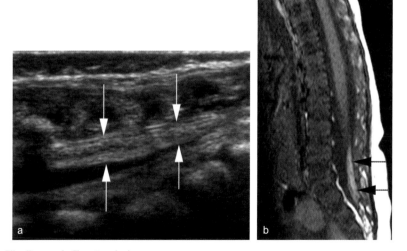

Figure 5.12. Fibrolipome du filum terminal.
a) Coupe échographique sagittale lombosacrée : le filum terminal est diffusément épaissi par une structure hyperéchogène (flèches blanches). b) Coupe IRM sagittale pondérée en T1 : fixation caudale de la moelle en L4 par un fibrolipome du filum terminal de signal intense (flèches noires).

- rechercher un autre dysraphisme occulte associé, une scoliose, une cavité médullaire (décrite chez un quart des patients et alors située en dessous de T8).

Lipomes intraduraux

Les lipomes intraduraux ne représentent que 4 % des lipomes spinaux, les autres étant les lipomyélocèles, lipomyéloméningocèles (85 %) et les fibrolipomes du filum terminal (voir figure 11.36).

Embryologie

Les lipomes intraduraux sont dus à une anomalie de formation et de différenciation des méninges spinales. Ils sont composés de cellules matures de diverses origines : graisse, tissu fibroconjonctif, tissu musculaire strié [15].

Description

La localisation cervicothoracique est la plus fréquente (66 %) (voir figure 11.39). Ils sont intraduraux et rétromédullaires dans trois quarts des cas. Ils sont en général recouverts par la pie-mère et s'invaginent dans la moelle épinière vers le canal épendymaire. Certains sont purement rétromédullaires, séparés de la face postérieure de la moelle par la pie-mère. De très rares cas de localisations intramédullaires pures sont décrits chez l'adulte. Les malformations osseuses vertébrales associées sont rares (élargissement du canal vertébral, spina bifida localisé).

Clinique

Les lipomes intraduraux s'expriment plus fréquemment à l'âge adulte (30–50 ans) que dans les cinq premières années de la vie. Les symptômes s'installent lentement (douleurs dorsales, raideur, troubles sensitivomoteurs et, plus rarement, sphinctériens), mais s'aggravent rapidement à la phase diagnostique. Une aggravation peut survenir au cours de la grossesse ou d'une prise de poids importante.

IRM (voir figures 11.37 à 11.39 et 11.68)

À l'IRM, on repère :
- une masse intradurale rétro- ou latéromédullaire, bien circonscrite ;
- un signal iso-intense à la graisse sous-cutanée dans toutes les séquences, non rehaussé par l'injection de produit de contraste, annulé par les techniques de suppression du signal de la graisse ;
- un aspect lobulé par des bandes de tissu hypo-intense en pondération T1 et T2.

Recommandations pratiques

Il faut :
- apprécier le retentissement de la masse graisseuse sur la moelle épinière ;
- évaluer son extension intramédullaire, ses rapports avec les racines ;
- rechercher une cavité intramédullaire associée.

Sinus dermique

Définition

C'est un fin tractus épithélialisé s'étendant plus ou moins en profondeur de la peau vers le contenu du canal vertébral.

Embryologie

Schématiquement, le sinus dermique pourrait être dû à une disjonction incomplète des feuillets ectodermiques ou à la persistance d'un canal neurentérique accessoire dans sa portion rétromédullaire [59, 82].

Dans la moitié des cas de sinus dermique, il existe une pseudotumeur congénitale de type kyste épidermoïde ou dermoïde, par inclusion de tissu superficiel ou par desquamation des cellules épithéliales du tractus. Parfois, il peut aussi s'associer à un tératome par différenciation pluripotentielle des cellules mésenchymateuses incluses. Il peut coexister avec d'autres dysraphismes, de type *split notochord syndrome*.

Clinique

Cette malformation occulte est révélée à tout âge par deux signes cardinaux :
- pertuis cutané médian ou, plus rarement, paramédian, parfois entouré d'une hyperpigmentation, d'une hypervascularisation, d'une pilosité anormale, parfois siège d'un écoulement ;
- méningite et abcès répétés dus à la surinfection par contamination rétrograde de l'étui neuroméningé.

Plus rarement, les symptômes sont aigus et dus à la croissance rapide du kyste, entraînant une compression médullaire ou radiculaire. Un syndrome de fixation caudale de la moelle peut aussi être révélateur. Enfin, une méningite chimique par rupture d'un kyste a surtout été décrite chez l'adulte.

Imagerie

Le bilan doit préciser trois éléments (figure 5.13) :
- le trajet exact du sinus dermique : la portion extracanalaire est la plus facile à repérer en pondération T1, par son hyposignal linéaire traversant l'hypersignal de la graisse sous-cutanée et profonde. La portion intracanalaire, en particulier arachnoïdienne, est mal différenciée du LCS avoisinant et parfois masquée par les artéfacts de pulsatilité des racines. La myélo-TDM fournit de bonnes informations sur le trajet endocanalaire du sinus, mais ne permet pas d'explorer au mieux la moelle. Elle reste une technique invasive de deuxième intention ;
- les anomalies associées : les kystes dermoïde et épidermoïde ont un signal variable, souvent hétérogène, proche de la graisse pour le premier, de celui du LCS pour l'autre. Ils peuvent siéger partout, de la graisse sous-cutanée au compartiment leptoméningé, avec une topographie intradurale extramédullaire prédominante ;
- les complications : les complications infectieuses des sinus dermiques peuvent être diffuses (méningites) ou focales de type abcès (épidural, sous-dural, pariétal ou parenchymateux) ; 3 % des abcès intrarachidiens sont associés à un sinus dermique. Ils sont souvent très étendus de part et d'autre du niveau du sinus dermique. Leur signal est plus intense que celui du LCS en T1, hyperintense en T2, et la prise de contraste périphérique est habituelle. En cas de rupture du kyste dans les espaces arachnoïdiens, le diagnostic radiologique est extrêmement difficile et l'imagerie sous-estime l'importance de la dissémination du matériel endokystique.

Recommandations pratiques

Il faut réaliser :
- des séquences fortement pondérées en T1 ;
- des coupes axiales pour montrer la distorsion des racines ou la déformation de la moelle élargie par la masse d'un kyste dermoïde ;
- une injection de contraste pour rechercher les complications infectieuses.

Diastématomyélies et *split notochord syndrome*

Définition

Ce groupe de malformations complexes est caractérisé par une séparation sagittale plus ou moins étendue du canal vertébral et de son contenu, donnant un aspect de dédoublement médullaire plus ou moins complet. Il représente environ 4 % des dysraphismes fermés.

Embryologie

Plusieurs théories tentent d'expliquer le spectre de ces malformations.

Au stade précoce de gastrulation, des adhérences entre les feuillets embryonnaires modifient la formation de la notochorde et du tube neural. Les malformations vertébrales associées sont expliquées par l'atteinte de la notochorde.

Au stade de neurulation, des excès de plissement de la gouttière neurale induisent une duplication partielle du tube neural.

Enfin, la persistance d'un canal neurentérique accessoire forme un tractus médian clivant l'axe neurospinal en deux. La différenciation potentielle des tissus qui vont le coloniser donne une large gamme de malformations du *split notochord syndrome*.

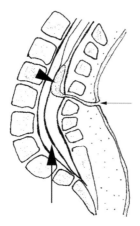

Figure 5.13. Sinus dermique dorsal.
Sur ce schéma d'une coupe sagittale lombosacrée, un pertuis cutané (flèche fine) se prolonge par un tractus profond qui vient fixer la moelle par un kyste épidermoïde (tête de flèche) accolé au filum terminal (grosse flèche).

Diastématomyélies

Anatomopathologie [52, 53]

La fente médullaire siège entre T9 et S1 dans 85 % des cas avec une prédominance à l'étage lombaire puis thoracique. Les localisations cervicales sont rares, décrites en association avec la malformation de Chiari et celle de Klippel-Feil.

Il existe ainsi deux « hémimoelles » plus ou moins symétriques se réunissant dans 9 cas sur 10 en dessous de la fente, sauf si elle s'étend à la moelle terminale et au filum. Chacune contient un canal épendymaire et donne une racine antérieure et une postérieure, mais parfois une des racines controlatérales. Il persiste deux artères spinales antérieures alors qu'elles fusionnent en général pendant le premier trimestre de la vie in utero. La répartition méningée arachnoïdienne et dure-mérienne définit deux types de diastématomyélie (DM) de fréquence semblable.

- Dans le type I, chaque « hémimoelle » est entourée de sa gaine leptoméningée et dure-mérienne. Ces gaines fusionnent aux deux pôles de la DM pour reformer l'enveloppe méningée unique de la moelle. Au niveau de la DM, les deux gaines dure-mériennes sont séparées par un espace extradural contenant un éperon sagittal oblique, de nature ostéocartilagineuse ou fibreuse. Cet éperon transfixiant est en continuité avec la face postérieure du corps vertébral ou d'un pédicule en avant et d'une lame en arrière. Un deuxième éperon sus-jacent est présent dans 5 % des cas [10, 59].
- Dans le type II, le fourreau méningé arachnoïdien et dure-mérien est unique et contient les deux hémimoelles. Il n'y a pas de septum osseux, mais une bande fibreuse ou fibrograisseuse qui fixe les hémimoelles et les racines à la dure-mère postérieure, à la partie inférieure de la DM (méningocèle manquée).

Les anomalies associées sont très fréquentes (85 %) :

- cavité intramédullaire dans la moitié des cas ;
- fixation caudale de la moelle par un filum épais ou un éperon distal ;
- méningocèle, myéloméningocèle d'une hémimoelle encore appelée hémimyélocèle.

Clinique

L'âge moyen au diagnostic est de 6 ans, mais il y a trois pics de fréquence accrue : avant l'âge de 2 mois, entre 4 et 8 ans, à l'adolescence [30]. Les filles sont plus souvent atteintes.

Les anomalies cutanées sont les plus fréquentes et caractéristiques lorsqu'il s'agit d'une touffe de cheveux implantée sur la ligne médiane du dos. Toute autre anomalie suggestive d'un dysraphisme peut être présente.

La scoliose, présente dans 60 % des cas, est le premier motif de consultation. Le pied bot unilatéral avec faiblesse motrice du membre inférieur homolatéral est une caractéristique de la moitié des DM lombaires [10].

Les plaintes urinaires sont rarement au premier plan, alors que les épreuves urodynamiques sont plus souvent perturbées.

Imagerie (figures 5.14 à 5.16)

Les clichés radiographiques du rachis sont fondamentaux. Les anomalies sont quasi constantes, responsables d'une scoliose (60 %) et d'un spina bifida (85 à 100 %) [10]. Les clichés montrent :

- un élargissement du diamètre transverse du canal vertébral ;
- des anomalies de segmentation vertébrale ;
- une fusion intersegmentaire des lames opposées de deux étages adjacents ;
- un éperon ossifié centrocanalaire inconstant.

L'échographie médullaire montre :

- un spina bifida avec éversion des lames et élargissement du canal vertébral ;
- deux hémimoelles disposées l'une à côté de l'autre ou l'une devant l'autre ;
- un éperon échogène séparant les deux hémimoelles ;
- une dilatation du canal épendymaire.

Elle peut être prise en défaut par les fusions des lames qui font un barrage complet aux ultrasons.

IRM et TDM doivent préciser :

- le siège et l'étendue de la DM ;
- le caractère uni- ou multifocal ;
- le type I ou II ;
- la position du cône terminal et des racines de la queue de cheval par rapport à la DM ;

60   Imagerie de la colonne vertébrale et de la moelle épinière

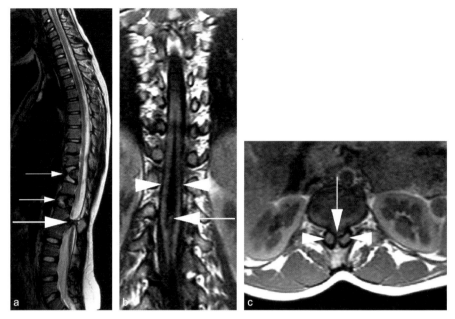

Figure 5.14. Diastématomyélie de type I.
Coupes IRM a) sagittale pondérée en T2, b) coronale et c) axiale pondérées en T1. Deux hémimoelles (têtes de flèche en b et c) sont séparées par un éperon transfixiant entouré d'une corticale osseuse (grosse flèche blanche en a, b et c), partant de l'angle postérosupérieur d'un corps vertébral. Plusieurs anomalies de segmentation vertébrale (flèches fines en a) sont sus-jacentes à la diastématomyélie.

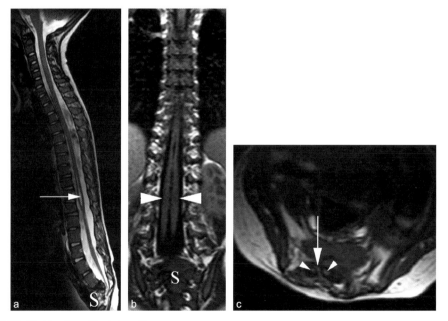

Figure 5.15. Diastématomyélie de type II.
Coupes IRM a) sagittale pondérée en T2, b) coronale et c) axiale pondérées en T1. La charnière lombosacrée est malformée (S). Les hémimoelles (têtes de flèche en b et c) sont fixées au niveau sacré, par un éperon sagittal oblique de signal intermédiaire (grosse flèche en c). La moelle thoracique unique sus-jacente à la diastématomyélie présente une cavité intramédullaire (flèche fine en a).

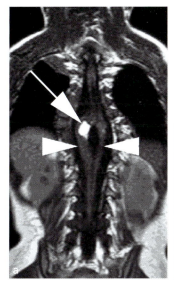
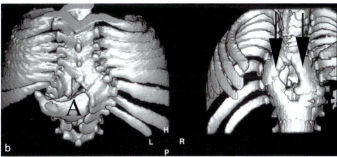

Figure 5.16. Diastématomyélie complexe.
a) Coupe IRM coronale pondérée en T1 : les deux hémimoelles (têtes de flèche) sont séparées par un éperon contenant de la graisse (flèche blanche). b) TDM : reconstructions tridimensionnelles du rachis dorsal en vue postérieure à gauche et vue antérieure à droite. Le canal vertébral est focalement élargi (flèches noires) et ébauche un dédoublement. Un appendice surnuméraire ossifié (A) est appendu à la région médiodorsale de l'enfant, en regard de la diastématomyélie.

- l'existence de malformations associées ;
- la présence de complications (scoliose sévère, cavité intramédullaire, souffrance médullaire).

Recommandations pratiques

Il faut réaliser :
- des clichés radiographiques du rachis complet et des clichés centrés sur la malformation ;
- une IRM rachidienne complète avec des coupes dans les trois plans de l'espace ;
- éventuellement une TDM vertébrale et des reconstructions multiplanaires en bilan préopératoire de la scoliose.

Split notochord syndrome

Définitions

Le terme *split notochord syndrome* regroupe un spectre de malformations plus ou moins sévères comprenant la fistule entérique dorsale, le sinus dorsal, le kyste neurentérique, le diverticule entérique ou duplication digestive.

La fistule entérique dorsale est une communication perméable entre une cavité digestive et un orifice cutané médian du dos, traversant les tissus prévertébraux, le corps vertébral et son contenu neuroméningé, et l'arc postérieur non fermé. Dans les cas extrêmes, une hernie de tube digestif dans ce canal peut en imposer pour une méningocèle.

La persistance partielle de cette fistule dans la portion postérieure au canal vertébral correspond au sinus dermique dorsal (voir le paragraphe « Dysraphismes fermés sans masse sous-cutanée »).

La persistance d'une portion antérieure, prévertébrale, de ce tractus forme une duplication digestive ou un diverticule entérique. Ces formations annexées au tube digestif peuvent en être très distantes, situées dans le médiastin postérieur, du fait de la migration secondaire de l'intestin primitif.

La persistance d'une portion intermédiaire du tractus anormal forme une structure borgne, intracanalaire, intradurale : le kyste neurentérique (ou kyste entérogène ou kyste endodermique, etc.). C'est une malformation rare, plus fréquemment décrite dans le sexe masculin.

Anatomopathologie

La classification de l'Organisation mondiale de la santé (OMS) définit le kyste neurentérique comme une malformation congénitale kystique, limitée par un épithélium sécrétant du mucus, semblable à celui du tractus gastro-intestinal.

Les formes isolées prédominent à l'étage cervicothoracique, alors que les formes associées à d'autres dysraphismes sont à l'étage lombosacré. Il existe des localisations endocrâniennes (angle pontocérébelleux, citerne prébulbaire, foramen magnum).

Le kyste est typiquement intraspinal, intradural, extra- et prémédullaire. Le volume parfois important et l'effet de masse sur la moelle peuvent donner l'aspect d'une invagination endomédullaire dans 10 à 15 % des cas. Ces kystes sont rarement intramédullaires et exceptionnellement extraduraux. Ils peuvent être latéro- ou rétromédullaires, situés dans la fente d'une diastématomyélie.

Des malformations sont associées dans un cas sur deux : vertébrales (Klippel-Feil, spina bifida antérieur, élargissement canalaire, troubles de la segmentation), viscérales (malformations anorectales et cardiopathies), ou neurologiques [58].

Clinique

La présentation varie avec l'âge au diagnostic. Chez l'enfant, les symptômes sont rapidement installés et progressifs sur quelques semaines, alors que chez l'adulte le caractère insidieux d'une compression médullaire lente entraîne un délai moyen au diagnostic de 3,5 ans. Une aggravation brutale peut être due à un traumatisme, une rupture ou une hémorragie intrakystique.

Imagerie (figure 5.17 et voir figure 11.43)

Les clichés radiographiques montrent éventuellement :
- un élargissement canalaire focal ;
- des anomalies de segmentation vertébrale ;
- le déplacement d'une ligne médiastinale par une masse paraspinale.

L'échographie médullaire montre :
- une masse prémédullaire, liquidienne à contenu plus ou moins riche en échos ;
- une moelle épinière refoulée en arrière, déformée en croissant ouvert par le kyste, amincie et comprimée.

L'IRM doit préciser :
- le siège intradural, prémédullaire et extramédullaire du kyste ;

- le caractère uniloculaire aux limites nettes et régulières ;
- le signal liquidien, iso- ou hyperintense au LCS sans rehaussement après injection de gadolinium ;
- le retentissement médullaire : compression, hypersignal, atrophie, cavité ;
- le prolongement extracanalaire antérieur d'un kyste en sablier.

Le diagnostic différentiel se pose essentiellement avec le kyste arachnoïdien (rétromédullaire et strictement iso-intense au LCS), les kystes épidermoïdes et dermoïdes (surtout rétromédullaires et entre les racines de la queue de cheval).

Recommandations pratiques

Il faut réaliser :
- des clichés radiographiques centrés ;
- des coupes IRM sagittales et axiales, sans et avec injection de produit de contraste ;
- des coupes axiales pour préciser le déplacement des racines et la déformation de la moelle en cas de kyste strictement iso-intense au LCS ;
- une séquence FLAIR pour apprécier le signal du contenu protéique du kyste ;
- un suivi postopératoire à la recherche de récidives : 100 % en cas de simple ponction, 10 à 15 % en cas d'exérèse partielle [58].

Syndrome de régression caudale

Définition

C'est un spectre d'anomalies osseuses, neurologiques et viscérales plus ou moins combinées (figure 5.18).

L'atteinte osseuse est une agénésie vertébrale sacrococcygienne (27 %), lombosacrée (40 %) et parfois thoracique inférieure. Le rachis sus-jacent à l'agénésie est anormal dans deux tiers des cas, siège d'anomalies de segmentation, de sténoses canalaires et d'éperons osseux.

L'atteinte médullaire est variable, allant de la simple hypoplasie des cornes antérieures à l'interruption haute et brutale de la moelle. Rarement, sont associés d'autres dysraphismes (myéloméningocèle, fibrolipome du filum terminal).

Les malformations viscérales sont surtout génito-urinaires et digestives (agénésie, ectopie, dysplasie rénale, malformation des organes génitaux externes, cloaque, exstrophie, imperforation anale, fistules, atrésie œsophagienne) [55].

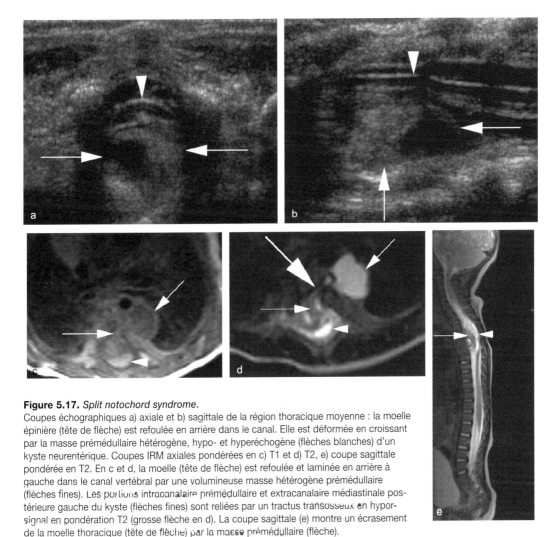

Figure 5.17. *Split notochord syndrome.*
Coupes échographiques a) axiale et b) sagittale de la région thoracique moyenne : la moelle épinière (tête de flèche) est refoulée en arrière dans le canal. Elle est déformée en croissant par la masse prémédullaire hétérogène, hypo- et hyperéchogène (flèches blanches) d'un kyste neurentérique. Coupes IRM axiales pondérées en c) T1 et d) T2, e) coupe sagittale pondérée en T2. En c et d, la moelle (tête de flèche) est refoulée et laminée en arrière à gauche dans le canal vertébral par une volumineuse masse hétérogène prémédullaire (flèches fines). Les portions intracanalaire prémédullaire et extracanalaire médiastinale postérieure gauche du kyste (flèches fines) sont reliées par un tractus transosseux en hypersignal en pondération T2 (grosse flèche en d). La coupe sagittale (e) montre un écrasement de la moelle thoracique (tête de flèche) par la masse prémédullaire (flèche).

Clinique

Des facteurs toxiques exogènes (alcool, toxicomanie) ou endogènes (diabète maternel) sont parfois présents. Les signes neurologiques sont pratiquement constants (déficit moteur correspondant au niveau de l'agénésie vertébrale, déficit sensitif plus distal, troubles sphinctériens, aréflexie ostéotendineuse) ainsi que les déformations orthopédiques (contractures des membres inférieurs, luxation des hanches, pied bot, sirénomélie, hypoplasie des muscles fessiers).

Imagerie

Les clichés standard montrent une agénésie vertébrale distale plus ou moins étendue, un rapprochement des ailes iliaques et, parfois, leur fusion.

Les coupes sagittales et axiales en échographie et en IRM montrent :
- une terminaison thoracique de la moelle ;
- une déformation du cône terminal qui perd son effilement progressif pour prendre une forme arrondie ou carrée, dite de moelle tronquée ;
- une trop nette séparation des racines en paquets antérieur et postérieur.

S'il existe une agénésie vertébrale distale, mais que la moelle épinière se termine en dessous de L1, il faut suspecter une fixation caudale de cette moelle tronquée.

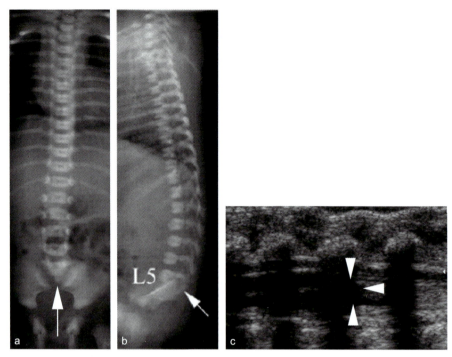

Figure 5.18. Régression caudale.
Clichés radiographiques a) de face et b) de profil du rachis montrant un rapprochement anormal des ailes iliaques, secondaire à l'agénésie sacrée presque totale (flèche) en dessous de L5. La coupe échographique sagittale c) montre une terminaison arrondie de la moelle tronquée qui a perdu son effilement normal plus progressif (têtes de flèches).

Dysraphismes ouverts

Myéloméningocèle (MMC) et myélocèle (MC) représentent plus de 98 % des dysraphismes ouverts [82]. Grâce au diagnostic anténatal, la fréquence des enfants nés vivants avec cette malformation diminue (6/1000 en 1986, 0,6/1000 en 2000).

Définition

C'est une hernie à travers un spina bifida plus ou moins étendu, des méninges et de la placode neurale non fermée, sans couverture cutanée.

Embryologie et anatomopathologie

MMC et MC résultent d'un défaut de neurulation primaire. Le tube neural ne se ferme pas sur un segment plus ou moins étendu et garde une forme de plaque neurale ouverte en arrière : la placode. L'absence de clivage des feuillets ectodermiques explique l'absence de couverture cutanée et la continuité des méninges avec le tissu sous-cutané latéral.

Le mésenchyme, qui ne peut pas migrer en arrière du tube neural, se développe latéralement avec une orientation anormale (canal vertébral ouvert, lames éversées). Les racines émergent de la placode en adoptant une disposition radiaire et dans un plan presque transverse. Les battements du LCS dans les espaces sous-arachnoïdiens prémédullaires repoussent la moelle à travers le défect rachidien, la soulèvent en formant une hernie méningée et médullaire.

La plupart des MMC et des MC sont situées à l'étage lombosacré et affectent la moelle terminale. Dans les localisations thoracolombaires, la moelle sous-jacente à la placode segmentaire a un aspect normal.

Malformations associées

Une diastématomyélie est associée dans un cas sur deux [10, 52]. Elle peut être bifocale. Une cavité intramédullaire est présente dans deux tiers des cas. Une malformation de Chiari II et une hydrocéphalie sont pratiquement constantes.

Diagnostic

Le diagnostic anténatal est porté lorsque l'échographie du rachis fœtal montre un défaut de fermeture des éléments postérieurs du canal, occupé par une masse liquidienne qui déforme la courbe du dos. Les coupes transversales montrent une éversion des lames osseuses et leur écartement progressif anormal. Une hydrocéphalie avec une petite fosse postérieure peuvent constituer le signe d'appel du dysraphisme.

Le diagnostic néonatal est clinique devant une masse molle médiane du dos, recouverte de tissu anormal, hypervascularisé, fragile, qui peut suinter ou se rompre. Le geste neurochirurgical de fermeture est une urgence, afin d'éviter tout traumatisme et toute surinfection de la méningocèle.

L'imagerie médullaire est en général réalisée au temps postopératoire.

Les signes neurologiques déficitaires sont souvent asymétriques. Une forte asymétrie doit faire rechercher une diastématomyélie. Globalement, l'étendue du défect rachidien est corrélée à la sévérité du déficit clinique, orthopédique et neurologique.

Imagerie

L'imagerie préopératoire peut se limiter à une échographie cérébrale à la recherche d'une hydrocéphalie, et un examen de la charnière cervico-occipitale pour montrer la malformation de Chiari II. Si une imagerie médullaire préopératoire est réalisée, elle n'est utile au chirurgien que si elle précise le contenu de la hernie méningée : racines, tissu neuroglial, moelle, graisse, etc.

L'imagerie postopératoire doit dépister les complications (figure 5.19) :

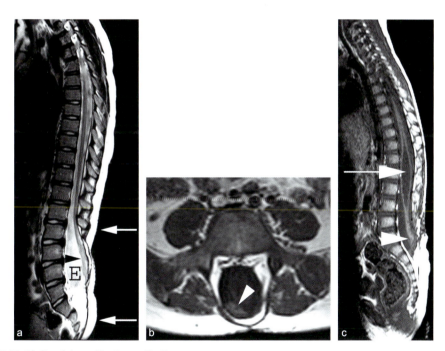

Figure 5.19. Myéloméningocèle et complications.
a) Coupe IRM sagittale pondérée en T2 montrant le large défect pariétal postérieur lombosacré du spina bifida (entre les flèches blanches) ; l'élargissement des espaces sous-arachnoïdiens du canal sacré (E) et la fixation postérieure de la placode neurale (tête de flèche noire). b) Coupe IRM axiale pondérée en T1 : la moelle déformée ou placode (tête de flèche blanche) est fixée à la paroi postérolatérale droite du canal vertébral élargi. c) Coupe IRM sagittale pondérée en T1 chez un autre patient, montrant une large cavité médullaire thoracique (flèche) en amont de la fixation sacrée de la placode (tête de flèche) d'une ancienne myéloméningocèle opérée.

- une hydrocéphalie : elle est souvent prévenue en période périnatale par la pose d'une dérivation ventriculaire, ou par une ventriculocisternostomie du troisième ventricule ;
- une « souffrance » médullaire : elle se traduit cliniquement par une aggravation des déformations orthopédiques (scoliose rapidement progressive dans 60 % des cas), une majoration des troubles sensitivomoteurs des membres inférieurs avec spasticité dans 45 % des cas et des douleurs rachidiennes. L'IRM rachidienne en recherche la cause (cavité hydrosyringomyélique, refixation médullaire par des cicatrices ou un matériel d'inclusion épidermoïde, atrophie, malformation de Chiari de type II) ;
- une cavité intramédullaire : elle peut être panmédullaire, parfois très asymétrique, simulant un kyste arachnoïdien latéral. L'IRM doit en préciser le type pour adapter le traitement (voir chapitre 12).

Résumé sur les dysraphismes

Le diagnostic de dysraphisme est d'abord orienté par l'examen clinique de la ligne médiane du dos de l'enfant (tableau 5.2). Chez le nourrisson, l'échographie médullaire est le premier examen réalisé. Toute échographie médullaire anormale doit être complétée par une échographie cérébrale.

L'IRM, réalisée après un bilan radiographique du rachis, doit explorer la totalité de la moelle épinière et de ses enveloppes, en comportant deux plans orthogonaux.

La précision diagnostique et la recherche de complications en sont les indications principales.

L'IRM est certes l'outil principal pour l'évaluation des malformations du névraxe, mais le scanner reste indispensable pour l'analyse des malformations osseuses.

Malformations de Chiari

Initialement décrite comme une hernie des tonsilles cérébelleuses à travers le foramen magnum, avec parfois une élongation du V4, cette définition a été secondairement complétée par l'introduction d'un type II, comprenant un déplacement inférieur du vermis, du V4, du tronc cérébral, associés à une myéloméningocèle [10, 46].

Malformation de Chiari de type I

La malformation de Chiari de type I correspond probablement à une anomalie congénitale, qui se traduit par une position basse des amygdales cérébelleuses ; ces dernières sont allongées et effilées. L'association avec une compression de la jonction bulbomédullaire, une syringohydromyélie (dans 25 à 50 % des cas) ou encore une hydrocéphalie

Tableau 5.2. Orientation clinique et techniques du diagnostic.

Clinique	Hypothèses	Imagerie
Masse lombosacrée non épidermisée	Myéloméningocèle	Échographie cérébrale préopératoire, échographie moelle, IRM
Masse lombosacrée épidermisée Pli fessier asymétrique	Lipomyéloméningocèle, lipomyélocèle, méningocèle, méningocystocèle	Échographie axe cérébrospinal IRM (T1, saturation de la graisse, axial, sagittal)
Masse dorsale épidermisée	Méningocèle dorsale Diastématomyélie	Échographie axe cérébrospinal Radiographie du rachis IRM (deux plans, T1 et T2, coupes millimétriques)
Masse basicervicale à base épidermisée	Myéloméningocèle et myélocystocèle cervicales	
Touffe de cheveux médiane	Diastématomyélie	Radiographie du rachis Échographie axe cérébrospinal IRM (3 plans)
Pertuis médian ou paramédian	Sinus dermique Split notochord	Radiographie du rachis. IRM (deux plans, T1 et T2, coupes millimétriques, injection gadolinium)
Malformation anorectale	Anomalies du filum surtout	Échographie médullaire Radiographie du rachis

(dans 15 à 25 % des cas) explique le tableau clinique (syndrome tétrapyramidal, vertiges, atteinte des dernières paires crâniennes). La découverte d'une malformation de Chiari I peut cependant être fortuite chez des patients totalement asymptomatiques, ou se faire dans le cadre d'un bilan de céphalées [46]. Un tableau clinique de syndrome d'hypertension intracrânienne idiopathique (*pseudotumor cerebri*) est associé à un Chiari de type I dans 2,5 % des cas [76].

La pathogénie de la formation de la malformation de Chiari I reste discutée. C'est probablement l'hypoplasie de l'os occipital qui aboutit à une fosse postérieure trop petite, ce qui induit la hernie des amygdales cérébelleuses vers le trou occipital [6, 49, 79]. Des malformations de Chiari induites par une fosse postérieure trop petite sont possibles en cas de craniosténose [17]. Une diminution acquise de taille de la fosse postérieure avec position basse des amygdales est décrite en cas d'épaississement de la voûte crânienne ou de la dure-mère (acromégalie, maladie de Paget, pachyméningite idiopathique) [3, 65]. Des anomalies associées, telles qu'une invagination (impression) basilaire, une sténose constitutionnelle du trou occipital, un syndrome de Klippel-Feil ou encore un diastasis C1/C2 dans le cadre d'une occipitalisation de l'atlas, sont notées dans 25 % des cas et peuvent accentuer la contrainte sur les amygdales cérébelleuses et la jonction bulbomédullaire. La syringohydromyélie touche préférentiellement la moelle cervicale [5]. L'hydrocéphalie et la syringohydromyélie résultent d'une altération de la circulation du LCS au niveau du trou occipital ; les mouvements des amygdales cérébelleuses induisent un épaississement de l'arachnoïde qui réduit les flux de LCS ; l'occlusion du trou de Magendie par des trabéculations arachnoïdiennes est parfois associée à la syringomyélie.

L'IRM en coupes sagittales et coronales analyse la position et la symétrie des amygdales cérébelleuses ; l'ectopie des amygdales se définit par rapport au plan du trou occipital, qui est défini par la ligne qui joint l'extrémité inférieure du clivus au bord postérieur du trou occipital [43] (figures 5.20 et 5.21).

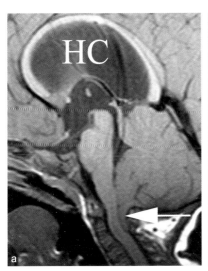
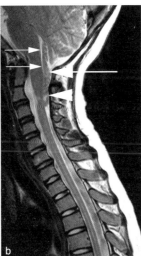
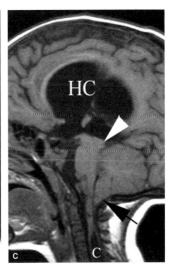

Figure 5.20. Malformations de Chiari.
a) Coupe sagittale pondérée en T1 de la charnière cervico-occipitale : Chiari type I. Les tonsilles cérébelleuses (flèche blanche) descendent dans le canal cervical jusqu'en regard de C2, sont déformées et pointues. Une volumineuse hydrocéphalie (HC) est secondaire à l'obstruction du foramen magnum. b) Coupe sagittale pondérée en T2 de la charnière cervico-occipitale : Chiari type II. Descente des tonsilles cérébelleuses effilées (grosse flèche) dans le canal cervical, en arrière du bulbe (tête de flèche) hernié dans le foramen magnum. Le V4 est abaissé et étiré (flèches fines). c) Coupe IRM sagittale pondérée en T1 de la charnière cervico-occipitale : Chiari type II. La fosse postérieure est petite, les tonsilles effilées sont abaissées à travers le foramen magnum (flèche noire). La lame tectale est épaissie (tête de flèche). Il existe une hydrocéphalie supratentorielle (HC) et une cavité médullaire cervicale (C) associées.

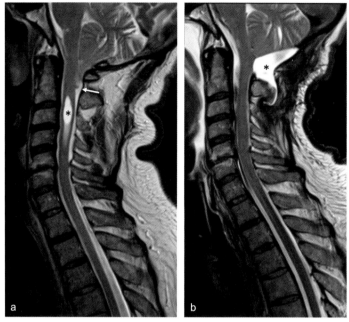

Figure 5.21. a, b) Malformation de Chiari de type I.
Les coupes IRM sagittales en T2 démontrent la malformation de Chiari de type I avec des amygdales cérébelleuses effilées, dont l'extrémité inférieure se situe entre les C1 et C2 (flèche) ainsi qu'une syringomyélie cervicale (étoile) (a). En postopératoire (b), la trépano-laminectomie cervico-occipitale a permis d'élargir le foramen magnum et de supprimer la contrainte mécanique au niveau de la jonction bulbomédullaire ; la cavité syringomyélique n'est plus identifiée. À noter une collection liquidienne extradurale cervico-occipitale postopératoire (étoile).

Les coupes sagittales fines en T2 3D (CISS, SPACE, FIESTA, CUBE, DRIVE, etc.) analysent de manière détaillée la grande citerne et les contraintes de l'ectopie amygdalienne sur la jonction bulbomédullaire. Les ectopies amygdaliennes asymétriques sont associées à des signes cliniques asymétriques ; en cas de syringomyélie associée, l'ectopie amygdalienne apparaît plus marquée à droite [87]. Les coupes scanographiques axiales permettent d'évoquer une malformation de Chiari devant la disparition des espaces liquidiens péribulbaires liée au comblement de la partie postérieure du trou occipital par les amygdales cérébelleuses.

Chez l'adulte, la position normale des amygdales cérébelleuses se situe au-dessus du trou occipital, mais une ectopie à 3 mm chez l'adulte ou à 5 mm avant l'âge de 4 ans sous le niveau du plan du trou occipital peut être considérée comme normale, notamment lorsque la grande citerne est présente et lorsque l'aspect effilé des amygdales et la compression de la jonction bulbomédullaire sont absents. Une position des amygdales cérébelleuses à plus de 6 mm sous le plan du trou occipital doit être considérée comme pathologique et compatible avec une malformation de Chiari de type I, à condition d'être associée à un effacement de la composante intra- et extracrânienne de la grande citerne, des signes de contrainte sur la jonction bulbomédullaire et un aspect effilé de l'extrémité inférieure des amygdales cérébelleuses. Une ectopie supérieure à 12 mm est pratiquement toujours symptomatique, mais entre 5 et 10 mm, seul un tiers des patients présentent des manifestations cliniques. Une ectopie à moins de 5 mm n'exclut cependant pas le diagnostic de malformation de Chiari de type I [49]. Une ectopie amygdalienne asymptomatique de plus de 5 mm est notée en IRM une fois pour 1000 examens [46].

L'IRM en coupes sagittales démontre la position basse des amygdales cérébelleuses ; les coupes coronales et axiales notent le caractère symétrique ou non de la malformation. L'examen de l'espace intracrânien démontre souvent une hypoplasie de la fosse postérieure ; le V4 est soit petit, soit dilaté ; la dilatation du système ventriculaire sus-tentoriel touche les ventricules latéraux et le V3 ; la dilatation des récessus antérieur et postérieur du V3 et l'inversion de courbure du plancher du V3 plaident en faveur d'une augmentation de la pression intraventriculaire. La recherche d'une syringohydromyélie doit se faire au niveau de l'ensemble du cordon médullaire ; des cavités strictement localisées au cône terminal sont possibles. L'IRM permet une analyse des flux de LCS et des mouvements des amygdales cérébelleuses et de la jonction bulbo-médullaire ; les mouvements des amygdales sont accentués lors de l'expansion systolique du cerveau [96]. L'analyse par IRM du flux du LCS apporte des données contradictoires avec soit une disparition du flux systolique antérieur et/ou postérieur, soit une diminution du flux ou une augmentation du flux systolique craniocaudal, soit une augmentation du flux caudal de LCS [60]. Les hétérogénéités de flux notées au niveau du trou occipital diminuent après décompression chirurgicale [32].

Certains auteurs rapportent des troubles neurologiques superposables à ceux notés en cas de malformation de Chiari de type I avec des amygdales cérébelleuses en position normale, mais avec une fosse postérieure de petite taille, une grande citerne étroite et des distorsions des structures de la fosse postérieure [41, 75]. Le terme de malformation de Chiari de type 0 a été proposé pour ce tableau clinicoradiologique [83].

Le terme de malformation de Chiari de type 1,5 a été proposé pour les ectopies des amygdales cérébelleuses associées à une position basse du tronc cérébral [84].

Le traitement chirurgical des malformations de Chiari de type I repose sur une trépanation craniorachidienne avec élargissement du trou occipital, libération de la jonction bulbomédullaire et plastie dure-mérienne ; ce traitement améliore ou stabilise la plupart des patients [85] (figure 5-21). L'hydrocéphalie associée peut être traitée par ventriculo-cisternostomie ; le traitement isolé de l'hydrocéphalie peut entraîner la régression de l'ectopie des amygdales cérébelleuses et de la syringomyélie [50].

Les ectopies amygdaliennes de la malformation de Chiari de type I sont à différencier des positions basses acquises, en rapport soit avec une hypotension intracrânienne (notamment au décours d'une ponction lombaire), soit avec une hypertension intracrânienne ; la dérivation lombopéritonéale induit une ectopie amygdalienne chez 70 % des enfants [16]. Le caractère effilé des amygdales cérébelleuses est habituellement absent et les anomalies sont réversibles [70].

Malformation de Chiari de type II

C'est une malformation complexe de la fosse postérieure, de la base du crâne et du rachis, souvent associée à des anomalies supratentorielles. Elle est pratiquement toujours associée à un dysraphisme ouvert.

Clinique

La présentation clinique comporte, chez le nourrisson, stridor, apnées, cri faible et troubles de la déglutition. Chez l'enfant plus grand, des troubles sensitivomoteurs des membres inférieurs, des mouvements anormaux, une raideur rachidienne, des signes d'atteinte des nerfs crâniens sont révélateurs. Une épilepsie est présente dans un cas sur cinq [10, 19].

Hypothèses étiopathogéniques

L'absence de fermeture du tube neural et la fuite secondaire de LCS dans la myéloméningocèle entraîneraient une hypotension chronique du LCS, limitant le développement de la vésicule rhombencéphalique et la croissance du basicrâne. La discordance entre la petite taille constitutionnelle de la fosse postérieure et la croissance normale de son contenu serait à l'origine du complexe myéloméningocèle–Chiari II–hydrocéphalie.

Description

Tout se passe comme si le cervelet de taille normale devait se développer dans une trop petite fosse postérieure. Le cervelet est comprimé par la tente au-dessus et le foramen magnum en dessous. Le tronc cérébral s'allonge vers le bas et son épaisseur diminue, le bulbe descend dans le canal cervical en avant du vermis et des tonsilles cérébelleuses. La moelle cervicale s'abaisse, mais cette migration est limitée par les attaches ligamentaires, expliquant les images de hernie en cascade : moelle cervicale en avant, bulbe en position intermédiaire, cervelet en arrière (figure 5.22).

Des déformations secondaires sont associées [27] :
- abaissement et étirement du V4 qui n'est parfois plus visible, parfois isolé de l'aqueduc et des citernes de la base avec parfois plicature de la jonction bulbomédullaire induite du fait de la fixation de la moelle cervicale par le ligament dentelé ;
- verticalisation et étirement en rostre de la lame tectale qui constitue une obstruction de l'aqueduc ;
- concavité (*scalloping*) des surfaces osseuses (clivus, pyramide pétreuse), traduisant peut-être la pression chronique du cervelet en croissance ; les hémisphères cérébelleux s'enroulent autour du tronc cérébral et occupent les citernes pontocérébelleuses avec compression du paquet acousticofacial ;
- engagement de la partie supérieure du cervelet dans une incisure tentorielle élargie, ce qui donne en coupes coronales un aspect en « tour » de la partie haute et médiale des hémisphères cérébelleux et en coupes axiales un aspect en « cœur » de la partie haute du tronc cérébral ;
- élargissement progressif avec l'âge des espaces arachnoïdiens prémédullaires cervicaux.

Des malformations associées sont décrites dans le complexe myéloméningocèle–Chiari II–hydrocéphalie :
- dysgénésie du corps calleux, surtout hypoplasie du splénium ;
- hypoplasie ou défect de la faux du cerveau qui permet des interdigitations des circonvolutions des deux hémisphères au niveau les lobes pariétaux et occipitaux (sténogyrie qui doit être différenciée d'une polymicrogyrie) ;
- dilatation des cornes occipitales, brides intraventriculaires ;
- hypoplasie et calcifications des noyaux pontomésencéphaliques des nerfs crâniens ;
- dysplasie corticale cérébelleuse et cérébrale avec hétérotopies de substance grise ;
- hydrocéphalie sustentorielle qui apparaît rapidement après la naissance ;
- des anomalies osseuses avec un crâne lacunaire sont exceptionnellement notées.

Malformation de Chiari de type III

La malformation de Chiari de type III correspond à une hernie des structures de la fosse postérieure au travers d'une déhiscence postérieure du canal rachidien à hauteur de C1, C2 ou C3 avec constitution d'une méningo-encéphalocèle postérieure. La malformation s'accompagne d'une importante mortalité périnatale ou de séquelles neurologiques sévères et n'est presque plus observée, notamment en raison du dépistage prénatal [14, 81].

Malformations osseuses de la charnière cervico-occipitale

Les malformations osseuses de la charnière cervico-occipitale (CCO) sont fréquentes. La pathologie malformative comprend des malformations

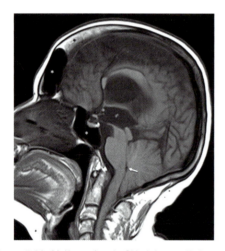

Figure 5.22. Malformation de Chiari de type II chez une patiente adulte traitée à la naissance pour une méningocèle lombosacrée et une hydrocéphalie.
Noter la position basse des amygdales cérébelleuses et du 4e ventricule (flèche) qui apparaît presque virtuel et qui se situe à hauteur du trou occipital. Un discret *scalloping* du clivus est visualisé. Une dilatation du sinus frontal et du sinus sphénoïdal et un élargissement de la voûte crânienne (étoiles) traduisent une hypotension intracrânienne chronique induite par la dérivation ventriculaire mise en place à la naissance pour traiter l'hydrocéphalie.

majeures et mineures ; les malformations osseuses pathogènes restent cependant rares et les troubles neurologiques sont le plus souvent liés aux malformations du névraxe.

Certaines de ces lésions rentrent dans le cadre d'anomalies chromosomiques. Les microdélétions 22q11.2, les trisomies 21, 13 et 18, les chromosomes triploïdes (XXX, XXY) sont les modifications les plus fréquentes au cours des malformations osseuses, nerveuses et vasculaires de la charnière cervicocrânienne [33, 34, 35, 36, 97]. D'autres malformations sont fréquemment observées dans le cadre de syndromes génétiques : syndrome de Conradi, syndrome de Goldenhar, syndrome de Klippel-Feil, syndrome de Larsen, syndrome de Morquio, syndrome de Pierre-Robin, syndrome de Weaver, dysplasie spondylo-épiphysaire, achondroplasie, ostéogenèse imparfaite, etc. [47, 77].

Les malformations vertébrales majeures sont les suivantes : l'invagination (ou impression) basilaire, l'occipitalisation de l'atlas, l'aplasie de l'odontoïde (*dens aplasia*), l'odontoïde mobile (os odontoideum), la luxation congénitale C1–C2, ou encore la sténose congénitale du trou occipital. Les anomalies mineures les plus classiques sont représentées par les asymétries des condyles occipitaux et/ou des masses latérales de C1 et/ou de C2, les anomalies des arcs antérieurs et postérieurs de l'atlas, le condyle tertiaire, ou encore les modifications morphologiques de l'odontoïde. Les malformations majeures peuvent être pathogènes par elles-mêmes ou du fait des anomalies associées au niveau du névraxe, alors que les malformations mineures ne présentent aucun caractère pathogène au niveau du névraxe sous-jacent, mais peuvent être associées à des malformations majeures et posent parfois des problèmes de diagnostic différentiel, notamment avec des lésions traumatiques. Il n'y a que peu de corrélations entre les lésions osseuses et le tableau clinique ; les symptômes sont principalement liés à la malformation de Chiari associée.

La radiographie standard identifie la plupart des malformations majeures pathogènes, mais l'analyse précise des anomalies osseuses repose sur une étude scanographique multiplanaire et 3D [54]. L'IRM reconnaît les grands types de malformation, mais son rôle principal consiste à démontrer

les répercussions sur la jonction bulbomédullaire et les malformations associées du névraxe.

Malformations majeures

Invagination (impression) basilaire

L'invagination ou impression basilaire correspond à une position trop haute du rachis cervical supérieur qui fait procidence au niveau de la base du crâne. La forme malformative de l'invagination basilaire résulte d'une hypoplasie du clivus et d'une platybasie, comme en témoigne l'augmentation de l'angle de la base du crâne (angle de Welcher), et s'oppose aux invaginations acquises qui sont la conséquence d'un « ramollissement » de l'os de la base du crâne dans le cadre d'une maladie de Paget, d'une ostéomalacie, d'une mucopolysaccharidose, d'une ostéogenèse imparfaite, voire d'une polyarthrite rhumatoïde.

La radiographie de profil de la charnière cervico-occipitale et/ou du rachis cervical reconnaît les invaginations pathogènes. La scanographie permet une analyse multiplanaire précise des anomalies osseuses. L'IRM évalue les malformations neurologiques associées et les répercussions de la malformation osseuse (Chiari I, hydrocéphalie, syringohydromyélie).

La position du sommet de l'odontoïde et de l'arc antérieur de l'atlas nettement au-dessus de la ligne de Chamberlain et/ou de McGregor et de la ligne bimastoïdienne fait évoquer le diagnostic (figure 5.23). L'invagination du bord postérieur du trou occipital dans les invaginations basilaires sévères valide l'utilité de la ligne de McGregor. Les coupes coronales et axiales apprécient l'importance de l'invagination basilaire au niveau latéral. Le caractère pathogène direct de l'invagination basilaire est lié, d'une part, à l'importance de l'invagination basilaire et, d'autre part, à la fermeture de l'angle clivus–rachis cervical (figure 5.23).

En cas d'invagination basilaire, un quart à un tiers des patients présentent une malformation de Chiari et/ou une syringohydromyélie associées.

Occipitalisation de l'atlas

L'intégration de l'atlas à la base du crâne peut être complète ou partielle ; elle peut être asso-

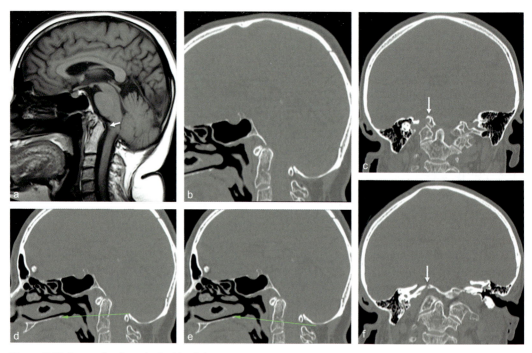

Figure 5.23. Impression (invagination) basilaire.
L'IRM en coupe sagittale en T1 (a) démontre une contrainte mécanique sur la face antérieure du bulbe, liée partiellement à une fermeture de l'angle basal et de l'angle clivus–rachis cervical (flèche). Le scanner en coupes sagittales (b, d et e) confirme la diminution de ces deux angles et une hypoplasie du clivus, qui est responsable d'une ascension du rachis cervical vers la base du crâne. La ligne de Chamberlain (ligne verte en d, qui joint le palais osseux au bord postérieur du foramen magnum) et la ligne de McGregor (ligne verte en e, qui joint le palais osseux à la partie la plus basse de l'écaille occipitale) visualisent une odontoïde et un arc antérieur de l'atlas nettement au-dessus de ces lignes. Le scanner en coupes coronales (c, f) note une invagination basilaire asymétrique plus marquée à droite (flèches en c et f), liée à une asymétrie dans le plan coronal entre les condyles occipitaux et les masses de l'atlas et de l'axis.

ciée à une invagination basilaire. Quatre types d'occipitalisation de l'atlas sont possibles : (1) fusion de l'arc antérieur, (2) fusion des masses latérales de l'atlas, (3) fusion de l'arc postérieur, et (4) combinaison variable des trois types de fusion [26]. En cas d'assimilation complète, l'arc antérieur de l'atlas est fusionné au clivus, l'arc postérieur est intégré à l'écaille occipitale et les masses latérales de l'atlas sont fusionnées aux condyles occipitaux. Un bloc vertébral C2–C3, voire un véritable syndrome de Klippel-Feil (fusions vertébrales cervicales multiples avec un ou deux disques mobiles pour l'ensemble du rachis cervical) sont parfois associés à la fusion C0–C1. Des anomalies mineures sont possibles au niveau des arcs antérieurs et postérieurs de l'atlas, parfois associées à des asymétries des masses latérales de l'axis.

Le bilan radiologique standard suspecte la malformation. L'IRM analyse les répercussions sur le névraxe et les malformations neurologiques associées (Chiari, hydrocéphalie, syringohydromyélie), mais ne permet pas l'analyse détaillée des anomalies osseuses. La scanographie avec reformations sagittales, coronales et para-axiales évalue les anomalies osseuses.

La recherche d'une luxation atloïdo-axoïdienne doit être systématique par des clichés dynamiques prudents en flexion ; la luxation se traduit par une position du sommet de l'odontoïde en arrière de la ligne de Wackenheim (figures 5.24 et 5.25).

Malformations de l'axis

Les malformations majeures de l'axis touchent l'odontoïde et sont représentées par l'agénésie de

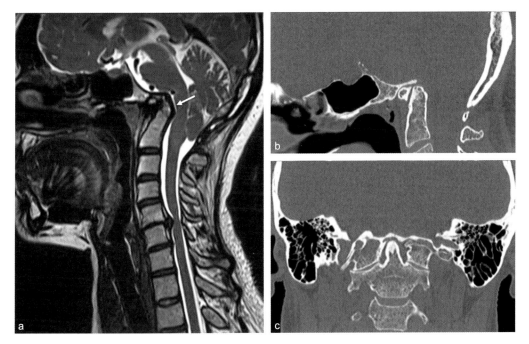

Figure 5.24. Occipitalisation de l'atlas et impression basilaire.
L'IRM en coupe sagittale en T2 (a) note une invagination basilaire avec une ouverture de l'angle basal et une importante fermeture de l'angle clivus–rachis cervical avec une compression de la face antérieure du tronc cérébral (flèche) ; une malformation de Chiari I est notée. La scanographie en coupes b) sagittale et c) coronale confirme les anomalies de la statique de la charnière cervicocrânienne et met en évidence une occipitalisation partielle de l'atlas avec fusion des masses latérales de C1 avec les condyles occipitaux, alors qu'il n'y a pas de fusion des arcs antérieurs et postérieurs de l'atlas avec la base du crâne. Noter une hernie discale C5–C6 avec compression marquée du fourreau dural, susceptible d'être à l'origine de symptômes cliniques similaires à ceux générés par la malformation de la charnière cervico-occipitale.

l'odontoïde (dens aplasia) et l'odontoïde mobile (os odontoideum) ; elles sont associées à une instabilité de la charnière cervico-occipitale.

L'agénésie de l'odontoïde (dens aplasia) est une malformation exceptionnelle liée à l'absence de développement des noyaux d'ossification. Des formes incomplètes, sous la forme d'une hypoplasie de l'odontoïde, sont possibles. La malformation est associée à une instabilité atlanto-axiale responsable d'un syndrome rachidien (douleurs, torticolis) et de symptômes neurologiques déficitaires paroxystiques ou d'aggravation progressive. L'instabilité est responsable d'une réduction du diamètre sagittal du canal rachidien en C1. L'IRM peut démontrer de signes de souffrance médullaire sous la forme d'un signal hyperintense en T2.

L'odontoïde mobile (os odontoideum) se traduit par une séparation entre l'odontoïde et le corps de C2. L'odontoïde séparée apparaît arrondie, avec des contours réguliers, limitée par une fine corticale et nettement séparée du corps de l'axis dont la face supérieure est régulièrement corticalisée. En IRM, le signal de la partie centrale de l'odontoïde mobile est superposable à celui de l'os spongieux du corps de l'axis (figure 5.26). Ces caractéristiques permettent le diagnostic différentiel avec une fracture de type 2, récente ou ancienne, de l'odontoïde. La charnière cervico-occipitale est instable et, lors de la flexion, le canal rachidien se rétrécit entre le coin postérosupérieur du corps de l'axis et l'arc postérieur de l'atlas, avec possibilité de souffrance médullaire, comme peut en témoigner la mise en évidence d'un signal hyperintense intramédullaire [93].

La pathogénie de l'odontoïde mobile reste discutée : malformation congénitale par non-union des noyaux d'ossification de l'odontoïde

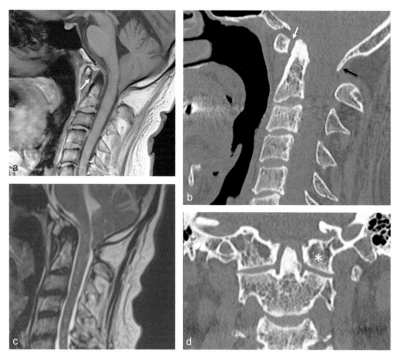

Figure 5.25. Luxation C1–C2 associée à une occipitalisation partielle de l'atlas.
L'IRM en coupes sagittales pondérées a) en T1 et c) en T2 note une malformation de Chiari de type I, associée à un diastasis C1–C2 (flèche en a), à une petite impression basilaire et à une fermeture de l'angle clivus–rachis cervical. Le scanner en coupes b) sagittale et d) coronale confirme de diastasis C1–C2 (flèche blanche en b) et note une occipitalisation des masses latérales (étoile en d) et de l'arc postérieur de l'atlas (flèche noire en b) ; seul l'arc antérieur n'est pas assimilé à la base du crâne.

au corps de l'axis ou pseudarthrose liée à une fracture survenue dans les premières années de la vie ; l'hypothèse d'une fracture secondaire à un ligament transverse trop court a également été avancée (principe du fil à couper le beurre) [92] ; une pathogénie multifactorielle est également évoquée [71]. L'odontoïde mobile doit être distinguée de l'exceptionnelle persistance du disque C1–C2 [91].

La radiographie standard identifie la solution de continuité entre l'odontoïde et le corps de C2, et soulève parfois le problème d'une fracture de l'odontoïde, notamment lorsque la lésion est découverte dans un contexte post-traumatique, ce qui peut générer des problèmes médicolégaux. Les clichés dynamiques apprécient l'instabilité, notamment lors de la flexion. La scanographie permet une analyse de la structure osseuse de l'odontoïde, du corps de C2 et de la solution de continuité. L'IRM analyse le diamètre sagittal du canal rachidien en C1–C2 et les répercussions médullaires (atrophie, signal hyperintense intramédullaire en T2) ; une exploration en flexion prudente est recommandée.

Luxation congénitale C1–C2

La luxation congénitale C1–C2 résulte probablement d'une laxité du ligament transverse ; elle peut être associée à une trisomie 21 (20 % des patients présentent une instabilité C1–C2), ou à des dysplasies osseuses, qui peuvent associer une hypoplasie de l'odontoïde à une laxité, voire une hypertrophie des ligaments postérieurs (Morquio, dysplasie spondylo-épiphysaire, dysplasie spondylo-métaphysaire, syndrome de Maroteaux-Lamy, syndrome de Pierre-Robin) [64, 80]. Des aplasies isolées exceptionnelles du ligament transverse ont été rapportées [28, 45].

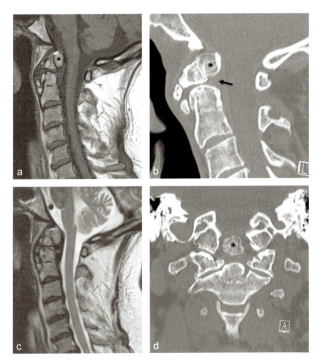

Figure 5.26. Odontoïde mobile.
L'IRM en coupes sagittales pondérées a) en T1 et c) en T2 et la scanographie en coupes b) sagittale et d) coronale notent une séparation (flèche en b) de l'odontoïde (étoiles) du corps de l'axis. L'odontoïde reste solidaire de l'arc antérieur de l'atlas qui apparaît hypertrophié. Un signal d'os spongieux est identifié en T1 et en T2 au niveau de l'arc antérieur de l'atlas, de l'odontoïde mobile et du corps de l'axis. Le scanner note une corticale régulière à la périphérie de l'odontoïde mobile.

La dislocation atloïdo-axoïdienne apparaît en position indifférente et surtout en flexion et peut être visualisée sur une radiographie de profil, en scanographie ou en IRM. L'intervalle atloïdo-axoïdien est au maximum de 3 mm chez l'adulte et de 4 mm avant l'âge de 15 ans ; lorsque le diamètre sagittal du canal rachidien est inférieur à 14 mm, la moelle épinière cervicale est menacée. Des subluxations physiologiques sont fréquemment notées avant l'âge de 8 ans en C2–C3 et C3–C4, mais pas en C1–C2 [64].

Sténose congénitale du foramen magnum (trou occipital)

Les sténoses congénitales du foramen magnum s'observent le plus souvent dans le cadre d'une achondroplasie ; l'imagerie démontre une réduction simultanée des diamètres sagittal et transversal du foramen magnum [8, 67].

D'exceptionnelles sténoses liées à une hypertrophie des condyles occipitaux ou à un condyle tertiaire (ou occipital médian) ont été rapportées [38, 56].

Des hypoplasies pathogènes de l'arc postérieur de l'atlas avec sténose du canal rachidien cervical sont décrites dans la trisomie 21 [44].

Malformations mineures

Les malformations mineures ne sont en général pas directement symptomatiques sur le plan neurologique, mais peuvent être associées à des malformations osseuses majeures ou à des malformations du système nerveux. Certaines lésions peuvent cependant induire des troubles de la statique et ainsi avoir une traduction clinique (algies cervicales, céphalées). D'autres anomalies mineures fragilisent la charnière (agénésie de l'arc postérieur de C1, déhiscence des arcs postérieurs et/ou antérieurs de l'atlas) ; certaines anomalies doivent être différenciées de lésions traumatiques. Les malformations mineures isolées sont souvent méconnues en radiologie standard et en IRM ; la scanographie avec reformations multiplanaires reste la technique d'imagerie de référence.

Asymétrie des structures osseuses

L'asymétrie des condyles occipitaux, des masses latérales de l'atlas et/ou de l'axis conduit souvent à des troubles de la statique dans le plan frontal, parfois associés à une hypoplasie faciale ou à une scoliose faciale ou cervicofaciale ; céphalées, cervicalgies et torticolis peuvent probablement être associés en cas d'asymétries importantes [91].

Les coupes coronales (IRM et surtout scanner) apprécient ces asymétries et les troubles de la statique. L'asymétrie de la charnière dans le plan frontal et les troubles de la statique induits sont évalués grâce à la ligne intervestibulaire de Wackenheim et à l'étude de l'angle formé dans le plan coronal par les articulations atlanto-occipitales (il varie de 124° à 127° et a son sommet au centre de l'odontoïde). L'asymétrie touche souvent simultanément les trois pièces osseuses ; une asymétrie de l'odontoïde est parfois associée (figure 5.27).

L'hypertrophie et la position trop interne des condyles occipitaux peuvent induire une myélopathie par sténose transversale du canal rachidien [56].

Anomalies de l'atlas

Les agénésies complètes ou partielles de l'arc postérieur sont rares et vont de l'agénésie complète (exceptionnelle) au spina bifida (4 % des adultes) en passant par les hypoplasies uni- ou bilatérales [78]. La classification de Currarino définit 5 types d'anomalies [20] : (1) type A, absence de fusion des deux hémi-arcs postérieurs sur la

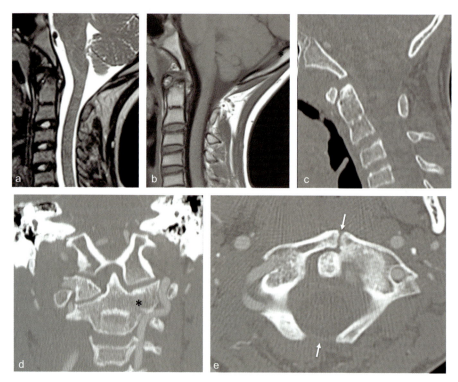

Figure 5.27. Malformations mineures complexes de la charnière cervicocrânienne.
Ces malformations associent, d'une part, une asymétrie dans le plan frontal liée à une hypertrophie du condyle occipital gauche et une fusion des masses latérales gauches de l'atlas et de l'axis (étoile en d) et, d'autre part, un « split-atlas » (solution de continuité médiane simultanée) des arcs antérieur et postérieur de l'atlas (flèches en e).

ligne médiane ; (2) type B, absence partielle ou complète d'un hémi-arc postérieur ; (3) type C, absence partielle ou complète des deux hémi-arcs postérieurs avec persistance de la portion la plus dorsale de l'arc postérieur ; (4) type D, absence complète de l'arc postérieur, mais persistance du tubercule postérieur ; et (5) type E avec absence complète de l'arc postérieur et du tubercule postérieur (figure 5.27). Exceptionnellement, une aplasie partielle induit une myélopathie ; l'arc postérieur hypoplasique est parfois isolé et mobile et peut alors déterminer une compression de la face postérieure du fourreau dural notamment en extension [69] ; l'arc postérieur hypoplasique peut se développer vers l'avant et ainsi venir comprimer la face postérieure de la moelle épinière [18].

Le rachischisis antérieur est beaucoup plus rare que le rachischisis postérieur ; l'association des deux est responsable du *split-atlas* (voir figure 5.27). Le rachischisis antérieur peut être suspecté sur le cliché de profil devant un arc antérieur large (*plump atlas*), aux contours flous et arrondis et qui a perdu sa classique forme en demi-lune. Les coupes axiales scanographiques mais aussi IRM identifient facilement le *split-atlas* et démontrent les malformations ou lésions traumatiques associées (agénésie de l'arc postérieur, os odontoideum, fusion de l'arc antérieur de l'atlas à la face antérieure de l'odontoïde, fracture de l'odontoïde, fracture horizontale de l'arc antérieur) [12, 22, 25, 39, 62, 72, 78, 91]. Ces malformations peuvent probablement fragiliser l'atlas, mais ne doivent pas être confondues avec des fractures.

Anomalies de l'odontoïde

La persistance de l'ossicule terminal résulte d'une absence de fusion de l'ossicule Bergman à l'odontoïde après l'âge de 12 ans ; cette anomalie ne doit pas prêter à confusion avec une fracture de l'odontoïde de type 1 [78, 91].

La taille de l'odontoïde peut varier (hypoplasie ou doclicho-odontoïde), de même que la morphologie (lordose, scoliose) [4, 91]. La jonction bulbomédullaire peut être comprimée par une dolicho-odontoïde [40, 98]. La lordose de l'odontoïde semble plus fréquente en cas de malformation de Chiari de type I [86].

Anomalies rares

Le condyle occipital médian (*condylus tertius*) est une manifestation de la vertèbre occipitale, comme le sont également les ossicules libres identifiés au sommet de l'odontoïde (« dent couronnée ») [91]. Le condyle occipital se traduit par une hypertrophie du basion qui peut s'articuler avec la face supérieure de l'arc antérieur de l'atlas et/ou le sommet de l'odontoïde (figure 5.28) [88, 89, 94].

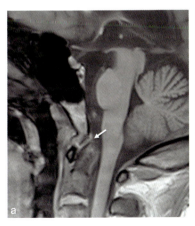
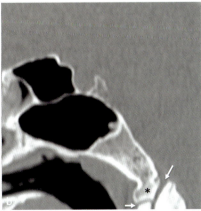

Figure 5.28. Condyle occipital médian.
Les coupes sagitales a) d'IRM pondérée en T1 et b) de scanner notent une hypertrophie du basion (étoile), qui apparaît avec une néoarticulation avec la face antérosupérieure de l'odontoïde et la face supérieure de l'arc antérieur de l'atlas (flèches).

La fusion de l'arc antérieur de l'atlas à l'odontoïde est exceptionnelle [57, 90].

Syringomyélies et hydromyélies

Définition, classification, étiologie et anatomopathologie

L'hydromyélie représente une dilatation du canal épendymaire (canal virtuel et perméable à la naissance qui se sténose, au moins de façon segmentaire, au cours de la vie, complètement sténosé à partir de 40 ans).

La syringomyélie représente une néocavité créée au sein de la moelle épinière, en dehors du canal épendymaire.

La syringobulbie située à la partie inférieure du tronc cérébral, au-dessus du foramen magnum (trou occipital), est en général sans communication avec le V4 (en dehors du cas des cavités tumorales, il s'agit le plus souvent d'une fine cavité).

Dans plus de 50 % des cas de cavités médullaires, la cause est une malformation de la charnière craniorachidienne de type malformation de Chiari de type I. Moins fréquemment, ce sont d'autres malformations de la fosse postérieure de type Dandy-Walker, des malformations osseuses majeures de la charnière cervicocrânienne (impression basilaire, occipitalisation de l'atlas, sténoses du trou occipital, etc.), de séquelles hémorragiques, traumatiques, infectieuses ou des lésions tumorales (surtout méningiomes) de la base du crâne ou de la charnière qui sont à l'origine de ces cavités intramédullaires. Dans tous ces cas, la cavité est cervicale avec une plus ou moins grande extension caudale.

Sans anomalie de la charnière craniovertébrale et en cas de développement de la cavité dans une autre topographie, l'origine peut être secondaire à un traumatisme, une arachnoïdite, une tumeur médullaire ou extramédullaire, etc. Les cavités de situation caudale sont souvent associées ou secondaires à une dysraphie rachidienne lombosacrée.

La classification actuelle des cavités intramédullaires est fondée sur des notions physiopathologiques [48] (figures 5.29 et 5.30).

Dilatation communicante du canal épendymaire

Cette dilatation est centromédullaire et définie par sa communication avec le V4 (figures 5.29b et 5.31). Elle est bordée complètement ou partiellement par un revêtement cellulaire épendymaire. Elle est en communication avec les ventricules intracrâniens en général dilatés en raison de l'obstruction causale du V4, secondairement forcée au niveau du trou de Magendie. Les causes en sont l'hydrocéphalie (posthémorragique ou méningitique), les malformations complexes telles que le Chiari II ou l'encéphalocèle et les kystes de Dandy-Walker. L'extension en hauteur de la cavité dépend de la cause et surtout de l'âge de l'installation des lésions (plus grande si plus précoce).

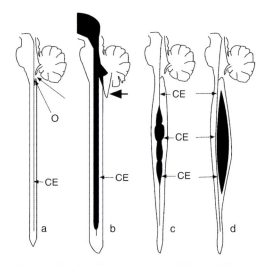

Figure 5.29. Classification des cavités intramédullaires. a) Aspect normal de la moelle épinière avec un canal épendymaire virtuel (CE), l'obex (O), le foramen de Magendie (flèche). b) Dilatation communicante du canal épendymaire avec distension ventriculaire, dilatation du canal épendymaire (CE) en communication avec le V4 et blocage du foramen magnum par une ectopie tonsillaire (flèche). c) Dilatation non communicante du canal épendymaire par dilatation suspendue du canal épendymaire (CE). d) Cavité parenchymateuse avec déplacement du canal épendymaire (CE).

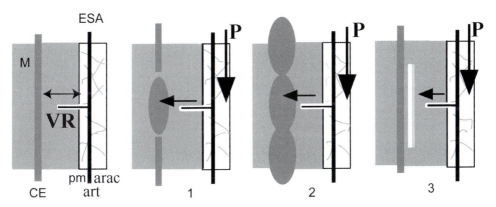

Figure 5.30. Dans des conditions habituelles (schéma de gauche), les échanges de LCS entre moelle (M) et espaces sous-arachnoïdiens (ESA, pm : pie-mère et arac. : feuillet arachnoïdien) sont équilibrés, le long des axes vasculaires (art. : artère) dans les espaces de Virchow-Robin (VR).
En cas d'obstacle à la circulation du liquide cérébrospinal dans le canal vertébral et d'hyperpression (P) dans les ESA, le canal épendymaire (CE) est : 1) focalement incompétent et il apparaît une distension focale et suspendue du CE ; 2) globalement incompétent et il se crée une distension de tout le canal. 3) L'état présyringomyélique survient en cas d'hyperpression (P) dans les ESA et de sténose complète du canal de l'épendyme (d'après Fischbein et al. [23]).

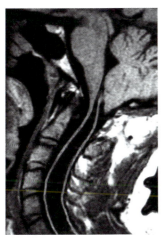

Figure 5.31. Cavité communicante sur Chiari I.
IRM, coupe sagittale en pondération T1. Ectopie tonsillaire au foramen magnum. Canal cervical large. Moelle de gros diamètre. Cavité apparemment communicante avec le V4.

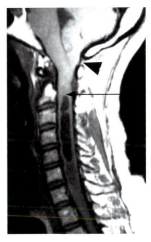

Figure 5.32. Cavité non communicante sur Chiari I.
IRM, coupe sagittale pondérée en T1. Ectopie des tonsilles cérébelleuses à extrémités effilées (tête de flèche) obstruant le foramen magnum. Tuméfaction médullaire cervicale. Cavité sous tension à extrémité supérieure convexe (fine flèche).

Dilatation non communicante du canal épendymaire (figures 5.29c, 5.32 à 5.36)

Cette dilatation représente une cavité suspendue du canal épendymaire, par définition sans communication avec le V4. La cavité intramédullaire n'est revêtue que partiellement par des cellules épendymaires et sa paroi est le plus souvent dénudée. La cavité présente souvent des cloisons. De la cavité s'étendent des fissures intraparenchymateuses qui disséquent la moelle vers les cornes postérieures et qui peuvent atteindre la surface pie-mérienne, mettant alors la cavité en communication avec les espaces sous-arachnoïdiens. Les causes principales en sont

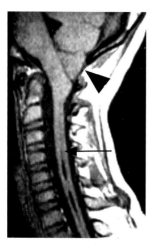

Figure 5.33. Cavité non communicante sur Chiari I. IRM, coupe sagittale pondérée en T1. Ectopie des tonsilles cérébelleuses à extrémités effilées (tête de flèche) obstruant le foramen magnum. Le canal vertébral est large. La moelle épinière est plutôt atrophique. L'extrémité supérieure d'une fine cavité centromédullaire est effilée (fine flèche). La cavité n'est pas sous tension.

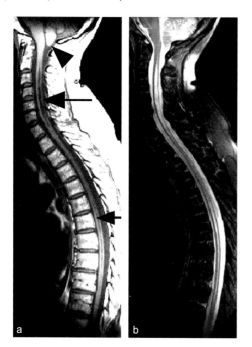

Figure 5.34. Cavité non communicante sur Chiari I. IRM, coupes sagittales pondérées a) en T1 et b) en T2. Malformation de Chiari I (tête de flèche noire en a). La moelle épinière a un calibre normal (masquant l'atrophie du parenchyme). Une fine cavité s'étend de C1–C2 jusqu'en T9–T10 (flèches noires en a). Ses extrémités sont effilées et pointues. Elle est de signal homogène sur les deux séquences, identique à celui du LCS, sans image de flux.

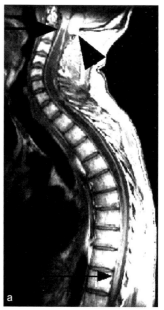

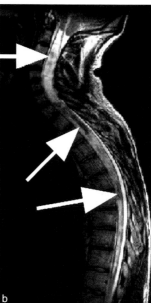

Figure 5.35. Cavité non communicante sur Chiari I. IRM, coupes sagittales pondérées a) en T1 et b) en T2. Malformation de Chiari I (tête de flèche en a). Le canal vertébral et la moelle épinière sont élargis. Une large cavité à extrémité supérieure convexe s'étend de C1–C2 jusqu'en T9–T10 (flèches noires en a). Elle est de signal hétérogène, sous tension et pulsatile (flèches en b).

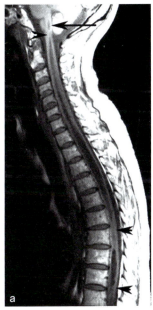
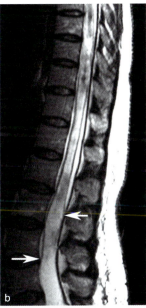

Figure 5.36. Bulbosyringomyélie sur dysraphie rachidienne.
IRM, coupes sagittales pondérées a) en T1 en cervico-thoracique et b) en T2 en lombosacré. La cavité pan médullaire étendue au bulbe (flèche en a) est pour partie cloisonnée à la jonction bulbomédullaire et en regard de T7 (têtes de flèches en a). La distalité de la cavité médullaire de situation basse entre L3 et L5 (flèches en b) est ouverte à plein canal dans le cul-de-sac dural.

les malformations de Chiari, la moelle attachée, les compressions médullaires et l'arachnoïdite.

Cavités médullaires intraparenchymateuses

Ces cavités sont nées au sein du parenchyme médullaire et ne communiquent ni avec le canal épendymaire, ni avec le V4 (figure 5.29d, voir figures 5.43, 5.45 à 5.47). Les lésions ischémiques, traumatiques, hémorragiques et, plus rarement, infectieuses intramédullaires en sont les causes principales. L'arachnoïdite induite secondairement à ces lésions est sûrement un facteur favorisant, voire causal (voir figure 5.46). En cervical, la cavité est le plus souvent située dans la substance grise en arrière du canal de l'épendyme. En thoracique, elle est située au niveau des cordons postérieurs. La cavité est bordée par un tissu gliotique ou fibrogliotique avec des zones de nécrose, de dégénérescence wallérienne et de possibles foyers hémorragiques selon l'étiologie. Dans la substance blanche, en périphérie de la cavité, l'œdème interstitiel est prédominant en phase aiguë, tandis que les lésions de prolifération astrocytaire, de démyélinisation et de dégénérescence axonale prédominent en phase tardive. Au niveau de la cavité, l'élargissement des espaces de Virchow-Robin est constaté autant en substance blanche qu'en substance grise.

État présyringomyélique

Cet état a été décrit en 1999 [23] (voir figure 5.30). En cas d'imperméabilité canalaire épendymaire, la transsudation intraparenchymateuse médullaire (à partir des espaces de Virchow-Robin) crée un œdème qui détermine l'état précavitaire, se transformant progressivement en cavité intraparenchymateuse (voir figure 5.45).

Cavités dégénératives

Les cavités dégénératives surviennent en cas d'atrophie médullaire à partir de pertes parenchymateuses, de dégénérescences kystiques, de fissurations parenchymateuses ou de dilatations suspendues du canal (voir figure 5.43).

Cavités péritumorales

Les cavités péritumorales peuvent accompagner les tumeurs intramédullaires : kystes et cavités hydro- ou syringomyéliques qu'il faudra distinguer des kystes tumoraux (voir figure 5.48 et voir chapitre 11).

Ventricule terminal

Situé au niveau du cône médullaire, c'est une variante de la normale.

Clinique

La symptomatologie est variée et souvent insidieuse. Une cavité peut être de découverte fortuite. Elle peut se manifester par des déformations rachidiennes ou des troubles orthopédiques, un syndrome douloureux ou, de façon plus évocatrice, par une anesthésie thermoalgique suspendue associée à une amyotrophie des membres supérieurs avec éventuel syndrome pyramidal.

Une syringobulbie peut se manifester par un nystagmus, des troubles dysphagiques et dysarthriques, une hypoesthésie dans le territoire du trijumeau, un hoquet.

Une cavité post-traumatique est de plus en plus fréquemment décelée dans les suites des traumatismes graves, notamment du rachis thoracique, surtout en cas d'insuffisance de réduction des fractures rachidiennes [63]. Elle doit être suspectée en cas d'apparition retardée d'un syndrome douloureux ou de toute aggravation neurologique secondaire. Il en est de même des cavités intramédullaires qui peuvent survenir secondairement à des lésions infectieuses (méningite, épidurite, spondylodiscite), à des hémorragies méningées, à des interventions chirurgicales canalaires, à une myélographie aux produits de contraste non ioniques ou à une rachianesthésie, et même secondairement à des phénomènes dégénératifs rachidiens. L'arachnoïdite en est la cause principale, extensive et de mauvais pronostic, ou focale et de meilleur pronostic [61].

Physiopathologie [1, 9, 13, 23, 24, 29, 42, 48, 61, 63, 74, 95] (voir figure 5.30)

La physiopathologie est encore très discutée, mais les théories successives font toutes référence à une origine mécanique et, en particulier, à un rétrécissement du foramen magnum ou du canal rachidien associé à un trouble de la circulation du liquide cérébrospinal. La physiopathologie est d'autant plus importante à préciser que les propositions thérapeutiques évoluent avec elle. L'étude IRM des flux de liquide cérébrospinal permet d'ailleurs une approche nouvelle et notamment les travaux de Greitz [29]. Fischbein et al. [23] (figure 5.30) présentent de façon simple les différents modèles de cavités, en se fondant sur la perméabilité et la compétence du canal épendymaire. On sait celui-ci perméable chez le nouveau-né ; il se sténose ensuite progressivement.

On suppose que des échanges liquidiens se font entre les espaces sous-arachnoïdiens et le canal épendymaire par l'intermédiaire des espaces de Virchow-Robin. Si la pression augmente dans les espaces sous-arachnoïdiens, les liquides s'accumulent dans le canal qui se dilate focalement entre deux zones sténosées (figure 5.30, 1). Si les sténoses sont incomplètes, le canal peut se dilater globalement (figure 5.30, 2). Si le canal épendymaire est totalement sténosé, les liquides s'accumulent dans le parenchyme, à l'origine de lésions œdémateuses et d'un état présyringomyélique (figure 5.30, 3). Ce passage du LCS sous pression dans les espaces de Virchow Robin est discutable [42]. L'hyperpression du LCS engendrée par des stress répétés (toux, éternuement, etc.) pourrait être responsable d'une dilatation des vaisseaux et notamment des veines avec rupture de la barrière hématoneurale, apparition de gliose et/ou d'œdème. Le liquide intracavitaire serait un ultrafiltrat de plasma collecté dans le canal épendymaire ou les fentes syringomyéliques.

IRM

L'IRM est le plus souvent le moyen d'imagerie nécessaire et suffisant au diagnostic et au bilan de ces cavités médullaires.

Rechercher des anomalies causales ou associées

Il s'agit :
- d'une ectopie des tonsilles (amygdales) cérébelleuses dans un foramen magnum (trou occipital) obstrué (voir figures 5.31 à 5.35) ;
- d'une hydrocéphalie aux dépens des ventricules latéraux et du V3 ;
- de lésions osseuses de la charnière craniovertébrale et notamment une impression basilaire ou une occipitalisation de l'atlas, une déhiscence de l'arc postérieur de C1, une platybasie, etc. ;
- d'un élargissement du canal rachidien et des images anormales du mur postérieur des corps vertébraux : convexité vers l'avant ou *scalloping* des Anglo-Saxons ;
- de troubles scoliotiques de l'axe rachidien ;
- d'une attache basse de la moelle, une diastématomyélie (figures 5.37, 5.38 et 5.39 et voir figure 11.38) ;
- de séquelles traumatiques vertébrales (voir figures 5.44 à 5.46) ;
- de lésions d'arachnoïdite (voir figures 5.46 et 5.47).

Analyser la moelle épinière

Il faut :
- rechercher sur les coupes sagittales une tuméfaction harmonieuse de la moelle épinière, laminant les espaces sous-arachnoïdiens ; mais son calibre peut être normal et même atrophique, surtout en cas de cavité malformative ;
- s'assurer de la netteté des contours médullaires et de la forme arrondie de la moelle sur les coupes axiales (à moins d'une compression extrinsèque) ;
- apprécier le rapport de son calibre avec celui du canal rachidien.

Cavité médullaire

La cavité médullaire se caractérise par :
- sa communication (figures 5.29b et 5.31) ou non (figures 5.29c et d et 5.32 à 5.35) avec le V4 ;
- sa localisation (cervicale, thoracique ou panmédullaire) ;

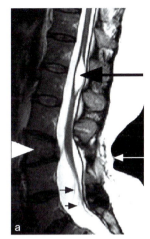

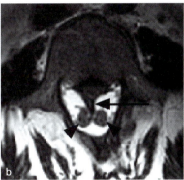

Figure 5.37. Cavité non communicante sur diastématomyélie.
IRM, a) coupes sagittale et b) axiale en pondération T2 du rachis lombosacré. Malformation cunéiforme du corps vertébral de L3 (tête de flèche blanche en a) et déhiscence de l'arc postérieur (fine flèche blanche en a). Moelle attachée basse. Les racines de la queue de cheval sont visibles en regard de L4 et L5 (fines flèches noires en a). Cavité médullaire en regard de T12-L1 (flèche noire en a). Éperon ostéofibreux intracanalaire (flèche noire en b) inséré sur le mur postérieur de L3 et qui sépare la moelle en deux parties distinctes qui définissent une diastématomyélie (têtes de flèche en b).

- sa topographie (centromédullaire, latérale ou postérolatérale (figures 5.41, 5.42 et 5.43) ;
- son extension en hauteur (le plus souvent très étendue en cas de cavité malformative, en général de C1–C2 et jusqu'en T8–T10, rarement en dessous) (voir figures 5.34 et 5.35) ;
- son diamètre et ses rapports avec celui de la moelle épinière et du canal vertébral. Une cavité

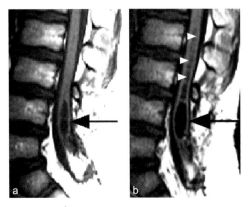

Figure 5.38. Évolution d'une cavité non communicante sur dysraphie.
IRM en coupes sagittales pondérées a) en T1, b) suivi évolutif. Moelle attachée basse sur lipome intracanalaire opéré à deux reprises. Une cavité distale se distend entre deux examens à 1 an d'intervalle (flèche noire en a et b) et cette distension s'associe à une extension craniale des lésions (têtes de flèche blanches en b).

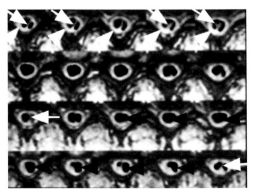

Figure 5.40. Cavité cloisonnée.
IRM en coupes axiales pondérées T1 de la moelle cervicale. Acquisition réalisée en écho de gradient 3D. Les espaces sous-arachnoïdiens ne sont pas visibles, laminés par la moelle tuméfiée (têtes de flèches blanches) qui occupe tout le canal. La cavité centromédullaire sous tension est en hyposignal (flèches noires). Des cloisons (flèches blanches) forment plusieurs cavités.

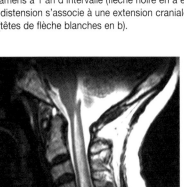

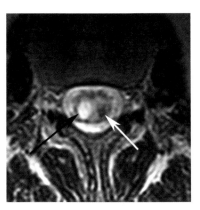

Figure 5.41. Syringomyélie avec cavités cloisonnées.
IRM, coupe axiale pondérée T2. La cavité de droite a un signal élevé (flèche noire) tandis que la cavité gauche qui présente un flux intracavitaire est en hyposignal (flèche blanche).

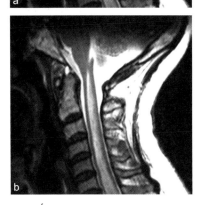

Figure 5.39. Évolution vers une syringobulbie.
IRM en coupes sagittales pondérées T2 (a et b). Lors du second examen (b), la moelle et la cavité intramédullaire ont augmenté de volume et l'extension bulbaire est importante (flèche en b).

sous tension lamine le parenchyme médullaire, hypertrophie la moelle et efface les espaces sous-arachnoïdiens. La moelle occupe alors la totalité du canal vertébral. Au contraire, une cavité affaissée et une moelle atrophiée laissent place à de larges espaces sous-arachnoïdiens dans un canal vertébral le plus souvent élargi ;
- ses pôles supérieur ou inférieur (effilés et pointus ou convexes ou effilés à contour mousse) (figures 5.32 à 5.36). L'aspect convexe ou

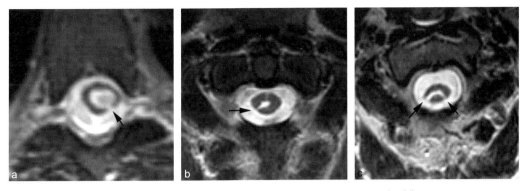

Figure 5.42. Communication d'une cavité syringomyélique avec les espaces sous-arachnoïdiens.
IRM, coupes axiales pondérées en T2 (a, b et c). Dans un canal large, la moelle épinière présente sur les trois images une cavité intramédullaire en communication avec les espaces sous-arachnoïdiens (flèches en a, b et c).

mousse de ses extrémités témoigne d'une cavité sous tension ;
- son aspect unique, multiple ou multiloculé (voir figures 5.31, 5.38 et 5.40), l'aspect de ses parois (lisses ou festonnées) ;
- la pulsatilité ou non de son contenu (voir figures 5.34 et 5.35), sachant que plusieurs cavités présentant des caractéristiques différentes peuvent coexister. Une cavité pulsatile a des plages de faible signal en pondération T2 et de signal plus élevé que le LCS en T1 en raison des phénomènes de temps de vol. La mise en évidence de flux intracavitaires témoigne du caractère exclu de la cavité et de sa mise sous tension, les pulsations étant transmises à partir des flux de LCS des espaces sous-arachnoïdiens, à travers la moelle (voir figure 5.35). À l'inverse, une cavité en communication avec les espaces sous-arachnoïdiens est souvent affaissée et ne présente pas d'images

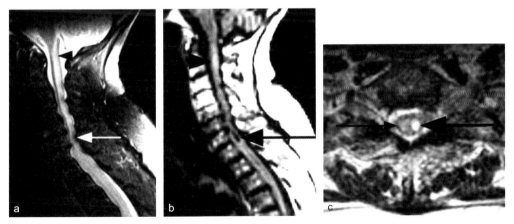

Figure 5.43. Cavité, œdème et myélomalacie.
IRM, a) coupe sagittale pondérée en T2, b) en séquence FLAIR et c) coupe axiale pondérée en T2. Un rétrécissement canalaire cervicarthrosique est prédominant en regard de C6 (flèche en a). Toute la moelle présente un hypersignal en pondération T2 (tête de flèche en a) ; il représente probablement un œdème traumatique (apparition brutale d'un déficit neurologique après une chute de ce patient). Cet hypersignal est bien détecté en séquence FLAIR (têtes de flèches en b) et distingué de l'hyposignal d'une petite cavité (flèche noire en b). Sur la coupe axiale pondérée en T2 sous-jacente à la sténose canalaire, œdème et myélomalacie sont à droite, de signal modérément élevé (fine flèche en c) et la cavité est à gauche (grosse flèche en b et c). Cette cavité était ignorée sur la coupe sagittale pondérée en T2, probablement par effet de volume partiel.

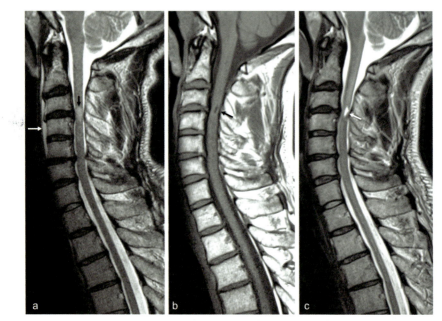

Figure 5.44. Cavité médullaire cervicale post-traumatique.
L'IRM réalisée en coupe sagittale en T2 au décours immédiat du traumatisme du rachis cervical (a) démontre un canal rachidien cervical étroit et un hypersignal intramédullaire en C3–C4 (flèche noire), en rapport avec une contusion sur canal étroit par un mécanisme en hyperextension, comme en témoigne l'hématome prévertébral (flèche blanche). Les coupes sagittales b) en T1 et c) T2 réalisées un an plus tard démontrent une petite cavité intramédullaire en signal fortement hypo-intense en T1 et hyperintense en T2 (flèches). Noter la disparition du signal hyperintense prévertébral.

de flux centrocavitaires (voir figure 5.34). L'imagerie en contraste de phase permet de mesurer la vélocité et les flux du LCS dans les espaces sous-arachnoïdiens et dans les cavités médullaires. Les flux dans les espaces sous-arachnoïdiens sont diminués. Ils sont élevés dans les cavités sous tension. Une vélocité élevée dans la cavité est un critère péjoratif. Il est rapporté des critères de cavités « agressives » pour des vélocités du LCS supérieures à 2,3 cm/s [13] ;
- son exclusion ou sa communication éventuelle avec les espaces sous-arachnoïdiens (figure 5.42) (macroscopiquement décelable, ou à explorer par myéloscanner : immédiate ou retardée et alors détectée lors d'une étude itérative) ;
- une cavité a le même signal que le LCS dans toutes les séquences, aux artéfacts de flux près, ce qui permet de différencier une cavité des lésions myélomalaciques qui se présentent comme des plages irrégulières, à bords flous, de signal plus élevé en pondération T1 et moindre en pondération T2 que celui du LCS (figure 5.43) ;
- selon les positions prolongées du patient (debout, couché, Trendelenburg, etc.) avant la réalisation de l'examen, la répartition des liquides dans la cavité peut varier et la cavité apparaître plus distendue en cervical ou en thoracique.

Recommandations techniques

La totalité du canal rachidien doit être explorée en incluant les charnières craniovertébrale et lombosacrée.

Des séquences pondérées en T1 et T2 doivent être obtenues. Pour apprécier les mouvements du LCS dans les espaces sous-arachnoïdiens et surtout dans les cavités, il est souhaitable en pondération T2 de ne pas utiliser les artifices de compensation de flux ou de synchronisation cardiaque ou périphérique.

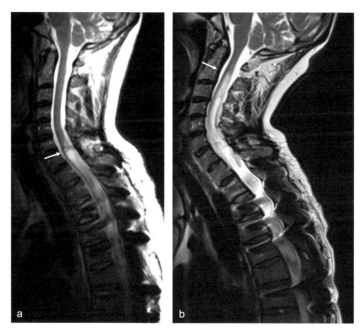

Figure 5.45. Syringomyélie cervicale post-traumatique évolutive.
L'IRM réalisée en coupe sagittale en T2 (a) au niveau cervicothoracique identifie une cavité syringomyélique intramédullaire, dont l'extension craniale se situe en C7 (flèche), secondaire à une contusion médullaire thoracique responsable d'une paraplégie complète survenue 3 ans auparavant. L'IRM de contrôle réalisée 5 ans plus tard (b) en raison de l'apparition progressive de troubles sensitivomoteurs aux membres supérieurs note l'extension craniale de la cavité syringomyélique jusqu'au niveau C2 (flèche).

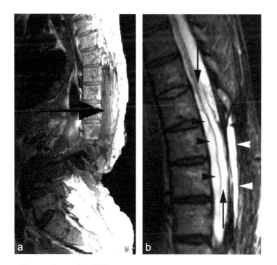

Figure 5.46. Cavité post-traumatique et arachnoïdite.
IRM, coupes sagittales pondérées a) en T1 et b) en T2. Dislocation rachidienne thoracique inférieure suite à des laminectomies répétées. La moelle épinière n'est plus distinguée en pondération T1 au sein du canal (flèche en a). La coupe pondérée en T2 montre la trace de laminectomie (têtes de flèche blanches en b), les espaces sous-arachnoïdiens antérieurs cloisonnés et compressifs (têtes de flèche noires en b), la moelle tuméfiée adhérente à la face postérieure du sac dural et une cavité centromédullaire (flèches noires).

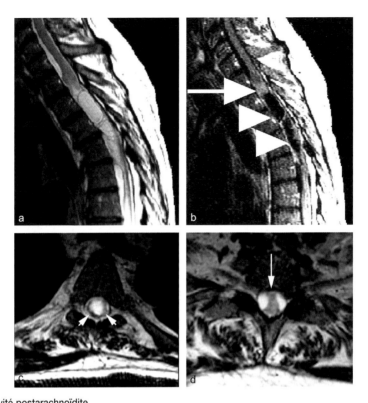

Figure 5.47. Cavité postarachnoïdite.
IRM en coupes sagittales pondérées a) en T2, b) en séquence FLAIR et c et d) coupes axiales pondérées en T2. En regard de T3 et T4, la moelle est élargie et présente une cavité de signal élevé en pondération T2 et en hyposignal en séquence FLAIR (têtes de flèche en b). Une zone de myélomalacie est détectée au pôle supérieur de la cavité en T2 et surtout bien distinguée de la cavité en séquence FLAIR en raison de son signal élevé (flèche en b). Les coupes axiales montrent le niveau de la cavité centromédullaire avec le parenchyme médullaire résiduel laminé en périphérie, de faible signal (flèches en c) et le niveau de la moelle épinière comprimée bilatéralement (flèche en d) par des kystes arachnoïdiens sous tension.

Les coupes axiales permettent de montrer la topographie de la cavité et les éventuelles communications avec les espaces sous-arachnoïdiens, mais également d'apprécier l'épaisseur résiduelle du parenchyme médullaire.

Une séquence FLAIR permet d'affirmer le contenu liquide de signal identique à celui du LCS en cas de signal douteux en pondération T1, et donc de différencier cavité et myélomalacie.

À titre diagnostique, il n'est pas nécessaire d'injecter un agent de contraste intraveineux (IV) si une malformation rachidienne est mise en évidence, en particulier de la charnière craniovertébrale, et notamment une malformation de Chiari avec ectopie des tonsilles cérébelleuses.

Inversement, toute cavité médullaire qui ne fait pas la preuve de son origine implique l'injection de gadolinium IV, pour détecter un éventuel rehaussement d'une paroi kystique, d'un nodule tumoral intracavitaire ou encore d'une tumeur solide. Les tumeurs primitives d'évolution lente de type astrocytome ou épendymome peuvent induire une cavité syringomyélique sus- et sous-jacente au processus tumoral qui peut respectivement s'étendre jusqu'au niveau de la jonction bulbomédullaire et du cône terminal ; l'identification du processus tumoral peut être délicate, notamment en cas de localisation thoracique dans le cadre d'une scoliose (figure 5.48).

L'imagerie de flux en contraste de phase devrait devenir de pratique courante, permettant la mesure de vélocité des flux et leur contrôle postopératoire.

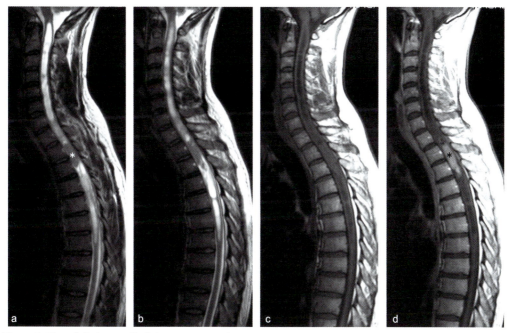

Figure 5.48. a–d) Syringomyélie (« kyste tumoral mécanique ») sus- et sous-jacente à une tumeur intramédullaire thoracique (épendymome) (étoiles).
Le caractère localisé du processus tumoral et son signal iso-intense à la moelle épinière peuvent rendre son identification délicate en T1 et en T2, notamment en cas de scoliose. L'injection de gadolinium confirme aisément la présence de la lésion expansive.

Critères suggestifs du bénéfice d'un geste chirurgical

Il s'agit d'une moelle tuméfiée et d'une cavité sous tension, pulsatile et sans communication avec les espaces sous-arachnoïdiens. Inversement, une moelle de calibre normal ou atrophique, une communication entre la cavité et les espaces sous-arachnoïdiens, des signes de myélomalacie et le caractère non pulsatile du contenu kystique sont des critères défavorables à l'indication d'un geste chirurgical.

Myélo-TDM

La myélo-TDM permet de mettre en évidence des cavités chez les patients présentant une contre-indication à l'IRM ou à l'une de ses limitations, notamment en postopératoire après un traumatisme nécessitant une arthrodèse avec matériel métallique. L'exploration du rachis et de la moelle après injection intrathécale de produit de contraste non ionique permet de détecter une communication de la cavité intramédullaire avec le V4 ou avec les espaces sous-arachnoïdiens au niveau des radicelles postérieures. L'opacification est rarement immédiate et le plus souvent tardive, constatée après plusieurs heures. Dans moins de 1 cas sur 4, les cavités ne s'opacifient pas, même tardivement. Il faut noter que les cavités associées à des tumeurs peuvent s'opacifier après injection intrathécale de produit de contraste. Il faut noter encore que les microkystes, probablement précavitaires, situés au sein de la gliose, notamment en post-traumatique, peuvent s'opacifier après injection intrathécale.

Imagerie postopératoire (figure 5.49)

L'imagerie postopératoire doit être guidée par la connaissance du geste chirurgical : médullotomies, shunts et dérivations (dérivation ventriculopérito-

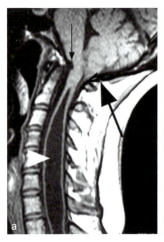 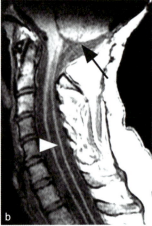

Figure 5.49. Aspect postopératoire d'une malformation de Chiari I.
IRM, coupes sagittales en pondération T1 a) avant et b) après intervention de décompression du foramen magnum. Ascension de la tonsille cérébelleuse après intervention (flèche noire épaisse en a et b), réduction de calibre de la cavité médullaire (tête de flèche blanche en a et b). Noter l'empreinte vasculaire sur le tronc cérébral (fine flèche noire en a).

néale, drainage syringopéritonéal ou syringopleural ou syringo-arachnoïdien, ventriculocisternostomie), décompressions limitées ou larges de la sténose canalaire vertébrale ou foraminale : craniotomie ou laminectomie, avec ouverture dure-mérienne respectant l'arachnoïde ou, au contraire, avec section extensive de toutes les attaches ou adhérences arachnoïdiennes, avec ou sans sacrifice tonsillaire, etc.

Les critères d'efficacité du geste chirurgical sont :
- la diminution de la tuméfaction médullaire ;
- l'affaissement de la cavité ;
- la diminution ou la disparition de la pulsatilité intracavitaire et la réduction des flux dans la cavité ;
- la réapparition de flux dans les espaces sous-arachnoïdiens ou l'augmentation de leur vélocité ;
- la régression de l'ectopie tonsillaire ;
- l'absence de complication locale, de pseudoméningocèle en particulier.

Images cavitaires de découverte fortuite (figures 5.50 et 5.51)

L'utilisation des antennes en réseau phasé qui permet une exploration du rachis bien au-delà des segments incriminés met parfois en évidence, de façon fortuite, de fines cavités suspendues aux extrémités effilées situées au niveau du canal

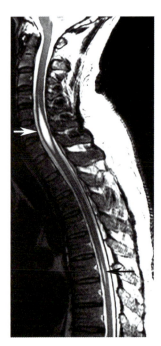

Figure 5.50. Cavité médullaire de découverte fortuite.
IRM, coupe sagittale pondérée en T2. Distension bifocale du canal épendymaire (flèches) sans cause apparente.

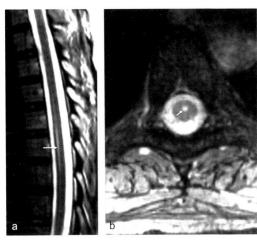

Figure 5.51. a, b) Dilatation du canal épendymaire thoracique de découverte fortuite (flèches).

épendymaire. C'est le cas par exemple de la découverte d'une cavité intramédullaire thoracique inférieure lors d'une exploration IRM cervicale pour une pathologie dégénérative ostéodiscale. Leur signification est actuellement inconnue. Ces cavités représentent dans la plupart des cas une variante de la normale [31]. Elles pourraient également être le témoin d'une agression médullaire méconnue, en particulier traumatique, ou la conséquence de troubles mineurs de la circulation du LCS dans les espaces sous-arachnoïdiens, actuels ou antérieurs. Elles peuvent être banalisées en cas d'anamnèse négative et d'examen neurologique normal. Afin de ne pas « iatrogéniser » le patient, le terme de syringomyélie est à éviter dans le compte-rendu ; la surveillance systématique n'est pas nécessaire et doit uniquement être conditionnée par les données de la clinique.

Références

[1] Aboulker J. La syringomyélie et les liquides intrarachidiens. Neurochirurgie 1979;25:1–44.

[2] Adamsbaum C, Leclainche P, Dubousset J. Malformations congénitales du rachis. In: Labrune M, Kalifa G, editors. Chap. 2: Imagerie du rachis de l'enfant. Paris: Masson; 1999.

[3] Agostinis C, Caverni L, Montini M, et al. "Spontaneous" reduction of tonsillar herniation in acromegaly: a case report. Surg Neurol 2000;53:396–9.

[4] Al Kaissi A, Ben Chehida F, Gharbi H, et al. Persistent torticollis, facial asymmetry, grooved tongue, and dolicho-odontoid process in connection with atlas malformation complex in three family subjects. Eur Spine J 2007;16(Suppl 3):265–70.

[5] Amer TA, El-Shmam OM. Chiari malformation type I: a new MRI classification. Magn Reson Imaging 1997;15:397–403.

[6] Aydin S, Hanimoglu H, Tanriverdi T, et al. Chiari type I malformation in adults: a morphologic analysis of the posterior cranial fossa. Surg Neurol 2005;64:237–41.

[7] Azimullah PC, Smit LME, Rietveld-Knol E, et al. Malformations of the spinal cord in 53 patients with spina bifida studied by magnetic resonance imaging. Child's Nerv Syst 1991;7:63–6.

[8] Bagley CA, Pindrik JA, Bookland MJ, et al. Cervicomedullary decompression for foramen magnum stenosis in achondroplasia. J Neurosurg 2006;104(3 Suppl):166–72.

[9] Ball MJ, Dayan AD. Pathogenesis of syringomyelia. Lancet 1972;2:799–801.

[10] Barkovich AJ. Congenital anomalies of the spine. Chap. 9: Pediatric neuroimaging. 3rd ed Philadelphia: Lippincott Williams & Wilkins; 2000.

[11] Baud C, Couture A, Veyrac C, et al. Échographie médullaire : aspects normaux et pathologiques. Sixième cours de neuroradiologie pédiatrique, mars 1998. Paris: Guerbet Éditeur; 1998.

[12] Bonneville F, Jacamon M, Runge M, et al. Split atlas in a patient with odontoid fracture. Neuroradiology 2004;46:450–2.

[13] Brugieres P, Iffeneker C, Hurth M, et al. IRM dynamique en évaluation des kystes syringomyéliques. Neurochirurgie 1999;45:115–29.

[14] Castillo M, Quencer RM, Dominguez R. Chiari III malformation: imaging features. AJNR Am J Neuroradiol 1992;13:107–13.

[15] Catala M. Développement normal de la moelle épinière. Embryogenèse des lipomes spinaux. Neurochirurgie 1995;41:33–45.

[16] Chumas PD, Armstrong DC, Drake JM, et al. Tonsillar herniation: the rule rather than the exception after lumboperitoneal shunting in the pediatric. J Neurosurg 1993;78:568–73.

[17] Cinalli G, Spennato P, Sainte-Rose C, et al. Chiari malformation in craniosynostosis. Childs Nerv Syst 2005;21:889–901.

[18] Connor SE, Chandler C, Robinson S, Jarosz JM. Congenital midline cleft of the posterior arch of atlas: a rare cause of symptomatic cervical canal stenosis. Eur Radiol 2001;11:1766–9.

[19] Curnes JT, Oakes WJ, Boyko OB. MR Imaging of hindbrain deformity in Chiari II patients with and without symptoms of brainstem compression. AJNR 1989;10:293–302.

[20] Currarino G, Rollins N, Diehl JT. Congenital defects of the posterior arch of the atlas: a report of seven cases including an affected mother and son. AJNR Am J Neuroradiol 1994;15:249–54.

[21] Di Pietro MA. The conus medullaris: normal US findings throughout childhood. Radiology 1993;188:149–53.

[22] Dorne HL, Lander PH. CT recognition of anomalies of the posterior arch of the atlas vertebra: differentiation from fracture. AJNR Am J Neuroradiol 1986;7:176–7.

[23] Fischbein NJ, Dillon WP, Cobbs C, Weinstein PR. The "presyrinx state" : a reversible myelopathic condition that may precede syringomyelia. AJNR 1999;20:7–20.

[24] Gardner WJ, Goodall RJ. The surgical treatment of Arnold-Chiari malformation in adults: an explanation of its mechanism and importance of encephalography in diagnosis. J Neurosurg 1950;7:199–206.

[25] Garg A, Gaikwad SB, Gupta V, et al. Bipartite atlas with os odontoideum : case report. Spine 2004;29:E35–8.

[26] Gholve PA, Hosalkar HS, Ricchetti ET, et al. Occipitalization of the atlas in children. Morphologic classification, associations, and clinical relevance. J Bone Joint Surg Am 2007;89:571–8.

[27] Gilbert JN, Jones KL, Rorke LB, et al. Central nervous system anomalies associated with meningomyelocele, hydrocephalus, and the Arnold-Chiari malformation: reappraisal of theories regarding the pathogenesis of posterior neural tube closure defects. Neurosurgery 1986;18:559–64.

[28] Greenberg AD. Atlanto-axial dislocations. Brain 1966;91:655.

[29] Greitz D, Ericson K, Flodmark O. Pathogenesis and mechanics of spinal cord cysts. A new hypothesis based on magnetic resonance studies of cerebrospinal fluid dynamics. Int J Neuroradiol 1999;5:61–78.

[30] Harwood-Nash DC, McHugh K. Diastematomyelia in 172 children : the impact of modern neuroradiology. Pediatr Neurosurg 1990;91:247–51.

[31] Holly LT1, Batzdorf U. Slitlike syrinx cavities: a persistent central canal. J Neurosurg 2002;97(2 Suppl):161–5.

[32] Iskandar BJ, Quigley M, Haughton VM. Foramen magnum cerebrospinal fluid flow characteristics in children with Chiari I malformation before and after craniocervical decompression. J Neurosurg 2004;101(suppl 2):169–78.

[33] Kjaer I, Keeling JW, Fischer Hansen B. Pattern of malformations in the axial skeleton in human trisomy 13 fetuses. Am J Med Genet 1997;70:421–6.

[34] Kjaer I, Keeling JW, Hansen BF. Pattern of malformations in the axial skeleton in human trisomy 18 fetuses. Am J Med Genet 1996;65:332–6.

[35] Kjaer I, Keeling JW, Smith NM, Hansen BF. Pattern of malformations in the axial skeleton in human triploid fetuses. Am J Med Genet 1997;72:216–21.

[36] Konen O, Armstrong D, Clarke H, et al. C1-2 vertebral anomalies in 22q11.2 microdeletion syndrome. Pediatr Radiol 2008;38:766–71.

[37] Korsvik KE, Keller MS. Sonography of occult dysraphism in neonates and infants with MR imaging correlation. Radiographics 1992;12:297–306.

[38] Kotil K, Kalayci M. Ventral cervicomedullary junction compression secondary to condylus occipitalis (median occipital condyle), a rare entity. J Spinal Disord Tech 2005;18:382–4.

[39] Kühne D. Fissures in the anterior arch of the atlas diagnosed by careful study of the lateral radiographs. Neuroradiology 1977;14:205–8.

[40] Kyoshima K, Kakizawa Y, Tokushige K, et al. Odontoid compression of the brainstem without basilar impression "odontoid invagination". J Clin Neurosci 2005;12:565–9.

[41] Kyoshima K, Kuroyanagi T, Oya F, et al. Syringomyelia without hindbrain herniation: tight cisterna magna. Report of four cases and a review of the literature. J Neurosurg 2002;96(2 Suppl):239–49.

[42] Levine DN. The pathogenesis of syringomyelia associated with lesions at the foramen magnum: a critical review of existing theories and proposal of a new hypothesis. J Neurol Sci 2004;220:3–21.

[43] Masson C, Colombani JM. Chiari type 1 malformation and magnetic resonance imaging. Presse Med 2005;34:1662–7.

[44] Matsunaga S, Imakiire T, Koga H, et al. Occult spinal canal stenosis due to C-1 hypoplasia in children with Down syndrome. J Neurosurg 2007;107(6 Suppl):457–9.

[45] McRae D. The significance of abnormalities of the cervical spine. Am J Roentgenol 1960;84:3.

[46] Meadows J, Kraut M, Guarnieri M, et al. Asymptomatic Chiari type I malformations identified on magnetic resonance imaging. J Neurosurg 2000;92:920–6.

[47] Menezes AH, Vogel TW. Specific entities affecting the craniocervical region: syndromes affecting the craniocervical junction. Childs Nerv Syst 2008;24:1155–63.

[48] Milhorat TH. Classification of syringomyelia. Neurosurg. Focus 2000;8:1–6.

[49] Milhorat TH, Chou MW, Trinidad EM, et al. Chiari I malformation redefined: clinical and radiographic findings for 364 symptomatic patients. Neurosurgery 1999;44:1005–17.

[50] Mohanty A, Suman R, Shankar SR, et al. Endoscopic third ventriculostomy in the management of Chiari I malformation and syringomyela associated with hydrocephalus. Clin Neurol Neurosurg 2005;108:87–92.

[51] Naidich TP, Gorey M, Raybaud C, et al. Malformations congénitales de la moelle. Imagerie de la moelle et du rachis. Paris: Vigot; 1989,. p. 571–620.

[52] Naidich TP, Harwood-Nash DC. Diastematomyelia : hemicord and meningeal sheaths, single and double arachnoid and dural tubes. AJNR 1983;4:633–6.

[53] Naidich TP, Radkowski MA, Britton J. Real-time sonographic display of caudal spinal anomalies. Neuroradiology 1986;28:512–27.

[54] Newton PO, Hahn GW, Fricka KB, Wenger DR. Utility of three-dimensional and multiplanar reformatted computed tomography for evaluation of pediatric congenital spine abnormalities. Spine 2002;27: 844–50.

[55] Nievelstein RA, Valk J, Smit LM, et al. MR of the caudal régression syndrome : embryologic implications. AJNR 1994;15:1021–9.

[56] Ohaegbulam C, Woodard EJ, Proctor M. Occipitocondylar hyperplasia: an unusual craniovertebral junction anomaly causing myelopathy. Case report. J Neurosurg 2005;103(4 Suppl):379–81.

[57] Olbrantz K, Bohrer SP. Fusion of the anterior arch of the atlas and dens. Skeletal Radiol 1984;12:21–2.

[58] Paleologos TS, Thom M, Thomas DG. Spinal neurenteric cysts without associated malformations. Are they the same as those presenting in spinal dysraphism? Br J Neurosurg 2000;14:185–94.

[59] Pang D, Dias M, Ahab-Barmada M. Split cord malformation: part I: a unified theory of embryogenesis for double spinal cord malformations. Neurosurgery 1992;31:451–80.

[60] Panigrahi M, Reddy BP, Reddy AK, Reddy JJ. CSF flow study in Chiari I malformation. Childs Nerv Syst 2004;20:336–40.

[61] Parker F, Aghakhani N, Tadie M. Arachnoïdite et syringomyélie non traumatiques. Une série de 32 cas. Neurochirurgie 1999;45:67–83.

[62] Pérez-Vallina JR, Riaño-Galán I, Cobo-Ruisánchez A, et al. Congenital anomaly of craniovertebral junction: atlas-dens fusion with C1 anterior arch cleft. J Spinal Disord Tech 2002;15:84–7.

[63] Perrouin-Verbe B, Lenne-Aurier K, Auffray-Calvier E, et al. Post-traumatic syringomyelia and post-traumatic spinal canal stenosis: a direct relationship: review of 75 patients with a spinal cord injury Spinal Cord 1998;36:137–43.

[64] Phillips WA. Congenital anomalies of the atlantoaxial joint. In: Clark CR, editor. The cervical spine. 3rd ed Philadelphia: Lippincott-Raven; 1998.

[65] Richards PS, Bargiota A, Corrall RJ. Paget's disease causing an Arnold-Chiari Type 1 malformation: radiographic findings. Am J Roentgenol 2001;176: 816–7.

[66] Rohrschneider WK, Forsting M, Darge K, et al. Diagnostic value of spinal US: comparative study with MR Imaging in pediatric patients. Radiology 1996;200:383–8.

[67] Ryken TC, Menezes AH. Cervicomedullary compression in achondroplasia. J Neurosurg 1994;81:43–8.

[68] Rypens F, Avni EF, Matos C, et al. Atypical and equivocal features of the spinal cord in neonates. Pediatr. Radiol 1995;25:429–32.

[69] Sagiuchi T, Tachibana S, Sato K, et al. Lhermitte sign during yawning associated with congenital partial aplasia of the posterior arch of the atlas. Am J Neuroradiol 2006;27:258–60.

[70] Samii C, Mobius E, Weber W, et al. Pseudo Chiari type I malformation secondary to cerebrospinal fluid leakage. J Neurol 1999;246:162–4.

[71] Sankar WN, Wills BP, Dormans JP, Drummond DS. Os odontoideum revisited: the case for a multifactorial etiology. Spine 2006;31:979–84.

[72] Sasaka KK, Decker GT, El-Khoury GY. Horizontal fracture of the anterior arch of the atlas associated with a congenital cleft of the anterior arch. Emerg Radiol 2006;12:130–2.

[73] Sattar TS, Bannister CM, Russell SA, et al. Pre-natal diagnosis of occult spinal dysraphism by ultrasonography and post-natal evaluation by MR scanning. Eur J Pediatr Surg 1998;8:31–3.

[74] Schwartz ED, Falcone SF, Quencer RM, Green BA. Postraumatic syringomyelia: pathogenesis, imaging and treatment. AJR 1999;173:487–92.

[75] Sekula RF Jr, Jannetta PJ, Casey KF, et al. Dimensions of the posterior fossa in patients symptomatic for Chiari I malformation but without cerebellar tonsillar descent. Cerebrospinal Fluid Res 2005;2:11.

[76] Sinclair N, Assaad N, Johnston I. Pseudotumour cerebri occurring in association with the Chiari malformation. J Clin Neurosci 2002;9:99–101.

[77] Smoker WR, Khanna G. Imaging the craniocervical junction. Childs Nerv Syst 2008;24:1123–45.

[78] Smoker WR. Craniovertebral junction: normal anatomy, craniometry, and congenital anomalies. Radio-Graphics 1994;14:255–77.

[79] Stovner LJ, Bergan U, Nilsen G, Sjaastad O. Posterior cranial fossa dimensions in the Chiari I malformation: relation to pathogenesis and clinical presentation. Neuroradiology 1993;35:113 8.

[80] Thorne JA, Javadpour M, Hughes DG, et al. Craniovertebral abnormalities in Type VI mucopolysaccharidosis (Maroteaux-Lamy syndrome). Neurosurgery 2001;48:849–52.

[81] Tortori-Donati P, Rossi A. Pediatric neuroradiology. Berlin: Springer; 2005.

[82] Tortori-Donati P, Rossi A, Cama A. Spinal dysraphism: a review of neuroradiological features with embryological correlations and proposal for a new classification. Neuroradiology 2000;42:471–91.

[83] Tubbs RS, Elton S, Grabb P, et al. Analysis of the posterior fossa in children with the Chiari 0 malformation. Neurosurgery 2001;48:1050–4.

[84] Tubbs RS, Iskandar BJ, Bartolucci AA, Oakes WJ. A critical analysis of the Chiari 1.5 malformation. J Neurosurg 2004;101(2 Suppl):179–83.

[85] Tubbs RS, McGirt MJ, Oakes WJ. Surgical experience in 130 pediatric patients with Chiari I malformations. J Neurosurg 2003;99:291–6.

[86] Tubbs RS, Wellons JC 3rd, Blount JP, et al. Inclination of the odontoid process in the pediatric Chiari I malformation. J Neurosurg 2003;98(1 Suppl):43–9.

[87] Tubbs RS, Wellons JC 3rd, Oakes WJ. Asymmetry of tonsillar ectopia in Chiari I malformation. Pediatr Neurosurg 2002;37:199–202.

[88] Von Lüdinghausen M, Fahr M, Prescher A, Schindler G, Kenn W, Weiglein A, et al. Accessory joints between basiocciput and atlas/axis in the median plane. Clin Anat 2005;18:558–71.

[89] Von Lüdinghausen M, Schindler G, Kageyama I, Pomaroli A. The third occipital condyle, a constituent part of a median occipito-atlanto-odontoid joint: a case report. Surg Radiol Anat 2002;24:71–6.

[90] Wackenheim A. C1-2 block vertebra. Fusion of the anterior arch of the atlas with the axis. Follow-up of the fusion in a child. Neuroradiology 1978;16:416–7.

[91] Wackenheim A. Roentgen diagnosis of the craniovertebral region. Berlin: Springer-Verlag; 1974.

[92] Wackenheim A, Burguet JL, Sick H. Section of the odontoid process by a shortened transverse ligament (a possible etiology for the mobile odontoid). Neuroradiology 1986;28:281–2.

[93] Watanabe M, Toyama Y, Fujimura Y. Atlantoaxial instability in os odontoideum with myelopathy. Spine 1996;21:1435–9.

[94] Will CH. Condylus tertius, mistaken for a nasopharyngeal tumor. Rofo 1980;133:557–8.

[95] Williams B. On the pathogenesis of syringomyelia: a review. J R Soc Med 1980;73:798–806.

[96] Wolpert SM, Cohen A, Libenson MH. Hemimegalencephaly: a longitudinal MR study. Am J Neuroradiol 1994;15:1479–82.

[97] Yamazaki M, Okawa A, Hashimoto M, et al. Abnormal course of the vertebral artery at the craniovertebral junction in patients with Down syndrome visualized by three-dimensional CT angiography. Neuroradiology 2008;50:485–90.

[98] Yanai Y, Tsuji R, Ohmori S, et al. Foramen magnum syndrome caused by a dolichoodontoid process. Surg Neurol 1985;24:95–100.

[99] Zieger M, Dörr U. Pediatric spinal sonography. Part I: anatomy and examination technique. Pediatr Radiol 1988;18:9–13.

[100] Zieger M, Dörr U, Schulz RD. Pediatric spinal sonography. Part II: malformations and mass lesions. Pediatr Radiol 1988;18:105–11.

Chapitre 6

Pathologie rachidienne dégénérative

F. Lecouvet, X. Banse, C. Lebon, J. Malghem, G. Cosnard

La pathologie rachidienne dégénérative s'exprime tôt ou tard dans 80 % de la population occidentale. Si les douleurs rachidiennes banales et les radiculalgies d'évolution favorable spontanément ou sous traitement médical ne justifient aucun recours à l'imagerie, la colonne vertébrale et son contenu neurologique sont néanmoins l'une des cibles les plus étudiées par les techniques d'imagerie.

Les radiographies standard obtenues en première ligne offrent un aperçu global de l'état discovertébral et articulaire. La myélographie a perdu toutes ses indications de l'imagerie par résonance magnétique (IRM).

La tomodensitométrie (TDM) a une performance diagnostique souvent suffisante pour le bilan de la plupart des atteintes radiculaires typiques, à type de cruralgies, sciatalgies ou cervicobrachialgies, et pour l'étude de la pathologie de l'arc postérieur. L'IRM est l'examen nécessaire et souvent suffisant devant tout signe neurologique.

Technique et lecture

TDM

La TDM multidétecteur permet théoriquement une exploration rachidienne aussi globale que l'IRM. Les principes élémentaires de radioprotection font néanmoins limiter les doses et le segment exploré au « minimum nécessaire ». Ils justifient aussi une substitution croissante par l'IRM surtout chez les patients jeunes.

Pour l'étude des cervicobrachialgies, cruralgies ou sciatalgies, l'examen TDM cervical ou lombaire est obtenu « en bloc » en mode d'acquisition hélicoïdale. La lecture se fait sur station de travail. Des reconstructions multiplanaires sont obtenues, essentiellement transverses dans le plan des disques pour couvrir espaces intersomatiques et trous de conjugaison, et sagittales offrant une vision globale du canal rachidien et comparative des trous de conjugaison.

Pour l'étude des canaux étroits, ce même mode d'acquisition permet également l'étude exhaustive du segment rachidien. L'IRM est néanmoins à préférer dans cette indication.

L'injection de produit de contraste iodé est parfois utilisée à l'étage cervical, pour pallier le contraste limité entre disque et sac dural, en améliorant la délimitation discale grâce au rehaussement des plexus veineux épiduraux et foraminaux. Le bénéfice limité de cette injection, le risque lié à l'injection du produit iodé et la disponibilité de l'IRM conduisent à la limitation de cette indication aux cas douteux sur la base de l'examen réalisé en contraste spontané ou à l'étude fine du foramen cervical, à la recherche par exemple d'un fragment discal. Dans notre pratique, cette injection est exceptionnelle.

IRM

Dans l'étude du conflit discoradiculaire ou discomédullaire, sa performance diagnostique est supérieure à celle de la TDM, de la myélographie et de la myélo-TDM.

Imagerie de la colonne vertébrale et de la moelle épinière
© 2017 Elsevier Masson SAS. Tous droits réservés.

Quelques conseils techniques et de lecture des images sont à respecter :
- l'acquisition de coupes sagittales et axiales doit être systématique ;
- les séquences pondérées en T1 et T2 sont obtenues idéalement dans les deux plans ;
- une alternative est l'acquisition volumique 3D et les reconstructions secondaires ;
- les coupes sagittales repèrent les niveaux de pathologie discale, de rétrécissement canalaire ou foraminal ;
- les coupes axiales permettent de faire la différence entre bombement discal global et protrusion focale qui peuvent avoir le même aspect sur une coupe sagittale ;
- elles sont indispensables pour le diagnostic de fragments discaux exclus, de sténose canalaire et pour la reconnaissance des débords postforaminaux souvent méconnus sur les images sagittales qui ne couvrent le rachis que jusqu'aux trous de conjugaison ;
- à l'étage cervical, les coupes axiales T2 sont utiles en raison de la faible quantité de graisse épidurale. En lombaire, si le nombre de séquences doit être limité, des coupes axiales T1 ou T2 sont obtenues suivant que l'on désire privilégier l'analyse du contenu foraminal et des récessus latéraux (T1) ou le canal central (T2) ;
- la question du choix entre les séquences pondérées en T2 en écho de spin rapide ou T2* en écho de gradient est souvent évoquée, en particulier au niveau cervical. Les premières sont sensibles aux flux turbulences du liquide cérébrospinal (LCS) qui compliquent l'identification des pathologies discales. Les secondes ont pour principal inconvénient une surestimation du rétrécissement canalaire et des sténoses foraminales en raison d'artéfacts de susceptibilité magnétique ;
- les coupes de 1 à 2 mm d'épaisseur en acquisition volumique sont utiles pour l'analyse des racines à hauteur des récessus latéraux et des foramens ;
- des images pondérées en T1 après injection en intraveineuse (IV) de gadolinium sont rarement nécessaires en rachis non opéré. Elles sont utiles pour la précision du caractère exclu ou non d'un fragment discal, pour le diagnostic différentiel parfois difficile entre grosse racine, neurinome ou kyste de gaine radiculaire (voir tableau 6.2), et pour l'étude de la pathologie intradurale.

Pathologie discale

Stratégie thérapeutique et diagnostique

Les radiculalgies communes (voir chapitre 3) ne justifient pas de recourir d'emblée à un moyen d'imagerie. Le traitement conservateur du conflit discoradiculaire suffit chez plus de 90 % des patients à obtenir une guérison clinique, avec ou sans régression des anomalies en imagerie (figure 6.1).

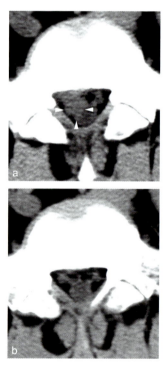

Figure 6.1. Disparition spontanée d'une large extrusion discale.
TDM en coupes axiales en L5–S1 a) avant et b) 3 mois après traitement médical : volumineux fragment discal intracanalaire, plus dense que le sac dural, laminant le sac dural et l'émergence radiculaire S1 droite (têtes de flèche en a). Disparition spontanée de cette image 3 mois plus tard (b).

Le recours à l'imagerie est réservé :
- aux échecs du traitement médical ;
- aux atteintes radiculaires ne répondant pas à la définition de radiculalgies communes, accompagnées de signes cliniques péjoratifs : suspicion de compression médullaire en cervical, atteinte paralysante ou parésiante évolutive, contexte oncologique, atteinte polyradiculaire, symptomatologie douloureuse non maîtrisée par les techniques d'analgésie les plus puissantes.

La TDM suffit pour obtenir l'information nécessaire à la prise en charge thérapeutique de la plupart des conflits discoradiculaires ; en cervical, elle apparaît indispensable si une chirurgie de décompression est envisagée.

L'IRM est l'examen nécessaire et suffisant devant tout signe neurologique inexpliqué.

Sémantique (figure 6.2) [5]

Des efforts simplificateurs ont été faits et mis à jour pour une harmonisation des termes utilisés pour décrire la dégénérescence discale, les fissures annulaires et surtout les débords du disque en dehors de ses contours dans la littérature

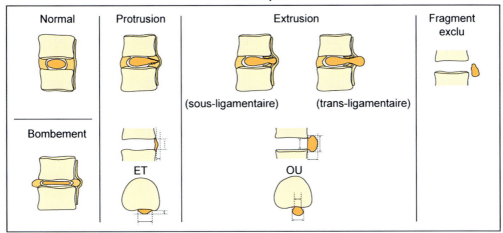

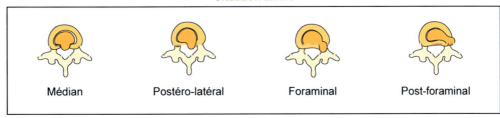

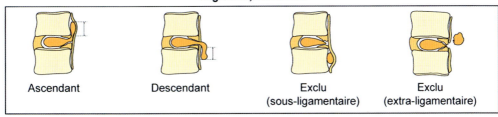

Figure 6.2. Terminologie utilisée pour la description des débords discaux, de leur situation dans le plan axial et sagittal, et de leurs rapports au ligament longitudinal postérieur.

francophone et anglo-saxonne [5, 11]. Quatre termes suffisent pour décrire le débord discal.

Un *bombement discal* désigne un débord global et concentrique du disque au-delà des contours des plateaux vertébraux, plus ou moins régulier et symétrique, lié à la perte de hauteur du disque ; il est d'observation banale chez le sujet asymptomatique [9, 12].

Les débords focaux sont appelés *protrusion* ou *extrusion* [5]. La distinction est très significative cliniquement ; si les protrusions peuvent être observées dans une population asymptomatique, la présence d'extrusions chez des sujets asymptomatiques est exceptionnelle [5, 12].

Une *protrusion* désigne un débord focal à base plus large que ses autres dimensions antéropostérieure, transversale *et* sagittale. La protrusion est limitée, « contenue », par le complexe formé par la couche superficielle de l'annulus et le ligament longitudinal postérieur (LLP) (figure 6.3).

Une *extrusion* désigne un débord focal à base plus étroite que le diamètre du débord (dans le plan transversal *ou* sagittal) ou sans communication avec le disque d'origine. Dans l'extrusion, il y a passage de matériel issu du complexe discal central à travers l'annulus externe (figure 6.4). Si le terme de *hernie* doit être employé, c'est à ce type de débord qu'il est le plus approprié.

Un *fragment discal* (ou hernie exclue, séquestre) présente une solution de continuité avec le disque d'origine.

Topographie axiale et sagittale (voir figure 6.2)

Plan transversal : quatre localisations

Un débord discal *médian* fait saillie à la face postérieure de l'espace intersomatique sur la ligne sagittale médiane.

Un débord discal *postérolatéral* est situé entre la ligne médiane et l'orifice interne du trou de conjugaison en regard des émergences radiculaires dans les récessus latéraux du canal rachidien ; le plus fréquent, il représente 75 % des débords discaux.

Un débord *foraminal* et un débord *post-(extra) foraminal* peuvent empiéter sur le trajet foraminal ou post-foraminal de la racine (figures 6.5 et 6.6) qui a émergé au niveau intersomatique sus-jacent.

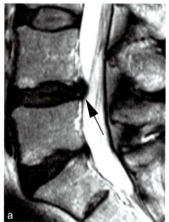 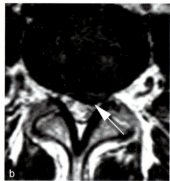 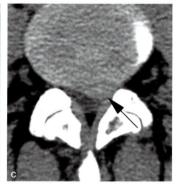

Figure 6.3. Protrusion discale.
IRM a) en coupes sagittale et b) axiale en pondération T2 : débord discal postérieur en L4–L5 (flèche en a) dont la coupe axiale montre la topographie postérolatérale gauche (flèche en b). La large base d'implantation discale définit la protrusion. c) Coupe TDM au même niveau : débord discal postérolatéral gauche de même densité que le disque (flèche en c).

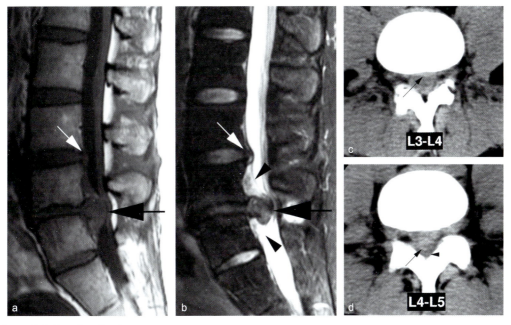

Figure 6.4. Extrusion discale.
IRM en coupes sagittales pondérées en a) T1 et b) T2 : extrusion discale en L4–L5, occupant tout le canal et refoulant les racines vers l'arrière (grosse flèche noire en a et b). La coupe sagittale T2 montre bien la distinction entre cette extrusion discale et les plexus veineux épiduraux dilatés au versant postérieur des corps de L4 et de L5 (têtes de flèche en b). Débord discal postérieur plus limité (protrusion) en L3–L4 (fines flèches blanches en a et b). TDM en coupes axiales à hauteur des disques c) L3–L4 et d) L4–L5 : petit débord discal postérieur légèrement latéralisé à gauche en L3–L4 (flèche en c) ; visualisation difficile du volumineux débord discal en L4–L5 (flèche en d), repéré grâce à sa densité supérieure à celle du sac dural qui apparaît laminé en arrière (tête de flèche en d).

Plan sagittal

La direction ascendante, descendante ou horizontale du débord doit être précisée et quantifiée relativement au plan discal ou au plateau vertébral le plus proche.

Rapports au ligament longitudinal postérieur (LLP) et aux méninges

Un débord discal *contenu* renvoie à une extension limitée par les fibres périphériques de l'annulus ou par le LLP ; un débord *non contenu* renvoie à une extension au-delà de ce complexe.

Reposant directement sur des observations chirurgicales peropératoires, la distinction entre débord discal *pré- (sous-)ligamentaire*, *rétro- (extra-) ligamentaire* et *transligamentaire* fait référence au rapport de ce débord avec le LLP et la membrane péridurale qui le prolonge latéralement.

Cette distinction n'est pas aisée en TDM et le volume important du débord n'est pas nécessairement corrélé au franchissement du complexe ligamentaire, car la membrane péridurale est relativement extensible.

L'IRM autorise dans la plupart des cas la visualisation du LLP sur les coupes axiales ou sagittales sous forme d'une ligne d'hyposignal sur toutes les séquences [16]. Sa capacité à préciser les rapports exacts du débord discal et du ligament et à distinguer LLP, dure-mère et artéfact de susceptibilité magnétique ou de déplacement chimique est imparfaite, en particulier à l'étage cervical.

Le fragment discal exclu *intradural* est rare, lié au franchissement combiné du LLP et de la dure-mère, favorisé par des adhérences entre ces structures. Son diagnostic relève de l'IRM, ou de la myélo-TDM (figure 6.7). L'exclusion de matériel discal au sein d'une gaine radiculaire est encore plus rare.

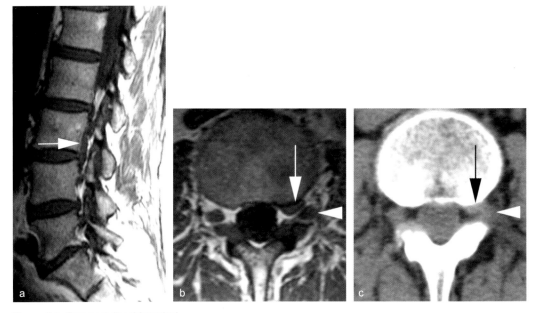

Figure 6.5. Fragment discal foraminal.
IRM. a) Coupe sagittale en pondération T1 : visualisation difficile d'un fragment discal issu du disque L3–L4, montrant un trajet ascendant à la face postérieure du corps de L3 (flèche en a). b) Coupe axiale en L3–L4 en pondération T1 : fragment discal foraminal gauche (flèche) situé à proximité immédiate de la racine L3 gauche (tête de flèche). c) TDM, coupe axiale en L3–L4 : distinction plus difficile entre le matériel discal foraminal (flèche) et la racine L3 gauche (tête de flèche).

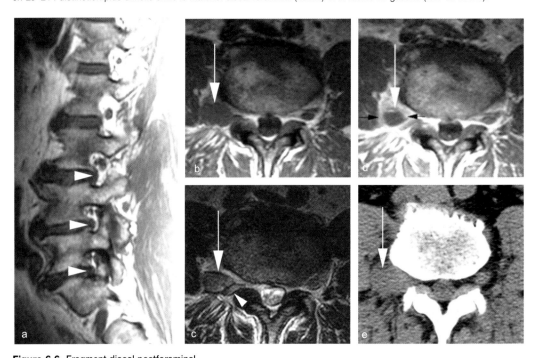

Figure 6.6. Fragment discal postforaminal.
IRM, a) coupe sagittale T1 par les foramens droits : cette coupe, la plus latéralisée à droite, n'objective que des bombements discaux étagés occupant la partie basse des foramens lombaires (têtes de flèche). Coupes axiales en pondération b) T1, c) T2 et d) T1 après injection IV de gadolinium à hauteur de L4–L5 : fragment discal postforaminal droit (flèche en a, b, c) refoulant la racine L4 droite vers l'arrière (tête de flèche en c) et entouré d'un liseré de signal rehaussé après injection de gadolinium (petites flèches noires en d). e) TDM, coupe axiale à hauteur du disque L4–L5 : formation nodulaire postforaminale droite (flèche) d'interprétation imprécise ayant justifié le complément IRM.

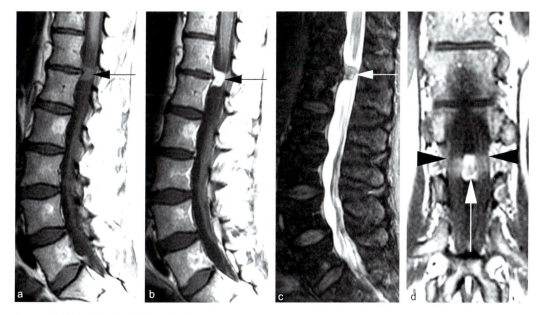

Figure 6.7. Extrusion discale intradurale.
IRM, coupes sagittales en pondération T1 a) avant et b) après injection IV de gadolinium, et c) en pondération T2 : formation intracanalaire à « base d'implantation » centrée sur le disque T12–L1, de signal intermédiaire en T1 et T2 (flèche en a et c), de signal rehaussé après injection (flèche en b). d) Coupe frontale en pondération T1 (obtenue précocement après injection) : formation nodulaire de signal périphérique rehaussé, à centre de signal moins intense (flèche en d) séparant les racines de la queue de cheval de part et d'autre de la ligne médiane (têtes de flèche en d). Après exérèse chirurgicale, l'histologie a révélé un fragment discal exclu entouré d'une réaction inflammatoire.

Questions essentielles du thérapeute

Les questions essentielles concernent les points suivants.

Exclusion

Cela implique l'exploration peropératoire à la recherche du fragment. Sa présence constitue en général une contre-indication à la (micro)discectomie percutanée. La méconnaissance de fragments libres (exclus) est la cause la plus fréquente d'échec de la chirurgie discale.

Migration

La certitude quant à l'existence d'une solution de continuité entre disque et fragment migré est secondaire face au décalage important du matériel discal au-dessus ou en dessous du plan discal qui contre-indique la discectomie percutanée.

Topographie postforaminale

Les débords et fragments postforaminaux sont loin d'être les plus fréquents, situés au versant latéral du rachis, mais ils ne doivent pas être méconnus. Leur reconnaissance change l'abord chirurgical par rapport aux pathologies médianes, postérolatérales, ou foraminales. Un piège fréquent est leur méconnaissance sur les images sagittales en IRM (voir figure 6.6).

Répercussions radiculaires et durales

L'existence d'une compression ou d'un refoulement du sac dural ou d'une racine conforte la présomption de la responsabilité de l'anomalie discale observée dans la symptomatologie. Toutefois, tant à l'étage cervical qu'au niveau lombaire, et tant en IRM qu'en TDM, aucun critère formel ne permet de faire la distinction entre un débord discal symptomatique ou non. L'imputation d'une symptomatologie à une image d'origine discale doit être prudente en raison de la prévalence élevée de bombements et protrusions discales asymptomatiques [2, 9, 12].

Une stadification de l'impact radiculaire du débord discal proposée par Pfirrmann apparaît corrélée aux observations chirurgicales et reproductibles. Quatre stades de gravité croissante sont proposés : absence de contact radiculaire (graisse épidurale périradiculaire préservée), contact radiculaire (graisse effacée, racine en place), effet de masse (racine refoulée, rétroposée) et compression radiculaire (entre le débord discal et la paroi osseuse ou ligamentaire du canal rachidien) [17].

Si toutes ces précisions morphologiques sont nécessaires en préopératoire, il faut cependant avoir en mémoire que le volume du débord discal n'est corrélé ni à l'expression clinique ni à l'évolution thérapeutique.

Sémiologie TDM et IRM

Sémiologie commune

En fonction du volume et de la topographie plus ou moins médiane, postérolatérale, foraminale ou postforaminale du débord, le conflit porte respectivement sur le sac dural, sur les émergences radiculaires, sur le trajet d'une racine au sein du canal latéral, ou sur le trajet foraminal ou postforaminal de la racine sus-jacente (figure 6.8).

L'étude morphologique du débord discal dans les plans axial et sagittal permet de distinguer bombements, protrusions et extrusions. Les répercussions du débord discal sur le sac dural ou le trajet des racines sont appréciées par la sévérité de la déformation du sac dural, du refoulement ou de la compression d'une émergence radiculaire.

La taille du débord discal peut être quantifiée objectivement. Il vaut cependant mieux la rapporter aux mensurations du canal ou du foramen dans lequel ce débord se produit : une petite protrusion discale a plus de répercussions mécaniques (pas nécessairement cliniques) dans un canal relativement étroit qu'un gros fragment n'en a dans un canal constitutionnellement large. L'impact peut s'exprimer sous la forme d'un pourcentage de comblement canalaire et foraminal.

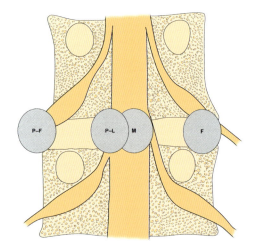

Figure 6.8. Répercussions du débord discal en fonction de sa topographie.
Vue postérieure de deux corps vertébraux et du disque. Des débords discaux médian (M) et postérolatéral (PL) entreront respectivement en contact avec la face antérieure du sac dural ou l'émergence radiculaire. Les débords foraminaux (F) et postforaminaux (PF) auront des répercussions sur le trajet foraminal ou postforaminal de la racine sus-jacente.

Le fragment exclu est reconnu en coupes sagittales et de façon indirecte en coupes axiales par l'existence d'une solution de continuité entre disque et fragment (figure 6.9). Le volume important du fragment, l'aspect pédiculé, trans- ou extraligamentaire, et surtout l'importance de la migration sont également des critères très évocateurs de l'exclusion du fragment.

TDM

Les bombements, protrusions ou extrusions du disque apparaissent sous forme de débords plus ou moins localisés de densité comprise entre 60 et 100 UH. Le contraste entre ces débords et la graisse foraminale ou épidurale lombaire est élevé, mais faible relativement aux plexus veineux épiduraux cervicaux.

La TDM permet de distinguer les débords discaux mous des ostéophytes, et d'identifier calcifications et ossifications discales ligamentaires. Elle renseigne sur l'état global du disque : étalement, calcifications, dégénérescence gazeuse, etc.

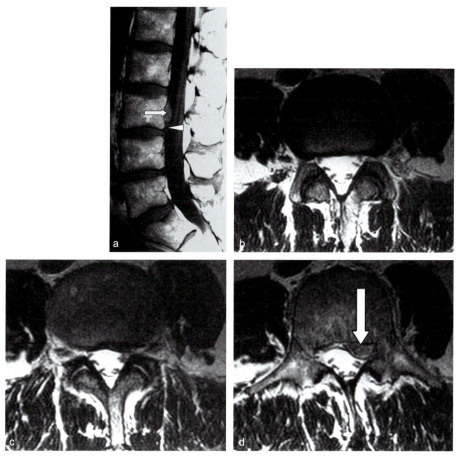

Figure 6.9. Critères d'exclusion d'un fragment discal.
a) IRM en coupe sagittale T1 : volumineux fragment discal à la face postérieure du corps de L3 (flèche), et visualisation directe de la séparation entre ce fragment et le disque d'origine (tête de flèche). b–d) En coupes transversales T2, visualisation entre la coupe passant par le niveau discal (b) et la coupe passant par le fragment discal (flèche en d) d'au moins une coupe (c) ne montrant pas de matériel discal (la même réflexion est valable pour les coupes transverses en TDM).

L'arrachement d'un fragment marginal de plateau vertébral peut être objectivé à hauteur d'un débord discal, résultant d'une avulsion osseuse par traction des fibres périphériques de l'annulus à hauteur du point de départ du débord.

Les hernies intraspongieuses prémarginales postérieures peuvent s'accompagner du recul d'une portion de listel marginal du plateau vertébral vers le canal rachidien. Ce fragment osseux est facilement reconnu en TDM, plus difficilement en IRM.

IRM

L'IRM renseigne sur l'état de dégénérescence discale : pincement, déshydratation (perte de l'hypersignal spontané du complexe central du disque en pondération T2), fissures annulaires visibles à la périphérie des disques dégénérés sous forme de petites zones plus ou moins linéaires d'hypersignal en pondération T2 ou T1 après injection IV de gadolinium.

Le signal de ces débords est en général bas en pondération T1 et T2. En T1, le contraste entre matériel discal et sac dural est faible. En T2, surtout en phase aiguë, le débord discal est parfois en hypersignal ; ce signal est néanmoins très variable (figure 6.10).

Les fragments exclus ont souvent un hypersignal T2, lié à des phénomènes inflammatoires

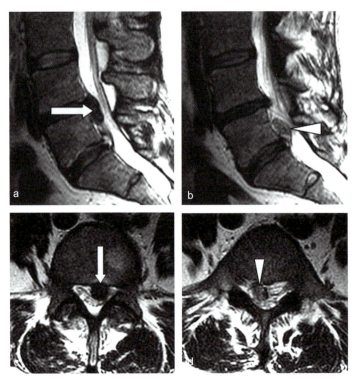

Figure 6.10. Fragments discaux multiples et de signal variable.
IRM en pondération T2. a) Coupe sagittale médiane : fragment discal descendant au départ du disque L4–L5 en hyposignal marqué (flèche). b) Coupe sagittale paramédiane droite : fragment ascendant depuis le niveau L5–S1 montrant un signal plus intense, intermédiaire (tête de flèche). Coupes transverses correspondantes : c) à la partie haute du corps de L5, visualisation du fragment descendant en hyposignal (flèche) ; d) à la partie basse du corps de L5, fragment ascendant latéralisé à droite, de signal plus élevé que le précédent (tête de flèche).

ou à un contenu fort hydraté ; ce signal est néanmoins très variable, souvent différent de celui du disque dont le fragment est issu. Après injection de gadolinium, le fragment exclu montre précocement une zone centrale dont le signal ne rehausse pas, entourée dans tous les plans d'un liseré périphérique continu de signal rehaussé (figure 6.11).

Des signes indirects sont parfois associés au débord discal, comme la dilatation des plexus veineux épiduraux au-dessus et en dessous du débord, liée au déplacement vers l'arrière du LLP et de la dure-mère. Leur signal est en général intense en pondération T2 (voir figure 6.4).

Au niveau du récessus latéral et du foramen, la compression d'une racine, sa « tuméfaction » ou son rehaussement après injection IV de gadolinium peuvent être observés.

Particularités topographiques

Étage cervical

Spécificités locales

Chacune des huit racines cervicales quitte le canal rachidien en passant au-dessus du pédicule de la vertèbre homonyme, C8 émergeant en C7–T1. Ces racines ont un trajet horizontal : émergences médullaire et rachidienne ne sont pas décalées dans le plan axial. Elles cheminent dans la partie basse du foramen.

Siégeant préférentiellement en C5–C6 et C6–C7, où la lordose et la mobilité cervicales sont maximales, les débords discaux sont le plus souvent postérieurs ou postérolatéraux, l'articulation uncovertébrale offrant une protection relative des territoires foraminaux et postforaminaux.

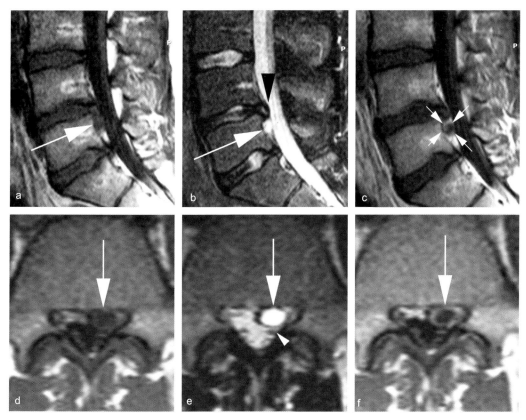

Figure 6.11. Fragment discal exclu.
IRM en coupes sagittales a) T1, b) T2 et c) T1 après injection IV de gadolinium. En L4–L5, volumineuse extrusion descendante (flèche en a), de signal mixte en pondération T2 : portion adjacente au disque en hyposignal (tête de flèche en b), portion migrée caudalement en hypersignal marqué (flèche en b). Cette portion migrée est entourée d'un liseré continu de signal rehaussé, témoignant du caractère exclu de ce fragment (flèches en c). Coupes axiales, en pondération d) T1, e) T2 et f) T1 après injection : fragment exclu en hyposignal T1 (flèche en d), hypersignal T2 (flèche en e) et circonscrit dans ce plan également par un liseré continu de signal rehaussé (flèche en f) ; effet de masse antérolatéral gauche sur le sac dural (tête de flèche en e).

La topographie des radiculalgies et des troubles sensitifs (voir figure 1.5) aide en général à définir la racine en cause, mais les variantes et chevauchements des territoires radiculaires sont fréquents. La symptomatologie motrice et réflexe apparaît plus précise pour la localisation du niveau en cause (tableau 6.1).

À l'étage cervical, la distinction des rapports du débord discal avec les structures ligamentaires postérieures est moins aisée et moins importante dans la mesure où, dans cet espace relativement clos, un simple bombement discal peut déterminer une compression médullaire ou radiculaire. De façon générale, l'extrusion discale transligamentaire, relativement rare, induit un large défect antérieur sur le sac dural. À cet étage, l'exclusion est également rare.

On oppose à la pathologie protrusive dite « molle » la saillie discale « dure » liée à la dégénérescence discale chronique, s'accompagnant d'ostéophytose marginale et d'uncarthrose, et dont la combinaison à des modifications dégénératives ligamentaires (LLP, ligaments jaunes) et articulaires postérieures peut aboutir à la sténose canalaire et éventuellement à la myélopathie.

La corrélation à la clinique est indispensable. Au-delà de 65 ans, près des deux tiers des sujets asymptomatiques présentent des images de protrusion ou débords disco-ostéophytiques, affleurant la moelle épinière dans un tiers des cas, et effaçant les espaces sous-arachnoïdiens antérieurs et postérieurs chez un sujet sur dix.

Tableau 6.1. Participation motrice et réflexe des racines cervicales les plus fréquemment touchées par la pathologie dégénérative cervicale.

Racine	Rôle moteur	Réflexe
C5	Abduction épaule (complète)	Bicipital
C6	Flexion du coude	Styloradial, bicipital parfois
C7	Extension du coude et des doigts	Tricipital
C8	Flexion des doigts	Cubitopronateur
T1	Musculature intrinsèque de la main	

Imagerie

Radiographie standard

La radiographie standard objective les remaniements dégénératifs : pincement d'un espace intersomatique ou présence d'ostéophytes notamment postérieurs.

Le cliché de profil identifie l'étroitesse canalaire constitutionnelle.

Les clichés de trois quarts renseignent sur l'uncarthrose, l'arthrose zygapophysaire, et leur retentissement foraminal.

TDM

La TDM identifie mieux que l'IRM les composantes ossifiées ou calcifiées, distingue débord discal « mou » et pathologie disco-ostéophytique ou uncarthrosique (figure 6.12), ce qui la rend indispensable en préchirurgical.

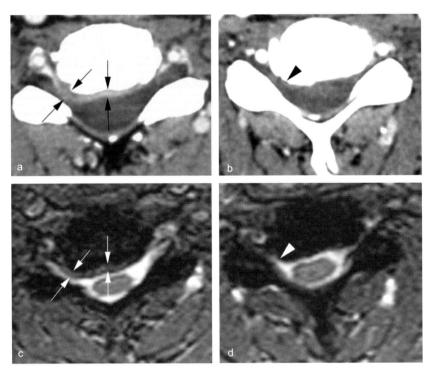

Figure 6.12. Corrélation IRM et TDM dans la distinction entre débord discal et ostéophytose au niveau cervical.
a, b) TDM, coupes axiales après injection de produit de contraste au niveau de deux disques cervicaux inférieurs voisins chez le même patient. En a) : débord discal extensif de topographie médiane, postérolatérale et foraminale droite (flèches en a) ; en b) : débord ostéophytique postérolatéral et foraminal droit (tête de flèche en b). IRM, coupes axiales pondérées en T2* correspondantes réalisées au même niveau que a, b). En c), le débord discal est visualisé sous la forme d'un discret liseré (flèches en c) de signal légèrement plus intense que le corps vertébral. En d), l'ostéophytose est de signal comparable au corps vertébral (tête de flèche en d).

Elle précise l'ampleur du rétrécissement foraminal, lié à l'uncarthrose ou à l'arthrose postérieure.

Ses limites sont l'analyse parfois médiocre des derniers niveaux cervicaux, en raison des artéfacts générés par les épaules, et des renseignements insuffisants sur le retentissement médullaire.

IRM

La distinction souvent difficile entre débord discal « mou » et ostéophytose peut être facilitée par l'utilisation de l'écho de gradient pondéré en T2*, en coupes sagittales et axiales (figure 6.12).

La déformation de la moelle épinière (empreinte discale antérieure ou antérolatérale sans perte de visibilité des espaces sous-arachnoïdiens postérieurs) et sa compression (déformation du cordon avec effacement des espaces sous-arachnoïdiens) sont appréciées en T1 et T2 (figure 6.13).

Un hypersignal médullaire focal en pondération T2 signe la souffrance de la moelle épinière

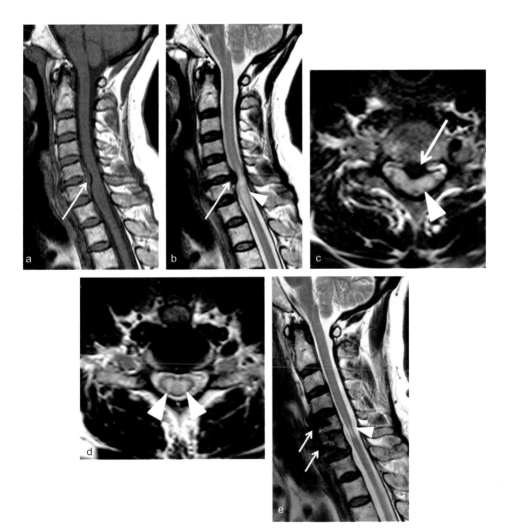

Figure 6.13. Débord discal cervical avec retentissement médullaire.
IRM en coupes sagittales a) T1 et b) T2. Dans un canal cervical relativement étroit constitutionnellement, un large débord discal postérieur en C5–C6 détermine une empreinte sur le versant antérieur de la moelle épinière (flèche en a et b) et s'accompagne de signes de souffrance médullaire sous forme d'une plage floue d'hypersignal en pondération T2 (tête de flèche en b). c, d) Coupe axiales T2 montrant le débord discal postérieur médian (flèche en c), la déformation antérieure de la moelle épinière, et un hypersignal médullaire prédominant à droite (têtes de flèche). e) Coupe sagittale T2 après chirurgie de décompression et stabilisation par plaque vissée (flèches) : atrophie et myélopathie résiduelle (tête de flèche).

(figure 6.13). À un stade précoce, éventuellement réversible, cet œdème est plutôt diffus sur la section de la moelle en T2 et invisible en T1. Plus tard, une zone de gliose voire de cavitation liquidienne se constitue, limitée à la substance grise centromédullaire, visible en T2 et T1 (hyper- et hyposignal), s'accompagnant parfois d'une atrophie médullaire localisée.

Au niveau foraminal, on recherche l'effacement de la graisse et le déplacement voire la perte de visibilité du trajet radiculaire (normalement visible sous la forme d'une ligne continue d'hyposignal au sein du foramen).

Étage thoracique

Le débord discal thoracique est fréquent, puisque des investigations en IRM de sujets asymptomatiques montrent des bombements globaux et débords focaux chez 53 % et 37 % des individus, respectivement [21]. Il est souvent peu parlant cliniquement ou difficile à reconnaître, se traduisant fréquemment par une symptomatologie insidieuse et trompeuse (signes de compression médullaire d'évolution souvent lente, parfois fluctuante, phénomènes douloureux locaux et radiculaires, formes à traduction digestive, urinaire ou neurologique atypique).

Le segment thoracique inférieur est le plus souvent atteint, avec plus de 75 % des atteintes répertoriées au niveau des quatre derniers disques.

La calcification du débord et de l'espace discal d'origine est fréquente, visible en radiographie standard ou, mieux, en TDM (figure 6.14). Au stade chronique, l'ossification du débord n'est pas exceptionnelle.

L'IRM précise les rapports avec la moelle épinière et les racines, et révèle souvent l'existence de débords à d'autres niveaux.

Étage lombaire

Spécificités locales

Une racine lombaire quitte le canal rachidien par le foramen situé sous le pédicule de la vertèbre homonyme et chemine dans la partie haute du foramen. Son émergence du sac dural s'est faite en général au niveau du disque sus-jacent, parfois un peu plus haut ou plus bas. Ainsi, certains sujets sont plus ou moins protégés ou défavorisés par ces niveaux d'émergence. Une émergence relativement haute semble plus à risque de compression par un débord discal : la racine engagée tôt dans le récessus latéral du canal rachidien apparaît plus vulnérable qu'une racine à émergence basse qui reste plus longtemps « libre » dans le sac dural.

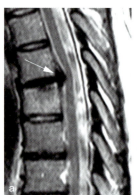
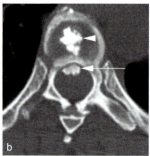
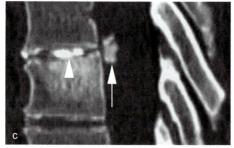

Figure 6.14. Extrusion discale thoracique basse.
a) IRM en coupe sagittale pondérée T2 : débord discal en hyposignal au versant postérieur d'un espace intersomatique thoracique moyen (flèche en a), déformant la moelle épinière qui ne présente pas d'anomalie de signal. b) TDM en coupe axiale et c) reconstruction sagittale : imprégnation calcique du fragment discal postérieur (flèche en b et c) et du matériel centrodiscal (tête de flèche en b et c).

Les débords discaux à répercussion neurologique sont observés surtout aux niveaux L4–L5 et L5–S1. Le niveau L3–L4 semble en cause chez des patients plus âgés et les débords foraminaux ou postforaminaux y sont courants.

Le conflit discoradiculaire lombaire se traduit par une cruralgie ou une sciatique suivant qu'une des racines L3, L4 ou L5, S1 est irritée ou comprimée. Les territoires cutanés correspondants sont bien définis (voir figure 1.3) ; l'abolition du réflexe rotulien ou du réflexe achilléen signe respectivement l'atteinte de L4 ou de S1. Ces éléments sont nettement plus fiables pour préciser la racine en cause que l'appréciation clinique de l'atteinte motrice, parfois tardive, et du fait de l'innervation souvent pluriradiculaire de chaque muscle.

À l'inverse des racines cervicales et dorsales qui quittent le canal rachidien à proximité immédiate de leur émergence de la moelle épinière, les racines lombaires et sacrées naissent au niveau du cône terminal, cheminent dans le sac dural puis, au-delà de leur trajet foraminal, forment les plexus lombaires et sacrés.

En cas d'incohérence entre l'imagerie et la clinique, le diagnostic de radiculalgie non discale doit être évoqué. Les symptômes sont toutefois différents. L'atteinte tumorale intradurale se manifeste plus souvent par des atteintes pluriradiculaires que par une radiculalgie pure et unique. En cas de lésion pelvienne ou d'atteinte plus distale sur les troncs nerveux, la composante lombalgique est absente (figure 6.15).

Imagerie

Radiographie standard

La radiographie standard renseigne de façon indirecte sur le vieillissement discal (pincement des espaces intersomatiques, ostéophytose, ostéosclérose des plateaux vertébraux, phénomène de dégénérescence gazeuse ou calcifications discales), sur la statique pelvirachidienne, sur l'existence éventuelle d'une anomalie transitionnelle lombosacrée, d'une pathologie inflammatoire lombopelvienne, ou d'une lésion osseuse focale.

TDM et IRM : avantages et limites

La couverture en TDM se limite à un segment du rachis (typiquement L2–L5 en cas de cruralgie, L3–S1 en cas de sciatique). Outre une étude rachidienne globale, la visualisation de la queue de cheval et du cône terminal par les séquences sagittales constitue un grand avantage de l'IRM.

Un volumineux débord discal occupant la totalité du canal peut être difficile à identifier en TDM. La mesure systématique des densités du sac

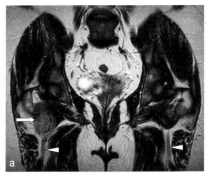
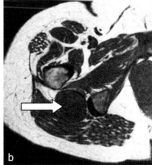
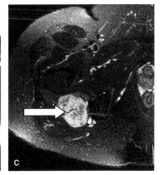

Figure 6.15. Sciatique non discale (atteinte pelvienne découverte après quelques mois de mises au point lombaires négatives en TDM et IRM).
IRM, a) coupe frontale en pondération T2, coupes transverses b) en pondération T1 et c) en T2 avec suppression du signal de la graisse : volumineuse formation nodulaire (flèches) sur le trajet du nerf sciatique droit, dans l'espace compris entre grand trochanter fémoral, ischion et muscle grand fessier (noter le trajet plus distal des nerfs sciatiques, désigné par les têtes de flèche en a).

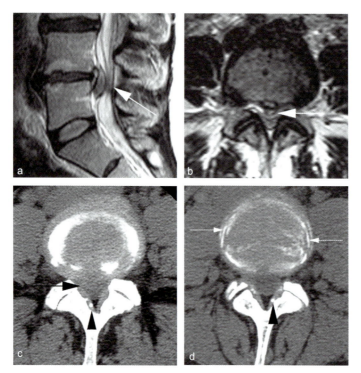

Figure 6.16. Avantages et limites de la TDM et de l'IRM en rachis lombaire.
IRM en pondération T2, coupes a) sagittale et b) axiale : extrusion discale en L4–L5 laminant les racines, avec effacement focal des espaces sous-arachnoïdiens (flèche en a et b). c) Coupe TDM correspondante en L4–L5 : visualisation difficile du débord discal intracanalaire (flèche en c) ; en revanche, visualisation de calcifications au sein des ligaments jaunes (tête de flèche en c), méconnues en IRM. d) Coupe TDM voisine montrant bien les calcifications des ligaments jaunes (tête de flèche en d) et de fines calcifications linéaires arciformes à la périphérie du disque (chondrocalcinose) (fines flèches en d).

dural sur les coupes transverses et les reconstructions sagittales en fenêtre « molle » permettent d'éviter ce piège (figures 6.4 et 6.16).

L'IRM ne permet pas d'apprécier la participation ostéophytique à l'image de débord discal, surtout en cas d'ostéophytes ne contenant pas de tissu médullaire osseux. De même, calcifications et gaz au sein du disque ou associés à un débord discal sont difficilement détectés en IRM (figures 6.14, 6.16 et 6.17).

Diagnostic différentiel des images de « comblement foraminal »

Une image de « grosse racine » ou de « comblement foraminal » impose un diagnostic différentiel parfois difficile résumé dans le tableau 6.2 (figures 6.5, 6.6, 6.18 à 6.21) (voir aussi figure 11.12).

Pathologie de l'arc postérieur

Pathologies des articulations zygapophysaires

Arthrose zygapophysaire

Cette pathologie est liée au vieillissement et favorisée par un trouble statique (scoliose ou hyperlordose lombaire). Le « syndrome facettaire » se caractérise par des douleurs récurrentes, souvent de topographie fessière, parfois par des pseudo-radiculalgies.

Chapitre 6. Pathologie rachidienne dégénérative 111

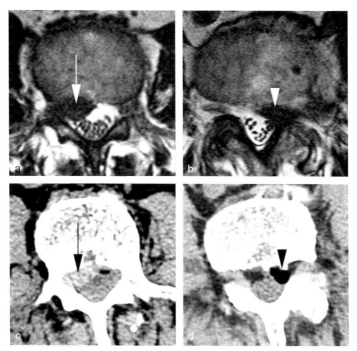

Figure 6.17. Diagnostic différentiel entre débord discal et bulle gazeuse épidurale antérieure.
Coupes IRM en pondération T2 au niveau des disques a) L3–L4 et b) L4–L5 : image de volumineux débord discal postérolatéral droit en L3–L4 (flèche en a), en hyposignal T2, déterminant un effet de masse au versant antérolatéral droit du sac dural ; image de forme et signal comparables latéralisée à gauche en L4–L5 (tête de flèche en b). Coupes TDM correspondantes en c) L3–L4 et d) L4–L5 montrant un fragment discal (densité élevée) postérolatéral droit en L3–L4 (flèche en c) ; en L4–L5, l'anomalie objectivée à gauche a en revanche un contenu gazeux (tête de flèche en d).

Tableau 6.2. Diagnostic différentiel d'une image de « grosse racine ».

Nature	Critères diagnostiques
Fragment discal foraminal	Densité TDM élevée (60–100 UH) Accolement au corps vertébral Petite érosion ou ossification fréquemment associée au niveau de la corticale vertébrale Débord discal postérolatéral sous-jacent Absence de rehaussement central après injection Rupture des fibres annulaires
Schwannome, autre tumeur	Signal rehaussé après gadolinium IV Foramen ou canal parfois élargis en regard
Émergences radiculaires conjointes	Analyse des coupes sus- et sous-jacentes : raccord proximal au sac dural et séparation distale en deux racines
Kyste de Tarlov (kyste des enveloppes radiculaires)	Densité liquidienne en TDM (0–20 UH) Hypersignal T2, pas de rehaussement après injection en IRM Foramen ou canal parfois élargis en regard
Kyste synovial zygapophysaire	Densité liquidienne Hypersignal T2, rehaussement limité à la périphérie Raccord aux articulations zygapophysaires (parfois seulement en arthro-TDM)

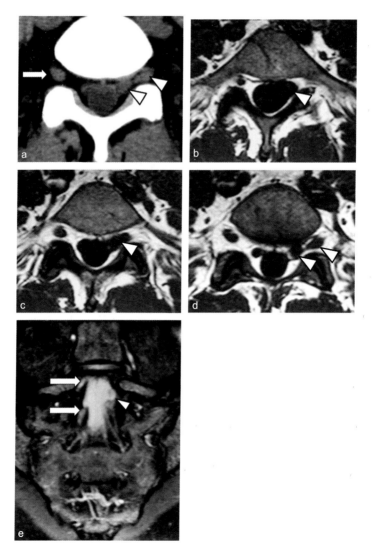

Figure 6.18. Diagnostic différentiel de « comblement foraminal » : émergences radiculaires conjointes.
a) TDM, coupe axiale : racine foraminale droite unique (flèche) et image radiculaire dédoublée à gauche (têtes de flèche).
b, c, d) IRM en coupes axiales T1 successives en direction craniocaudale : raccord proximal au sac dural (tête de flèche en b), trajet allongé à hauteur du foramen gauche (tête de flèche en c) et séparation distale en deux racines (têtes de flèche en d). e) Coupe frontale STIR montrant deux émergences distinctes à droite (flèches) et une volumineuse émergence conjointe de topographie intermédiaire à gauche (tête de flèche).

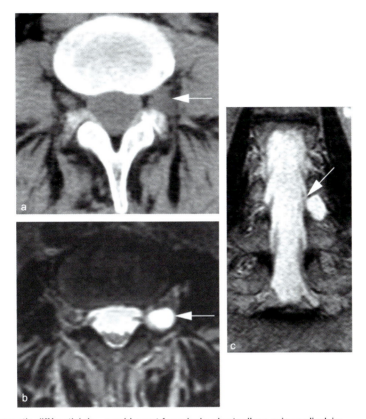

Figure 6.19. Diagnostic différentiel de « comblement foraminal » : kyste d'une gaine radiculaire.
a) TDM coupe axiale en L3–L4 : image de grosse racine gauche (flèche en a). IRM en pondération T2, b) coupes axiale et c) frontale : formation arrondie en hypersignal (flèche en b), comparable au signal du LCS contenu dans le sac dural ; raccord à la gaine radiculaire sur la coupe frontale (flèche en c).

Imagerie

Les signes radiologiques et TDM sont le pincement de l'interligne, la condensation et les géodes sous-chondrales, l'ostéophytose marginale menant à une « hypertrophie » facettaire, et tardivement, un spondylolisthésis dégénératif.

En IRM, les remaniements dégénératifs des articulations zygapophysaires se traduisent par une perte de visibilité de leur cartilage, un amincissement de l'interligne qui peut être occupé par du liquide ou du gaz (parfois, il existe un élargissement paradoxal de cet interligne en décubitus dorsal), une ostéophytose, des modifications de signal de l'os sous-chondral (figure 6.22).

Kystes arthrosynoviaux

Ces kystes à paroi fibreuse provenant des articulations zygapophysaires sont observés surtout en lombaire, avec une très nette prédominance au niveau L4–L5. Leur observation est plus fréquente depuis l'avènement de l'IRM [1]. De localisation intracanalaire, ils peuvent comprimer les émergences radiculaires, voire le sac dural, et se traduisent par des rachialgies, une radiculalgie, des symptômes d'étroitesse canalaire, plus rarement par un syndrome de la queue de cheval. La localisation foraminale est moins fréquente et se traduit par une radiculalgie (voir figure 6.21). De rares localisations cervicales peuvent être observées.

114 Imagerie de la colonne vertébrale et de la moelle épinière

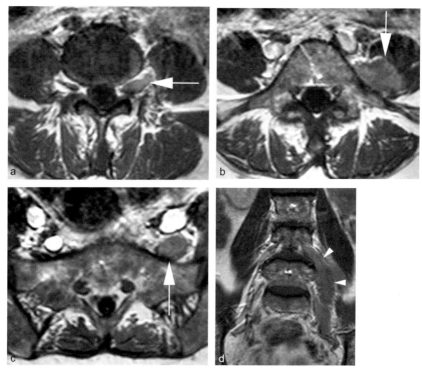

Figure 6.20. Diagnostic différentiel de « comblement foraminal » : tumeur.
a–c) IRM, coupes axiales en pondération T1 après injection IV de gadolinium : au niveau du disque L4–L5, image de grosse racine de signal rehaussé après injection de gadolinium (flèche en a) ; plus distalement, cette racine L4 gauche apparaît encore plus volumineuse à la face profonde du psoas (flèche en b) et au versant antérieur de l'aileron sacré gauche (flèche en c). d) IRM, coupe frontale en T1 après injection de gadolinium : visualisation du trajet descendant de la racine infiltrée (têtes de flèche). Diagnostic : infiltration lymphomateuse.

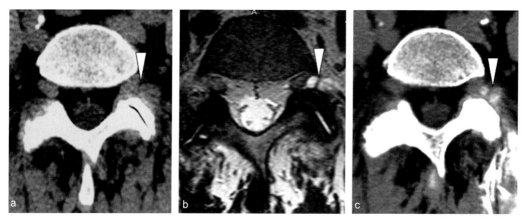

Figure 6.21. Diagnostic différentiel de « comblement foraminal » : kyste d'origine zygapophysaire.
a) TDM, coupe axiale en L5–S1 : image de comblement foraminal gauche (tête de flèche en a). b) IRM correspondante en pondération T2 : présence de deux formations arrondies en hypersignal relatif au versant latéral de la racine L5 gauche (tête de flèche en b). c) Complément TDM réalisé après arthrographie zygapophysaire L5–S1 gauche : opacification des deux formations arrondies situées au versant latéral de la racine, démontrant l'origine articulaire de ces kystes (tête de flèche en c).

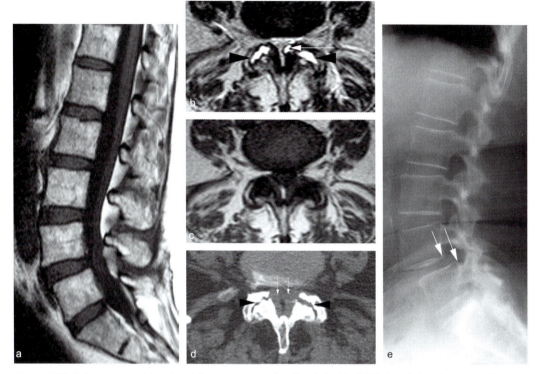

Figure 6.22. Arthrose zygapophysaire sévère avec sous-estimation de l'antérolisthésis et de la sténose canalaire en IRM.
IRM a) en coupe sagittale T1 : pas d'anomalie significative objectivée ; coupes axiales b) T1 et c) T2 : remaniements dégénératifs sévères des articulations zygapophysaires avec hypertrophie des facettes, petit diverticule liquidien intra-canalaire à gauche (fine flèche blanche en c), bombement des ligaments jaunes déterminant un rétrécissement canalaire transversal. On note la décoaptation des facettes articulaires, dont l'interligne montre une ouverture antéropostérieure de plusieurs millimètres qui permet d'affirmer la sous-estimation de la sténose canalaire (têtes de flèche). d) Coupe TDM au même niveau : bombement des ligaments jaunes (fines flèches), remaniements dégénératifs et décoaptation des facettes articulaires (têtes de flèche). e) Radiographie de profil en position debout : démonstration de l'antérolisthésis de L4 sur L5 (flèches) et de la sténose canalaire sous-estimée sur l'IRM et la TDM (en raison de leur réalisation en décubitus).

Imagerie (figures 6.23 à 6.25)

TDM

La TDM révèle une formation arrondie de densité variable (20–50 UH) souvent centrée sur l'interligne zygapophysaire, à paroi souvent dense spontanément, parfois calcifiée. Des bulles gazeuses peuvent y être observées. Un bon signe est la perte de visualisation d'un ligament jaune homogène, dense et régulier.

Arthrographie et arthro-TDM

Réalisée sous fluoroscopie ou sous guidage TDM, l'arthrographie permet de confirmer l'hypothèse diagnostique de kyste communiquant avec l'articulation zygapophysaire, l'évacuation partielle de son contenu liquidien, éventuellement sa rupture par surdistension, et l'injection thérapeutique de corticoïdes.

IRM

L'IRM montre une formation à contenu de signal en général élevé en pondération T2, de signal plus inconstant en T1, et dont la paroi présente un signal rehaussé après injection de gadolinium. Des formes à contenu hémorragique peuvent être observées, montrant un hypersignal

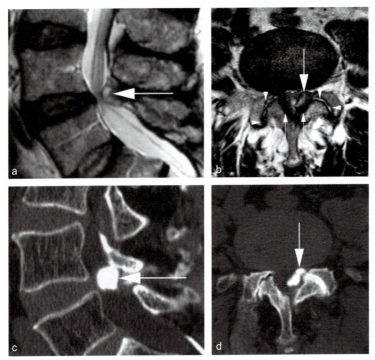

Figure 6.23. Kyste synovial zygapophysaire déterminant un rétrécissement canalaire.
IRM en pondération T2, coupes a) sagittale et b) axiale en L4–L5 : rétrécissement canalaire en L4–L5 lié à une masse intracanalaire de topographie postérieure de signal relativement élevé en pondération T2 (grosses flèches blanches en a et b). Remaniements dégénératifs interapophysaires bilatéraux avec amincissement de l'interligne et élargissement des facettes (têtes de flèche en b). Épaississement des ligaments jaunes (fines flèches blanches en b) participant au rétrécissement canalaire. Complément TDM réalisé après arthrographie zygapophysaire L4–L5 gauche, c) reconstruction sagittale et d) image axiale : opacification de la formation kystique développée au départ de l'interligne zygapophysaire L4–L5 gauche (flèche en c et d), correspondant à l'anomalie objectivée au versant postérolatéral gauche du canal en IRM. Remaniements dégénératifs des interlignes zygapophysaires : pincement, ostéophytose, sclérose et irrégularités osseuses sous-chondrales.

en pondération T1, persistant sur les séquences T1 utilisant la suppression du signal de la graisse (figure 6.24). Cette formation est située sous le ligament jaune, centrée sur l'interligne articulaire, qui montre souvent des remaniements dégénératifs et un épanchement avec parfois une image diverticulaire liquidienne extracanalaire postérieure.

Spondylolisthésis

Physiopathologie

Le spondylolisthésis correspond au glissement d'un corps vertébral par rapport à la vertèbre sous-jacente. Le rétrolisthésis correspond à un glissement vers l'arrière, l'antérolisthésis à un glissement vers l'avant. L'antérolisthésis apparaît typiquement suite à une arthrose zygapophysaire (spondylolisthésis dégénératif) ou à une spondylolyse (spondylolisthésis par lyse isthmique).

Le *spondylolisthésis dégénératif* (ou pseudospondylolisthésis) est la conséquence de la perte cartilagineuse, du pincement des interlignes articulaires, puis de l'abrasion des surfaces osseuses entraînant un déplacement vers l'avant de la vertèbre sus-jacente. À destruction égale, le déplacement est favorisé par une orientation sagittale constitutionnelle des interlignes. Le spondylolisthésis dégénératif prédomine en L4–L5, L3–L4 et est rare en L5–S1. Il se rencontre aussi à l'étage cervical.

L'avancée « en bloc » de la vertèbre détermine un rétrécissement du sac dural, par cisaillement,

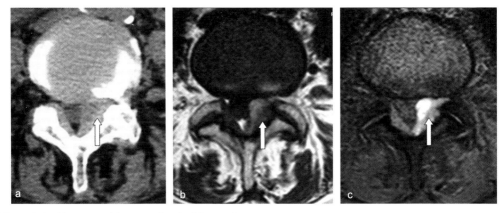

Figure 6.24. Kyste synovial zygapophysaire hémorragique.
a) TDM en coupe axiale en L4–L5 : masse intracanalaire postérolatérale gauche (flèche en a), de densité légèrement plus élevée que le sac dural ; noter la perte de visibilité du bord antérieur du ligament jaune. IRM en coupes axiales T1 a) sans et b) avec suppression du signal de la graisse : démonstration du signal spontanément intense de cette formation endocanalaire (flèche en b) et de son association à une arthrose zygapophysaire sévère ; ce signal intense persiste après suppression du signal de la graisse (flèche en c), et est donc d'origine hématique.

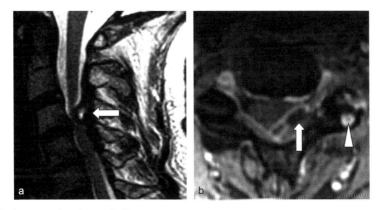

Figure 6.25. Kyste zygapophysaire cervical.
IRM en coupes a) sagittale T2 et b) transversale T1 après injection IV de gadolinium et suppression du signal de la graisse : formation à contour liquidien développée au versant postérieur et latéral gauche du canal rachidien (flèche en a et b), à paroi relativement épaisse rehaussant après injection IV de gadolinium, à proximité d'une arthropathie dégénérative destructrice de l'articulation zygapophysaire gauche, avec présence de géodes (tête de flèche en b). Le kyste zygapophysaire a été confirmé à l'intervention chirurgicale.

entre l'arc postérieur de la vertèbre sus-jacente et le plateau supérieur de la vertèbre sous-jacente. La sténose du foramen ou du récessus latéral peut être à l'avant-plan, surtout en cas d'arthrose zygapophysaire unilatérale, qui s'accompagne souvent d'un décalage rotatoire.

La *spondylolyse* résulte de la survenue d'étiologie vraisemblablement microtraumatique d'une solution de continuité au sein de l'isthme interapophysaire durant l'enfance ou l'adolescence ; elle touche 5 % de la population, prédominant en L5 (plus de 90 %) et L4 (5 %). Elle est bilatérale dans plus des trois quarts des cas.

Du fait de la désolidarisation du corps vertébral déplacé vers l'avant et de l'arc postérieur resté en arrière, le mouvement de translation vers l'avant du corps vertébral peut être important et le canal est en général large. Rarement, en cas de « spondyloptose » exceptionnellement sévère, le canal peut être rétréci, typiquement entre l'angle postérosupérieur du corps de S1 et l'arc postérieur de L4 (figures 6.26 et 6.27).

En cas de spondylolyse, les compressions radiculaires surviennent dans le trajet foraminal, quand le spondylolisthésis est associé à un affaissement discal : le pédicule et la région isthmique viennent, en quelque sorte, écraser la racine sous-jacente contre la partie supérieure du disque déformé (figure 6.26).

Imagerie

Radiographie

La radiographie permet :
- de préciser l'origine du spondylolisthésis, grâce essentiellement aux clichés de trois-quarts et de profil : signes d'arthrose zygapophysaire, visualisation directe ou indirecte (hyperostose controlatérale si lyse unique) de la lyse isthmique uni- ou bilatérale ;

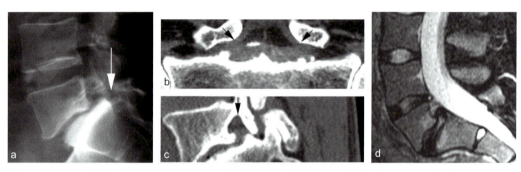

Figure 6.26. Spondylolyse bilatérale de L5 avec antérolisthésis, rétrécissements foraminaux, sans étroitesse canalaire.
a) Radiographie de profil : antérolisthésis de L5 sur S1 lié à une spondylolyse bilatérale, avec solutions de continuité isthmiques (flèche), affaissement discal et densification des plateaux. TDM, reconstructions b) frontale et c) sagittale : rétrécissement foraminal bilatéral avec racines L5 à l'étroit entre pédicules en haut et disque L5–S1 en bas (flèches en b et c). d) IRM, coupe sagittale médiane en pondération T2 : absence d'étroitesse canalaire.

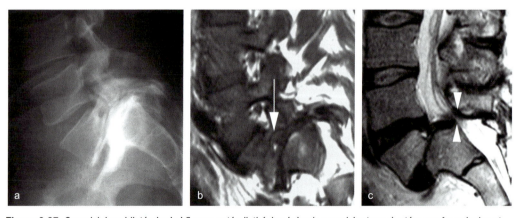

Figure 6.27. Spondylolyse bilatérale de L5 avec antérolisthésis sévère (« spondyloptose »), sténoses foraminales et canalaire.
a) Radiographie de profil : antérolisthésis sévère de L5 sur S1. b) IRM en coupe sagittale foraminale en pondération T1 : sténose quasi complète du foramen L5–S1 avec disparition de la graisse foraminale et image de racine L5 aplatie entre le pédicule en haut et le disque en bas (flèche). c) IRM, coupe sagittale médiane en pondération T2 : rétrécissement canalaire entre le versant postérosupérieur du corps de S1 et l'arc postérieur de L4 (têtes de flèche) (observation rare dans la spondylolyse).

- de réaliser l'étude dynamique et surtout en station de l'antérolisthésis (figure 6.22) ;
- de quantifier l'antérolisthésis : quantification en millimètres ou en pourcentage du glissement antérieur de la vertèbre supérieure par rapport à l'inférieure, ou gradation en 4 stades allant du stade 1 (glissement < 25 %) au stade 4 (glissement de plus de 75 % ou « spondyloptose »).

TDM et IRM

Dans le spondylolisthésis dégénératif, TDM et IRM permettent :
- de visualiser le degré de pincement et de subluxation des interlignes zygapophysaires ;
- d'observer parfois, du fait de la réalisation de ces examens en décubitus dorsal, une décoaptation des surfaces articulaires, occupée par du liquide ou du gaz. Cette observation indique une sous-estimation de l'antérolisthésis et, de là, du rétrécissement canalaire éventuel (voir figure 6.22) ;
- de quantifier le rétrécissement canalaire éventuel avec les réserves énoncées ci-dessus ;
- de rechercher un débord discal focal, en général observé au niveau sus-jacent au spondylolisthésis ;
- de déceler le décalage rotatoire lié à l'arthrose zygapophysaire unilatérale ou asymétrique.
  Dans la spondylolyse, elles permettent :
- de rechercher l'interruption isthmique. La TDM est la technique de choix pour objectiver des lyses suspectées mais non démontrées en radiographie (notamment grâce aux reconstructions sagittales et transverses obliques réalisées dans le plan isthmique, d'obliquité inverse par rapport au plan discal) sous forme d'une solution de continuité de l'arc postérieur à hauteur de la partie inférieure du pédicule (à l'inverse, l'existence sur une coupe TDM d'une continuité pédiculo-isthmo-lamaire exclut la spondylolyse). L'IRM visualise mieux la spondylolyse en coupes sagittales ;
- de rechercher le rétrécissement foraminal, fréquent, et le rétrécissement canalaire, exceptionnel. L'IRM objective le rétrécissement foraminal par disparition de l'environnement graisseux de la racine au sein du foramen ; la TDM le visualise également très bien sur les reconstructions sagittales (voir figures 6.26 et 6.27) ;

- de visualiser un pseudobombement discal, fréquent à hauteur de l'antérolisthésis, et d'évaluer l'état des disques adjacents (possibilité de pathologie protrusive le plus souvent au niveau sus-jacent à la lyse).

Canaux étroits

Généralités

Définition et pathogénie

Le canal étroit est défini par l'inadéquation de calibre entre les parois osseuses, discales et ligamentaires du canal rachidien et son contenu.

L'étroitesse canalaire constitutionnelle, idiopathique ou accompagnant un désordre congénital (mucopolysacharidose, trisomie 21, achondroplasie), mène rarement à elle seule à une traduction clinique. Elle abaisse toutefois le seuil à partir duquel les composantes dégénératives acquises ont un retentissement significatif.

Le rétrécissement canalaire acquis est d'étiologie souvent plurifactorielle : il résulte à des degrés divers de participations discales (bombement, débord focal, fragment exclu), ostéophytiques (plateaux vertébraux ou articulations zygapophysaires), ligamentaires (bombement des ligaments jaunes lié à leur perte en fibres élastiques et à l'affaissement discal, hypertrophie ou ossification du LLP), zygapophysaires (arthrose ou kystes), des spondylolisthésis (surtout dégénératifs sur arthrose zygapophysaire), et d'une éventuelle lipomatose épidurale associée surtout à l'étage lombaire.

La pathologie dégénérative du disque et des ligaments jaunes est le plus souvent en cause dans la sténose du canal central. Les disques et articulations zygapophysaires participent à la sténose des récessus latéraux et foramens.

L'atteinte dégénérative des articulations uncovertébrales est la cause la plus fréquente des rétrécissements foraminaux cervicaux, surtout à l'étage inférieur.

Des causes plus rares de rétrécissement acquis sont l'atteinte hypertrophiante d'une vertèbre par la maladie de Paget, le recul postérieur d'angles vertébraux sur tassement vertébral, et les ossifications ligamentaires.

Mesures

Des mesures sont depuis longtemps utilisées pour quantifier l'étroitesse du canal, le plus souvent par évaluation du diamètre antéropostérieur médian du canal osseux et du sac dural. Cette démarche routinière en TDM a été transposée à l'IRM (figure 6.28) ; avec des réserves pour les séquences en écho de gradient qui surestiment la sténose canalaire et foraminale (voir chapitre 4).

En TDM, que ce soit en cervical ou en lombaire, l'étroitesse constitutionnelle du canal central est quantifiée en fenêtre osseuse sur une coupe transversale corporéo-pédiculo-lamaire, éventuellement sur une coupe sagittale strictement médiane.

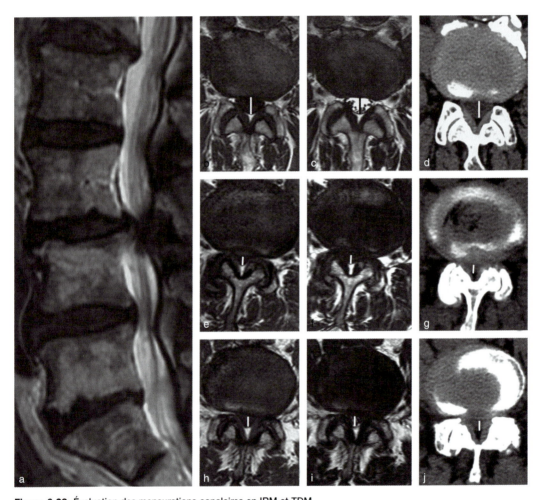

Figure 6.28. Évaluation des mensurations canalaires en IRM et TDM.
a) Coupe sagittale médiane en T2 : rétrécissement canalaire sévère en L3–L4 (peut-être surestimé : voir plus loin) et dans une moindre mesure en L4–L5. b–d) coupes transverses à hauteur du disque L2–L3 en IRM T1 et T2, puis en TDM : les mêmes mensurations canalaires sont objectivées (de l'ordre de 10,5 mm). Noter l'absence de rétrécissement significatif à ce niveau se traduisant par la présence de LCS abondant autour des racines de queue de cheval en pondération T2 (stade « A » de Lausanne) (c). e–g) Coupes correspondantes en L3–L4 : rétrécissement sévère, l'axe antéropostérieur du canal étant évalué à 4,5 mm. La coupe T2 (f) indique la sévérité du rétrécissement canalaire puisqu'il y a disparition du LCS entourant les racines de la queue de cheval (stade « C » de Lausanne). h–j) coupes correspondantes en L4–L5 : rétrécissement canalaire très significatif, le sac étant mesuré à environ 7 mm. Persistance d'un peu de LCS autour des racines en pondération T2 (stade « B » de Lausanne) (i).

Tableau 6.3. Étroitesse canalaire : mesures.

	Étroitesse	
	Relative	**Absolue**
Canal central osseux (étroitesse constitutionnelle)		
Diamètre antéropostérieur	< 12 mm	< 10 mm
– lombaire	< 10 mm	< 8 mm
– cervical	< 20 mm	< 15 mm
Diamètre transverse interpédiculaire Surface	< 140 mm²	< 120 mm²
Sac dural (rétrécissement acquis)		
Diamètre antéropostérieur	< 8 mm	< 6 mm
Surface	< 100 mm²	< 75 mm²

Le rétrécissement acquis du sac dural est évalué en fenêtre « tissus mous » sur une coupe transversale discale (tableau 6.3). En IRM, les mesures sont effectuées en T1 pour l'évaluation du canal osseux, en T2 pour l'évaluation du calibre du sac dural [13].

Les mesures du diamètre antéropostérieur sont avantageusement remplacées par la mesure de la surface du sac dural, qui intègre la composante transversale éventuelle du rétrécissement.

Ces mesures doivent être relativisées. Les variations d'une source à l'autre de la littérature imposent des réserves et la corrélation à la clinique est indispensable. Ainsi, selon la source utilisée, 20 à 40 % des sujets asymptomatiques ont des critères TDM d'étroitesse canalaire. Les seuils d'étroitesse cités au tableau 6.3, fondés sur des publications déjà anciennes et sur notre expérience, s'inscrivent donc en deçà de la plupart des seuils couramment proposés. Les travaux les plus récents abaissent à 6 mm ou 75 mm² le seuil de la sténose sévère [13, 17].

En IRM, plus que toute mesure, l'amincissement voire la disparition du « manchon de sécurité » que constitue le liquide cérébrospinal (LCS) dans les espaces sous-arachnoïdiens traduisent la sévérité du rétrécissement canalaire (figure 6.28).

À l'initiative de l'équipe de Lausanne, une nouvelle classification visuelle du rétrécissement canalaire s'impose, fondée sur cette évaluation des espaces sous-arachnoïdiens liquidiens dont l'effacement sur les coupes transversales T2 définit la sténose significative, corrélée aux observations cliniques et associée à une probabilité très élevée de prise en charge chirurgicale [19] (figure 6.29).

Un signe « ancillaire » de la sévérité du rétrécissement canalaire est l'aspect de racines « redondantes », sinueuses, en amont d'une sténose sévère (voir figure 6.41).

Limites des techniques

Deux limites communes à la TDM et l'IRM sont leur réalisation en décubitus dorsal et l'absence de notion dynamique. Un débord discal, un bombement ligamentaire et surtout un antérolisthésis peuvent n'être présents qu'en charge. IRM et TDM peuvent ainsi sous-estimer ou méconnaître une sténose vraie (voir figure 6.22). Les radiographies peuvent alors aider à l'évaluation des mensurations canalaires en position debout, et à détecter le caractère « dynamique » de certains canaux étroits, jadis objectivé par la myélographie (figure 6.30).

Canal cervical étroit

Radiographies

Les radiographies identifient l'étroitesse constitutionnelle sur le cliché de profil : distance mur postérieur/ligne spinolamaire inférieure à 15 mm, ou à l'axe antéropostérieur d'un corps vertébral (impossibilité d'inclure « mentalement » un corps vertébral dans le canal), brièveté pédiculaire avec la surprojection des massifs articulaires sur la partie postérieure des corps vertébraux, en association avec un espace lamaire réduit. Elles objectivent les remaniements dégénératifs des plateaux, des articulations uncovertébrales, zygapophysaires et d'éventuels spondylolisthésis.

TDM

La TDM permet de préciser les rôles joués dans le rétrécissement par le débord discal ou disco-ostéophytique, l'uncarthrose, l'hypertrophie ou la calcification ligamentaire (ligaments jaunes et LLP) et l'arthrose zygapophysaire.

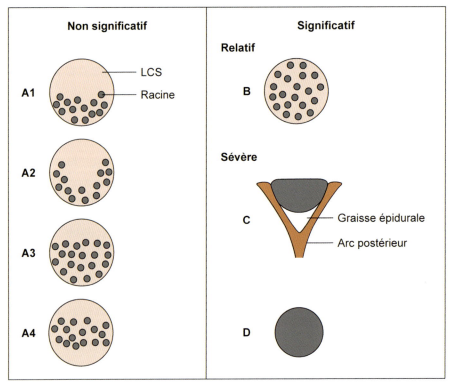

Figure 6.29. Classification de Lausanne du rétrécissement canalaire (d'après [19]).
Cette classification est fondée sur l'effacement des espaces sous-arachnoïdiens liquidiens au sein du sac dural sur des coupes transversales pondérées en T2. Les grades A1 à A4 sont caractérisés par la persistance d'espaces sous-arachnoïdiens bien visibles, quelle que soit la répartition des racines ; ces grades signent le calibre satisfaisant du sac dural (pas de rétrécissement significatif). Le grade B est caractérisé par une proportion équivalente de la surface du sac occupée par les racines et par le liquide ; il signe un rétrécissement relatif. Les grades C et D sont caractérisés par un effacement complet des espaces sous-arachnoïdiens au sein du sac dural, traduisant un rétrécissement canalaire sévère, qu'il y ait (grade C) ou non (grade D) présence de graisse épidurale postérieure.

Elle permet l'analyse du contenu des foramens et de leur rétrécissement par l'uncarthrose et l'arthrose zygapophysaire. Elle est incontournable en préopératoire, mais ne permet pas d'étude valable du retentissement sur la moelle épinière, dont elle ne montre pas les signes de souffrance.

IRM

L'IRM est la technique de choix pour évaluer l'inadéquation du contenant au contenu, et les répercussions médullaires d'une pathologie discale précipitant la décompensation clinique du canal étroit. Elle s'impose en cas de suspicion de myélopathie.

Les coupes sagittales montrent l'effacement des espaces sous-arachnoïdiens, surtout en pondération T2, qui offre un meilleur contraste entre LCS de signal intense, moelle épinière de signal intermédiaire et débords discaux, ostéophytiques ou ligamentaires en hyposignal. Elles montrent les déformations éventuelles de la moelle épinière sous forme d'empreintes antérieures liées aux débords disco-ostéophytiques, parfois à plusieurs niveaux (voir figure 6.13). Les coupes axiales précisent les niveaux de sténose maximale où les espaces sous-arachnoïdiens sont effacés, et évaluent la sévérité de la déformation (aplatissement ou inversion de convexité antérieure de la section de la moelle épinière).

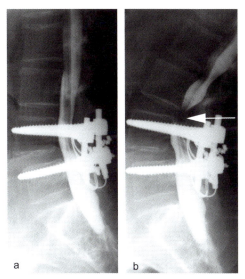

Figure 6.30. Rétrécissement canalaire lombaire « dynamique » : rôle de la myélographie.
a) En position assise, absence de rétrécissement canalaire significatif. b) En position debout et en extension, rétrécissements canalaires en L2–L3 et L3–L4 surtout liés à un effet de masse postérieur (bombement des ligaments jaunes) (flèche). Noter la présence de l'arthrodèse L4–L5 ayant justifié la réalisation de cet examen plutôt qu'une IRM.

La visualisation d'anomalies du signal médullaire en pondération T2 ou T2* suggère une myélopathie cervicarthrosique.

Cas particulier : myélopathie cervicarthrosique

Clinique

La myélopathie cervicarthrosique se rencontre surtout chez l'homme au-delà de 50 ans. Sa symptomatologie polymorphe, souvent déroutante et atypique, s'explique par la grande variété de localisation et d'extension de l'atteinte médullaire. On observe des formes radiculaires à atteinte latérale prédominante, des formes médullaires avec syndrome pyramidal d'apparition lente et progressive, hypertonie, troubles de la marche à type de claudication médullaire, troubles sensitifs et plus rarement sphinctériens, des formes mixtes médulloradiculaires, et des formes plus rares avec troubles sensitifs et moteurs disparates d'origine ischémique ou avec atteinte motrice isolée des membres supérieurs. Un signe de Lhermitte est fréquent mais non spécifique.

Définition et physiopathologie

Il s'agit d'une dégénérescence médullaire focale compliquant la cervicarthrose et la sténose canalaire.

L'étiologie est plurifactorielle : mécanique (compression directe, épaississement dure-mérien adhérent au LLP), dynamique (compressions et étirements) et vasculaire.

Des épisodes contusifs ou ischémiques aboutissent à des lésions d'œdème puis de gliose, de nécrose avec cavitation et d'atrophie.

Une dégénérescence de la substance blanche et de la substance grise et une démyélinisation touchent surtout les cordons latéraux et la partie antérieure des cordons postérieurs.

Elle peut être observée à tous les niveaux mais prédomine en C6-C7 et C5–C6.

Imagerie

Radiographie

La radiographie montre les signes d'étroitesse canalaire constitutionnelle ou acquise et sert de référence en période postopératoire (où elle est la première technique de surveillance).

TDM

La TDM offre dans une optique préchirurgicale la cartographie des composantes molles, discales ou ligamentaires, ou dures, ostéophytiques, participant aux rétrécissements.

IRM

L'IRM est indiquée en première intention (figure 6.31) pour :
- éliminer les diagnostics de tumeur, affection démyélinisante ou autre myélite ou myélopathie ;
- situer la compression et en apprécier l'étendue ;
- en préciser l'origine discale, ligamentaire, articulaire ou mixte ;
- objectiver, en pondération T2, T2* ou STIR, les anomalies de signal médullaire, limitées en hauteur et typiquement situées en regard du rétrécissement maximal, parfois un peu plus caudalement. Ces anomalies doivent être

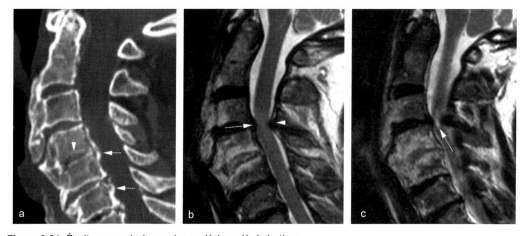

Figure 6.31. Étroitesse cervicale acquise sur lésions dégénératives.
a) TDM, reconstruction sagittale : pincements étagés des espaces intersomatiques, bloc intervertébral C4–C5 acquis (tête de flèche blanche) ; ossifications ligamentaires prévertébrales extensives, débords ostéophytiques et ossifications partielles du ligament longitudinal postérieur au versant postérieur des corps vertébraux (fines flèches blanches), rétrécissant le canal ; mauvaise délimitation de la moelle épinière. IRM en coupes sagittales pondérées en T2, b) médiane et c) paramédiane : la zone de rétrécissement maximal est démontrée en C3–C4, liée à un débord discal postérieur (flèche en b) et à un bombement marqué du ligament jaune vers l'avant (tête de flèche en b) ; signe de souffrance de la moelle épinière sous forme d'une zone d'hypersignal T2 latéralisée (flèche en c).

visualisées dans les deux plans pour emporter la conviction, du fait des nombreux artéfacts possibles à ce niveau. En transversal, des plages d'hypersignal sont objectivées surtout au niveau des cordons postérieurs ou latéraux ; une dédifférenciation entre substance blanche et grise aurait la même signification.

L'atrophie médullaire éventuelle est difficile à distinguer de la déformation liée à la compression.

Il faut garder en mémoire l'association fortuite possible d'une sténose canalaire, pathologie fréquente, et d'autres causes d'hypersignal médullaire : myélopathie carentielle, ischémique, sclérose en plaques, etc. La situation des zones d'hypersignal à distance du rétrécissement canalaire maximal, leur forme ou distribution particulières devront faire évoquer cette possibilité (voir chapitre 9).

Valeur pronostique

La signification clinique et pronostique de l'hypersignal médullaire en T2 est controversée. Son extension est corrélée à la durée et à la sévérité des manifestations cliniques et au degré de sténose.

La corrélation des images pondérées en T2 aux images pondérées en T1 permet de distinguer des lésions en hypersignal en T2 sans anomalie de signal en T1, « œdémateuses » (éventuellement réversibles), gliotiques ou « ischémiques » (a priori irréversibles), et des lésions en hypersignal T2 et hyposignal T1 (irréversibles), signant le stade de myélomalacie avérée, précavitaire ou cavitaire (nécrose) (figures 6.31 et 6.32).

L'hypersignal en pondération T2 n'a pas de valeur pronostique préchirurgicale excepté peut-être en cas d'hypersignaux pluri-étagés, pour lesquels l'amélioration clinique postopératoire serait moins bonne ; il ne semble pas avoir de rapport avec les capacités ultérieures de récupération des déficits neurologiques.

Ces hypersignaux T2 peuvent persister après intervention chirurgicale ; ils sont alors associés à une absence d'amélioration clinique ou à une amélioration incomplète (voir figure 6.13). Leur disparition après l'intervention est en revanche corrélée à une amélioration clinique.

La présence en préopératoire d'un hyposignal T1 est de mauvais pronostic en termes de récupération [14].

L'imagerie de diffusion et les mesures des coefficients de diffusion pourraient aider à détecter

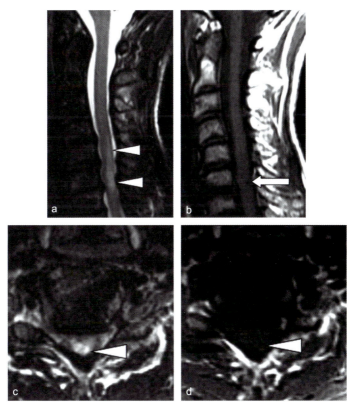

Figure 6.32. Étroitesse canalaire cervicale acquise avec myélopathie « cavitaire ».
IRM en coupes sagittales a) T2 et b) T1 : rétrécissement canalaire étagé avec zone d'hypersignal étendue en T2 (têtes de flèche en a), et présence d'une petite zone en hyposignal T1 (flèche en b) correspondant à un petit foyer de myélomalacie. Les coupes transversales c) T2 et d) T1 montrent le même aspect d'hypersignal T2 plus diffus (tête de flèche en c) et d'hyposignal focal, plus localisé en T1 (tête de flèche en d).

la pathologie avant la survenue d'anomalies de signal en T1 et T2, mais la signification clinique et pronostique de cette application reste à préciser. Les mesures des altérations du flux pulsatile du LCS au voisinage de rétrécissements dégénératifs du canal cervical (imagerie en contraste de phase) montrent un bon degré de corrélation avec la sévérité de la myélopathie.

Suivi post-thérapeutique

Deux types d'intervention sont couramment utilisés pour traiter l'étroitesse canalaire cervicale acquise : décompression par voie antérieure (corporéo-discectomie antérieure avec arthrodèse en cas de compression antérieure limitée à un ou deux niveaux), ou par voie postérieure (laminoplastie ou laminectomie en cas de compression à au moins trois niveaux, de compression postérieure ou d'étroitesse constitutionnelle).

L'IRM est la technique de choix en cas de détérioration ou d'inquiétude clinique. Le matériel d'ostéosynthèse en général peu imposant ou non ferromagnétique permet sa réalisation dans de bonnes conditions. Il s'agira alors d'apprécier au niveau opéré la levée de l'étroitesse canalaire (réapparition d'espaces liquidiens périmédullaires, etc.), de déceler les complications (hématome, abcès, etc.) et les séquelles médullaires (atrophie, anomalies résiduelles de signal) (figure 6.13). La cause la plus fréquente d'échec de la chirurgie de décompression semble être la méconnaissance d'un rétrécissement discal ou osseux à d'autres niveaux.

Cas particulier : ossification du LLP (ou OPLL)

Rare en Occident, fréquente en Extrême-Orient, la « maladie japonaise » (1 à 3 % de la population au Japon) est caractérisée par l'épaississement et l'ossification du LLP (OPLL des Anglo-Saxons pour *ossification of the posterior longitudinal ligament*). La localisation cervicale est la plus courante et la plus sévère. Elle touche le plus souvent le cervical proximal (C2 à C4), survenant principalement chez l'homme au-delà de 50 ans [15].

Ses répercussions médullaires sont fréquentes, dépendant de la sévérité du rétrécissement canalaire, mais elle peut rester bien tolérée malgré un rétrécissement canalaire sévère.

L'épaississement et l'ossification du LLP sont évidents en TDM, laquelle permet la délimitation exacte et la quantification de la sténose induite.

L'IRM visualise des anomalies très polymorphes : bande antérieure vide de signal ou de signal intermédiaire, voire élevé en T1 en cas de différenciation médullaire osseuse du ligament (figure 6.33). Elle objective les répercussions sur la moelle épinière, dont les signes de menace et souffrance sont semblables à ceux observés dans la myélopathie cervicarthrosique.

La signification clinique et la valeur pronostique des anomalies de signal en pondération T2 sont controversées. Il semble toutefois que la présence de zones d'hypersignal T2 en préopératoire soit péjorative en termes de récupération.

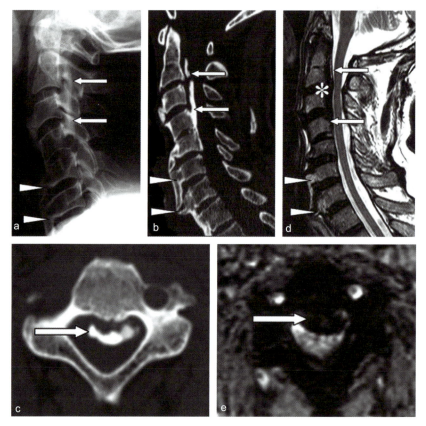

Figure 6.33. Ossification extensive du ligament longitudinal postérieur.
a) Radiographie de profil, b) reconstructions TDM sagittale et c) transversale, IRM T2 en coupes d) sagittale et e) transversale : ossification du ligament longitudinal postérieur, étendue de C2 à C5 (flèches), avec rétrécissement canalaire maximal en regard de C2–C3 (astérisque en d). Ossifications ligamentaires antérieures extensives (têtes de flèche en a, b, d). Absence de signe de souffrance de la moelle épinière.

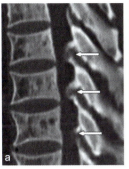 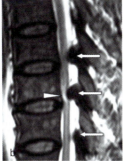 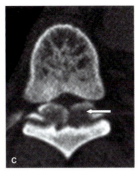 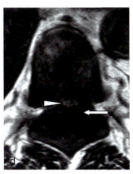

Figure 6.34. Ossification des ligaments jaunes dans le cadre d'un diabète phosphaté (rachitisme vitaminorésistant).
a) Reconstruction TDM sagittale et b) IRM en coupe sagittale T2 : ossifications des ligaments jaunes (flèches) déterminant un rétrécissement canalaire sévère à trois niveaux, se compliquant d'une compression de la moelle épinière qui montre des signes de souffrance (tête de flèche). c) TDM et d) IRM pondérée en T2 en coupes transversales : ossifications ligamentaires postérieures (flèches) et compression de la moelle épinière (tête de flèche en d).

Leur observation permet néanmoins de déterminer les niveaux les plus menacés ou les plus atteints par la pathologie. Le traitement chirurgical consiste en une décompression, par voie antérieure ou postérieure.

Des atteintes ossifiantes plus focales et discontinues du LLP sont observées, notamment dans la maladie de Forestier ; elles ont rarement des répercussions médullaires (voir figure 6.31).

Des ossifications du LLP et d'autres ligaments peuvent être observées plus rarement en association avec une endocrinopathie, comme l'acromégalie, le diabète phosphaté ou rachitisme vitamino-résistant, avec une intoxication à la vitamine A et surtout à ses dérivés rétinoïdes, ou encore à la fluorose, où elles sont souvent associées à une hyperostose vertébrale (figure 6.34).

Cas particulier : polyarthrite rhumatoïde

Cette affection inflammatoire est une cause fréquente de myélopathie cervicale [7]. La topographie préférentielle de l'atteinte médullaire est située en regard d'arthropathies inflammatoires C1–C2 ou d'arthropathies mixtes uncovertébrales et zygapophysaires du segment cervical moyen.

La fréquence des lésions rachidiennes cervicales va selon les auteurs de 15 % 3 ans après le début de la maladie à 50 % des patients au cours de l'histoire plus tardive de la maladie.

On distingue trois types d'atteintes. L'atteinte inflammatoire C1–C2 par le pannus inflammatoire avec destructions ligamentaires est la plus fréquente ; elle induit une instabilité horizontale C1–C2 à risque de compression médullaire. La destruction osseuse des masses latérales de C0–C1–C2 induit une instabilité verticale avec empalement de C1 sur C2 et impression basilaire à risque de compression (bulbo-)médullaire. L'atteinte subaxiale induit une instabilité du segment moyen et menace la moelle épinière.

Au segment cervical supérieur, le pannus synovial et l'épanchement articulaire peuvent avoir des répercussions mécaniques directes sur la portion haute de la moelle épinière. Le plus souvent, les répercussions seront indirectes, conséquence de l'atteinte destructrice des structures ligamentaires, cartilagineuses ou osseuses (odontoïde) de l'axe C0–C1–C2. Les répercussions bulbomédullaires peuvent être gravissimes en termes neurologiques, voire en termes de pronostic vital. L'atteinte la plus fréquente est la subluxation antéropostérieure de C1 sur C2, révélée par la détection du diastasis atlanto-axoïdien sur le cliché radiographique de profil. Les subluxations postéro-antérieures, latérales ou rotatoires de C1 sur C2 sont plus rares. La subluxation verticale, conséquence de l'atteinte destructrice des masses latérales de C1 et C2 mène à l'empalement de C1 sur C2 avec migration de l'odontoïde dans le trou occipital ; cette impression basilaire, associée ou non au pannus inflammatoire, vient ainsi comprimer le bulbe.

Les radiographies et la TDM objectivent bien la destruction et les déplacements osseux (intérêt des clichés dynamiques), et permettent d'en quantifier la sévérité. On recherchera sur les clichés dynamiques un diastasis entre l'arc antérieur de C1 et la face antérieure de l'odontoïde (significatif au-delà de 3 mm, franchement instable au-delà de 8 mm), un rétrécissement du canal par mesure de la distance entre le versant postérieur de l'odontoïde et l'arc postérieur de C1 (critique si inférieure à 14 mm), et une impression basilaire (figure 6.35).

De brèves séquences sagittales dynamiques pondérées T2 en flexion-extension sont utiles pour objectiver le site principal et l'ampleur du rétrécissement canalaire (figure 6.36).

L'IRM est souveraine pour la quantification de l'effet de masse lié au pannus synovial ou

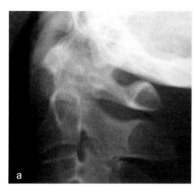 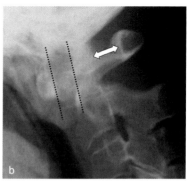

Figure 6.35. Instabilité antérieure C1–C2 : clichés radiographiques dynamiques (polyarthrite rhumatoïde).
Radiographies de profil de la charnière cervico-occipitale a) en position neutre et b) en flexion : mise en évidence d'un diastasis antérieur quantifié par la distance entre la face postérieure de l'arc antérieur de C1 et la tangente à la face antérieure de l'odontoïde (lignes pointillées en b). La mesure de la distance entre la face postérieure de l'odontoïde et la ligne de fusion des lames de C1 indique l'espace laissé libre pour la moelle épinière, dans ce cas-ci critique (inférieur à 14 mm, flèche en b).

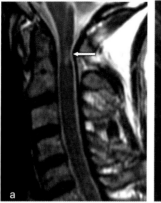 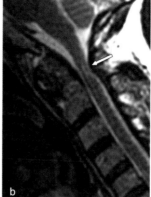

Figure 6.36. Instabilité C1–C2 et atteinte médullaire (polyarthrite rhumatoïde).
IRM en coupes sagittales T2 a) en position neutre et b) en flexion : signes de souffrance médullaire en regard d'un diastasis C1–C2, avec atrophie focale de la moelle épinière et hypersignal T2 (flèche en a) ; majoration du rétrécissement canalaire avec effacement des espaces sous-arachnoïdiens liquidiens périmédullaires lors de la séquence réalisée en flexion (flèche en b).

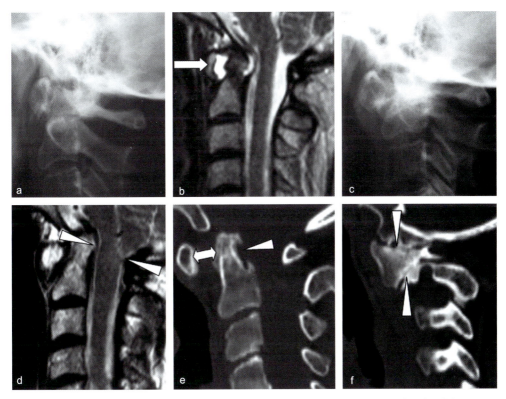

Figure 6.37. Instabilité antéropostérieure et verticale de la charnière cervico-occipitale dans la polyarthrite rhumatoïde.
Bilan a) radiographique et b) IRM (coupe sagittale T2) initial : discret diastasis C1–C2 avec présence d'un pannus inflammatoire autour de l'odontoïde (flèche en b). Suivi c) radiographique et d) IRM à 5 ans : empalement de C1 sur C2 avec impression basilaire et nette compression de la jonction bulbomédullaire par rapport aux clichés initiaux (têtes de flèche en d). Explication par la TDM en coupes sagittales reformatées e) médiane et f) par les massifs articulaires : atteinte de l'odontoïde par des érosions (tête de flèche en e) et diastasis C1–C2 (flèche en e) ; atteinte destructrice des masses latérale C0–C1–C2 (têtes de flèche en f).

à l'épanchement articulaire, la détection de l'impression basilaire, les signes de souffrance bulbomédullaires (anomalies de signal, atrophie focale, angulation bulbomédullaire majorée) (figure 6.37). La présence de ces anomalies de signal médullaire en IRM a une valeur pronostique péjorative (complication ou nécessité d'intervention).

Au segment cervical moyen et inférieur, un rétrécissement canalaire peut compliquer les atteintes uncovertébrales, interapophysaires, les subluxations et instabilités qui accompagnent l'atteinte rhumatismale, le plus souvent aux niveaux C3–C4 et C4–C5. Les anomalies médullaires sont comparables à celles décrites dans la myélopathie cervicarthrosique (figure 6.38).

Cas particulier : chondrocalcinose odonto-axoïdienne (syndrome de la « dent couronnée »)

La chondrocalcinose articulaire, affection microcristalline caractérisée par des dépôts articulaires de pyrophosphate de calcium au sein des articulations, peut affecter la charnière cervico-occipitale et en particulier l'articulation entre le processus odontoïde et l'arc antérieur de C1, et les articulations entre les masses latérales de C0, C1, C2 [6].

L'atteinte C1–C2 peut s'accompagner d'un pannus exubérant, être responsable d'une clinique de cervicalgies inquiétantes, éventuellement accompagnées de signes méningés et parfois de température, mimant une atteinte infectieuse.

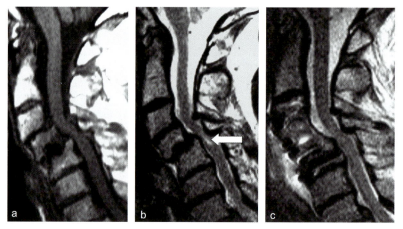

Figure 6.38. Atteinte du segment cervical moyen dans la polyarthrite rhumatoïde.
IRM en coupes sagittales a) T1 et b) T2 : antérolisthésis de C2 sur C3 et de C3 sur C4 avec destruction des plateaux C4–C5 en rapport avec une atteinte destructrice des articulations postérieures ; mise à l'étroit de la moelle épinière qui présente des signes de souffrance sous forme d'un hypersignal T2 (flèche en b). c) Suivi IRM en T2 après stabilisation chirurgicale : petits artéfacts métalliques antérieurs, restauration d'un peu d'espace autour de la moelle épinière et discrète régression des anomalies de signal médullaire en T2.

Le diagnostic peut être délicat en IRM, qui objective un effet de masse et des signes de destruction, notamment à hauteur de la base de l'odontoïde. La TDM est souveraine, révélant de fins dépôts calciques et des érosions bien délimitées à hauteur des structures osseuses. Un effet de masse canalaire significatif peut être observé (figure 6.39).

Canal thoracique étroit

La sténose canalaire thoracique est très rare. Elle siège en général au segment thoracique inférieur. Un débord discal ou ostéophytique, l'hypertrophie des ligaments jaunes, des modifications dégénératives lamaires et zygapophysaires, une lipomatose épidurale sont alors en cause, de façon isolée ou combinée (voir figure 10.38).

L'IRM est la technique de choix pour sa mise au point ; des coupes axiales, en particulier en pondération T2, précisent le retentissement médullaire du rétrécissement.

Canal lombaire étroit

Le canal lombaire étroit est une pathologie acquise dans 95 % des cas, où les racines de la queue de cheval sont confinées dans un espace trop petit.

La sténose peut être centrale (10 %), latérale (45 %) ou mixte (45 %). Les niveaux le plus souvent atteints sont L3–L4 et L4–L5, puis L2–L3, rarement L1–L2 ou L5–S1.

La claudication neurogène (syndrome de Verbiest) est très évocatrice, avec une limitation du périmètre de marche à cause de douleurs ou de faiblesse dans les membres inférieurs [20]. Les symptômes peuvent être unilatéraux ou bilatéraux. Ils disparaissent rapidement en position assise, et sont soulagés par la position penchée en avant (signe du Caddie ou du vélo). Le canal étroit peut également se traduire par des lombalgies, qui apparaissent habituellement en position debout, et sont en général aggravées par la marche et l'hyperlordose, soulagée par la position penchée en avant. Il peut s'accompagner de cruralgies ou sciatiques rarement déficitaires. Des paresthésies dans les membres inférieurs sont fréquentes : brûlures, engourdissement, fourmillements, picotements, parfois nocturnes. On observe de plus rares troubles urogénitaux, notamment sphinctériens.

L'association avec une étroitesse cervicale acquise ou constitutionnelle n'est pas exceptionnelle (10 à 20 % des cas), et complique alors le choix thérapeutique quant à la détermination du niveau « responsable » des symptômes cliniques et à opérer.

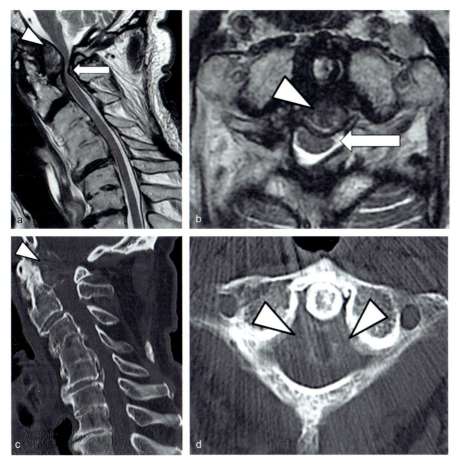

Figure 6.39. Chondrocalcinose odonto-axoïdienne (syndrome de la « dent couronnée »).
IRM en coupes a) sagittale et b) transverse T2 : matériel hypo-intense abondant au versant postérieur du processus odontoïde (têtes de flèche), réalisant un effet de masse particulièrement sévère sur la jonction bulbomédullaire (flèches). Reconstructions TDM c) sagittale et d) transversale : démonstration du contenu en bonne partie calcique, surtout à sa périphérie, de la masse rétro-odontoïdienne (têtes de flèche).

Les causes acquises sont résumées dans le tableau 6.4.

Radiographie

La radiographie peut apporter des éléments de présomption d'étroitesse canalaire constitutionnelle (en profil : brièveté pédiculaire, tendance à la platyspondylie et à la convexité antérieure des murs vertébraux postérieurs ; de face : absence d'élargissement physiologique de la distance interpédiculaire de L1 vers L5 et tendance à la sagittalisation des interlignes zygapophysaires orientés en bas et en dedans). Elle objective

Tableau 6.4. Causes classiques et plus rares de rétrécissement canalaire acquis.

Fréquentes (et souvent combinées)
Dégénérescence discale (étalement)
Voussure antérieure des ligaments jaunes
Dégénérescence des articulations zygapophysaires (ostéophytose)
Antérolisthésis sur arthrose zygapophysaire (surtout en L4–L5)
Plus rares
Lipomatose épidurale
Kyste zygapophysaire
Maladie de Paget
Recul d'angle vertébral sur tassement
Infection torpide (bacillaire par exemple)
Extension tumorale épidurale

les remaniements dégénératifs des plateaux et articulations zygapophysaires et le rétrécissement canalaire acquis en cas de signes combinés de discopathie et d'antérolisthésis dégénératif. Elle peut démasquer des rétrécissements majorés en station, sous-estimés en TDM et IRM (voir figure 6.22).

TDM

La TDM apprécie la participation respective de l'étroitesse constitutionnelle osseuse et des composantes acquises dans le rétrécissement canalaire.

L'étroitesse du canal central et des récessus latéraux est appréciée sur base morphologique :

aspect trifolié plutôt qu'arrondi ou triangulaire du canal lié à la position inhabituellement médiane et antérieure des articulations zygapophysaires.

Elle permet de quantifier la part d'étroitesse canalaire osseuse et le rétrécissement du sac dural et des récessus latéraux (diamètre antéropostérieur ou, mieux, surface du sac dural) (voir tableau 6.3).

Elle évalue le rétrécissement canalaire transversal, parfois prédominant, lié à la pathologie dégénérative zygapophysaire et à l'hypertrophie des ligaments jaunes. Elle délimite l'hypertrophie osseuse liée à la pathologie dégénérative ou à des affections moins courantes comme la maladie de Paget (figure 6.40).

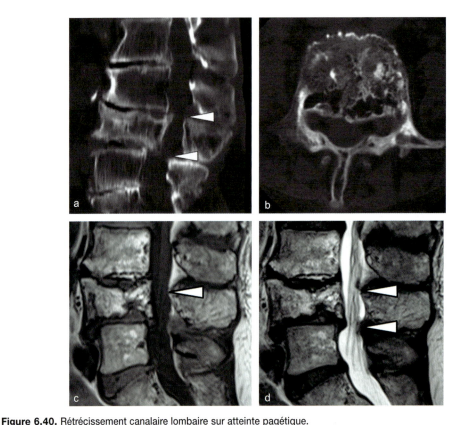

Figure 6.40. Rétrécissement canalaire lombaire sur atteinte pagétique.
TDM en coupes a) sagittale reformatée et b) transversale : atteinte pagétique de L3 dont les mensurations antéropostérieures sont supérieures à celles des vertèbres voisines, se combinant avec des discopathies sévères, déterminant un rétrécissement canalaire (têtes de flèche en a). La coupe transversale (b) montre les remaniements osseux hétérogènes, avec dédifférenciation corticotrabéculaire, épaississement et aspect fibrillaire du réseau trabéculaire. IRM en coupe sagittale c) T1 et d) T2 chez un autre patient : visualisation de l'hypertrophie corporéale et épineuse, et de l'impact canalaire (têtes de flèche).

Les foramens sont analysés sur les coupes axiales et sur les reconstructions sagittales qui facilitent l'évaluation de leur rétrécissement antéropostérieur et craniocaudal, de l'estompement ou la disparition de l'environnement graisseux périradiculaire.

IRM

La participation respective du débord discal ou disco-ostéophytique, des ligaments jaunes et d'un éventuel antérolisthésis est visible sur les coupes sagittales et axiales (figures 6.41 et 6.42).

Les coupes axiales et sagittales T2 sont souvent suffisantes en évaluation préchirurgicale, montrant à hauteur des zones de rétrécissement maximal un amincissement du sac dural et une disparition du LCS, bien corrélés à l'indication opératoire d'une chirurgie de l'élargissement [20] (voir figures 6.28, 6.29, 6.41, 6.42).

Une surestimation de la sténose peut être liée à la présence de phénomènes de flux liés à l'accélération du LCS en zone rétrécie. Par ailleurs, la visualisation d'un aspect « redondant » ou sinueux des racines en amont d'un rétrécissement canalaire est un signe de sévérité de ce rétrécissement.

La participation des remaniements dégénératifs zygapophysaires et d'éventuels kystes synoviaux

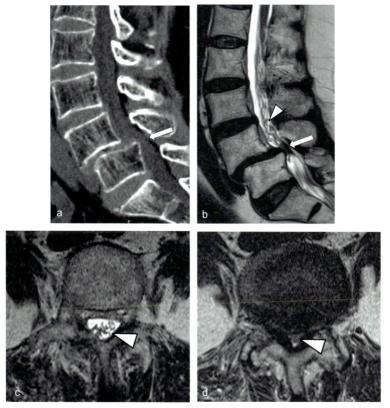

Figure 6.41. Étroitesse canalaire acquise sur spondylolisthésis dégénératif de L4 sur L5.
a) Reconstruction sagittale en TDM : rétrécissement marqué du sac dural entre l'angle postérosupérieur de L5 et le versant postérieur du canal (flèche). b) Coupe sagittale T2 montrant la mise à l'étroit des racines (flèche), effacement des espaces sous-arachnoïdiens en regard de l'angle antérosupérieur de L5. Plus cranialement, aspect sinueux ou « redondant » des racines en amont d'une sténose sévère (tête de flèche). c) Coupe transversale en L4 montrant le calibre satisfaisant du sac dural (persistance de liquide cérébrospinal [LCS]) et l'aspect sinueux des racines (tête de flèche) (stade A de Lausanne). d) Coupe transversale T2 à hauteur du disque L4–L5 montrant l'étalement discal marqué, la voussure des ligaments jaunes et l'effacement complet du LCS au sein du sac dural (tête de flèche, stade D de Lausanne) : rétrécissement canalaire sévère.

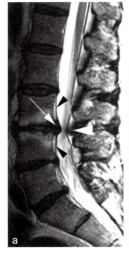
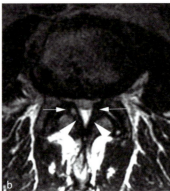

Figure 6.42. Rétrécissement canalaire lombaire d'origine mixte.
IRM, coupe sagittale en pondération T2 : débords discaux postérieurs étagés au niveau du rachis lombaire, focalement plus marqués au niveau du disque L3–L4 (flèche en a), soulevant le LLP et s'accompagnant d'une dilatation des plexus veineux épiduraux sus- et sous-jacents (têtes de flèche noires) ; bombement du ligament jaune (tête de flèche blanche en a) lié à l'affaissement discal, rétrécissant le versant postérieur du canal : sténose mixte sévère. Coupe axiale T2 : étalement discal global, remaniements dégénératifs zygapophysaires rétrécissant le diamètre transversal du canal (fines flèches blanches en b) et participation des ligaments jaunes (têtes de flèche en b). Effacement complet des espaces sous-arachnoïdiens (stade C de Lausanne).

au rétrécissement surtout transversal est appréciée sur les coupes axiales (voir figures 6.23 et 6.24).

L'évaluation du rétrécissement des récessus latéraux et des foramens peut être enrichie par l'analyse des coupes sagittales paramédianes et axiales pondérées en T1, grâce au contraste qu'offre l'hypersignal de la graisse épidurale et foraminale (figure 6.41). Cette pondération T1 met en évidence l'éventuelle participation de lipomatose épidurale postérieure dont le caractère compressif se traduira par des inversions de la convexité physiologique du sac dural en coupes transversales.

Imagerie du rachis opéré

L'objectif de l'imagerie postopératoire, en cas de récidive symptomatique ou d'inquiétude clinique, est de détecter les images de complications et d'apprécier le degré de cohérence radioclinique, en reconnaissant l'espace intervertébral ou le segment rachidien abordé, le geste chirurgical effectué, son succès, et en banalisant les images habituelles en postopératoire.

Les complications ne sont pas les mêmes en phase précoce et en phase chronique (tableau 6.5). Peuvent survenir précocement une récidive de la pathologie (discale, canalaire), un hématome, une brèche méningée, des lésions radiculaires, une infection. Au stade chronique, on observera surtout des lésions de fibrose épidurale, d'arachnoï-

Tableau 6.5. Complications et causes d'échec de la chirurgie canalaire.

Précoces
Erreur de niveau
Malposition du matériel
Hématome
Infection
Récidive herniaire
Brèche durale, méningocèle
Tardives
Fibrose épidurale
Arachnoïdite
Méningocèle
Récidive herniaire
Décompensation osseuse ou discale (pour cause de résection ou au voisinage d'un niveau immobilisé)

dite ou de dégénérescence osseuse ou discale à impact canalaire ou foraminal.

L'imagerie postopératoire impose prudence et humilité. D'une part, les images faussement inquiétantes sont fréquentes : poches « vidées » de leur contenu discal apparemment toujours compressives, élargissement canalaire peu évident sur les examens postopératoires de patients pourtant asymptomatiques, etc. D'autre part, les images faussement rassurantes existent également : en l'absence d'anomalie, des signes déficitaires progressifs imposent l'exploration chirurgicale, permettant souvent l'amélioration clinique [8].

Observations banales

L'analyse du site opératoire peut révéler :
- un défect osseux dont l'importance dépend de la technique chirurgicale : foraminotomie (élargissement de l'espace interlamaire), hémilaminectomie (ablation d'une lame et parfois de l'épineuse), laminectomie (ablation des deux lames et de l'épineuse), arthrectomie (figure 6.43). Ces défects sont actuellement de plus en plus limités : « recalibrage canalaire » ou laminoplastie (résection osseuse et ligamentaire a minima) [10] ;
- une absence focale de ligament jaune ;
- une ectasie focale secondaire du sac dural, au sein de ces défects osseux et ligamentaires ;
- un remplacement de la graisse épidurale par un tissu cicatriciel toujours présent précocement et souvent à long terme (figures 6.43 et 6.44). Au moins en phase précoce, cette zone de remplacement de la graisse permet de repérer le foyer opératoire ; à l'inverse, on peut présumer qu'une zone de graisse épidurale respectée n'a pas été abordée chirurgicalement ;
- des bulles gazeuses en foyer opératoire dans les quelques jours qui suivent l'intervention ;
- des artéfacts métalliques en IRM, créés par de microscopiques esquilles issues des outils chirurgicaux (figure 6.45) ;
- un « effet de masse » souvent sans parallélisme avec la symptomatologie clinique. Ainsi, après chirurgie de canal étroit, l'effet de masse et l'étroitesse apparaissent souvent (temporairement) significatifs voire « pires » sur l'imagerie postopératoire souvent sans traduction clinique ;
- après chirurgie discale, une restauration du contour discal normal fréquemment retardée. Le « fantôme » du matériel discal réséqué peut persister plusieurs semaines ; cela implique que le diagnostic d'insuffisance de décompression ne doit jamais être posé en IRM à une phase précoce. Si l'aspect morphologique des images est identique en pré- et en postopératoire, la densité en TDM du « fantôme » est moindre et son signal en IRM est plus élevé en pondération T2 (figure 6.46) ;
- des lésions d'allure inflammatoire du disque et de l'os spongieux vertébral, en miroir, de part et d'autre de l'espace intervertébral, secondaires à l'agression mécanique ou même bactériologique (spontanément contrôlée par les défenses de l'organisme) surtout entre 2 mois et 2 ans après une discectomie. Ces lésions sont caractérisées par un hypersignal T2 et un rehaussement après injection IV de gadolinium ;
- des lésions inflammatoires zygapophysaires, dont témoigne en IRM, le rehaussement

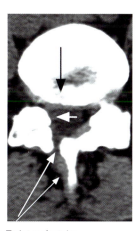

Figure 6.43. Trajet opératoire.
TDM en contraste spontané. Remplacement de la graisse le long du processus épineux (longue flèche fine), défect osseux de l'hémilaminectomie (longue flèche épaisse) et disparition du ligament jaune, amputation de la graisse épidurale latérale droite remplacée par un tissu cicatriciel (courte flèche) et érosion osseuse en regard de la zone de curetage discal (flèche noire).

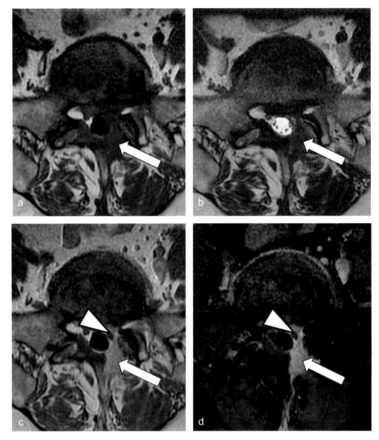

Figure 6.44. Observations postopératoires : IRM de tissu cicatriciel jeune.
Coupes transversales a) T1, b) T2, c) T1 après injection intraveineuse de gadolinium sans et d) avec suppression du signal de la graisse : occupation du site de laminoflavectomie gauche par du tissu fibreux jeune (flèches), montrant un rehaussement marqué sur les séquences réalisées après injection, et réalisant un petit effet de masse sur la racine gauche, légèrement « attirée » vers l'arrière (tête de flèche en c et d).

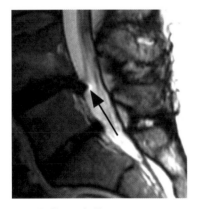

Figure 6.45. Artéfact métallique.
IRM en coupe sagittale pondérée en T2. Une esquille métallique invisible en radiographie ou en TDM est responsable de cet artéfact rétrodiscal en « coup d'ongle » (flèche).

facettaire après injection IV de gadolinium banales pendant plusieurs semaines ou mois après une intervention ;
- un rehaussement relativement banal d'une ou de plusieurs racines intradurales après injection IV de gadolinium en IRM.

Évaluation du geste chirurgical

L'imagerie postopératoire doit d'abord exclure une erreur sur le niveau ou le côté opéré, ou une intervention incomplète (par exemple en cas d'étroitesse canalaire pluriétagée).

La topographie optimale du matériel de synthèse laissé en place et l'intégrité de ses matériaux

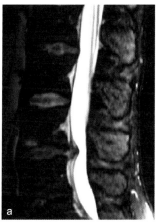 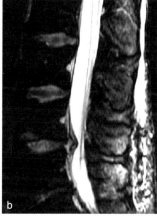

Figure 6.46. « Fantôme » de débord discal postopératoire.
IRM en coupe sagittale en pondération T2 a) avant et b) 7 jours après intervention chirurgicale. Morphologie assez semblable du débord discal en L4–L5, mais le signal est un peu plus élevé en postopératoire.

d'ancrage (crochets, vis, os ou biomatériau intersomatique) sont souvent mieux étudiées en radiographie et TDM qu'en IRM (figure 6.47). Les reformatages TDM multiplanaires visualisent ces matériaux en s'affranchissant en bonne partie des artéfacts métalliques parfois jugés prohibitifs sur les coupes natives (figure 6.48).

Tissu cicatriciel ou « fibrose »

Le tissu cicatriciel en site opératoire est un tissu collagène cellularisé, vascularisé et innervé. Sa constitution évolue avec le temps : tissu d'abord lâche et riche en eau, puis fibreux et parfois scléreux tardivement. Aucun élément d'imagerie ne permet de reconnaître une cicatrice habituelle d'une fibrose symptomatique.

La cicatrice fraîche est le plus souvent de type infiltrant, sans effet de masse local, en bandes tissulaires épidurales, engainant le plus souvent sac dural et racine sans les comprimer.

Dans les premiers mois cependant, la cicatrice peut être hypertrophique, exerçant un effet de masse modéré sur les structures adjacentes : bascule du septum médian du LLP, déformation du sac dural, attraction ou refoulement d'une racine (voir figure 6.44).

En cas de fibrose rétractile, à l'infiltration de la graisse épidurale s'associe une attraction, parfois un « élargissement » de la racine et des parois du sac dural vers les structures ostéo-disco-ligamentaires (figure 6.49).

En TDM, la densité de la fibrose est de 50 à 70 UH. Mais surtout, cette densité est rehaussée après injection, contrairement à celle d'un reliquat ou d'une récidive herniaire (rehaussement absent ou limité).

En IRM, le signal de la fibrose est intermédiaire en T1 et variable en T2 : intense et assez homogène précocement (œdème), élevé et hétérogène plus tardivement (fibrose et espaces lâches hypercellulaires), parfois en hyposignal à très long terme (sclérose). Ces critères de signal n'ont guère de valeur pour différencier fibrose et matériel discal. L'injection de produit de contraste est indispensable.

Le rehaussement de la cicatrice après injection IV de gadolinium est souvent intense en raison de l'importance de la néovascularisation, de la présence de jonctions vasculaires lâches et de l'importance de l'espace interstitiel dans lequel peut diffuser l'agent de contraste [4, 18] (voir figures 6.44 et 6.49). Ce rehaussement est visible dans 80 % des cas tous délais confondus et constaté parfois même très tardivement, alors limité à la cicatrice discale. Seul le tissu cicatriciel très ancien (plusieurs années) et scléreux peut ne pas montrer de rehaussement.

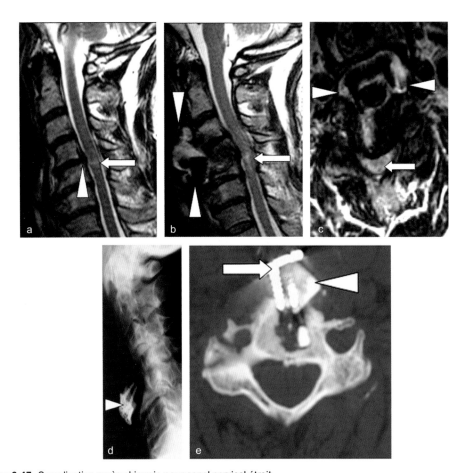

Figure 6.47. Complication après chirurgie pour canal cervical étroit.
a) IRM préopératoire, coupe sagittale T2 : myélopathie focale avec zone d'hypersignal (flèche en a) en regard d'une discopathie protrusive C4–C5 (tête de flèche en a). Suivi en IRM à 2 mois sur la base d'une détérioration neurologique. b) Coupes sagittale T2 et c) transversale T2 : majoration des anomalies de signal médullaire et de la compression médullaire (flèche en b et c), et effet de masse antérieur de signal mixte (têtes de flèche en b et c). d) Le cliché radiographique de profil explique ces anomalies : migration de matériel dans les tissus mous précervicaux (tête de flèche en d). e) Le bilan TDM montre bien la migration de la plaque-vis (flèche) et du greffon interposé dans le site de corporectomie (tête de flèche).

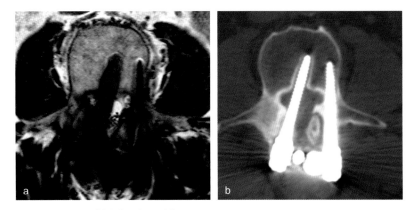

Figure 6.48. Malposition de matériel d'ostéosynthèse.
Coupes transverse a) en IRM pondérée en T2 et b) en TDM, réalisées dans le décours d'une chirurgie d'élargissement canalaire et de stabilisation, avec suspicion clinique d'atteinte radiculaire droite. Topographie trop médiale de la vis pédiculaire droite qui empiète largement sur le canal. Présence de signes de micromobilité : fin liseré clair autour du trajet corporéal de la vis droite en TDM.

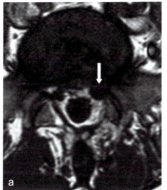 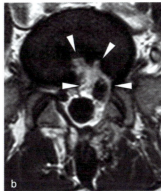

Figure 6.49. Cicatrice épidurale rétractile et cicatrice discale.
IRM en coupes transversales pondérées en T1 a) avant et b) après injection IV de gadolinium : images de volumineuse racine S1 droite avant injection (flèche en a) et démonstration après injection de la présence de matériel cicatriciel abondant entourant la racine, l'attirant au contact du disque, où l'on note la cicatrice de curetage discal (têtes de flèche en b).

Récidive de la pathologie discale

Une récidive postopératoire de la symptomatologie radiculaire est liée dans 1 cas sur 3 à une pathologie discale. Celle-ci survient au même espace dans 80 % des cas, du même côté par insuffisance de décompression ou par récidive, avec éventuelle expulsion d'un fragment discal. L'atteinte est controlatérale ou siège à un espace intervertébral sus- ou sous-jacent dans 20 % des cas.

En TDM et IRM, les critères diagnostiques sont les mêmes qu'en préopératoire, surtout en cas de lésion controlatérale ou touchant un autre espace intervertébral. L'IRM, comportant quasi systématiquement des « séquences injectées », est l'examen de choix.

En zone cicatricielle, le matériel discal peut s'infiltrer dans la fibrose, voire générer dans l'espace épidural un processus tissulaire inflammatoire réactionnel, plus fréquemment qu'avant une intervention chirurgicale. Le diagnostic de récidive de la pathologie discale est alors plus difficile.

L'effet de masse, s'il est modéré, est un critère sémiologique sans spécificité car une plage de fibrose hypertrophique peut en être responsable.

En TDM, la densité spontanée du disque ou de la fibrose ne permet pas de les différencier de façon fiable (tableau 6.6).

Tableau 6.6. Diagnostic différentiel entre matériel discal et fibrose postopératoire.

	Densité TDM	Signal IRM	Rehaussement précoce	Effet de masse
Matériel discal	60–100 UH	Variable	Non	++
Fibrose	50–70 UH	Variable	Oui	+ ou –

En IRM, le signal est également un critère sémiologique sans spécificité pour différencier matériel discal ou fibrose. Le signal du matériel protrus, extrus ou exclu est parfois identique à celui du disque en pondération T1 et T2, mais il peut être très variable, dépendant de la teneur en eau du matériel discal qui peut être égale à celle de la fibrose (figure 6.50). En revanche, le liseré en hyposignal en pondération T2 qui moule le débord ou le fragment discal (correspondant à des fibres résiduelles de l'annulus externe ou du LLP ou encore à l'hyposignal de la dure-mère) est un bon critère diagnostique (figure 6.50).

En TDM et IRM, l'absence de rehaussement du matériel discal après injection de produit de contraste est le meilleur critère diagnostique. Il apparaît en négatif au sein d'un tissu épidural, soit graisseux (spontanément hypodense en TDM et hyperintense en IRM pondérée T1), soit tissulaire

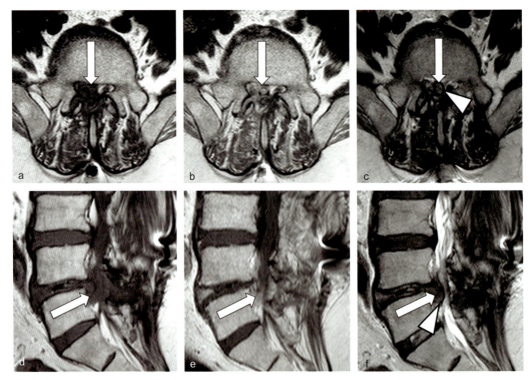

Figure 6.50. Récidive d'extrusion discale après chirurgie.
IRM en coupes a) transversale T1, b) T1 après injection, c) T2, et coupes sagittales correspondantes (d à f) montrant, en territoire opéré (artéfacts métalliques et laminectomie droite), un effet de masse nodulaire au sein du récessus latéral droit (flèches), présentant un rehaussement après injection de gadolinium, et donc non spécifique (fragment discal ou cicatrice ?). Le liseré en hyposignal visible à la périphérie de la lésion en pondération T2 (têtes de flèche en c et f) permet le diagnostic de récidive herniaire au sein de la fibrose.

cicatriciel ou inflammatoire rehaussé après injection (figure 6.51). L'imagerie doit être réalisée rapidement après l'injection car le produit diffuse dans l'espace interstitiel et rehausse tardivement le signal du matériel discal.

L'exclusion de matériel discal est plus fréquente en postopératoire et les fragments sont souvent multiples, constitués de particules de disque ou de plaque cartilagineuse. L'IRM a une meilleure résolution en contraste et distingue mieux un petit nodule discal ou cartilagineux au sein de la fibrose.

Blessure radiculaire

La blessure d'une racine n'a en général aucune traduction en imagerie, sauf si, de façon manifeste, du matériel empiète sur son trajet (voir figure 6.48).

Brèches durales

Les pseudoméningocèles sont rares, découvertes dans moins de 1 % des cas. Elles résultent d'une brèche durale avec constitution d'une collection de LCS dans les tissus mous avec ou sans fistule active. De véritables hernies du sac dural peuvent également se développer. En TDM et en IRM, elles apparaissent comme des collections liquidiennes à bords nets et réguliers, développées à partir de l'espace épidural opéré, et étendues dans les parties molles postérieures.

Ces pseudoméningocèles peuvent être compressives et symptomatiques. Une ou des racines peuvent être piégées dans la collection et étranglées au niveau de son collet (figure 6.52).

Les pseudoméningocèles communiquant avec le sac dural contiennent du LCS et ont une

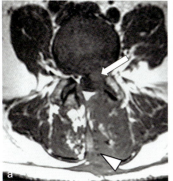 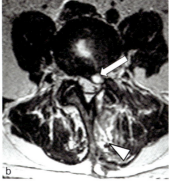 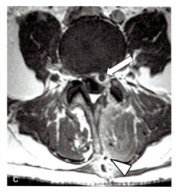

Figure 6.51. Récidive herniaire postopératoire précoce : absence de rehaussement du fragment discal.
IRM en coupes transversale a) T1, b) T2 et c) T1 après injection IV de gadolinium : effet de masse au sein du récessus latéral gauche du canal rachidien (flèche) chez un patient présentant une récidive sciatalgique 3 semaines après intervention chirurgicale. Les traces du passage chirurgical sont visibles au versant gauche du processus épineux, présentant des artéfacts métalliques et de petites collections résiduelles (têtes de flèche). L'absence de rehaussement précoce (flèche en c) signe la nature herniaire plutôt que cicatricielle de la lésion ; la récidive herniaire a été confirmée lors de la reprise chirurgicale.

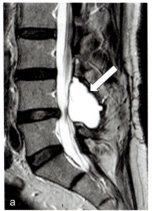 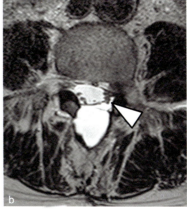

Figure 6.52. Pseudoméningocèle avec incarcération radiculaire.
Coupes a) sagittale et b) transversale en IRM pondérée en T2 : collection liquidienne à la face postérieure du sac dural (flèche en a). Une racine gauche s'insinue au sein de brèche durale (tête de flèche en b).

densité de 0 à 20 UH en TDM, et le même signal que le LCS en IRM en pondération T1 et T2. En IRM, une fine communication est parfois mise en évidence grâce aux images d'artéfact de flux rapide en pondération T2 (figure 6.53).

Les collections closes peuvent avoir un contenu riche en protéines, en débris cellulaires et en produits de dégradation de l'hémoglobine. Leur densité est alors plus élevée en TDM et de diagnostic différentiel difficile. En IRM pondérée en T1, elles apparaissent comme des « kystes » de signal plus élevé que celui du LCS.

Arachnoïdite

Les lésions d'arachnoïdite sont d'expression beaucoup plus tardive et se manifestent par des images de racines épaisses (recouvertes de fibrine) adhérant au sac dural ou entre elles. Les racines perdent leur distribution harmonieuse dans le sac dural. On distingue trois types de lésions : type I, racines agglomérées au centre du sac dural ; type II, racines adhérentes en périphérie du sac et aspect de sac vide ; type III, conglomérat radiculaire pseudotumoral, avec ou sans rehaussement

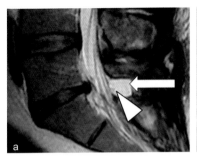
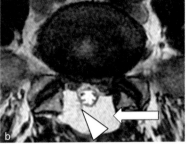

Figure 6.53. Brèche durale (pseudoméningocèle).
Coupes a) sagittale et b) transversale en IRM pondérée en T2 : collection liquidienne à la face postérieure du sac dural (flèche en a). Un petit artéfact de flux désigne la topographie de la brèche méningée (tête de flèche en b).

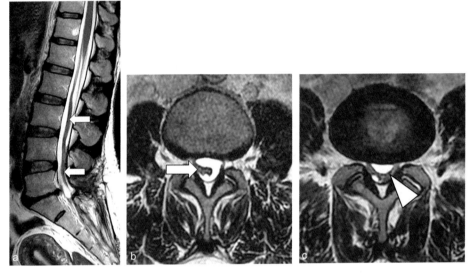

Figure 6.54. Arachnoïdite : adhérences radiculaires centrales (antécédents de ponctions lombaires ; pas de chirurgie). Coupes a) sagittale, b) et c) axiales en IRM pondérée en T2 : adhérence des racines entre elles (flèches en a et b) et à la paroi du sac dural.

après injection de gadolinium (figures 6.54 à 6.56). Ces lésions s'observent en regard ou à distance du site opéré, et évoluent comme une maladie propre (voir figure 4.10).

L'atteinte des méninges, de la dure-mère en particulier, peut être circulaire et entraîner une striction plus ou moins serrée du sac et même exclure des poches de LCS.

Hématomes

Rares (1 %) et souvent bruyants en postopératoire immédiat, responsables par exemple d'un syndrome de la queue de cheval, ils sont de topographie épidurale ou sous-durale.

La TDM n'est pas indiquée : la collection hémorragique, de densité variable, est souvent mal délimitée du sac dural et du foyer opératoire (figure 6.57).

L'IRM est très sensible et spécifique. La composition de l'hématome, et donc son signal, varient avec le temps : oxyhémoglobine en phase hyperaiguë, désoxyhémoglobine en phase aiguë, méthémoglobine en phase subaiguë. En phase aiguë, l'hématome a un signal intermédiaire en pondération T1 et un hyposignal marqué

Chapitre 6. Pathologie rachidienne dégénérative   143

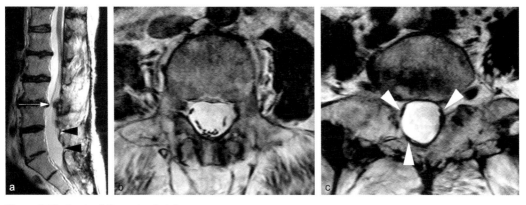

Figure 6.55. Arachnoïdite postopératoire.
IRM en pondération T2, a) coupes sagittale, axiales b) en L3 et c) L5 : traces de laminectomies de L4 à S1 (opération 12 ans plus tôt) ; rétrécissement canalaire persistant en L3–L4 (flèche en a) et ectasie au sac dural en regard de L5 et S1 (têtes de flèche). En L3, disposition normale des racines au sein du sac dural (b). En L5, image de sac dural vide avec racines adhérant à la dure-mère (têtes de flèche en c).

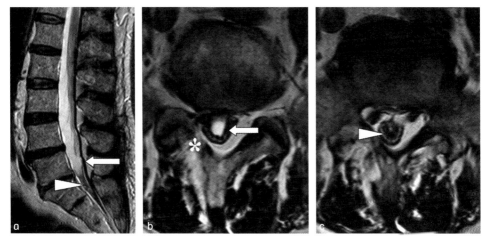

Figure 6.56. Arachnoïdite postopératoire.
IRM en pondération T2, coupes a) sagittale, b) axiales à hauteur du plateau inférieur de L5 et c) en S1 : image de sac dural vide en regard de L5 (flèche en a) s'expliquant par l'adhérence des racines entre elles au versant postérieur du sac dural (flèche en b). Image « pseudotumorale » par conglomérat radiculaire à hauteur de S1 (tête de flèche en a et c). Noter la trace d'une hémilaminectomie et flavectomie à droite (étoile en b).

en T2 (figure 6.58). En phase subaiguë, il a un aspect pathognomonique avec signal intermédiaire central et couronne périphérique de signal intense en pondération T1. La pondération T1 avec suppression du signal de la graisse permet de ne montrer que cet hypersignal de la méthémoglobine et de bien différencier l'hématome de la graisse épidurale (voir figure 7.38). En phase chronique, l'hématome est en hypersignal sur toutes les séquences.

À toutes les phases, la compression du sac dural par l'hématome est aisée à mettre en évidence.

Le diagnostic différentiel entre hématome et sérosités postopératoires peut être difficile. De même, l'utilisation de matériel hémostatique – Surgicel® ou Gelfoam® – peut mener à des images

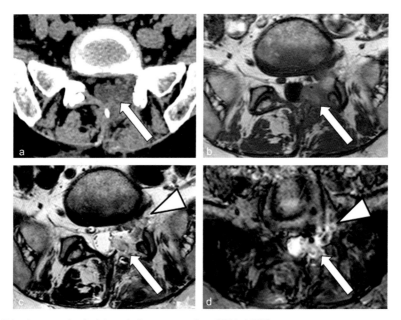

Figure 6.57. Hématome postopératoire subaigu, comparaison TDM et IRM.
Coupes transversales a) TDM et IRM b) T1, c) T2 et d) T2* : effet de masse canalaire latéralisé à gauche dans un site de laminoflavectomie pour cure de hernie discale. La TDM délimite mal le sac dural des remaniements postopératoires (flèche en a). L'IRM objective une collection de signal bigarré en T1, comportant des plages de signal spontanément intense (méthémoglobine), relativement intense en T2, et objective des artéfacts de susceptibilité magnétique signant la présence de sang (flèche en d). Cette technique délimite exactement la collection hématique par rapport au sac dural, et montre bien son prolongement foraminal (têtes de flèche).

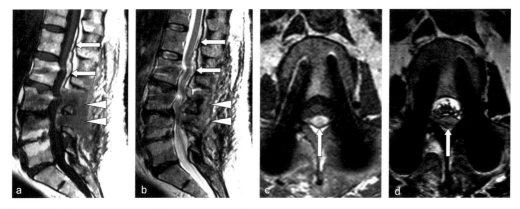

Figure 6.58. Hématome sous-dural à la phase subaiguë.
IRM postopératoire (une semaine) après cure de canal étroit. Coupes sagittales a) T1 et b) T2 : traces de geste chirurgical avec infiltration des tissus mous postérieurs en regard de L4 et L5 (têtes de flèche en a et b) ; collection sous-durale postérieure interposée entre le cône terminal et la dure-mère en regard de L1 et L2, de signal intense en T1, bas à intermédiaire en T2 (flèches en a et b). Coupes transversales en c) T1 et d) T2 : collection biconvexe au versant postérieur du sac dural, bien délimitée en arrière par la dure-mère (flèche en c et d), de signal intense en T1, intermédiaire en T2.

proches de celle d'un hématome, voire d'un abcès (trappage de bulles gazeuses), de récidive d'extrusion discale ou de compression, souvent démesurées par rapport à leur expression clinique (voir figures 7.40 et 7.41).

Lésions osseuses et décompensation discale

Les lésions osseuses représentent la cause la plus fréquente de récidive douloureuse après un geste chirurgical, au moins tardivement. Elles sont très souvent associées à d'autres anomalies. Les lésions sont avant tout sténosantes, plus fréquentes en région foraminale, en raison des phénomènes d'arthrose zygapophysaire. La sténose canalaire par ostéophytose somatique postérieure ou antérolisthésis vertébral est plus rare. Des récidives douloureuses sont parfois dues à des fractures, survenant surtout dans la région isthmique en cas de laminectomie élargie, pouvant se compliquer d'une ouverture asymétrique de l'interligne zygapophysaire suite à la bascule du processus articulaire inférieur, et pouvant entraîner à terme des déstabilisations sévères (figure 6.59).

L'examen TDM est le moyen le plus approprié à l'étude des structures osseuses et surtout des fractures. Les reconstructions multiplanaires permettent l'étude de l'alignement vertical, des sténoses foraminales et la démonstration de l'intégrité facettaire. Les reconstructions surfaciques sont utiles pour déceler des défauts de fusion et pseudarthroses relativement larges.

L'IRM permet l'étude des sténoses canalaires et foraminales dans tous les plans de l'espace. Les séquences en pondération T2 montrent le sac dural et le calibre canalaire. Les séquences pondérées en T1 permettent l'étude des foramens et des rapports radiculaires extraduraux.

La « décompensation » dégénérative du disque, voire des articulations zygapophysaires au niveau adjacent à une arthrodèse est une complication classique survenant en général plusieurs années après le geste chirurgical, par accumulation des contraintes mécaniques (figure 6.60).

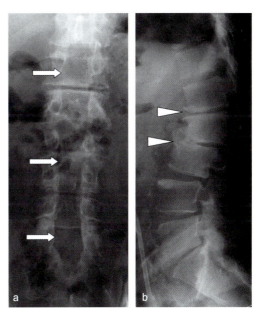

Figure 6.59. Déstabilisation sévère du rachis lombaire sur résections étendues dans le cadre d'une cure de canal étroit.
Radiographies a) de face et b) de profil du segment lombaire quelques années après l'intervention. Disparition des apophyses épineuses et lames de L1 à S1 sur le cliché de face (flèches en a) ; déstabilisation avec inversion de la lordose lombaire au segment lombaire supérieur, et discopathies mécaniques sévères en L1–L2 et L2–L3 (têtes de flèche en b).

Infection : spondylodiscite, épidurite et abcès [3]

Une infection survient dans moins de 1 % des cas. Il s'agit d'une spondylodiscite ou d'un abcès épidural ou des parties molles, parfois de la combinaison des deux. Elle est le plus souvent due à un staphylocoque coagulase négative dont le plus fréquent est *Staphylococcus epidermidis*.

Les difficultés du diagnostic clinique et biologique de l'infection vertébrale et l'imagerie des spondylodiscites sont décrites au chapitre 8, mais il faut rappeler que le geste chirurgical lui-même est à l'origine de phénomènes de réparation dont le premier temps est l'inflammation.

Les signes précoces de l'infection se confondent parfois avec les signes habituels en postopératoire : pincement de l'espace intervertébral du

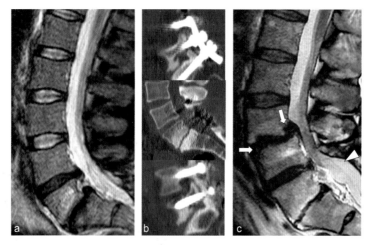

Figure 6.60. Dégradation du niveau discal sus-jacent à une arthrodèse.
a) Coupe sagittale T2 montrant des discopathies protrusives sévères en L4–L5 et L5–S1, accompagnant un antérolisthésis de L5 sur S1 sur spondylolyse. b) Reconstructions TDM sagittales montrant la réalisation d'une arthrodèse L4–L5–S1 par vis pédiculaires (titane). c) Coupe sagittale T2 réalisés 6 ans plus tard : traces de chirurgie d'élargissement canalaire en regard de L5–S1 (tête de flèche). L'examen montre surtout une « décompensation » mécanique du niveau L3–L4 : le disque, au départ normal (a, b), présente une désorganisation et une déshydratation complète, une composante protrusive postérieure ascendante (flèches), ainsi qu'un antérolisthésis marqué, signant une décompensation dégénérative discale et zygapophysaire.

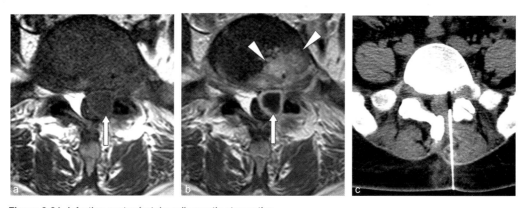

Figure 6.61. Infection postopératoire : diagnostic et ponction.
IRM, coupes transversales T1 a) avant et b) après injection IV de gadolinium, un mois après chirurgie de hernie discale en L5–S1 : volumineuse collection épidurale latéralisée à gauche (flèches en a et b), laminant le sac dural ; rehaussement marqué au sein du disque (têtes de flèche en b). c) Prélèvement : la collection épidurale visible en TDM est ponctionnée par abord postérieur en empruntant le site de laminectomie gauche ; infection confirmée par la culture.

fait de la résection de matériel discal, érosions des plateaux liées à un curetage discal, signal discal élevé et disparition de la ligne équatoriale habituellement de faible signal en pondération T2 (*cleft* des Anglo-Saxons), signes d'inflammation ostéodiscale, tuméfaction épidurale ou paravertébrale secondaires à l'abord chirurgical, etc. Les meilleurs éléments diagnostiques restent l'évolutivité et la majoration des anomalies dans le temps et la mise en évidence d'une collection paravertébrale, épidurale ou intradiscale, qui doit être la cible du prélèvement (figure 6.61, et voir figures 8.4 et 8.6).

Le caractère évolutif dans le temps permet souvent de trancher. Il ne faudra pas hésiter à répéter les clichés radiographiques, et même l'IRM :

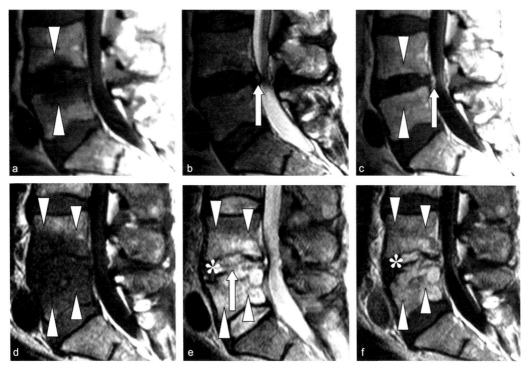

Figure 6.62. Infection postopératoire : discrétion des anomalies et intérêt de la répétition des examens.
IRM un mois après intervention en L4–L5, coupes sagittales a) T1, b) T2 et c) T1 après injection : minime infiltration de la moelle osseuse au voisinage du disque, en hyposignal T1 (têtes de flèche en a), rehaussant de façon homogène après injection (têtes de flèche en c), à peine visible en T2 ; image de cicatrice discale postérieure en hypersignal T2 et rehaussant après injection (flèches en b et c). Ces images pourraient être observées dans le décours d'une opération non compliquée. Devant la persistance des symptômes, l'examen est répété après 2 mois. d–f) IRM 2 mois après intervention, mêmes plan et pondérations : apparition des signes typiques d'une spondylodiscite : infiltration extensive des plateaux vertébraux, en nette progression (têtes de flèche). Apparition d'interruptions des plateaux vertébraux (flèche en e), et d'anomalies discales extensives (étoiles en e et f), non présentes sur l'examen initial.

l'évolutivité du pincement discal, des érosions, l'apparition de petites collections ou anomalies péridiscales (surtout antérieures) permettent un diagnostic de quasi-certitude (figure 6.62).

Une collection abcédée peut être détectée en foyer opératoire, en général étendue en épidural tout au long de la trace chirurgicale. Elle exerce souvent un effet de masse, est de densité variable en TDM (qui peut mettre en évidence des bulles gazeuses au sein de la collection), de signal élevé en IRM pondérée en T2, et sa coque épaisse rehausse après injection de produit de contraste (figure 6.62). Le signal de ces collections peut être très variable (pus, liquide séro-hémorragique, gaz, etc.) (voir figures 6.60 et 6.61). Une spondylodiscite de contiguïté peut survenir secondairement (figure 6.63).

Quoi qu'il en soit, l'inquiétude clinique, a fortiori si elle est étayée par l'un ou l'autre signe alarmant en imagerie (pincement discal progressif, érosions, apparition en IRM d'anomalies à distance du foyer opératoire, et en particulier en territoire sous-ligamentaire antérieur, collection intradiscale, épidurale ou paravertébrale, etc.), devra déboucher sur une ponction ou biopsie ostéodiscale, afin de prouver l'infection et d'optimaliser la prise en charge thérapeutique. L'imagerie aide au choix de l'abord optimal pour ce prélèvement : aspiration ou ponction-biopsie du disque ou d'un abcès. Ce prélèvement percutané

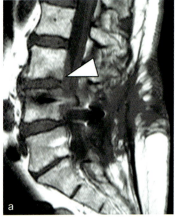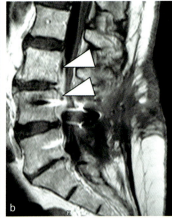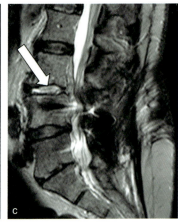

Figure 6.63. Abcès épidural au niveau sus-jacent à une arthrodèse.
IRM, coupes axiales en pondération T1 a) avant et b) après injection IV de gadolinium, et c) T2*. Bande tissulaire anormale en territoire épidural antérieur, en hyposignal T1 (tête de flèche en a), présentant des collections avasculaires (têtes de flèche en b), en association avec un hypersignal du disque en pondération T2 (flèche en c). L'infection discale et l'abcès épidural ont été confirmés lors du retrait du matériel d'arthrodèse.

s'impose d'autant plus que le rendement des hémocultures est très faible dans l'infection postopératoire, de l'ordre de 20 à 40 %, contre 60 à 70 % dans l'infection « primitive ».

Cas particulier : imagerie postopératoire des sténoses canalaires

Les manifestations cliniques sont, selon le niveau opéré, l'aggravation de la symptomatologie initiale (douleurs, claudication neurogène, paresthésies, faiblesse dans les membres inférieurs, déficits sensitifs, dysfonctionnements urinaires, etc.), la récidive ou persistance des douleurs dans le segment opéré ou les membres, un syndrome médullaire ou de la queue de cheval, qui implique une réintervention en urgence et au plus tard dans les 48 heures, même si l'imagerie n'en montre pas la cause.

Une imagerie optimale du canal opéré implique la connaissance de la date d'intervention, la disponibilité des images préopératoires, la connaissance du geste réalisé et du matériel « mou », osseux ou métallique (implants) éventuellement laissé en place.

Il faut faire preuve d'une extrême prudence dans l'interprétation des images, parfois très inquiétantes en postopératoire, notamment en termes de sténose canalaire, sans parallélisme avec les manifestations cliniques. La clinique doit rester souveraine dans toute décision de réintervention (figure 6.64).

Les complications, envisagées pour la plupart plus haut dans ce chapitre, sont différentes en phase précoce et tardive.

En phase précoce, on envisagera :
- une erreur de niveau opéré ou la méconnaissance d'un niveau dans une pathologie pluriétagée ;
- des lésions compressives : hématome épidural ou sous-dural, compressions par du matériel implanté, par une pseudoméningocèle ou par une pathologie discale à un autre niveau (par exemple cervical, favorisée par la position opératoire, l'intubation, etc.). Plus rarement, on retrouve une compression par du matériel hémostatique : le Surgicel® laissé par oubli ou volontairement qui gonfle et facilite l'organisation d'un hématome, et commence à se résorber à 24 heures, est une cause fréquente en IRM d'images de compression ou de majoration du rétrécissement par accumulation de liquide ; le Gelfoam® peut être responsable de pseudo-hématomes ;
- les brèches durales, les pseudoméningocèles et leurs complications propres : compression du

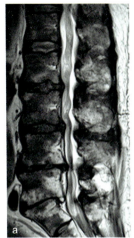 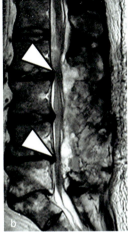 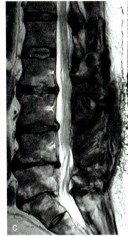

Figure 6.64. Imagerie postopératoire de canal lombaire étroit « faussement inquiétante ».
Coupes sagittales T2 a) avant, b) 3 jours et c) 6 mois après cure de sténose sévère pluriétagée sur discopathies et lipomatose. a) Étroitesse canalaire majeure. b) En période postopératoire précoce, l'effet de masse n'apparaît pas levé ; au contraire, certaines zones de rétrécissement apparaissent toujours critiques (têtes de flèche), en rapport avec des collections séro-hémorragiques postérieures. c) À distance de l'intervention, après résorption du matériel séro-hémorragique et cicatriciel postopératoire, le canal présente un calibre tout à fait satisfaisant.

sac dural, syndrome d'hypotension intracrânienne (avec pachyméningite et/ou collections sous-durales intracrâniennes et intrarachidiennes), piégeage radiculaire ;
- les complications infectieuses, localisées dans les parties molles postérieures, le canal rachidien, le disque ou les articulations zygapophysaires ;
- des complications plus rares, vasculaires (thrombose veineuse profonde, ischémie artérielle), médullaires et cérébrales (hémorragies à distance, médullaires, cérébelleuses), radiculaires (étirement, irritation, plaie, section radiculaire, congestion veineuse et ischémie radiculaire, mais pour lesquelles l'imagerie ne montre rien).

En phase tardive, seront envisagés :
- l'arachnoïdite (voir figures 6.54 à 6.56) ;
- la fibrose ;
- les sténoses secondaires, discales ou osseuses (dégénérescence ostéodiscale sus- ou sous-jacente au niveau de décompression, « hypertrophie » osseuse secondaire par ostéophytose, arthrose zygapophysaire, spondylolisthésis, etc.) ;
- la déstabilisation, directement proportionnelle à la quantité de matériel osseux réséqué, raison pour laquelle les techniques modernes de décompression sont de plus en plus économes (épargne des articulations postérieures, résection lamaire a minima, etc.) (voir figure 6.59).

Les messages clés concernant le rachis opéré sont rappelés dans l'encadré 6.1.

Camptocormie du sujet âgé

Le terme de camptocormie ne désigne pas à proprement parler une maladie, mais bien un symptôme : la flexion antérieure du tronc en station debout, avec cyphose dorsale et lombaire, le plus souvent complètement réductible en position couchée. Il en existe des formes dites idiopathiques du sujet âgé, éventuellement héréditaires. Il semble que de nombreux cas soient associés à un trouble organique : pathologie neurologique sévère (maladie de Parkinson, sclérose latérale amyotrophique, etc.), polymyosites, myopathies diverses. Le diagnostic étiologique relève alors de la biopsie.

Cette affection est souvent méconnue et il n'est pas rare que ces patients fassent l'objet d'une cure chirurgicale de canal lombaire étroit.

> **Encadré 6.1**
>
> **Messages clés : imagerie du rachis opéré**
> - À disponibilité égale, l'IRM sera préférée pour toute imagerie postopératoire.
> - La TDM est envisageable moyennant acquisition de coupes identiques avant et après injection IV de produit de contraste.
> - Tant en TDM qu'en IRM, il est recommandé d'utiliser les mêmes paramètres que ceux utilisés pour l'examen préopératoire, pour apprécier réellement les modifications intervenues (calibre canalaire, effet de masse, etc.).
> - L'examen IRM comprendra des coupes sagittales pondérées en T2 (avec suppression du signal de la graisse quand il n'y a pas de matériel chirurgical métallique), des coupes sagittales et axiales en pondération T1 avant et après injection IV de gadolinium. Les coupes axiales pondérées en T2 permettent la recherche de collections dans le foyer opératoire.
> - Les séquences en écho de gradient pondérées en T2* sont utiles pour la détection des foyers hémorragiques.
> - L'utilisation de l'écho de spin rapide (TSE, FSE, etc.) permet de réduire les artéfacts métalliques.
> - Des séquences spécifiques (SEMAC, MAVRIC, large bande passante, etc.) améliorent cette suppression des artéfacts métalliques.

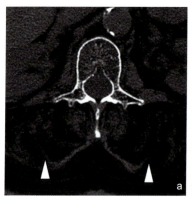 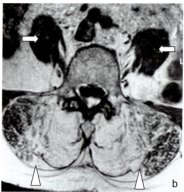

Figure 6.65. Atrophie de la musculature paraspinale lombaire, camptocormie idiopathique du sujet âgé.
a) TDM, coupe transversale en L2 : atrophie et involution adipeuse homogène et symétrique de la musculature paraspinale (têtes de flèche). b) IRM, coupe transversale T1 en L5 : hypersignal majeur de la musculature paraspinale lié à l'involution adipeuse (têtes de flèche) ; noter le respect des autres structures musculaires, en particulier des psoas (flèches).

La TDM et l'IRM montrent une atrophie sévère et une involution adipeuse des muscles paraspinaux, en particulier à l'étage lombaire (figure 6.65), remontant parfois au segment thoracique. Au stade avancé, il ne persiste que les aponévroses au sein des muscles en involution adipeuse complète.

On peut également observer de telles atrophies des muscles paraspinaux après passage chirurgical lombaire ; dans ce cas, l'atteinte de la musculature montre une limite très nette et est centrée sur le niveau opéré. Elle est attribuée à une section de filets nerveux ou à une désinsertion musculaire liées au geste chirurgical.

Références

[1] Apostolaki E, Davies AM, Evans N, Cassar-Pullicino VN. MR imaging of lumbar facet joint synovial cysts. Eur Radiol 2000;10:615–23.
[2] Boden SD, Davis DO, Dina TS, et al. Abnormal magnetic-resonance scans of the lumbar spine in asymptomatic subjects. A prospective investigation. J Bone Joint Surg Am 1990;72:403–8.
[3] Boden SD, Davis DO, Dina TS, et al. Postoperative diskitis: distinguishing early MR imaging findings from normal postoperative disk space changes. Radiology 1992;184:765–71.
[4] Bundschuh CV, Stein L, Slusser JH, et al. Distinguishing between scar and recurrent herniated disk in postoperative patients : value of contrast-enhancement CT and MRI. AJNR 1990;11:949–58.

[5] Fardon DF, Williams AL, Dohring EJ, et al. Lumbar disc nomenclature: version 2.0: Recommendations of the combined task forces of the North American Spine Society, the American Society of Spine Radiology and the American Society of Neuroradiology. Spine J 2014;14:2525–45.

[6] Goto S, Umehara J, Aizawa T, Kokubun S. Crowned dens syndrome. J Bone Joint Surg Am 2007;89:2732–6.

[7] Hamilton JD, Johnston RA, Madhok R, Capell HA. Factors predictive of subsequent deterioration in rheumatoid cervical myelopathy. Rheumatology 2001;40:811–5.

[8] Jensen RL. Cauda equina syndrome as a postoperative complication of lumbar spine surgery. Neurosurg Focus 2004;16:e7.

[9] Jensen MC, Brant-Zawadzki MN, Obuchowski N, et al. Magnetic resonance imaging of the lumbar spine in people without back pain. N Engl J Med 1994;331:69–73.

[10] Kawaguchi Y, Kanamori M, Ishihara H, et al. Clinical and radiographic results of expansive lumbar laminoplasty in patients with spinal stenosis. JBJS 2005;87(A):292–9.

[11] Lassale B, Deburge A, Polack Y, et al. Sémantique des hernies discales. In: Morvan G, Deburge A, Bard H, Laredo JD, editors. Le Rachis lombaire dégénératif. Montpellier: Sauramps Médical; 1998. p. 25–35.

[12] Malghem J. IRM de rachis lombaires « asymptomatiques ». Étude multicentrique du GETROA : résultats préliminaires. In: Morvan G, Deburge A, Bard H, Laredo JD, editors. Le Rachis lombaire dégénératif. Montpellier: Sauramps Médical; 1998. p. 127–39.

[13] Malghem J, Willems X, Vande Berg B, et al. Comparison of lumbar spinal canal measurements on MRI and CT. J Radiol 2009;90(4):493–7.

[14] Manelfe C, Guillem P, Thorn-Kany M, et al. Myélopathies cervicarthrosiques. In: Argenson C, Dosch JC, Lemaire V, editors. Imagerie du rachis cervical. Montpellier: Sauramps Médical; 2000. p. 141–50.

[15] Nakanishi T, Mannen T, Toyokura Y, et al. Symptomatic ossification of the posterior longitudinal ligament of the cervical spine. Neurology 1974;24:1139–43.

[16] Oh KJ, Lee JW, Yun BL, et al. Comparison of MR imaging findings between extraligamentous and subligamentous disk herniations in the lumbar spine. AJNR Am J Neuroradiol 2013;34:683–7.

[17] Pfirrmann CW, Dora C, Schmid MR, et al. MR image-based grading of lumbar nerve root compromise due to disk herniation: reliability study with surgical correlation. Radiology 2004;230:583–8.

[18] Ross JS, Masaryk TJ, Schrader M, et al. MRI of the postoperative lumbar spine: assessment with gadopentetate dimeglumine. AJNR 1990;11:771–6.

[19] Schizas C, Theumann N, Burn A, et al. Qualitative grading of severity of lumbar spinal stenosis based on the morphology of the dural sac on magnetic resonance images. Spine 2010;35:1919–24. 1.

[20] Verbiest H. Pathomorphologic aspects of developmental lumbar stenosis. Orthop Clinics North Am 1975;6:177–95.

[21] Wood KB, Garvey TA, Gundry C, Heithoff KB. Magnetic resonance imaging of the thoracic spine. Evaluation of asymptomatic individuals. J Bone Joint Surg Am 1995;77:1631–8.

Chapitre 7

Traumatismes rachidiens, hématomes et brèches dure-mériennes

F. Lecouvet, E. Danse, G. Cosnard

Traumatismes rachidiens

La pathologie traumatique de la moelle épinière est nettement plus fréquente que la pathologie tumorale, infectieuse ou démyélinisante. Elle touche surtout les adultes jeunes. L'atteinte médullaire ou radiculaire se rencontre dans environ 20 % des traumatismes rachidiens. Son coût social est élevé : beaucoup de patients gardent une paraplégie ou une tétraplégie irréversible.

La radiographie standard et la tomodensitométrie (TDM) objectivent avant tout les lésions osseuses. La TDM, par sa démonstration des lésions osseuses, en particulier de l'arc postérieur et grâce aux reconstructions multiplanaires et tridimensionnelles, participe à la compréhension du traumatisme causal (fractures en hyperflexion, hyperextension, compression, distraction), à la planification du traitement et à l'évaluation du risque d'instabilité rachidienne, que les épreuves radiographiques dynamiques, réalisées à distance du traumatisme, confirmeront [6].

L'imagerie par résonance magnétique (IRM) permet la visualisation directe du contenu du canal rachidien (moelle épinière et racines) et de ses moyens de cohésion (disques et ligaments). Elle est indiquée chez le traumatisé rachidien qui présente une symptomatologie médullaire ou radiculaire ; cette indication est d'autant plus évidente si les examens radiographiques et TDM sont normaux chez un patient présentant un déficit neurologique [12].

À la phase aiguë du traumatisme, l'IRM permet la visualisation directe des anomalies intrinsèques de la moelle épinière (dont la nature et l'extension ont une valeur pronostique), des anomalies des tissus mous à répercussion sur les structures neurologiques (hernie discale post-traumatique, hématomes épiduraux), des déchirures ligamentaires ou discales (corrélées au risque d'instabilité), parfois en l'absence de lésion osseuse. À distance du traumatisme, elle est la technique de choix pour le bilan des détériorations neurologiques tardives.

Clinique

Selon la topographie et l'extension de la lésion traumatique de la moelle épinière, on distingue le syndrome médullaire complet, le syndrome médullaire antérieur, le syndrome centromédullaire et le syndrome de Brown-Séquard. Une tétraplégie ou une paraplégie ainsi qu'une anesthésie complète témoignent d'une section de la moelle épinière située respectivement au niveau cervical ou thoracique (cranialement par rapport à C4, il existe également une paralysie respiratoire). Une atteinte de la motricité volontaire aux quatre membres prédominant aux membres inférieurs, avec respect de la proprioception, plaide pour une atteinte antérieure assez limitée. Une atteinte des quatre membres prédominant aux membres supérieurs évoque une atteinte limitée plus centrale. Un syndrome de Brown-Séquard reflète l'atteinte unilatérale d'une hémimoelle.

Imagerie de la colonne vertébrale et de la moelle épinière
© 2017 Elsevier Masson SAS. Tous droits réservés.

Une atteinte radiculaire suggère une lésion du trou de conjugaison ou de son environnement. Elle s'accompagne d'une douleur projetée dans le dermatome de la racine lésée (voir figure 1.5). En cervicothoracique, les niveaux radiculaires et vertébraux coïncident ; en lombaire, les racines de la queue de cheval émergent en revanche à des niveaux variables par rapport aux pédicules et aux disques.

La paralysie musculaire oriente également vers le niveau radiculaire atteint. L'atteinte de C3 à C5 s'accompagne d'une paralysie diaphragmatique. Les atteintes de C5 et C6 touchent le deltoïde, le biceps, le brachial antérieur et le long supinateur. L'atteinte de C7 ressemble à une paralysie radiale épargnant le long supinateur. Les atteintes de C8 et T1 touchent la musculature de la main (éminences thénar et hypothénar, muscles interosseux).

Les lésions de L4, L5 et S1 s'accompagnent respectivement d'une paralysie du jambier antérieur, des péroniers latéraux et des muscles de la loge postérieure de la jambe [6].

Technique

Installation du patient

Le bilan en imagerie, en IRM en particulier, est réalisé :
- après restauration et stabilisation des paramètres vitaux en salle d'urgence ;
- après bilan neurologique complet par un spécialiste ;
- avec la prudence stricte requise lors de la prise en charge du patient suspect de lésion neurologique rachidienne : manipulations respectant l'alignement tête-nuque-tronc en évitant toute traction et toute déviation dans le plan frontal ou sagittal ;
- en dehors de toute contre-indication à l'IRM (matériel ferromagnétique crânien, pacemaker) ;
- avec si nécessaire monitorage des paramètres vitaux et assistance ventilatoire, possibles moyennant utilisation de matériel compatible avec l'IRM ;
- en veillant à l'immobilité complète du patient (recours à une sédation en cas d'agitation) ;
- en éliminant tout matériel de contention (colliers ou minerves) éloignant de l'antenne le territoire à investiguer et source potentielle d'artéfacts.

Séquences IRM

L'examen IRM doit combiner des coupes sagittales plus « globales » et des coupes axiales « ciblées » sur le territoire anormal.

Les coupes sagittales et transversales pondérées en T1 en écho de spin renseignent sur les lésions osseuses, l'atteinte de l'espace épidural et des espaces sous-arachnoïdiens.

Les coupes sagittales et transversales pondérées en T2 en écho de spin rapide, idéalement avec suppression du signal de la graisse, sensibilisent la recherche des lésions osseuses, discales et ligamentaires (figures 7.1 et 7.2) [18].

Les images obtenues en écho de gradient, pondérées en T2*, en mode 2D ou 3D, renseignent sur les espaces sous-arachnoïdiens et sur la présence d'éventuelles plages hémorragiques au sein

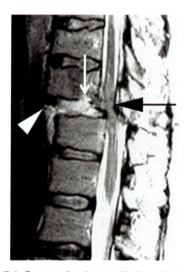

Figure 7.1. Rupture discale associée à une fracture-luxation de la charnière thoracolombaire.
IRM, coupe sagittale T2 médiane : subluxation antérieure franche de la vertèbre sus-jacente au disque rompu, responsable d'une compression persistante de la moelle épinière qui présente un hypersignal (flèche noire).
Rupture du ligament longitudinal antérieur, et désinsertion de l'anneau fibreux (tête de flèche) ; hypersignal discal marqué, fracture de l'angle postéro-inférieur du corps vertébral (flèche blanche).

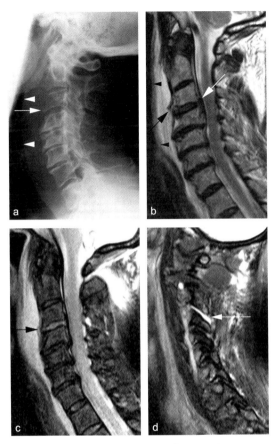

Figure 7.2. Lésions cervicales traumatiques osseuses, discales et ligamentaires.
a) Radiographie de profil : tuméfaction extensive des tissus mous prévertébraux (têtes de flèche) et petite fracture de l'angle antéro-inférieur du corps de C3 (flèche). b) IRM, coupe sagittale médiane en écho de spin rapide pondéré en T2 : rupture du ligament longitudinal antérieur en regard de C3 (flèche noire), œdème extensif des tissus mous prévertébraux (têtes de flèche) ; débord discal traumatique au versant postérieur du disque C3–C4 (flèche blanche). c) IRM pondérée en T2 avec suppression du signal de la graisse (plus sensible à une hydratation anormale) : hypersignal relatif du disque C3–C4 (flèche) par rapport aux autres disques, signant l'atteinte traumatique. d) Coupe sagittale par les articulations zygapophysaires montrant l'ouverture de l'interligne C3–C4, occupé par du liquide (flèche).

de la moelle épinière. En outre, elles réduisent les artéfacts de flux (meilleure définition du sac dural), précisent les éventuels traits de fracture, la présence et la topographie de fragments osseux ou discaux au sein du canal (voir figures 7.10 et 7.15).

Enjeux thérapeutiques

La prise en charge chirurgicale a trois buts : réduire les éventuels déplacements rachidiens, lever une compression de façon directe (ablation de fragments osseux, discaux, d'hématomes) ou indirecte (élargissement du canal), et stabiliser les lésions (disco-)vertébrales à risque d'instabilité.

Face à un tableau radiologique de luxation vertébrale, surtout à l'étage cervical, la préférence du chirurgien diffère selon les écoles entre une réduction rapide par manœuvres externes ou par traction progressive par halo, censée donner le plus de chance de récupération neurologique, et une réduction différée, programmée après un bilan IRM destiné à dépister les éventuelles lésions intracanalaires qui pourraient compliquer la réduction (fragment discal notamment) [8, 10, 17].

L'indication d'une réduction ouverte d'urgence est posée sur la base de l'évolution de la symptomatologie, en particulier en cas de déficit neurologique incomplet avec détérioration progressive), sur le délai entre le traumatisme et la prise en charge (il semble illusoire d'espérer une récupération en cas de paralysie flasque établie depuis plus de 6 heures), ainsi que sur la persistance éventuelle de signes de compression médullaire en IRM.

Le chirurgien attend du radiologue la précision de la topographie et de la nature de l'élément compressif (bombement du mur postérieur, fragment osseux isolé, hématome épidural, débord discal traumatique) qui sont déterminantes dans le choix de l'abord. Ainsi, la reconnaissance en IRM d'un débord discal traumatique impose une prise en charge par abord chirurgical antérieur en plus d'une simple fixation postérieure par exemple.

Le bilan IRM initial doit également fournir des éléments pronostiques quant à l'évolution de la lésion médullaire (récupération ou non, lésion hémorragique ou non – voir plus loin), et ce d'autant plus que l'état général du patient, souvent traumatisé crânien ou comateux, limite l'évaluation clinique. En postopératoire, l'IRM est l'examen de choix en cas de suspicion de compression persistante et pour le dépistage précoce des complications tardives (syringomyélie, etc.).

Lésions du contenant

Tissus « mous »

Les éléments de cohésion entre corps vertébraux comprennent les disques intervertébraux amarrés aux murs vertébraux par les fibres de Sharpey, les ligaments longitudinaux antérieur (LLA) et surtout postérieur (LLP) dont les fibres s'intriquent à l'annulus à chaque niveau discal. Au niveau des arcs postérieurs, cette cohésion est assurée par les ligaments interépineux et surépineux, les ligaments jaunes tendus entre lames adjacentes, et dans une moindre mesure par la capsule des articulations zygapophysaires. L'IRM permet l'étude des lésions de ces tissus mous souvent méconnues

ou seulement suspectées indirectement par les radiographies et la TDM.

Disques

L'atteinte traumatique du disque peut présenter deux principaux aspects : déchirure discale et hernie (ou extrusion) discale traumatique.

La déchirure ou rupture discale traumatique survient typiquement en hyperextension, peut s'accompagner d'une fracture d'un angle vertébral et est éminemment instable ; plus rarement, elle accompagne une fracture-luxation vertébrale survenue en flexion. En IRM, elle se traduit par un bâillement plus ou moins symétrique de l'espace intervertébral, un hypersignal discal relatif en pondération T2 ou des signes d'interruption des ligaments longitudinaux ou des fibres de l'annulus (figures 7.1 à 7.3).

Le débord discal associé au traumatisme rachidien est d'une prévalence très élevée, en particulier à l'étage cervical où il est présent dans plus de 50 % des cas, isolé ou associé à une (sub)luxation facettaire ou des lésions d'hyperextension (figures 7.2 et 7.4). D'aspect comparable au débord non traumatique (protrusion, extrusion ou fragment exclu), il est bien visualisé par l'IRM, recommandée par beaucoup avant toute manœuvre de réduction ou de stabilisation, afin de ne pas méconnaître un fragment discal qui pourrait devenir compressif après ces gestes [8, 10].

Ligaments

Un ligament normal apparaît en hyposignal dans toutes les pondérations. L'atteinte ligamentaire se traduit soit directement par la visualisation d'une solution de continuité, soit indirectement par la présence d'un signal anormalement intense du ligament et de son environnement en pondération T2.

La déchirure du LLA survient typiquement lors d'un traumatisme en hyperextension et se traduit souvent par une infiltration œdémateuse ou hémorragique prévertébrale (figures 7.1 à 7.3).

La rupture du LLP survient en hyperextension ou en hyperflexion, et se traduit par la présence d'une lame liquidienne éventuellement hématique au niveau épidural antérieur [18].

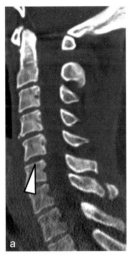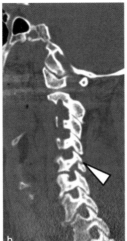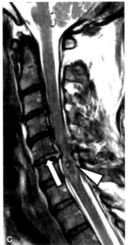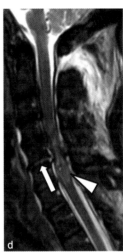

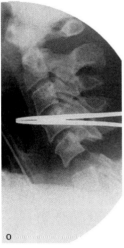

Figure 7.3. Lésion cervicale traumatique combinant une fracture discale et une lésion de la colonne postérieure (patiente présentant une paralysie au niveau C5 à l'admission).
Reconstructions TDM sagittales médiane (a), et paramédiane (b) montrant un minime bâillement discal C5–C6 (tête de flèche en a), un écart interépineux majoré, et un petit trait de fracture à hauteur du massif articulaire droit (tête de flèche en b). IRM en coupes sagittales T2 (c) et T2 avec suppression du signal de la graisse (d) : infiltration des tissus mous antérieurs, infiltration œdémateuse extensive des tissus mous postérieurs en rapport avec la rupture ligamentaire et musculaire extensive, fracture du disque C5–C6, siège d'un hypersignal et d'une solution de continuité de l'anneau fibreux (flèches en c et d) ; anomalies marquées du signal de cordon médullaire en regard de C6, comportant des plages en hypo- et hypersignal T2, entourées d'œdème.
e) Évaluation fluoroscopique dynamique en salle d'opération démontrant le caractère tout à fait instable de cette lésion.

La coexistence de signes de rupture du LLA et du LLP suggère l'instabilité de la lésion rachidienne.

L'atteinte des ligaments interépineux et surépineux, survenant en flexion, et l'atteinte des ligaments jaunes, souvent associée à des lésions de l'arc postérieur, sont repérées sur les coupes sagittales médianes et paramédianes, sur lesquelles on évalue également l'intégrité et les rapports des processus articulaires, bien que ces derniers soient nettement mieux analysés en TDM (figures 7.2 et 7.3). L'IRM détecte l'infiltration des tissus mous périrachidiens, en particulier ligamentaires et musculaires.

Des lésions discales et ligamentaires « pures », parfois extensives et éminemment instables, peuvent être pratiquement occultes en radiographie et TDM. Il faudra être particulièrement attentif à des signes très subtils : minimes majoration d'un espace interépineux, discret bâillement zygapophysaire, etc. (figure 7.2).

Espace épidural – hématome

De petites lames hémorragiques épidurales surtout antérieures sont fréquemment observées en cas de traumatisme rachidien. Les hématomes épiduraux plus volumineux, survenus par rupture de plexus veineux, sont plus rares mais peuvent

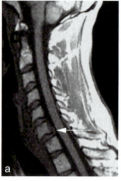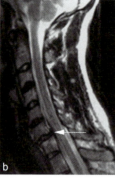

Figure 7.4. Extrusion discale traumatique.
IRM, coupe sagittale médiane en pondération a) T1 et b) T2 après réduction d'une luxation facettaire C6–C7 : persistance d'un petit antérolisthésis de C6 par rapport à C7 et débord discal postérieur ascendant au contact du mur postérieur de C6 (flèche), sans évidence de retentissement sur la moelle épinière.

à eux seuls être responsables de phénomènes compressifs sévères et nécessiter une chirurgie de décompression. Une dissociation entre une clinique inquiétante et un bilan radiographique et TDM normal doit les faire rechercher en IRM. Leur détection n'est pas toujours facile, en particulier à la phase aiguë, où leur signal est souvent comparable à celui de la moelle épinière ou des espaces sous-arachnoïdiens.

Lésions osseuses

Le recours à la TDM est impératif en cas de fracture complexe ou comminutive (figures 7.5 et 7.6), de suspicion de fragments déplacés vers le canal, d'atteinte des arcs postérieurs, ainsi que dans le cas particulier de lésions de la jonction craniocervicale et du segment cervical haut. L'orientation des traits de fracture fournit des indices déterminants quant au mécanisme causal et à la nécessité d'une stabilisation chirurgicale (figure 7.7) [6].

L'IRM est moins performante que la TDM pour la détection des fragments osseux corticaux, des fractures non déplacées et des atteintes traumatiques des arcs postérieurs. Des signes secondaires, comme l'atteinte ligamentaire et la tuméfaction des tissus mous, seront parfois seuls présents.

En IRM, les signes cardinaux de la fracture du corps vertébral sont les anomalies de son signal et la déformation de ses contours. Un hyposignal T1 et un hypersignal T2 (surtout sur les séquences avec suppression du signal de la graisse) sont observés, plus ou moins limités à la bande médullaire osseuse sous-jacente au plateau tassé en cas de tassement de sévérité modérée, plus ou moins globaux en cas de compression traumatique majeure (figures 7.7 et 7.8). L'ampleur de la déformation est très variable. Les fractures

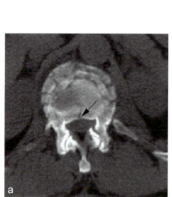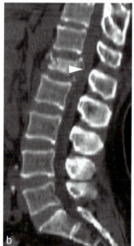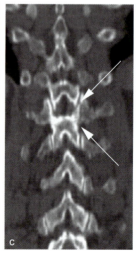

Figure 7.5. Fracture-éclatement par compression de L1.
a) Coupe TDM axiale : fracture comminutive avec atteinte du mur postérieur (flèche en a). b) Reconstruction sagittale : existence de fragments osseux intracanalaires (tête de flèche), déterminant un rétrécissement modéré. c) Reconstruction frontale par les arcs postérieurs montrant un trait de fracture sagittal dans l'arc postérieur gauche (flèches).

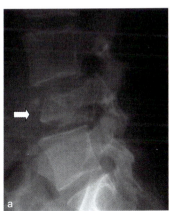 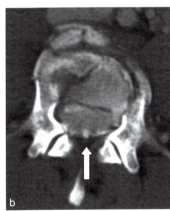 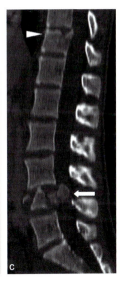

Figure 7.6. Fracture-éclatement par compression (*burst fracture*) de L4.
a) Radiographie standard : tassement sévère de L4 (flèche) avec recul du mur postérieur ; diamètre canalaire résiduel mal apprécié. Examen TDM, coupes b) transversale et c) sagittale reconstruite : rétrécissement critique du canal rachidien, devenu « virtuel » en L4 (flèche en b et c) ; présence d'un tassement limité du plateau supérieur de T11 (tête de flèche en c).

par impaction ou compression peuvent en outre mener à un recul du mur postérieur.

Les mouvements de translation des corps vertébraux et facettes articulaires sont repérés par l'examen minutieux des coupes sagittales et frontales. On recherchera des signes de (sub)luxation corporéale, une décoaptation des facettes, l'ascension voire la luxation antérieure d'une (ou des deux) facette(s) articulaire(s) inférieure(s) par rapport à la facette articulaire supérieure de la vertèbre sous-jacente (figures 7.2, 7.7 et 7.8).

Répercussions sur le diamètre canalaire

La détection d'un éventuel rétrécissement canalaire est essentielle, que ce rétrécissement soit lié à la présence de fragments osseux rétroposés, à un mouvement de translation dans les (sub)luxations, ou à une composante sténosante molle, hématique ou discale (figures 7.6 et 7.8).

Le même degré de rétrécissement canalaire a des conséquences variables selon les mensurations constitutionnelles du canal, selon sa survenue éventuelle sur un terrain dégénératif acquis et selon le niveau incriminé : les répercussions sont plus critiques sur la moelle épinière en cervicothoracique que sur les racines de la queue de cheval.

Ce rétrécissement est apprécié plus par évaluation comparative des mensurations relatives du canal, du sac dural, des espaces sous-arachnoïdiens et de l'élément compressif que par évaluation en valeur absolue du diamètre résiduel du sac dural.

Lésions du contenu

Moelle épinière

Étiopathogénie de l'atteinte médullaire traumatique

La lésion traumatique de la moelle épinière peut résulter d'une élongation, d'une compression mécanique directe « persistante » (par un débord discal, un hématome, un fragment osseux en cas de fracture, ou par la translation associée à une luxation) ou « transitoire » (bombement ligamentaire en hyperextension), ou d'une atteinte vasculaire secondaire, surtout si les artères perforantes terminales sont touchées.

Ces atteintes sont à l'origine de phénomènes hémorragiques et d'œdème de sévérité variable qui peuvent s'étendre longitudinalement, et évoluer vers la nécrose par autolyse, la cavitation avec atrophie focale résiduelle ou au contraire la syringomyélie post-traumatique.

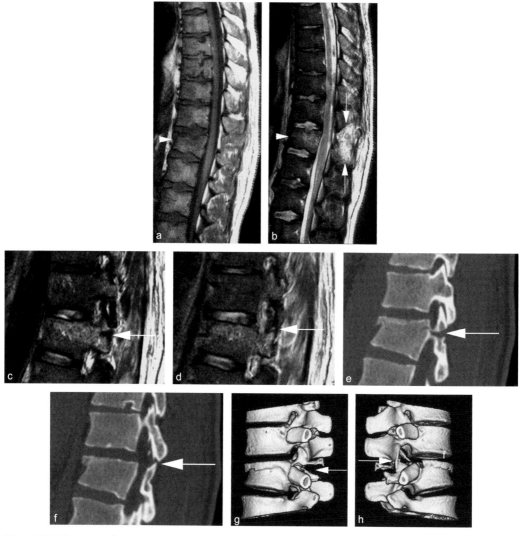

Figure 7.7. Lésions vertébrales complexes du corps vertébral et des arcs postérieurs (traumatisme en hyperflexion), bilan IRM et scanner (fracture de type Chance).
IRM, coupes sagittales médianes en pondération a) T1 et b) T2 : déformation du corps de L1 avec infiltration en bande d'hyposignal T1 et hypersignal T2 sous-jacente au plateau supérieur (têtes de flèche) signant un tassement récent par compression ; hypersignal dans la région interépineuse en pondération T2 traduisant la rupture ligamentaire survenue à ce niveau (flèches en b). c, d) Coupes sagittales pondérées en T2 par les pédicules suggérant d'un côté un trait de fracture horizontal (flèche en c) et de l'autre une (sub)luxation facettaire avec ascension de la facette articulaire inférieure de T12 sur le sommet de la facette supérieure de L1 (flèche en d). TDM : e, f) reconstructions sagittales et g, h) vues tridimensionnelles correspondantes. Meilleure visualisation de la fracture horizontale du pédicule de L1 (flèches en e et g) et de la subluxation zygapophysaire controlatérale (flèches en f et h).

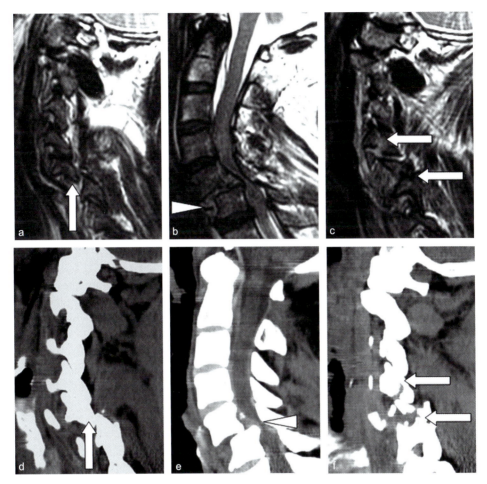

Figure 7.8. Fracture-luxation C5–C6, corrélation IRM–TDM.
IRM en coupes sagittales T2 avec suppression du signal de la graisse a) par les massifs articulaires gauches, b) médiane, et c) par les massifs articulaires droits ; translation antérieure marquée de C4 sur C5, avec rupture discale et ligamentaire antérieure (tête de flèche en b) ; luxation complète du massif articulaire gauche de C4 par rapport à celui de C5 (flèche en a) ; fractures complexes des massifs articulaires droits (flèches en c). Corrélation TDM en coupes sagittales reconstruites : d) à gauche, luxation antérieure complète de la facette articulaire inférieure de C4 (flèche) ; e) rétrécissement canalaire critique sur la ligne médiane (tête de flèche) ; f) à droite, fractures complexes des massifs articulaires (flèches).

Imagerie IRM au cours du temps [16]

Phase aiguë

Sur le plan morphologique, les coupes sagittales T1 et T2 identifient des aspects très variés, depuis un aspect normal de la moelle épinière jusqu'à sa section complète, en passant par une tuméfaction focale plus ou moins étendue.

Les anomalies de signal permettent de distinguer des formes non hémorragiques, œdémateuses ou ischémiques, et des formes hémorragiques, moins fréquentes mais au pronostic beaucoup plus péjoratif sur le plan de la récupération neurologique.

En pondération T1, le signal de la moelle épinière est souvent normal à la phase aiguë ; un hyposignal éventuel traduit la gravité de l'atteinte œdémateuse ou ischémique.

La pondération T2 révèle souvent des anomalies plus précoces. L'œdème se traduit par une plage en hypersignal, qui peut s'étendre à la phase subaiguë ; celui-ci peut être très étendu dans le

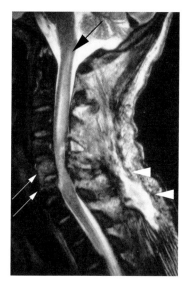

Figure 7.9. Œdème médullaire post-traumatique extensif.
IRM, coupe sagittale pondérée en T2 montrant l'épicentre de la lésion rachidienne en C5–C6 : lésion osseuse sous forme d'un hypersignal au sein des corps vertébraux (flèches blanches) et infiltration postérieure dans le territoire des ligaments interépineux (têtes de flèche). Tuméfaction et œdème médullaire extensifs, atteignant la jonction bulbomédullaire (flèche noire).

plan sagittal (figure 7.9). La présence de sang se manifeste par un hyposignal T2, plus évident encore en T2*, lié à la présence de désoxyhémoglobine (figure 7.10). Ces plages hémorragiques touchent surtout la substance grise centrale et leur localisation permet une détermination plus précise du niveau de l'atteinte neurologique.

Ces anomalies de signal de la moelle épinière ont une valeur pronostique indépendante de l'examen neurologique à l'admission [7, 25]. L'étendue craniocaudale de l'œdème, la présence et l'étendue de plages hémorragiques intramédullaires, ainsi que la présence d'une compression persistante par un hématome épidural sont péjoratives, annonçant une récupération incomplète ou l'absence de récupération. Une atteinte hémorragique haute de plus de 10 mm est en général associée à une absence totale de récupération.

Phase subaiguë

L'œdème et la tuméfaction médullaire régressent avant une éventuelle atrophie secondaire. D'éventuelles plages résiduelles d'hyposignal T1 et d'hypersignal T2 traduisent une myélomalacie ou des phénomènes de gliose. L'apparition de méthémoglobine au sein de plages hémorragiques s'accompagne d'un hypersignal focal en T1 (après 1 à 2 semaines) (figure 7.11).

Complications tardives

La lésion médullaire traumatique évolue en général vers l'atrophie focale de la moelle épinière, corrélée à une relative stabilité de l'état neurologique (figure 7.12).

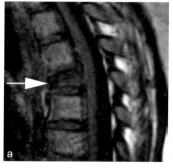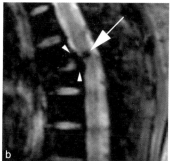

Figure 7.10. Intérêt de l'écho de gradient pour la détection d'un foyer médullaire hémorragique (mise à profit de l'artéfact de susceptibilité magnétique).
a) Coupe sagittale en écho de spin pondérée en T1 : tassement, infiltration œdémateuse et antérolisthésis du corps d'une vertèbre thoracique basse (flèche), liée au traumatisme récent en flexion ; pas d'évidence d'anomalie de la moelle épinière.
b) Coupe sagittale en écho de gradient pondérée en T2* au même niveau : zone d'hyposignal marqué, signant la présence de sang (flèche) ; lame hémorragique épidurale antérieure, également en hyposignal (têtes de flèche).

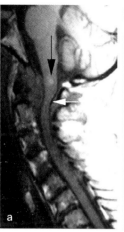 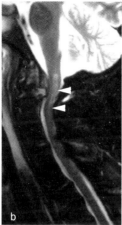

Figure 7.11. Hématomyélie localisée associée à une fracture de C2.
IRM, coupes sagittales en pondération a) T1 et b) T2 : déformation et anomalies de signal sévères en C1–C2 dues à une fracture complexe ; compression de la moelle en regard du site fracturaire (flèche blanche en a) ; œdème étagé sur quelques centimètres, bien visible en T2 (têtes de flèche en b) ; petite plage hémorragique sous forme d'une petite zone d'hypersignal en pondération T1 (flèche noire en a) traduisant la présence de méthémoglobine.

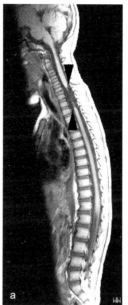 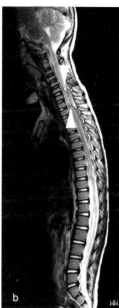

Figure 7.12. Atrophie séquellaire à un traumatisme médullaire sévère sans lésion discovertébrale (traumatisme 2 ans plus tôt chez un enfant).
IRM en coupes sagittales pondérées a) en T1 et b) en T2 : atrophie très marquée de la moelle épinière (têtes de flèche), sur une hauteur de deux corps vertébraux, séquellaire à un traumatisme médullaire sévère en l'absence de toute lésion osseuse (SCIWORA).

Des plages d'hyposignal marqué lié à la présence d'hémosidérine peuvent être observées à l'emplacement d'anciens foyers hémorragiques.

Certains patients peuvent présenter, plusieurs mois à plusieurs années après le traumatisme, une nouvelle détérioration neurologique connue sous le nom de myélopathie post-traumatique progressive dont on distingue une forme cavitaire (formée par coalescence de petites plages liquidiennes en hyposignal T1 et hypersignal T2 présentes dès le stade subaigu) et une forme non cavitaire (myélomalacie ou gliose progressive).

L'IRM permet la reconnaissance de ces lésions, même à une phase préclinique. La distinction est importante entre myélomalacie et syringomyélie, pour laquelle une possibilité chirurgicale existe.

La myélomalacie montre un hyposignal T1 relativement discret, un hypersignal T2 et des limites floues.

La syringomyélie apparaît comme une plage mieux délimitée en isosignal relativement au liquide cérébrospinal (LCS), tant en T1 qu'en T2, également bien visible au moyen de la séquence FLAIR sous forme d'une cavité en hyposignal comparable au signal des espaces sous-arachnoïdiens (voir figure 5.43).

Une autre cause de détérioration post traumatique tardive est due à la formation de kystes sous-arachnoïdiens par adhérences localisées. Leur taille pourra progresser jusqu'à la compression de la moelle épinière. Leur topographie suspendue et souvent excentrée, leur hyposignal T1 et leur hypersignal T2, la déformation ou la compression de la moelle épinière rendent leur reconnaissance aisée.

Traumatisme de la moelle épinière sans atteinte canalaire

Les lésions traumatiques du jeune enfant touchent volontiers le segment cervical haut, et peuvent léser la moelle épinière sans atteinte osseuse ni même ligamentaire (SCIWORA des Anglo-Saxons, pour *spinal cord injury without radiological abnormality*) (figure 7.13). Ces lésions du

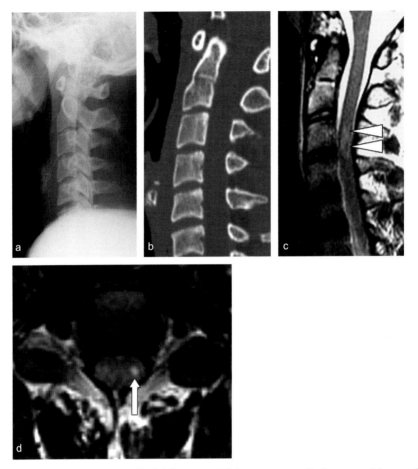

Figure 7.13. Lésion traumatique de la moelle épinière sans atteinte osseuse, sur étroitesse canalaire constitutionnelle (SCIWORA).
a) Radiographie de profil et b) TDM en coupe sagittale reformatée : étroitesse canalaire constitutionnelle, absence de lésion osseuse traumatique. IRM en pondération T2 en coupes c) sagittale et d) transverse : signes de souffrance de la moelle épinière en regard de C3 et du disque C3–C4 (têtes de flèche en c), latéralisés à gauche (flèche en d). Ces lésions s'accompagnaient d'une tétraparésie en phase aiguë ; le patient a gardé une parésie résiduelle du membre supérieur gauche.

jeune enfant sont attribuées au volume important de la tête, à la laxité ligamentaire et à la mobilité du segment cervical immature.

De telles lésions de SCIWORA peuvent être observées chez l'adulte, devant un tableau clinique de déficit neurologique, sans aucune anomalie radiographique ni tomodensitométrique. Une étroitesse canalaire est pratiquement systématique, qu'elle soit constitutionnelle ou acquise sur discopathies dégénératives. Dans ces conditions, un traumatisme cervical, plus souvent en hyperextension, peut induire une lésion directe ou indirecte (compression, troubles vasculaires, etc.) de la moelle épinière, entre les corps vertébraux et disques en avant, et les ligaments jaunes et arcs postérieurs en arrière. De telles lésions isolées de la moelle épinière sont ainsi observées chez l'adulte jeune en cas de canal étroit, et chez le sujet âgé en association avec une ostéophytose marquée au versant postérieur des plateaux vertébraux, au cours d'un traumatisme parfois violent, parfois anodin [3].

L'IRM est la seule technique mettant en évidence l'atteinte de la moelle épinière, montrant la zone lésionnelle sous forme d'un hypersignal en pondération T2, parfois située juste en regard d'une barre ostéophytique, s'étendant toutefois souvent à distance de la zone de rétrécissement maximal. Le rôle de l'IRM dans cette entité est triple : exclure une pathologie compressive dans les tissus mous (hernie discale ou hématome compressif), objectiver et délimiter la lésion, et enfin, établir un pronostic en excluant la présence de lésions de myélomalacie (hypersignal T2, hyposignal T1) et de composantes hémorragiques (hyposignal en T2*, hypersignal T1), pour lesquelles le pronostic de récupération motrice est nettement moins bon (figures 7.13 et 7.14) [14].

Racines

L'avulsion des racines nerveuses et de leur gaine lors d'un traumatisme survient typiquement au niveau de la charnière cervicothoracique par traction sur le plexus brachial. L'IRM remplace avantageusement la myélographie et la myélo-TDM grâce aux séquences très pondérées en T2 et à haute résolution spatiale (3D *space*, DRIVE, CISS, etc.).

À la phase aiguë, les anomalies de la moelle épinière sont parfois à l'avant-plan, sous forme d'une tuméfaction et d'altérations de signal, à composante hémorragique fréquente (figure 7.15).

L'IRM en coupes fines recherche la désinsertion de radicelles, également objectivée en myélo-TDM (figure 7.16).

Plus tard, une ou plusieurs collections diverticulaires liquidiennes appendues au sac dural au niveau d'émergences radiculaires arrachées (pseudoméningocèles post-traumatiques) peuvent être visibles, développées dans le canal ou en para-rachidien via le trou de conjugaison correspondant, alors que la racine avulsée n'est elle-même pas visualisée (voir figure 7.15). La collection liquidienne est bien démontrée en pondération T2, sous forme d'une expansion en hypersignal

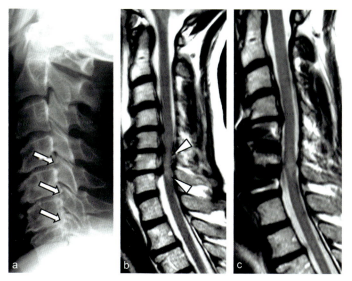

Figure 7.14. Lésion traumatique de la moelle épinière sans lésion osseuse traumatique, sur étroitesse canalaire acquise (SCIWORA chez un sujet de 42 ans, victime d'un *whiplash*, paraparétique à l'admission).
a) Radiographie de profil : discopathies mécaniques sévères avec débords ostéophytiques postérieurs marqués étagés de C4 à C7 (flèches). b) IRM, coupe sagittale T2 : étroitesse canalaire sévère en rapport avec les débords disco-ostéophytiques postérieurs étagés ; signes de souffrance de la moelle épinière sous forme d'un hypersignal T2 prédominant en regard du disque C4–C5 (têtes de flèche). c) IRM, coupe sagittale T2 avec décompression et arthrodèse C5–C7 : persistance d'anomalies de signal du cordon malgré la levée de l'effet de masse et une récupération clinique pratiquement complète.

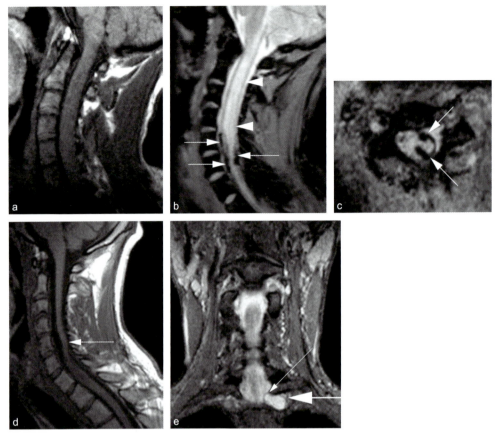

Figure 7.15. Arrachement traumatique du plexus brachial.
Phase aiguë : IRM, coupes sagittales en a) spin écho T1 et b) écho de gradient T2*, c) coupe axiale T2* montrant une tuméfaction de la moelle épinière cervicale, un œdème extensif (hypersignal en T2*, têtes de flèche en b) et de petites composantes hémorragiques en hyposignal en T2*, latéralisées à gauche (flèches en b et c). Phase tardive (6 mois) : IRM, d) coupe sagittale en spin écho T1 et e) coronale en spin écho rapide T2 avec une atrophie marquée de la moelle épinière, prédominant en regard de C5-C6 (flèche en d) ; pseudo-méningocèle latéralisée à gauche en T1–T2 (grosse flèche en c), séparée du sac dural par la dure-mère (fine flèche en e).

appendue au sac dural, volontiers plus intense que le LCS des espaces sous-arachnoïdiens normaux, soumis aux artéfacts de pulsatilité, et dont elle est séparée par la dure-mère (voir figure 7.16). La moelle épinière présente souvent une atrophie focale (voir figure 7.15).

Traumatismes de la charnière craniocervicale

En raison de son anatomie particulière et de sa mobilité importante, la charnière craniocervicale est le siège de lésions stéréotypées.

Les radiographies et, de façon plus performante encore, la TDM permettent le bilan de l'atteinte osseuse. L'IRM s'impose en cas de suspicion de lésion médullaire ou d'hématome. Le bilan radiologique dépend de l'état du patient : incidences routinières chez le patient alerte et mobile (à l'exception parfois des clichés dynamiques de profil en flexion, à la recherche d'une instabilité, différés chez le patient algique) ; bilan minimal radiologique de profil incluant l'ensemble du rachis cervical et l'occiput chez le polytraumatisé. L'étude du rachis se fait le plus souvent d'emblée en TDM, intégrée dans l'examen corps entier du (poly)traumatisé.

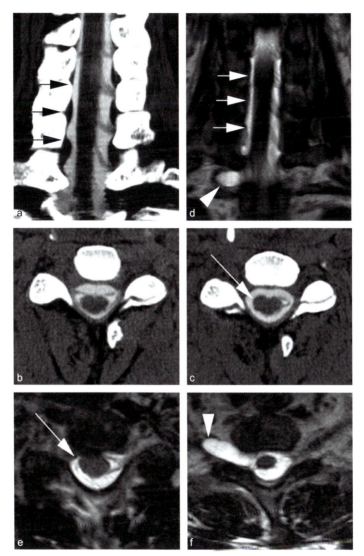

Figure 7.16. Avulsions radiculaires traumatiques (phase subaiguë) à un mois post-traumatisme.
Myélo-TDM, a) reconstruction coronale : absence de visualisation d'au moins trois émergences radiculaires à droite (flèches), alors qu'elles sont visibles à gauche ; b) coupe axiale en C4, montrant des deux côtés les émergences radiculaires antérieures et postérieures qui se rejoignent ; c) coupe axiale en C6 : pas de racine visualisée à droite (flèche). IRM en pondération T2 (séquence DRIVE), coupes d) coronale et e) axiale en C6 et f) T1 : non-visualisation de plusieurs émergences radiculaires droites (flèches en d et e) ; pseudoméningocèle foraminale droite à la charnière cervicothoracique (têtes de flèche en d et f).

Repères radiologiques de base de la charnière craniocervicale [11]

Les *tissus mous précervicaux* en avant de l'arc antérieur de C1 ont une épaisseur de l'ordre de 4,5 mm. En région rétropharyngienne, la mesure effectuée en regard de l'angle antéro-inférieur du corps de C2 montre des valeurs situées habituellement entre 1 et 7 mm (moyenne 3,5 mm) tant chez l'adulte que chez l'enfant.

En région rétrotrachéale, à partir de C6, les valeurs normales des tissus mous précervicaux vont de 5 à 14 mm (moyenne : 8 mm) avant l'âge de 15 ans et de 9 à 22 mm (moyenne : 14 mm) chez l'adulte. La « règle des 7 » permet de mémoriser ces différentes valeurs : les tissus mous précervicaux mesurent ainsi au maximum 7 mm en avant de C2, 14 mm en avant de C6 chez l'enfant, et 21 mm en avant de C6 chez l'adulte.

L'*espace prédental* délimite la distance entre la face postérieure de l'arc antérieur de C1 et la face antérieure de la dent. Mesuré dans le segment moyen de cet espace, sa valeur chez l'enfant est de 2 à 5 mm. Chez l'adulte, les valeurs normales sont inférieures à 3 mm. Un espace compris entre 3 et 6 mm suppose une atteinte partielle du ligament transverse ; un espace de plus de 6 mm, une rupture ligamentaire complète.

Les *rapports entre la base du crâne (C0) et C1* sont étudiés par plusieurs indices : les plus utiles sont d'une part la mesure de l'intervalle « basion-axis » (BAI) et d'autre part la mesure de l'intervalle « basion-dent » (BDI) [11] (figure 7.17). Le BAI est la mesure de la distance entre le basion (pointe du clivus) et la ligne verticale tangente à la corticale postérieure du corps de C2 ; elle mesure moins de 12 mm. Le BDI est la mesure de la distance entre le basion et le cortex supérieur de la dent ; mesurée exclusivement chez l'adulte, elle varie entre 2 et 15 mm.

L'*anneau de Harris*, visible en profil, est créé par une tangence du rayon incident au bord supérieur et interne des masses latérales de C2 et une tangence au bord inférieur des mêmes masses latérales. Il est rompu dans les fractures basses de la dent et dans la plupart des fractures du pendu (*hangman's fractures*) (figure 7.18). Une surdensité de cet anneau est évocatrice de fracture des masses latérales de C1 (fracture de Jefferson).

Principales lésions traumatiques de la charnière craniocervicale

Luxation craniocervicale

La luxation craniocervicale (C0-C1) est une séparation de la jonction craniocervicale, complète ou incomplète. La relation normale de C0 à C1 dépend de différents éléments capsuloligamentaires, incluant la membrane tectoriale, les membranes atlanto-occipitales antérieures et postérieures, les ligaments alaires, le ligament apical et le prolongement apical du ligament transverse. Les forces potentiellement génératrices de traumatismes à ce niveau sont multiples (vecteurs de force en hyperflexion, en hyperextension et en distraction). Le diagnostic est évident en cas de dislocation grossière du crâne. Sur le cliché de profil du patient polytraumatisé, il faut y penser face à un œdème précervical marqué, en présence de condyles occipitaux dénudés ou anormalement positionnés au versant antérieur et supérieur de l'arc antérieur de C1 (figure 7.19).

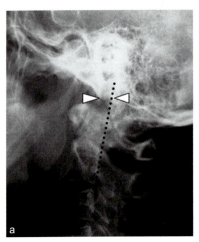 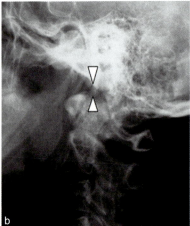

Figure 7.17. Repères radiographiques pour l'évaluation de l'intégrité de la jonction craniocervicale.
a) Mesure de la distance « basion-axis » : BAI (< 12 mm). b) Mesure de la distance « basion-dent » : BDI (< 15 mm).

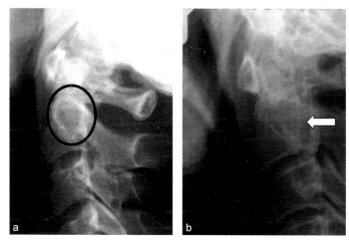

Figure 7.18. Définition de l'« anneau de Harris ».
a) Incidence de profil de la colonne cervicale permettant la visualisation de l'anneau de Harris sous la forme d'un cercle dense continu (entouré d'un cercle). b) Interruption de ce cercle en cas de fracture du pendu (*hangman's fracture*) (flèche).

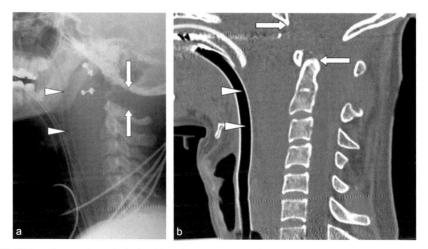

Figure 7.19. Disjonction craniocervicale (accident de moto, patient tétraplégique à l'admission).
a) Radiographie et b) TDM, reconstruction sagittale : œdème précervical majeur entraînant un déplacement antérieur de la sonde gastrique (têtes de flèche) et élargissement marqué de l'espace entre les condyles occipitaux (« dénudés ») et les masses latérales de C1 (flèches en a), et entre le clivus et C2 (flèches en b).

L'identification des lésions plus subtiles repose sur la mesure systématique de critères radiologiques (BAI et BDI).

Lésions traumatiques de C1

Les fractures de C1 touchent soit l'arc antérieur, soit l'arc postérieur, soit les deux arcs (fracture de Jefferson).

Les *fractures de l'arc antérieur* sont rares, procèdent d'un traumatisme en hyperextension et consistent en un arrachement au niveau soit du site d'insertion des muscles longs du cou, soit du ligament atlanto-axial, soit du ligament occipito-atlantal.

Les *fractures de l'arc postérieur* procèdent d'un traumatisme en hyperextension avec compression.

Le trait de fracture est uni- ou bilatéral, survenant à un endroit de moindre résistance (au point de passage de l'artère vertébrale). Le diagnostic différentiel de cette fracture est la déhiscence congénitale de l'arc postérieur.

La *fracture de Jefferson* se définit comme une fracture des arcs antérieur et postérieur, la lésion de l'arc concerné étant uni- ou bilatérale. Le mécanisme lésionnel suppose un traumatisme par compression verticale. Le ligament transverse peut être intact, atteint partiellement ou complètement. Cette atteinte est quantifiée par l'élargissement de la distance atlanto-axiale (atteinte incomplète : espace prédental de 3 à 6 mm ; atteinte complète : espace supérieur à 6 mm) et conditionne la stabilité de la fracture. La fracture est suspectée sur l'incidence de profil par un œdème précervical et une surdensité de l'anneau de Harris. La vue de face transbuccale montre une discrète latéralisation des masses latérales de C1 par rapport à C2 (figure 7.20).

Lésions traumatiques de C1/C2

La *rupture traumatique aiguë du ligament transverse de l'atlas* se définit par une atteinte isolée du ligament transverse. Elle est rare et entraîne une instabilité atlanto-axiale. L'espace prédental est augmenté. Les tissus mous sont épaissis (figure 7.21). Le diagnostic différentiel est l'atteinte non traumatique du ligament transverse dans le décours d'une polyarthrite rhumatismale et la trisomie 21 (syndrome de Down).

La *dislocation rotatoire* est plus communément dénommée « subluxation atlanto-axiale rotatoire aiguë ». C'est une lésion rare au mécanisme pathogène discuté et complexe. Il s'agit d'une rotation des masses latérales de C1, l'une se déplaçant en arrière et l'autre en avant ; il en résulte une incongruence des masses latérales sur l'incidence de face. Sur la vue de profil, cette lésion s'accompagne habituellement d'un œdème précervical ; l'arc antérieur perd son aspect hémisphérique et les masses latérales ne se superposent pas l'une sur l'autre. On ne parvient pas à visualiser l'espace prédental (figure 7.22).

Fractures de C2

On distingue les lésions de la dent, les fractures du pendu (*hangman's fractures*) et les lésions corporéales.

Les *fractures de la dent* (processus odontoïde) comprennent les avulsions du sommet de la dent, les fractures hautes de la dent (trait de fracture transversal en dehors du corps de C2) et les fractures basses (parfois classées en fractures des types I, II et III d'Anderson et D'Alonzo, respectivement). Les fractures basses entreprennent le corps dans sa partie haute et s'accompagnent d'une rupture de l'anneau de Harris sur l'incidence de profil. Ces fractures ont une stabilité qui dépend de l'orientation du trait de fracture, la

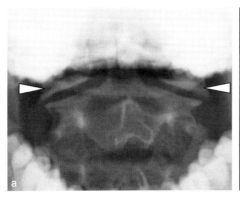
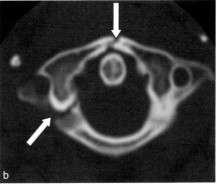

Figure 7.20. Fracture de Jefferson (douleur cervicale dans le décours d'une chute en piscine, chez une jeune patiente consciente).
a) Incidence transbuccale montrant une discrète translation latérale des masses latérales de C1 (têtes de flèche). b) TDM de la charnière craniocervicale montrant les traits de fracture de l'arc antérieur et de l'arc postérieur droit de C1 (flèches).

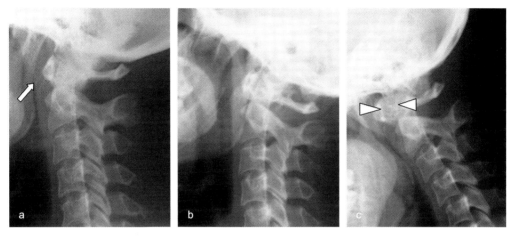

Figure 7.21. Rupture traumatique isolée du ligament transverse.
a) Cliché de profil réalisé en position couchée à l'admission du patient : pas d'anomalie hormis une discrète tuméfaction des tissus mous précervicaux (flèche). Clichés de profil b) en position neutre et c) en flexion : majoration de l'espace prédental, qui mesure 10 mm dans sa partie moyenne, signant la rupture du ligament (têtes de flèche en c).

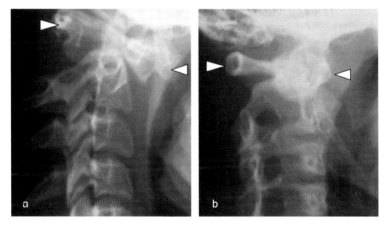

Figure 7.22. Subluxation rotatoire C1/C2.
Radiographies montrant la perte des rapports articulaires normaux entre les masses latérales de C1 et les surfaces articulaires correspondantes de C2 : C1 est visualisée en position de trois quarts sur le cliché de profil (têtes de flèche en a) et en profil sur les incidences de trois quarts (têtes de flèche en b).

stabilité étant meilleure en cas de trait de fracture oblique de haut en bas et d'arrière en avant.

Les *fractures du pendu* (*hangman's fractures*) se définissent aussi comme un spondylolisthésis post-traumatique, du fait de la solution de continuité intervenant en région isthmique, entre les facettes articulaires supérieures et inférieures (*pars interpedicularis*). Les traits de fracture peuvent toucher inconstamment les éléments articulaires adjacents, y compris les foramens (figure 7.23).

Trois types de fracture du pendu sont rapportées : type 1, fracture sans déplacement, intégrité de l'espace C2/C3 ; type 2, déplacement avec angulation éventuelle et atteinte de l'espace discal C2/C3 (figure 7.24) ; type 3, déplacement antérieur du versant antérieur « libre » de C2 et disjonction facettaire C2/C3. Les critères d'instabilité sont le déplacement antérieur de C2 par rapport à C3 de plus de 3 mm ou une angulation de C2 par rapport à C3 de plus de 20° sur une

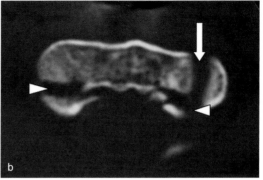

Figure 7.23. Fracture du pendu (*hangman's fracture*).
a) Radiographie de profil : œdème précervical en regard du rachis cervical supérieur (têtes de flèche) et mise en évidence d'une rupture de l'anneau de Harris (flèche). b) TDM axiale : fracture du versant gauche du corps de C2 (flèche) et fractures des pédicules (têtes de flèche).

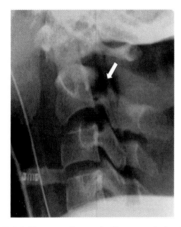

Figure 7.24. Fracture du pendu (*hangman's fracture*), instable.
Angulation du corps de C2 secondaire à la fracture déplacée touchant la région isthmique (flèche).

incidence de profil. Le diagnostic différentiel est la spondylolyse de C2.

Les *fractures corporéales isolées de C2* les plus fréquentes sont des lésions du type « *teardrop* en extension ». Il s'agit d'une lésion fréquente. On visualise un arrachement de l'insertion du LLA isolant un petit fragment triangulaire à l'angle antéro-inférieur du corps vertébral. Cette lésion a un bon pronostic neurologique malgré des risques d'instabilité dus à l'atteinte du LLA et du disque. Les lésions de luxation en hyperextension se distinguent par la séparation d'un plus volumineux fragment corporéal inférieur (plus large que haut) et par un pronostic neurologique nettement plus défavorable.

Fractures thoracolombaires

Classification des fractures thoracolombaires (figure 7.25)

La classification de Magerl (classification « AO ») des lésions traumatiques thoracolombaires s'est imposée dans la littérature et la pratique orthopédique et neurochirurgicale [19]. Cette classification, initialement fondée sur les radiographies et la TDM, repose sur l'observation des anomalies morphologiques touchant les pièces osseuses et les tissus mous, et renseigne sur le mécanisme lésionnel ainsi que sur la sévérité des lésions en termes d'instabilité et de menace neurologique. Cette classification a été étudiée quant à sa reproductibilité, a été affinée, et l'apport significatif de l'IRM a été souligné [20, 23].

Trois catégories principales de lésions (A, B, C) se distinguent à la fois sur la base d'anomalies morphologiques et de mécanisme lésionnel, et sur la base de l'atteinte de la colonne antérieure (corps vertébraux) et de la colonne postérieure (LLP, arcs postérieurs, système ligamentaire postérieur).

Le type A est caractérisé par une compression des éléments antérieurs ; le type B, par une lésion de distraction entreprenant les éléments antérieurs et le complexe ostéoligamentaire postérieur (colonne postérieure) ; le type C, par une lésion de séparation-translation-rotation touchant les deux colonnes. L'élément déterminant la reconnaissance des types B et C est donc l'atteinte de la colonne postérieure qui peut être limitée aux tissus mous et donc d'appréhension difficile en radiographie et TDM. Celles-ci devront rechercher de petits écarts zygapophysaires ou interépineux ou des signes subtils d'infiltration des tissus mous. L'IRM enrichit considérablement cette analyse, montrant l'atteinte des structures ligamentaires et capsulaires postérieures (figure 7.26).

Les sous-types A1, A2 et A3 correspondent à l'atteinte du corps vertébral qui peut présenter une impaction-déformation trapézoïdale (A1), une fracture sagittale (A2), ou un éclatement incomplet (A3) ou complet (A4) avec atteinte du mur postérieur (voir figure 7.6).

Le sous-type B1 correspond à un trait transosseux monosegmentaire intéressant corps vertébral et arc postérieur (notamment les pédicules, correspondant à la fracture de Chance) (figure 7.27 ; voir aussi figure 7.7) ; le sous-type B2 est caractérisé par l'atteinte transligamentaire postérieure, avec ou sans lésion osseuse (isthmique ou articulaire). Le risque est de méconnaître l'atteinte ligamentaire en radiographies et TDM et donc de catégoriser ces lésions instables en type A sur la base de la seule visualisation de l'atteinte antérieure (voir figure 7.26).

Le type C est caractérisé par le déplacement relatif des éléments situés aux versants supérieur

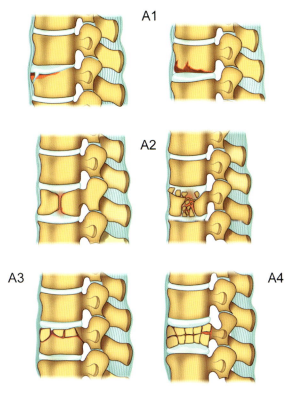

Figure 7.25. Classification « AO » ou de Magerl modifiée des fractures du rachis thoracolombaire (adapté d'après [23]).
Les fractures de type A correspondent à un tassement d'un (A1) ou des deux plateaux vertébraux avec composante sagittale (A2), ou à une fracture comminutive (éclatement, *burst*) avec atteinte du mur postérieur, touchant un (A3) ou les deux plateaux (A4). Dans le type B, l'atteinte traumatique antérieure se prolonge au sein des éléments postérieurs, osseux (B1, fracture de Chance), au sein des ligaments et structures osseuses (B2), ou consiste en une lésion d'hyperextension transdiscale ou trans-corporéo-discale (B3, extension). Dans le type C, le déplacement est à l'avant-plan manifeste, s'accompagnant d'une rotation-translation (C1) ou d'une translation-déplacement (C2).

174 Imagerie de la colonne vertébrale et de la moelle épinière

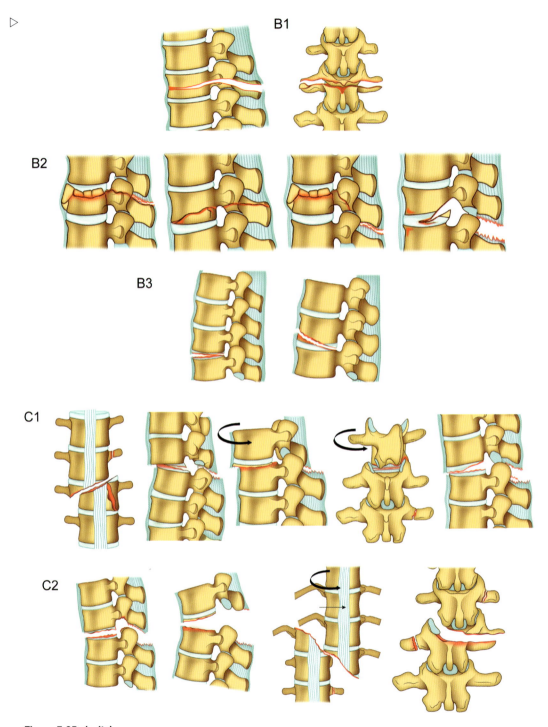

Figure 7.25. (suite)

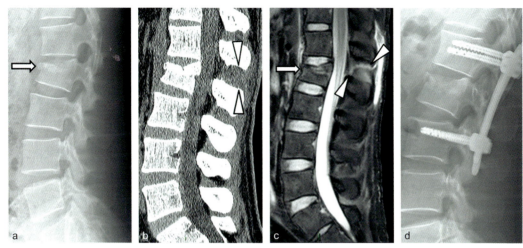

Figure 7.26. Fracture instable de L2 de diagnostic difficile en radiographie et TDM (Magerl B2).
Cliché radiographique de profil (a) et reconstruction TDM sagittale (b). La radiographie montre une déformation trapézoïdale de L2 (flèche en a), et un écart interépineux, de diagnostic difficile mais cardinal pour le diagnostic. La TDM confirme le bâillement interépineux et montre la désorganisation de l'appareil ligamentaire postérieur, s'accompagnant d'une infiltration des tissus mous sous-cutanés (têtes de flèche en b). c) IRM en coupe sagittale T2 : déformation trapézoïdale du corps de L2 (flèche), petit bombement du mur postérieur et, surtout, rupture du complexe ligamentaire postérieur (têtes de flèche), s'accompagnant d'une infiltration des tissus mous paraspinaux postérieurs. d) Cliché radiographique de profil postopératoire : fixation de fracture instable (arthrodèse L1–L3).

et inférieur du trait de fracture. Le sous-type C1 correspond à une lésion d'hyperextension avec ouverture antérieure transdiscale ou transcorporéale ; ce sous-type de lésion est fréquemment observé dans les fractures sur rachis ankylosé – voir plus loin). Les sous-types C2 et C3 combinent une solution de continuité circonférentielle complète avec rotation-translation de part et d'autre du trait de fracture (C2) et avec translation-déplacement (C3) (voir figure 7.1).

Dans la pratique, l'utilisation de cette classification se fait « par ordre décroissant » de sévérité : la visualisation d'un déplacement-translation signe un type C ; une atteinte du complexe ligamentaire postérieur ou équivalent osseux signe un type B ; en l'absence de ces signes de gravité, il s'agira d'un type A.

Cas particulier : fracture de Chance et fractures apparentées (types B de la classification de Magerl)

La lésion de Chance est une fracture du rachis survenant lors d'une hyperflexion, associant une force de distraction postérieure à orientation verticale ; il en résulte typiquement une fracture à orientation transverse qui intéresse les composants osseux ou discoligamentaires, éventuellement les deux : atteinte osseuse et des tissus mous.

La reconnaissance de cette fracture et sa distinction des fractures-éclatements (*burst*) simples liées à des forces compressives dans l'axe du rachis sont essentielles. En effet, les fractures de Chance sont associées à une instabilité et à un taux élevé de lésions viscérales – notamment de la moelle épinière et de l'aorte.

Ces fractures surviennent typiquement à la charnière thoracolombaire, avec une nette prédilection pour les niveaux T12 à L2. La caractéristique principale de ces fractures est la lésion du complexe ostéoligamentaire postérieur.

Les radiographies standard montrent, de face et de profil, les signes de fracture à orientation horizontale du corps vertébral et surtout des fractures, souvent une dissection, un bâillement horizontal au sein des éléments postérieurs. La TDM permet la cartographie de ces lésions

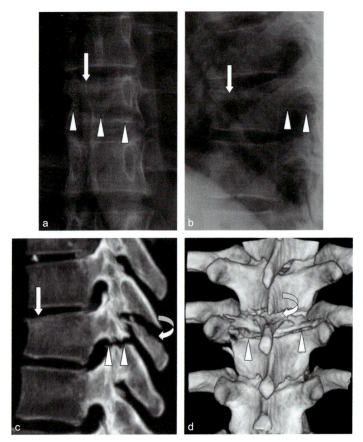

Figure 7.27. Fracture de Chance (Magerl B).
Radiographies a) de face et b) de profil : tassement du plateau supérieur d'une vertèbre thoracique inférieure (flèche en a et b) ; visualisation d'une clarté linéaire horizontale partant du pédicule droit et semblant se diriger vers la gauche (têtes de flèche en a), située à hauteur de l'arc postérieur sur le cliché de profil (têtes de flèche en b). Précisions par la TDM en reconstruction c) MIP MPR sagittale et d) tridimensionnelle (vue postérieure) : tassement du plateau supérieur de la vertèbre (flèche en c), trait horizontal au sein de l'arc postérieur de la même vertèbre (têtes de flèche en c et d) et trait de fracture horizontale intéressant l'apophyse épineuse de la vertèbre sus-jacente (flèche courbe en c et d).

osseuses (figures 7.7 et 7.27) et est indispensable pour détecter une éventuelle atteinte viscérale ou vasculaire abdominale.

L'IRM détecte les composantes de fracture discale, les lésions des éléments postérieurs (ligaments jaunes, LLP, ligaments inter- et supraépineux), les lésions articulaires (luxations facettaires) et osseuses (tassements du corps vertébral avec perte de hauteur, lésions des pédicules, lames ou apophyses épineuses). Des anomalies sont présentes au sein des tissus mous postérieurs, en particulier de la graisse hypodermique et paraspinale. Enfin, l'IRM détecte les lésions de la moelle épinière et du canal rachidien. Le rôle de l'IRM est donc essentiel pour la distinction de ces fractures de Chance des lésions isolées de fractures-éclatements (*burst fractures*, fractures de type Magerl A) [9].

Fractures sur rachis ankylosé (spondylarthrite ankylosante et ankylose « dégénérative »)

La raideur diffuse, l'ostéopénie, les anomalies fixées de la courbure du rachis et l'amyotrophie des muscles paraspinaux qui caractérisent la spondylarthrite ankylosante (SAA) évoluée prédisposent à la survenue de fractures. Du fait de l'ankylose, le rachis se comporte comme un os long et présente des fractures d'orientations variables, souvent transversales obliques, pouvant être transdiscales (surtout en cas d'ossification incomplète du disque, dans les formes relativement précoces de ces affections), parfois transcorporéales. Cette situation se rencontre également en cas d'ankylose rachidienne dégénérative telle qu'on l'observe dans la maladie de Forestier ou hyperostose squelettique diffuse idiopathique (DISH en anglais pour *diffuse idiopathic skeletal hyperostosis*) [5, 29].

La cause de ces fractures est en général un traumatisme mineur, le plus souvent en extension. Une proportion non négligeable de ces fractures (près d'un tiers selon les auteurs) survient en l'absence de tout commémoratif traumatique. Les fractures prédominent au segment cervical en cas de SAA ; elles affectent ensuite le segment thoracique inférieur et le rachis lombaire. La distribution prédomine au segment thoracique inférieur et au rachis lombaire pour le DISH. Le diagnostic est souvent méconnu ou retardé, du fait de la méconnaissance de cette complication. Ainsi, on estime que le diagnostic serait retardé de plusieurs semaines à plusieurs mois dans un tiers des cas (figure 7.28).

Ces fractures sont de diagnostic difficile, parfois occultes en radiographie standard, et doivent être évoquées devant toute apparition ou modification de douleurs chez un patient au rachis ankylosé, même en l'absence de traumatisme.

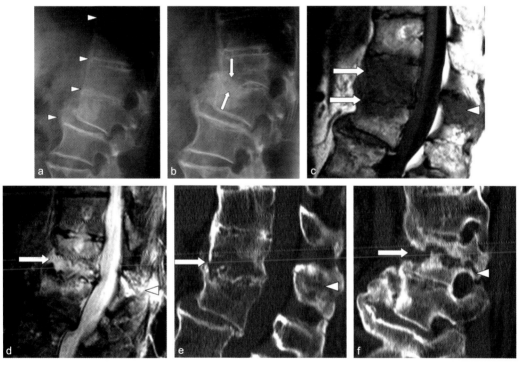

Figure 7.28. Fracture méconnue dans le cadre d'une maladie de Forestier, après chute à domicile.
a) Radiographie initiale, considérée comme négative : pontage osseux ligamentaire et ossification des disques intéressant tout le segment thoracique inférieur (têtes de flèche) ; discopathie T12–L1 avec petit rétrolisthésis de T12 sur L1. b) Radiographie réalisée un mois plus tard devant la persistance des plaintes : destruction du segment antérieur des corps de T11 et de T12, avec apparition d'une angulation (flèches). IRM, coupes sagittales c) T1 et d) T2 : infiltration marquée du corps de T11 (flèches en c), centrée sur un plan de dissection de signal liquidien (flèche en d) ; prolongement des anomalies de signal au sein de l'apophyse épineuse (têtes de flèche). TDM, reconstructions sagittales e) médiane et f) par la région pédiculaire : plan de clivage transcorporéal (flèche en e et f) se prolongeant dans l'arc postérieur (pédicules et apophyse épineuse) (têtes de flèche en e et f).

La méconnaissance de ce diagnostic est d'autant plus grave que des complications neurologiques retardées sont possibles, et que ces fractures sont instables. Ce risque d'instabilité doit également inciter le personnel de salle d'urgences et de radiologie à des manipulations particulièrement prudentes.

Les complications neurologiques sont très fréquentes, sévères, et s'accompagnent d'un taux élevé de séquelles neurologiques et de mortalité. Plus de 50 % des fractures rachidiennes observées dans la SAA et une proportion encore plus élevée des fractures observées dans le DISH s'accompagnent d'une lésion neurologique, le plus souvent sous forme d'atteinte de la moelle épinière (contusion, section, etc.) ou d'hématome épidural, parfois sous-dural. Cet hématome, comme au niveau crânien, peut être d'expression retardée. La mortalité compliquant ces atteintes neurologiques est extrêmement élevée (40 à 70 % de mortalité dans les 6 mois selon les séries).

Radiographies standard

Les radiographies standard permettent le diagnostic dans moins de la moitié des cas, pour plusieurs raisons : l'absence de déplacement, la finesse du trait de fracture, et surtout son caractère sinueux, peu susceptible d'offrir une tangence aux incidences classiques ; la topographie volontiers cervicale inférieure complique également ce diagnostic (surprojections).

Ce diagnostic n'est parfois posé qu'à une phase tardive de pseudarthrose, à ne pas confondre alors avec une spondylodiscite (par abrasion des berges du trait de fracture concentrant toute la mobilité d'un rachis ankylosé).

Un bilan radiographique négatif ne doit donc pas être considéré comme suffisant devant des douleurs nouvelles ou majorées chez un patient souffrant d'ankylose rachidienne : un bilan complémentaire par imagerie en coupes s'impose.

TDM

C'est l'imagerie de choix pour la détection des fractures, plus performante même que l'IRM. Les examens réalisés en coupes fines permettent des reconstructions d'images sagittales et frontales particulièrement utiles pour détecter ces fractures. On recherchera les lésions sinueuses plus ou moins proches du plan discal, plus ou moins à cheval sur le disque ossifié et sur le corps vertébral, se prolongeant très fréquemment à tout l'arc postérieur (figures 7.28 et 7.29).

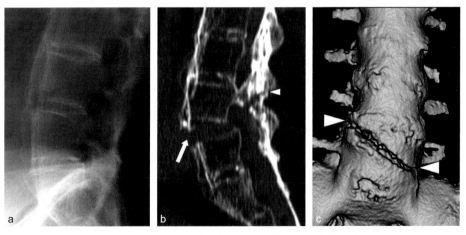

Figure 7.29. Fracture après petite chute dans le cadre d'une spondylarthrite ankylosante.
a) Radiographie de profil : pas d'anomalie significative en dehors de l'ankylose du rachis lombaire. b) TDM, reconstruction sagittale : fracture en L4–L5, avec solution de continuité du ligament longitudinal antérieur ossifié (flèche) et prolongement oblique au sein de l'arc postérieur (tête de flèche). c) Reconstruction tridimensionnelle : obliquité du trait de fracture qui touche le disque L4–L5 et le corps de L5 (têtes de flèche).

IRM

L'IRM est indispensable pour la détection des lésions de la moelle épinière et des hématomes, parfois diagnostiqués à un stade précompressif (expression retardée sur le plan clinique) (figures 7.30 et 7.31) [1]. Cette technique montre des traits de fracture corporéaux ou corporéodiscaux horizontaux, parfois ouverts vers l'avant, souvent sinueux, des collections intravertébrales de signal liquidien au sein de ces plans fracturaires, en association avec des lésions de l'arc postérieur, typiquement observées après des traumatismes survenus en hyperextension en cas de rachis ankylosé sur DISH (figures 7.28 et 7.30).

Lésion traumatique des artères vertébrales et carotides

Une lésion des artères vertébrales, plus rarement des carotides, est possible en association avec les traumatismes sévères du rachis cervical [28]. L'atteinte artérielle vertébrale, souvent peu parlante cliniquement, peut avoir des conséquences ischémiques désastreuses en fosse postérieure.

La notion de traumatisme en hyperflexion et l'atteinte des foramens transversaires en TDM constituent un signal d'appel.

Sur l'examen IRM, on recherche un rétrécissement luminal évocateur d'une dissection ou des signes d'obstruction qui seront confirmés par une

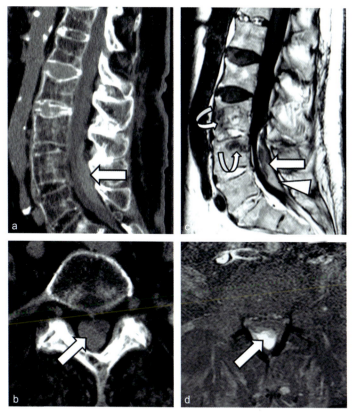

Figure 7.30. Fracture sur rachis lombaire ankylosé dégénératif avec hématome sous-dural.
Reconstructions TDM a) sagittale et b) transversale : ostéopénie, ankylose touchant au moins les trois derniers niveaux lombaires, perception d'une hyperdensité au versant postérieur du canal rachidien en regard de L4 et de L5 (flèches). IRM en coupes sagittale c) T1 et d) transversale T1 avec suppression du signal de la graisse : plage « bigarrée » présentant des zones d'hypersignal T1, typiquement évocatrice d'un hématome sous-dural (flèches), limitée en arrière par la dure-mère (tête de flèche). Noter les ossifications discales extensives, témoignant de l'ankylose, et l'existence d'un trait de fracture sinueux, transcorporéo-discal en hyposignal T1 (flèches courbes en c).

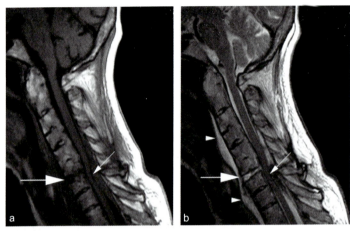

Figure 7.31. Traumatisme cervical sur spondylarthrite ankylosante.
Coupes sagittales en a) T1 et b) T2 : aspect de colonne cervicale « de bambou » avec pontage osseux entre les corps vertébraux. Fracture à hauteur du disque C6–C7 avec hypersignal discal marqué en T2 et image de rupture du ligament longitudinal antérieur (grosse flèche en a et b) et œdème précervical étendu (têtes de flèche en b). Hématome postérieur comprimant la moelle épinière, refoulée vers l'avant (fine flèche en a et b).

séquence d'angio-IRM ou sur des coupes axiales obtenues en T1 avec suppression du signal de la graisse (figure 7.32).

Traumatismes du sacrum

Les fractures sacrées surviennent isolément ou dans le cadre de fractures pelviennes multifocales. L'atteinte des segments supérieurs (S1 et S2) est la plus sévère, relevant de traumatismes à haute vélocité ; elles sont comminutives ou comportent des interruptions verticales des ailerons sacrés supérieurs, reliées par une interruption transversale passant dans le corps de S1 ou S2 ; l'atteinte neurologique est fréquente. Les fractures isolées du segment moyen surviennent par traumatisme direct ou chute très brutale, entraînent une hypercyphose à l'apex du sacrum et sont à rechercher à hauteur de la troisième pièce sacrée.

La fréquence des atteintes neurologiques (principalement vésicales) varie avec l'importance du déplacement et surtout le site lésionnel. Ainsi, trois zones sont identifiées, l'atteinte de plusieurs zones étant possible. L'atteinte de la zone alaire s'accompagne de déficits neurologiques dans moins de 10 % des cas, celle de la zone foraminale de déficits dans environ 30 % des cas, alors que la zone du canal central présente des déficits neurologiques dans plus de la moitié des cas [4].

L'examen TDM et éventuellement l'IRM montrent les rapports des traits de fracture avec le canal et les trous sacrés : l'atteinte de leurs parois signe les fractures « neurologiques » avec atteintes radiculaires (figure 7.33). Les reconstructions multiplanaires et l'acquisition de coupes coronales sont précieuses pour la détection de traits de fracture méconnus en radiographie standard ou en coupes axiales.

Hématomes rachidiens

Les hématomes rachidiens une pathologie rare, mais leur observation augmente depuis l'apparition de l'IRM. Les foyers ou collections hémorragiques sont catégorisés selon leur topographie : épidurale, sous-durale, sous-arachnoïdienne ou intramédullaire.

Hématome épidural

Épidémiologie

Plus de 80 % des hématomes épiduraux sont d'origine traumatique. Ils sont alors souvent associés

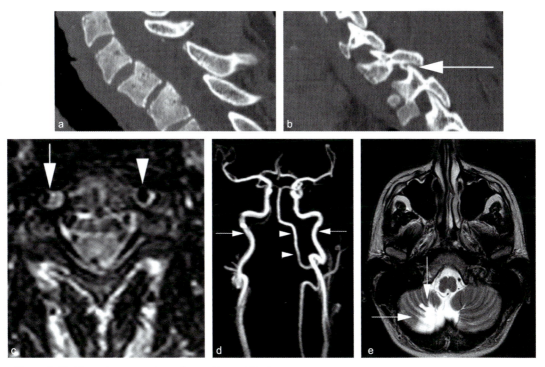

Figure 7.32. Dissection traumatique d'une artère vertébrale.
Examen TDM, a) reconstructions sagittales médiane et b) par les articulations zygapophysaires droites : déformation modérée des corps de C6 et de C7, ascension de la facette articulaire inférieure droite de C6 relativement à la supérieure de C7 (flèche en b) (traumatisme en hyperflexion). c) IRM, coupe axiale pondérée en T2 à hauteur de C4 : dissection de l'artère vertébrale droite avec large amputation du versant interne de sa lumière par un hématome (flèche) comparativement au côté gauche où la lumière artérielle est normale (vide de signal lié au flux) (tête de flèche). d) Angio-IRM, technique 2D-temps de vol : absence de flux décelable dans l'artère vertébrale droite, alors que la gauche (têtes de flèche) et les carotides (flèches) sont bien visibles. e) IRM de la tête, coupe axiale pondérée en T2, réalisée à 6 mois du traumatisme : atrophie cérébelleuse dans le territoire de l'artère cérébelleuse inféropostérieure droite (flèches).

à une spondylarthrite ankylosante. Certains sont iatrogènes, dus à des ponctions lombaires ou à des injections épidurales, en particulier lors des rachianesthésies. Les hématomes épiduraux spontanés surviennent surtout chez des patients de 50 à 60 ans. Un trouble de la coagulation, une hémophilie, une hypertension artérielle, une athérosclérose, une hyperpression veineuse (grossesse, éternuement, vomissements, etc.), une vascularite (lupus), une tumeur ou une malformation vasculaire sont fréquemment incriminés, mais la cause du saignement n'est pas toujours mise en évidence.

Clinique

L'hématome épidural se manifeste le plus souvent brutalement par un syndrome douloureux rachidien ou des douleurs de nuque associées à des troubles neurologiques déficitaires. Chez les enfants, le mode d'installation est plus souvent subaigu et la cause reste souvent inconnue. La résolution spontanée des symptômes est rare et le traitement est le plus souvent une décompression chirurgicale en urgence. L'IRM permet le suivi évolutif des lésions. Il a par ailleurs été rapporté des hématomes épiduraux chroniques, notamment lombaires, surtout antérieurs, se manifestant par une symptomatologie identique à celles des débords discaux ou des sténoses canalaires dégénératives. Ils auraient une origine veineuse par rupture sous-membranaire des veines des plexus de Batson. Ils sont parfois rapportés dans la littérature comme des kystes du LLP [24].

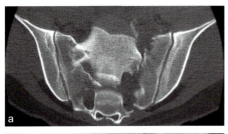
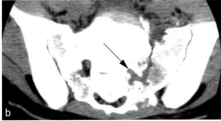

Figure 7.33. Traumatisme sacré.
Coupes TDM par le sacrum a) en fenêtre osseuse et b) tissus mous : fractures des deux ailerons sacrés, touchant les trous sacrés de façon plus évidente à gauche, avec déformation de leurs contours et infiltration périradiculaire (flèche en b).

Imagerie

À la phase aiguë, un examen TDM met en évidence l'hyperdensité spontanée (50 à 80 UH) de l'hématome [2] (figure 7.34).

L'IRM est la technique la plus adaptée à la détection d'un hématome à toutes les phases de

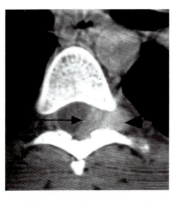

Figure 7.34. Hématome épidural spontané en phase aiguë (survenu en fin de grossesse).
TDM, coupe axiale du rachis thoracique. Une masse spontanément hyperdense (tête de flèche) centrée sur le foramen gauche refoule le sac dural en avant et en dedans (flèche). En arrière, elle vient au contact des lames et remplace la graisse épidurale postérieure.

son évolution, même si l'analyse sémiologique est souvent difficile.

L'hématome est souvent très étendu en hauteur, sur plus de 5 vertèbres (figure 7.35). La topographie la plus fréquente de l'hématome épidural est cervicale, puis thoracique et beaucoup moins fréquemment lombaire. La localisation de l'hématome dans le canal est presque toujours postérieure ou postérolatérale. Celui-ci peut s'étendre vers les foramens.

En sagittal, c'est une masse effilée qui refoule les espaces sous-arachnoïdiens et comprime la moelle épinière. L'hématome épidural est en contact direct avec les structures osseuses, sans séparation graisseuse (figures 7.34 et 7.35). Il ampute la graisse de l'espace épidural et la remplace. Ce signe est l'élément principal du diagnostic de localisation de l'hématome. La graisse épidurale forme une « coiffe » aux pôles supérieur et inférieur de l'hématome [26]. En coupes axiales, la masse est biconvexe.

En phase aiguë, le signal de l'hématome est variable, soit iso-intense à la moelle épinière en pondération T1, soit – un peu moins fréquemment – discrètement hyperintense. En pondération T2, le signal est intense (surtout en phase suraiguë), avec des plages hypo-intenses [26] (figures 7.35 et 7.36). L'hyposignal est plus marqué avec le temps et en séquence d'écho de gradient pondérée en T2* en raison des phénomènes de susceptibilité magnétique engendrés par la présence de désoxyhémoglobine. Une image linéaire sépare l'hématome du LCS. Elle peut correspondre à la dure-mère fibreuse (voir figure 7.35) ou à un artéfact de susceptibilité magnétique à l'interface sang–graisse ou sang–eau. La masse ne se rehausse pas après injection de gadolinium. Un discret rehaussement de la pie-mère et des septums graisseux peut cependant être détecté.

En phase subaiguë, l'hématome devient de signal intense en pondération T1, de signal quasi identique à celui de la graisse épidurale (en raison de la dégradation de l'hémoglobine en méthémoglobine qui comprend un ion ferrique très paramagnétique) (figure 7.37). Lorsqu'il est volumineux, le centre de l'hématome contenant encore de la désoxyhémoglobine est de signal

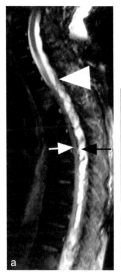
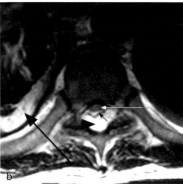

Figure 7.35. Hématome épidural en phase aiguë (survenu après pause d'un cathéter épidural).
IRM, a) coupe sagittale en pondération T2 avec suppression du signal de la graisse et b) coupe axiale en pondération T2. La collection hémorragique de signal élevé mais hétérogène (flèche noire en a) étendue sur une hauteur de plus de 10 vertèbres est située en arrière de la moelle qui est refoulée en avant (flèche blanche en a). Une coiffe est visible au pôle supérieur de l'hématome (tête de flèche en a). Sur la coupe axiale b), la collection (tête de flèche noire) efface la graisse épidurale et vient au contact des lames. La moelle épinière (flèche blanche) est refoulée en avant. La dure-mère en hyposignal (fine flèche noire) limite les espaces sous-arachnoïdiens de signal identique à celui de l'hématome. Un épanchement pleural est observé à droite (grande flèche noire).

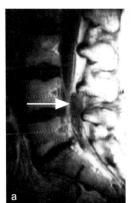
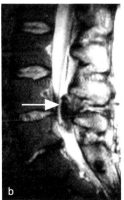

Figure 7.36. Hématome épidural postopératoire en phase aiguë.
IRM, coupes sagittales en a) séquence pondérée T1 après injection de gadolinium et b) en pondération T2.
En regard de la laminectomie L4–L5, en foyer opératoire, une masse intracanalaire oblongue (flèche), coiffée à son pôle supérieur par la graisse épidurale comprime le sac dural. Elle est de signal intermédiaire en T1 (a) et en hyposignal en T2 (b). (Images à comparer avec celles du matériel hémostatique de la figure 7.40).

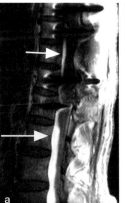
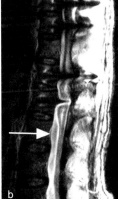

Figure 7.37. Hématome épidural en phase subaiguë.
IRM, coupes sagittales pondérées a) en T1 et b) en T2.
Malgré la présence de matériel d'ostéosynthèse et la distorsion d'image (tête de flèche en a), l'hématome épidural est aisément détecté (flèches). Étendu sur une hauteur de plus de 8 vertèbres, il est en situation antérieure très inhabituelle. Son signal intense est homogène en pondération T1 (flèches en a). Le centre est de moindre signal en pondération T2 (flèche en b).

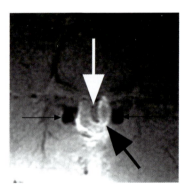

Figure 7.38. Hématome épidural postopératoire en phase subaiguë (5 jours).
IRM, coupe axiale en pondération T1 avec suppression du signal de la graisse. L'hématome en forme de fer à cheval (flèche noire) engaine le sac dural laminé (flèche blanche). Les massifs zygapophysaires qui limitent le canal sont en hyposignal (fines flèches noires). La périphérie de l'hématome a un signal intense (méthémoglobine) et le centre un signal intermédiaire (désoxyhémoglobine).

intermédiaire, discrètement supérieur à celui de la moelle (figure 7.37). La séquence pondérée en T1 avec suppression du signal de la graisse permet de ne mettre en évidence que la composante hémorragique (qui garde un signal intense lié à la présence de méthémoglobine) alors que le signal de la graisse est effacé (figure 7.38).

En pondération T2, le signal de l'hématome à cette phase est proche de celui du LCS. Il reste hétérogène s'il contient encore de la désoxyhémoglobine ou de la méthémoglobine enclose dans des globules rouges à membrane respectée (voir figure 7.37). À cette phase subaiguë, il est possible de constater un rehaussement de l'hématome après injection de gadolinium, surtout à sa périphérie.

En phase chronique, notamment en localisation lombaire, l'hématome peut être de topographie ventrale, au voisinage du LLP, et peut prendre un aspect kystique, mimer un fragment discal exclu et même être responsable d'un *scalloping* vertébral. Le diagnostic doit être évoqué en IRM quand, en T2, la masse épidurale antérieure a un signal très intense ou, au contraire, un hyposignal marqué. Le diagnostic est plus aisé quand la masse a un hypersignal spontané en pondération T1 [24, 27] (figure 7.39).

Diagnostics différentiels

En cervicothoracique et en phases aiguë ou subaiguë, il faudra envisager une tumeur épidurale (rehaussement après injection), un abcès épidural (coque épaisse avec rehaussement périphérique après injection), un hématome sous-dural (respect de la graisse épidurale).

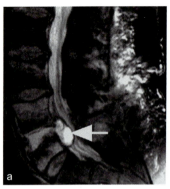
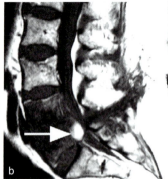
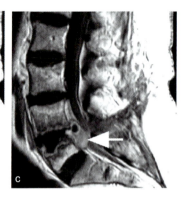

Figure 7.39. Hématome épidural lombaire chronique.
IRM, coupes sagittales en pondération a) T2), b) T1 et c) T1 après injection de gadolinium. Le patient a des antécédents lointains de laminectomie L5 et discectomie L4–L5. Une masse de type « kystique » de signal intense en pondération T2 (flèche en a) est située en épidural antérieur et refoule le sac dural. L'une de ses composantes de signal spontanément intense en pondération T1 (flèche en b et c) permet de suspecter sa nature hémorragique. Cet hématome épidural est parfois considéré comme un kyste du ligament longitudinal postérieur.

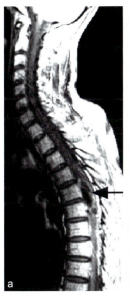
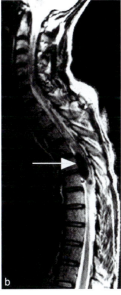

Figure 7.40. Matériel hémostatique épidural.
IRM, coupes sagittales pondérées a) T1 et b) T2. Lors d'une intervention chirurgicale hémorragique sur tumeur bronchopulmonaire, du matériel hémostatique a été déposé en gouttière paravertébrale. Ce matériel invaginé dans le foramen et le canal rachidien comprime la moelle. Il est en hyposignal sur toutes les séquences (flèches).

En lombaire, à la phase chronique, on envisagera un fragment discal, un kyste articulaire, un schwannome. Il faut noter qu'un hématome épidural peut être associé à un hématome sous-dural.

En postopératoire, il faudra distinguer l'hématome de matériel hémostatique qui apparaît le plus souvent en hyposignal sur toutes les séquences (figures 7.40 et 7.41).

Précautions techniques

L'étude de l'ensemble du rachis doit être réalisée en coupes sagittales pondérées en T1 (avec signal de la graisse) et T2 pour apprécier l'extension complète de l'hématome, analyser le raccord des pôles supérieur et inférieur de la collection hémorragique, et rechercher le signe de la coiffe. Les coupes axiales en T2 permettent de visualiser la dure-mère et les coupes axiales en T1 d'apprécier l'effacement de la graisse épidurale postérieure et le contact osseux de l'hématome. Les coupes en T1 avec suppression du signal de la graisse permettent de différencier, aux stades subaigu et chronique, graisse épidurale et méthémoglobine de l'hématome.

Hématome sous-dural

Épidémiologie

À l'inverse des observations cranio-encéphaliques, les hématomes sous-duraux sont beaucoup moins fréquents que les hématomes épiduraux en localisation rachidienne. Leur fréquence est néanmoins sous-estimée. Ils sont dus à un traumatisme, à un geste chirurgical, à des troubles de la coagulation, ou fréquemment à des ponctions lombaires ou une rachianesthésie (mais la fréquence de cette complication est inférieure à 2/10 000) et donc très souvent localisés en thoracolombaire. Ils peuvent être dus à la rupture d'une malformation vasculaire. Dans 1 cas sur 20, ils sont dits spontanés, en l'absence de toute cause reconnue. Rarement, ils sont l'expression rachidienne – parfois différée – d'un hématome sous-dural crânien migré en direction caudale [21].

Clinique

L'hématome sous-dural se manifeste le plus souvent par un syndrome douloureux aigu associé à un déficit neurologique dépendant de l'importance et de la durée de la compression. Dans certains cas, la symptomatologie est chronique, voire fluctuante. En cas de compression médullaire ou radiculaire, l'évacuation chirurgicale est indiquée et la récupération est d'autant plus rapide et complète que le diagnostic est porté précocement. Un traitement conservateur peut être entrepris moyennant un suivi IRM en cas d'hématome non compressif ou de stabilité, voire de régression de la symptomatologie.

Imagerie

L'hématome sous-dural peut être localisé mais est en général étendu sur plusieurs segments vertébraux.

C'est une masse effilée qui refoule la graisse épidurale par ailleurs respectée (signe principal de la localisation de l'hématome) et qui comprime les espaces sous-arachnoïdiens et la moelle épinière

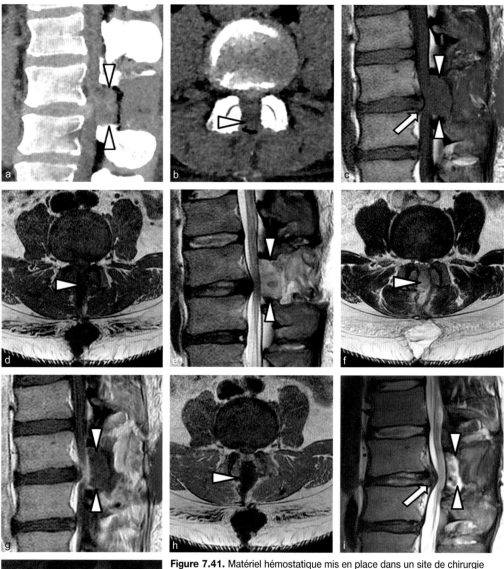

Figure 7.41. Matériel hémostatique mis en place dans un site de chirurgie d'élargissement canalaire : aspect TDM et IRM.
Reconstructions a) sagittale et b) transversale d'un examen TDM obtenu pour douleurs le lendemain d'une chirurgie d'élargissement canalaire : effet de masse postérieur (têtes de flèche) à limites relativement nettes, isodense au sac dural, bordé en arrière par un liseré aérique. IRM en coupes sagittales et transversales c, d) T1, e, f) T2 et g, h) T1 après injection : formation bien délimitée en signal intermédiaire T1, T2, non rehaussante, comprise dans un site d'épineuso-laminectomie (têtes de flèche) ; noter une collection superficielle dans la graisse hypodermique, postérieure. Le matériel interposé dans le site chirurgical exerce un petit effet de masse au versant postérieur du sac dural, également rétréci par une protrusion discale postérieure ayant justifié la chirurgie. i, j) IRM de suivi en coupes sagittales et transverses T2 : disparition de l'effet de masse postérieur, liée à la résorption du matériel hémostatique (têtes de flèche) mais nette progression de la pathologie discale protrusive antérieure : hernie ayant justifié une reprise chirurgicale (flèches en i et j).

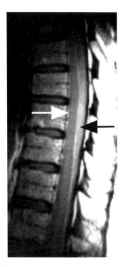

Figure 7.42. Hématome sous-dural en phase aiguë.
IRM, coupe sagittale en pondération T1, examen réalisé 24 heures après une rachianesthésie. Hématome sous-dural étendu sur une hauteur de plus de 8 vertèbres, de topographie postérieure (flèche noire), montrant une extrémité inférieure effilée, refoulant la moelle en avant (flèche blanche) et respectant la graisse épidurale.

(figures 7.42 à 7.44). Il est limité en dehors par la dure-mère (à ne pas confondre avec un artéfact de susceptibilité magnétique à l'interface sang–eau ou sang–graisse ou de déplacement chimique de la graisse épidurale). Sa topographie est le plus souvent postérieure ou postérolatérale.

En axial, sa forme est plutôt semi-circulaire ou en croissant, englobant la moelle ou les racines. En lombaire, il peut réaliser le signe de « l'étoile de Mercedes » [13] (figures 7.44 et 7.45).

L'extension de la collection hémorragique à l'espace sous-dural de la fosse cérébrale postérieure permet de le distinguer d'un hématome extradural. Parfois, cette extension signe l'origine crânienne (figure 7.45).

L'évolution du signal peut être observée lors de la surveillance d'hématomes bénéficiant d'un traitement conservateur. Elle est identique à celle de l'hématome cérébral ou épidural [15] : isosignal à la moelle épinière ou aux racines en pondération T1 et signal élevé en T2 à la phase hyperaiguë ; isosignal à la moelle en pondération T1 et hyposignal en T2 à la phase aiguë ; signal intense en T1 à la phase subaiguë (3 à 7 jours), d'abord de faible signal puis de signal élevé en T2. La réalisation

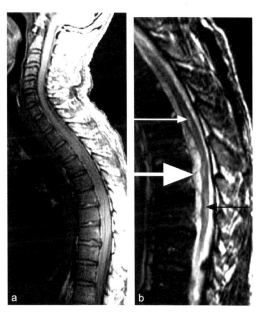

Figure 7.43. Hématome sous-dural en phase aiguë, étage thoracique.
IRM, coupes sagittales en pondération a) T1 et b) T2 d'un hématome sous-dural spontané examiné 12 heures après la survenue des symptômes. L'analyse de l'image a est très difficile en raison du signal identique de l'hématome et de la moelle épinière. Sur l'image b, l'hématome inhabituellement multiloculé, apparaît antérieur (tête de flèche) (situation également très inhabituelle) et refoule en arrière la moelle qui présente des signes de souffrance avec des plages de signal élevé en pondération T2 (flèches blanche et noire) et a un contour antérieur festonné en regard de l'hématome. Cet argument est en faveur de la topographie sous-durale de l'hématome démontrée chirurgicalement.

d'au moins une séquence sensible à l'artéfact de susceptibilité magnétique est recommandée (écho de gradient pondéré T2* à TE long).

Diagnostic différentiel

Il s'agit de l'hématome épidural, de l'abcès épidural et de la tumeur épidurale.

Hémorragie méningée (figure 7.46 à 7.48)

Son diagnostic relève de la ponction lombaire. Elle est le plus souvent due à la rupture d'une malformation vasculaire, à une tumeur, voire à des lésions inflammatoires, à une ponction et

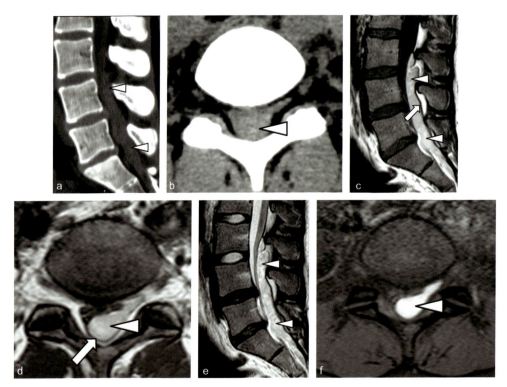

Figure 7.44. Hématome sous-dural en phase subaiguë, étage lombaire (chute sur le siège 5 jours plus tôt). Reconstructions TDM a) sagittale et b) transversale : discrets bombements discaux postérieurs ; l'analyse volontariste du canal montre une surdensité relative du versant postérieur du sac dural (têtes de flèche). IRM en coupes c) sagittale et d) transversale T1 : hypersignal extensif occupant la portion postérieure et latérale gauche du sac dural (têtes de flèche), avec limite postérieure nette représentant la dure-mère (flèches). Coupes sagittale e) T2 et f) transversale T1 avec suppression du signal de la graisse : hypersignal T2 et persistance d'un hypersignal en pondération T1 après suppression du signal de la graisse, confirmant la nature hématique de la collection (têtes de flèche).

plus rarement à un traumatisme. Très rarement, un hématome peut se constituer dans les espaces sous-arachnoïdiens et comprimer moelle épinière et racines. Il se comporte alors comme une masse intradurale dont le signal apparaît rapidement plus élevé que celui de la moelle épinière ou des racines en pondération T1 et ne se rehausse pas après injection.

Hématomyélie

L'hématomyélie est le plus souvent secondaire à un traumatisme ou complique une pathologie vasculaire – cavernome, malformation artérioveineuse, fistule artérioveineuse –, ou survient sur une lésion tumorale dont elle peut être révélatrice. Associée ou non à une hémorragie méningée, elle peut aussi compliquer un traitement anticoagulant. La symptomatologie est le plus souvent brutale et bruyante, mais il est rapporté des cas d'hématomyélie chronique et progressive, en général de meilleur pronostic.

Imagerie

Outre les signes indirects de tuméfaction de la moelle, c'est le signal de l'hématome à ses différentes phases évolutives qui fait évoquer le diagnostic. En phase aiguë, le recours aux séquences en écho de gradient fortement pondérées en T2* (à TE long) est obligatoire, tandis qu'en phase subaiguë, ce sont les séquences pondérées en T1 qui sont les plus appropriées au diagnostic (figure 7.49). Une pathologie sous-jacente doit être systématiquement suspectée. L'évolution se fait vers l'atrophie ou la cavitation syringomyélique, parfois en quelques semaines.

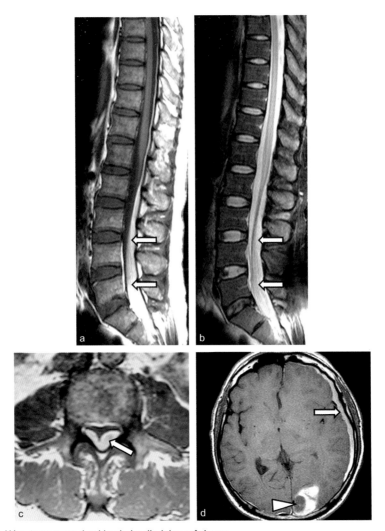

Figure 7.45. Hématome sous-dural lombaire d'origine crânienne.
Coupes IRM sagittales a) T1 et b) T2 : collection sous-durale lombaire postérieure en hypersignal sur les deux séquences (flèches), s'inscrivant en dedans de la dure-mère, et refoulant vers l'avant les racines de la queue de cheval. c) Coupe transversale T1 : hypersignal T1 confirmant la nature hématique de la collection (flèche) et montrant l'effet de masse sur les racines, dont l'ensemble présente une section vaguement stellaire. Un fin liseré ascendant visible sur les coupes sagittales au versant postérieur du sac dural (tête de flèche en a) suggère la migration déclive au sein des espaces sous-duraux postérieurs d'un hématome sous-dural intracrânien. d) IRM cérébrale, coupe transversale T1, confirmant l'hématome sous-dural crânien gauche (flèche) secondaire à une métastase hémorragique (tête de flèche).

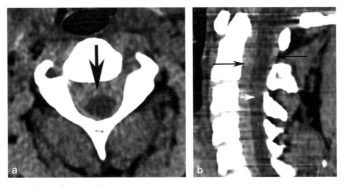

Figure 7.46. Hémorragie méningée massive.
TDM cervicale en contraste spontané, a) coupe axiale et b) reconstruction sagittale. Les espaces sous-arachnoïdiens sont spontanément hyperdenses (flèches noires). La moelle épinière apparaît en « négatif » (flèche blanche en b).

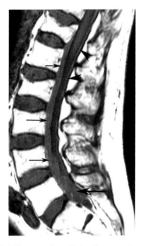

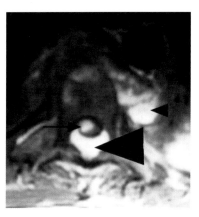

Figure 7.47. Hémorragie méningée massive et hématome sous-dural en phase aiguë.
IRM lombaire, coupe sagittale pondérée en T1. L'hématome sous-dural est plus épais en antérieur (fines flèches) qu'en arrière du cône et des racines (têtes de flèche) et l'hémorragie méningée comble le sac dural (grosse flèche). Le signal du sang en T1 est intermédiaire en phase aiguë et efface le contraste avec les racines de la queue de cheval.

Figure 7.49. Hématomyélie post-traumatique en phase subaiguë-chronique.
IRM, coupe axiale en pondération T1 en contraste spontané. Associé à un hématome épidural qui remplace la graisse épidurale postérieure (grosse tête de flèche) et à un hématome paravertébral (petite tête de flèche), l'hématomyélie apparaît de signal intense et occupe plus des trois quarts de la surface de la moelle épinière (flèche).

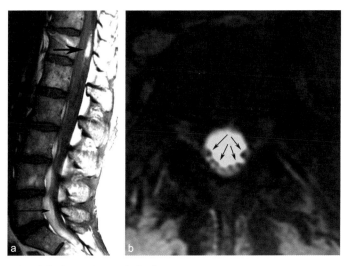

Figure 7.48. Hémorragie méningée en phase subaiguë.
IRM lombaire, a) coupe sagittale pondérée en T1 et b) transverse T1 avec suppression du signal de la graisse. L'hémorragie est de signal intense en pondération T1 en raison de la présence de méthémoglobine. Un caillot de sang est situé derrière le cône médullaire (grosse flèche en a) et l'hémorragie déclive comble le sac dural (fine flèche en a). Les racines apparaissent « en négatif » au sein de l'hémorragie méningée (flèches en b).

Déchirures de la dure-mère

Syndrome d'hypotension intracrânienne (figure 7.50)

Ce syndrome se manifeste par des céphalées posturales, associées à des nausées et des vomissements ou à des troubles neurologiques variés et mineurs. Il est dû à une basse pression du LCS. Le syndrome peut être spontané ou secondaire à un traumatisme, une ponction lombaire, une intervention chirurgicale avec brèche dure-mérienne.

Imagerie [22]

L'IRM peut être normale.

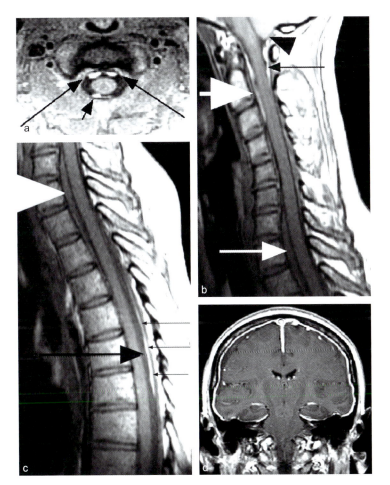

Figure 7.50. Syndrome d'hypotension intracrânienne.
IRM, a) coupe axiale en pondération T1 avec suppression du signal de la graisse, coupes sagittales pondérées en T1 b) cervicale et c) thoracique. d) Coupe frontale de la tête en pondération T1 après injection IV de gadolinium. Coulées franchement hémorragiques sous-durales de signal spontanément intense (flèches en a) limitées par la dure-mère en dehors, situées en avant (grosse flèche blanche en b) et en arrière de la moelle épinière cervicale (flèche noire en b) et thoracique (flèche noire en c). À ce niveau, la collection est séparée de la graisse épidurale par la dure-mère (fines flèches noires en c). Coulée sous-durale de signal intermédiaire en thoracique haut (fine flèche blanche en b et tête de flèche blanche en c). Ectopie tonsillaire au foramen magnum (tête de flèche noire en b) et rehaussement diffus et harmonieux de la pachyméninge (en d).

Les anomalies traduisent surtout des phénomènes de distension veineuse sous-durale.

Des anomalies méningées diffuses peuvent être mises en évidence et faire suspecter le diagnostic de lésions tumorales, infectieuses ou granulomateuses de type sarcoïdose. Peuvent ainsi être observés : un épaississement pachyméningé intrarachidien et intracrânien (l'épaississement intracrânien est bilatéral et symétrique, lisse et régulier, sans image nodulaire ; la leptoméninge est respectée) ; un rehaussement diffus des méninges, inconstant ; de fines collections sous-durales intrarachidiennes et intracrâniennes, de signal identique à celui du LCS ou en hypersignal en pondération T1 ; un effacement des sillons et des ventricules ; éventuellement une ectopie tonsillaire au foramen magnum.

Dans ce contexte clinique et devant ces anomalies, le diagnostic doit être évoqué afin d'éviter tout geste agressif intempestif. Il est par ailleurs parfois possible de mettre en évidence le site de la fuite de LCS.

Les anomalies méningées peuvent persister après guérison clinique.

Traitement

La résolution spontanée est fréquente. Une fermeture des brèches dure-mériennes peut être nécessaire.

Hernie médullaire transdurale (figure 7.51)

Clinique et physiopathologie

Rare, la hernie médullaire transdurale se manifeste par une myélopathie progressive ou un syndrome de Brown-Séquard [30]. L'imagerie est très évocatrice. L'indication d'un geste chirurgical

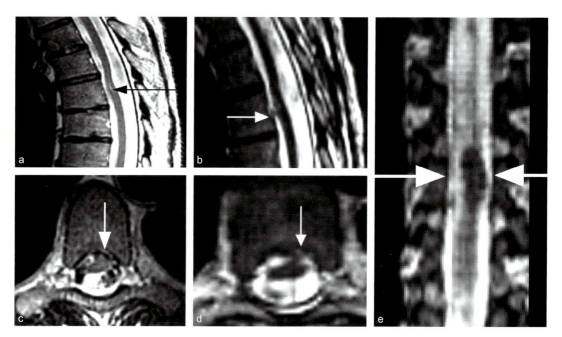

Figure 7.51. Hernie médullaire transdurale.
IRM, pondération T2, a) coupes sagittales médiane et b) parasagittale gauche. c) Coupe axiale au niveau de T6 en pondération T2 et en mode 2D. d) Reconstruction axiale au même niveau d'une séquence acquise en sagittal en mode 3D. e) Reconstruction de la même séquence en vue frontale située au niveau du mur vertébral postérieur. Déformation de la moelle épinière, attirée vers le mur postérieur de T6 avec élargissement des espaces sous-arachnoïdiens postérieurs et petit foyer médullaire de signal élevé (flèche en a). Sur la coupe parasagittale gauche (flèche en b) et les coupes axiales (flèches en c et d), la hernie de la moelle est détectée en topographie antérolatérale gauche. La reconstruction frontale permet d'imaginer le défect ovale transversal décrit en peropératoire (flèches en e).

libératoire est fréquente. Sous la pression des pulsations du LCS, la moelle épinière s'invagine progressivement à travers un défect dural congénital ou acquis, s'y incarcérant et créant des adhérences avec la dure-mère. La moelle épinière présentant un défaut de mobilité est soumise à des microtraumatismes ou des compressions microvasculaires, causant ou aggravant la myélopathie. La localisation thoracique antérieure, entre T2 et T8, est la plus fréquente, surtout chez les femmes, d'origine congénitale ou traumatique (traumatisme connu ou minime et oublié). La localisation cervicale et postérieure est plutôt secondaire à une laminectomie.

Imagerie

La moelle épinière est atrophique et amincie sur une hauteur de 1 à 3 cm. Elle est déformée longitudinalement en baïonnette, déplacée, collée contre la paroi osseuse, effaçant les espaces sous-arachnoïdiens au niveau de l'incarcération. L'espace sous-arachnoïdien opposé apparaît élargi. Les coupes axiales sont indispensables pour montrer la hernie, en général latérale, de la moelle. En cas de lésion secondaire iatrogène ou traumatique, les lésions adjacentes sont détectées : laminectomie, hernie discale, tassement vertébral.

L'éventuelle érosion osseuse et la condensation corticale dues aux pulsations chroniques du LCS sont détectées en TDM. La myélo-TDM peut aider au diagnostic, montrant l'absence d'opacification des espaces sous-arachnoïdiens antérieurs, malgré un positionnement du patient en décubitus dorsal (en cas de hernie antérieure).

Diagnostic différentiel

Il s'agit de l'atrophie médullaire segmentaire, de l'adhérence médullaire, du kyste arachnoïdien compressif intra- ou épidural.

Références

[1] Andre V, Le Dreff P, Colin D, et al. Fractures rachidiennes au cours de la spondylarthrite ankylosante. À propos de 4 observations. J. Radiol 1999;80:1575–8.
[2] Chen CJ, Hsu WC. Imaging findings of spontaneous spinal epidural hematoma. J. Formos Med Assoc 1997;96:283–7.

[3] Davis SJ, Teresi LM, Bradley WG Jr, et al. Cervical spine hyperextension injuries: MR findings. Radiology 1991;180:245–51.
[4] Denis F, Davis S, Comfort T. Sacral fractures: an important problem. Retrospective analysis of 236 cases. Clin Orthop Relat Res 1988;227:67–81.
[5] De Peretti F, Sane JC, Dran G, et al. Ankylosed spine fractures with spondylitis or diffuse idiopathic skeletal hyperostosis: diagnosis and complications. Rev Chir Orthop 2004;90:3–9.
[6] Dosch JC. Traumatismes médullorachidiens. In: Lopez FM, Schouman-Claeys E, editors. Imagerie des urgences. Paris: SFR; 2000. p. 49–62.
[7] Flanders AE, Spettell CM, Tartaglino LM, et al. Forecasting motor recovery after cervical spinal cord injury: value of MR imaging. Radiology 1996;201:649–55.
[8] Grant GA, Mirza SK, Chapman JR, et al. Risk of early closed reduction in cervical spine subluxation injuries. J Neurosurg 1999;90:13–8.
[9] Groves CJ, Cassar-Pullicino VN, Tins BJ, et al. Chance-type flexion-distraction injuries in the thoracolumbar spine: MR imaging characteristics. Radiology 2005;236:601–8.
[10] Harrington JF, Likavec MJ, Smith AS. Disc herniation in cervical fracture subluxation. Neurosurgery 1991;29:374–9.
[11] Harris JH Jr, Edeiken Monroe B. The radiology of acute cervical spine trauma. 3rd ed Baltimore: Williams & Wilkins; 1996.
[12] Katzberg RW, Benedetti PF, Drake CM, et al. Acute cervical spine injuries: prospective MR imaging assessment at a level 1 trauma center. Radiology 1999;213:203–12.
[13] Kirsch EC, Khangure MS, Holthouse D, McAuliffe W. Acute spontaneous spinal subdural hematoma: MRI features. Neuroradiology 2000;42:586–90.
[14] Kothari P, Freeman B, Grevitt M, Kerslake R. Injury to the spinal cord without radiological abnormality (SCIWORA). Adults. J Bone Joint Surg 2000;82:1034–7.
[15] Kulkarni MV, Mcardle CB, Kopanicky D, et al. Acute spinal cord injury: MR imaging at 1.5 T. Radiology 1987;164:837–43.
[16] Kulkarni AV, Willinsky RA, Gray T, Cusimano MD. Serial magnetic resonance imaging findings for a spontaneously resolving spinal subdural hematoma: case report. Neurosurgery 1998;42:398–400.
[17] Lee AS, Maclean JC, Newton DA. Rapid traction for reduction of cervical spine dislocations. J Bone Joint Surg Br 1994;76:352–6.
[18] Lee HM, Kim HS, Kim DJ, et al. Reliability of magnetic resonance imaging in detecting posterior ligament complex injury in thoracolumbar spinal fractures. Spine 2000;25:2079–84.

[19] Magerl F, Aebi M, Gertzbein SD, et al. A comprehensive classification of thoracic and lumbar injuries. Eur Spine J 1994;3:184–201.

[20] Oner FC, Ramos LM, Simmermacher RK, et al. Classification of thoracic and lumbar spine fractures: problems of reproducibility. A study of 53 patients using CT and MRI. Eur Spine J 2002;11:235–45.

[21] Perlepe V, Haenecour L, Duprez T, et al. Lumbar pain with intracranial origin. Acta Radiol 2013;54:324–6.

[22] Rabin BM, Roychowdhury S, Meyer JR, et al. Spontaneous intracranial hypotension: spinal MR findings. AJNR 1998;19:1034–9.

[23] Reinhold M, Audigé L, Schnake KJ, et al. AO spine injury classification system: a revision proposal for the thoracic and lumbar spine. Eur Spine J 2013;22:2184–201.

[24] Riffaud L, Morandi X, Chabert E, Brassier G. Spontaneous chronic spinal epidural hematoma of the lumbar spine. J Neuroradiol 1999;26:64–7.

[25] Selden NR, Quint DJ, Patel N, et al. Emergency magnetic resonance imaging of cervical spinal cord injuries: clinical correlation and prognosis. Neurosurgery 1999;44:785–93.

[26] Sklar EM, Post JM, Falcone S. MRI of acute spinal epidural hematomas. J Comput Assist Tomogr 1999;23:238–43.

[27] Toussaint P, Gosset JF, Le Gars D, et al. Sciatalgies non discales par pseudokystes traumatiques du ligament longitudinal dorsal : étude d'une série de 14 cas. Rachis 1996;8:217–20.

[28] Veras LM, Pedraza-Gutierrez S, Castellanos J, et al. Vertebral artery occlusion after acute cervical spine trauma. Spine 2000;1:1171–7.

[29] Vosse D, Feldtkeller E, Erlendsson J, et al. Clinical vertebral fractures in patients with ankylosing spondylitis. J Rheumatol 2004;31:1981–5.

[30] Watters MR, Stears JC, Osborn AG, et al. Transdural spinal cord herniation: imaging and clinical spectra. AJNR 1998;19:1337–44.

Chapitre 8

Infections discovertébrales, épidurales et sous-durales

F. Lecouvet, S. Bosmans, J. Malghem, G. Cosnard

La pathologie infectieuse rachidienne est en recrudescence dans les pays occidentaux, vraisemblablement en liaison avec le vieillissement de la population, la prévalence croissante du diabète, d'affections et de traitements affaiblissant les défenses immunitaires, les toxicomanies, et l'accroissement des gestes interventionnels (péri) rachidiens.

De façon très générale, les bactéries, champignons et parasites affectent surtout les vertèbres, les disques et l'espace épidural, les virus atteignent surtout les méninges et la moelle, tandis que le bacille tuberculeux peut léser l'ensemble des structures rachidiennes.

Le rôle du radiologue est majeur, tant pour le diagnostic précoce que pour le prélèvement dirigé.

La spondylodiscite est la pathologie la plus fréquente ; les abcès épiduraux et sous-duraux nécessitent un diagnostic et une thérapeutique souvent urgente.

Spondylite et spondylodiscite

Pathogénie

L'infection discovertébrale est le plus souvent secondaire à une atteinte par voie artérielle après diffusion hématogène de germes issus d'un foyer cutané, génito-urinaire ou pulmonaire. C'est plus rarement une extension de contiguïté (abcès rétropharyngé, du psoas). C'est de plus en plus fréquemment une inoculation directe lors d'une ponction ou d'un geste chirurgical (péri)rachidien. La localisation lombaire est la plus fréquente, en raison du plus grand volume d'os spongieux et de la richesse vasculaire somatique [7].

L'infection est d'abord une spondylite localisée à la marge antérieure du corps vertébral, richement vascularisée, et dont la vascularisation artérielle est terminale, juste sous le plateau vertébral. Un embole septique y induit des phénomènes de nécrose favorisant la prolifération microbienne. De là, l'infection s'étend au disque puis à la vertèbre adjacente et aux espaces épiduraux ou paravertébraux, menant au tableau typique de spondylodiscite (figure 8.1). Le disque est parfois respecté, l'infection s'étendant à la vertèbre adjacente sous le ligament longitudinal antérieur dont les fibres sont amarrées à distance du listel marginal ; plus rarement, l'infection reste localisée au corps vertébral (spondylite isolée) (figure 8.1). En revanche, chez le petit enfant, le disque encore vascularisé est la localisation primitive de l'infection responsable d'une discite parfois isolée (« discite juvénile »), pour laquelle le germe pathogène est identifié dans moins d'un tiers des cas, et dont l'évolution est souvent favorable spontanément [9].

Épidémiologie, clinique et examens de laboratoire [3, 4]

Spondylodiscite à pyogènes

La spondylodiscite à pyogènes se révèle typiquement, chez des patients présentant souvent une cause favorisante (diabète, immunodépression,

Imagerie de la colonne vertébrale et de la moelle épinière
© 2017 Elsevier Masson SAS. Tous droits réservés.

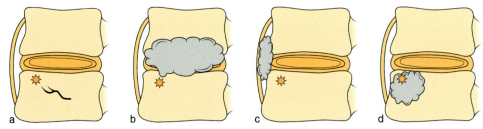

Figure 8.1. Pathogénie de la spondylodiscite typique (a, b) et explication des formes atypiques (c, d).
a) Un embole septique (étoile) aboutit dans la vascularisation artérielle terminale près d'un angle vertébral antérieur, à proximité du disque et du ligament longitudinal antérieur. b) L'infection se propage au disque, à l'espace sous-ligamentaire antérieur et au corps vertébral voisin, détruisant structures discales, plateaux vertébraux, infiltrant les espaces médullaires des deux corps vertébraux (expliquant la sémiologie en imagerie). c) Parfois, l'infection épargne le disque, passant d'une vertèbre au corps vertébral voisin par l'espace sous-ligamentaire antérieur. d) D'autres formes atypiques sont caractérisées par une limitation au corps vertébral d'origine (spondylite isolée).

etc.), par des rachialgies intenses et à début brutal, résistant au repos et aux antalgiques, de la fièvre, une altération de l'état général, une raideur rachidienne, et une sensibilité locale à la percussion. Les symptômes neurologiques (radiculalgies, paraparésie) sont rares en raison de la symptomatologie douloureuse d'emblée bruyante. Une présentation insidieuse est loin d'être exceptionnelle, menant à un diagnostic tardif. Les tests inflammatoires sont souvent perturbés (vitesse de sédimentation [VS], protéine C réactive [CRP]) ; l'hyperleucocytose est moins fiable [7]. Le tableau clinique et biologique est rarement complet et le diagnostic de spondylodiscite est encore tardif (2 mois ou plus). L'infection discovertébrale est due dans plus de 1 cas sur 3 au *Staphylococcus aureus* ; viennent ensuite les streptocoques et les germes à Gram négatif comme *Escherichia coli*, les salmonelles, *Pseudomonas aeruginosa* ou *Klebsiellae* [17]. L'atteinte iatrogène est souvent due à un staphylocoque coagulase négative dont le plus fréquent est *Staphylococcus epidermidis*.

Spondylodiscite tuberculeuse

C'est la plus fréquente des infections rachidiennes dans le monde et elle affecte dans les pays occidentaux des patients de 40 à 50 ans surtout, souvent immunodéprimés, transplantés, drogués, ou éthyliques. Dans les pays en voie de développement cependant, 75 % des patients ont moins de 20 ans.

La symptomatologie clinique de la spondylodiscite tuberculeuse est plus insidieuse que celle des spondylodiscites à pyogènes, ce qui explique les grandes déformations osseuses encore observées et les complications neurologiques plus fréquentes (présentes dans 10 à 20 % des cas) [2]. La fièvre est absente dans plus de la moitié des cas et l'élévation de la VS est inconstante. L'origine est le plus souvent un foyer pulmonaire cliniquement occulte et non visualisé à la radiographie du thorax. Le traitement est si possible médical, mais en cas de souffrance médullaire, la décompression chirurgicale s'impose.

Spondylite ou spondylodiscite brucellienne

Secondaire à une contamination des produits laitiers dans les zones endémiques, bassin méditerranéen et péninsule arabique, cette pathologie est rare dans les pays occidentaux et affecte principalement les professions exposées. L'isolement du germe est très difficile ; la biopsie suggère une infection granulomateuse [3]. La sérologie (test de Wright) et la réponse thérapeutique à un traitement antibiotique spécifique (tétracyclines) permettent d'affirmer le diagnostic.

Lésions parasitaires vertébrales

Les lésions parasitaires vertébrales sont rares. L'hydatidose est l'une des plus fréquentes. Cette anthropozoonose est due au développement de la forme larvaire de l'*Echinococcus granulosus*. Elle n'affecte l'os que dans 1 % des cas, les lésions étant le plus souvent rachidiennes. Elles sont alors primitives et isolées, en rachis thoracique et en jonction thoracolombaire, touchant surtout des enfants et adultes jeunes. L'atteinte est d'abord vertébrale, puis s'étend aux tissus mous et au canal rachidien [13].

Le diagnostic biologique est difficile (sérologie souvent négative en cas d'atteinte osseuse isolée), et donc l'imagerie est essentielle au diagnostic. La symptomatologie, tardive, peut être radiculaire ou médullaire. Le traitement est chirurgical ; les récidives sont fréquentes, et la mortalité élevée.

Rôle de l'imagerie (encadré 8.1)

Si les caractéristiques sémiologiques de l'imagerie peuvent parfois orienter le diagnostic étiologique, l'isolement du germe est indispensable à la prise en charge thérapeutique.

Dans 25 % des cas, la preuve bactériologique est apportée par hémoculture. Hormis ces cas, le prélèvement discal est indispensable. Il s'effectue par ponction percutanée à l'aiguille sous guidage fluoroscopique ou tomodensitométrique. Le prélèvement comporte si possible le produit de l'aspiration spontanée de l'espace intersomatique et au minimum le produit de réaspiration du « lavage » discal au produit de contraste (discographie). Certains préconisent des prélèvements biopsiques,

---

Encadré 8.1

Messages clés : rôles de l'imagerie en pathologie infectieuse discovertébrale

- Fournir un diagnostic le plus précoce possible
- Démontrer la localisation de l'infection
- Préciser l'extension discale, vertébrale, paraspinale ou épidurale
- Évaluer les répercussions méningées et radiculomédullaires
- Aider à l'identification de l'agent pathogène : ponction-biopsie en cas d'hémocultures négatives
- Reconnaître les rares indications chirurgicales : abcès à drainer et risque d'instabilité rachidienne
- Évaluer en cas de doute clinique la réponse thérapeutique et dépister les éventuelles complications

---

idéalement centrés sur l'interface entre plateau vertébral et disque [10, 20].

Dans 30 % des cas cependant, l'agent pathogène de la spondylodiscite n'est pas formellement identifié par les techniques microbiologiques « classiques ». Les techniques de biologie moléculaire augmentent considérablement le taux de succès en identifiant les traces d'ADN microbien présent dans un échantillon [15]. L'histologie du prélèvement peut alors contribuer au diagnostic positif ou négatif. Enfin, la répétition d'hémocultures dans le décours de prélèvements discovertébraux est souvent fructueuse, par mobilisation de germes dans la circulation [5].

Techniques d'imagerie

Scintigraphie

La scintigraphie permet une étude globale de l'organisme. Elle est parfois réalisée dans le cadre de douleurs ou d'observations radiologiques aspécifiques. La scintigraphie aux bisphosphonates technétiés est sensible, mais peu spécifique. Les techniques au gallium-67 et leucocytes marqués sont plus spécifiques mais longues et coûteuses. Elles ne permettent pas une étude anatomique suffisamment précise et n'ont plus leur place en première ligne en cas de présomption clinique de spondylodiscite depuis l'avènement de l'IRM.

Radiographie standard

La radiographie standard peut mettre en évidence des lésions de spondylodiscite : un estompement et des érosions des plateaux vertébraux de part et d'autre d'un disque, un pincement de l'espace intersomatique et une tuméfaction des tissus mous (assez facilement décelable en cervical et thoracique grâce au contraste aérique, difficilement en lombaire) (figure 8.2). Mais il faut souligner que les signes radiographiques sont en retard de 2 semaines à 2 mois sur les signes cliniques.

TDM

La TDM visualise mieux et plus précocement que la radiographie l'érosion des plateaux vertébraux, les anomalies des tissus mous paravertébraux ou

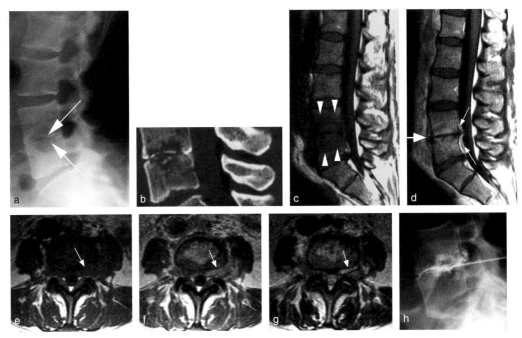

Figure 8.2. Spondylodiscite à pyogènes (*Staphylococcus aureus*).
a) Radiographie : affaissement marqué du disque L4–L5, érosions au sein des plateaux (flèches). b) TDM en acquisition spiralée, reconstruction sagittale : multiples interruptions des plateaux vertébraux et érosions de part et d'autre du disque. IRM, coupes sagittales T1 c) avant et d) après injection IV de gadolinium : infiltration extensive en hyposignal T1 en miroir de part et d'autre du disque L4–L5 avec perte de la différenciation ostéodiscale (têtes de flèche en c), rehaussement du signal après injection d), petite extension tissulaire prérachidienne (grosse flèche en d) et épidurale antérieure (fines flèches en d). Coupes axiales T1 e) avant et f) après injection IV de gadolinium, et g) T2 : extension paraspinale et épidurale antérieure de type phlegmoneux, surtout latéralisée à gauche (flèche) : hyposignal T1 de la graisse épidurale antérieure, hypersignal T2 et rehaussement massif du phlegmon après injection IV de gadolinium. Discographie (h) : injection intradiscale de produit de contraste montrant les érosions des plateaux et une fuite épidurale ; l'aspiration de ce produit a permis l'isolement du germe causal et le choix de l'antibiothérapie adéquate.

épiduraux, et révèle dans certains cas une hypodensité discale relative ou un rehaussement discal ou épidural anormal (figures 8.2 et 8.3).

IRM [7]

L'IRM permet d'une part l'examen de tout le rachis, et d'autre part la mise en évidence très précoce de la pathologie, combinant des modifications de signal des corps vertébraux ou du disque, et des collections paravertébrales, épidurales ou intradiscales (figure 8.2). Les séquences sont acquises en pondération T1 et T2, idéalement en utilisant l'artifice de suppression du signal de la graisse ou STIR, sensibilisant l'IRM à de discrètes modifications du contenu hydraté de l'os spongieux sous-jacent aux plateaux vertébraux). Deux acquisitions orthogonales sont nécessaires, en général des coupes sagittales et axiales. L'injection de gadolinium est systématique, et les séquences souvent acquises avec suppression du signal de la graisse (suppression en fréquence ou DIXON). L'examen ne doit pas se limiter à une seule séquence pondérée en T1 dont la normalité n'exclut pas une spondylodiscite débutante (figure 8.4).

L'imagerie de diffusion semble utile dans le diagnostic différentiel entre atteinte œdémateuse mécanique (« Modic 1 ») et atteinte infectieuse des plateaux vertébraux [18], ainsi que pour la détection et surtout la caractérisation des collections pararachidiennes, épidurales et sous-durales [8]. Elle participe à la détection et la démonstration du caractère septique de collections épidurales ou paraspinales dont l'hypersignal sur les séquences

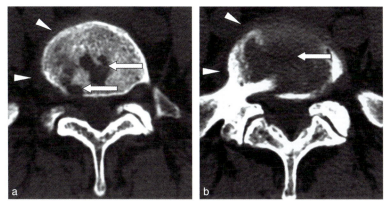

Figure 8.3. Aspect TDM précoce d'une spondylodiscite.
Coupes transversales a) dans un plateau vertébral et b) par le disque : érosions osseuses géographiques (flèches en a), hypodensité centrodiscale (flèche en b), et infiltration des tissus mous paraspinaux (têtes de flèche en a et b).

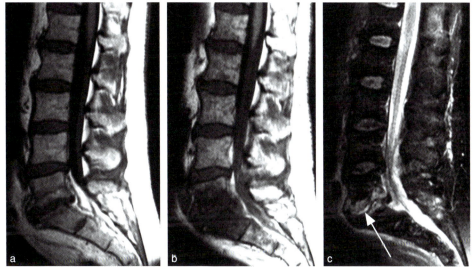

Figure 8.4. Spondylodiscite chez un immunodéprimé (dorsolombalgies persistantes chez un greffé rénal).
a) Coupe sagittale T1 ; images de type dégénératif – modifications mécaniques banales avec affaissement et bombement postérieur modérés du disque L5–S1, remaniements des plateaux adjacents de signal graisseux. Coupes sagittales b) T1 et c) T2 réalisées 12 jours plus tard : apparition des signes typiques de spondylodiscite avec infiltration osseuse en miroir de part et d'autre du disque L5–S1 en hyposignal T1 et hypersignal T2, et présence d'une collection discale en hypersignal T2 marqué (flèche).

à valeur de b élevées et le coefficient de diffusion bas (*apparent diffusion coefficient* [ADC]) suggère la nature infectieuse [16]. L'ADC est en effet abaissé dans les abcès « fibrineux », avant le stade de liquéfaction.

TEP-TDM au fluorodéoxyglucose (FDG)

La TEP-TDM au FDG s'avère utile en cas d'IRM non conclusive (figure 8.5). La littérature souligne sa sensibilité inférieure à celle de l'IRM, mais une excellente spécificité [11].

Sémiologie spécifique en imagerie

Spondylites et spondylodiscites à pyogènes

Les anomalies sont osseuses, discales et paravertébrales [7] (encadré 8.2).

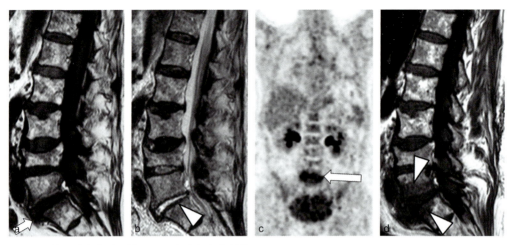

Figure 8.5. Spondylodiscite débutante : intérêt de la TEP.
Coupes sagittales a) T1 et b) T2 : minime infiltration des tissus mous antérieurs en regard du disque L5–S1 (flèche en a) et hypersignal T2 discal (tête de flèche en b). c) TEP contemporaine, reconstruction frontale : hyperactivité franche en L5–S1 (flèche). d) Coupe sagittale T1 obtenue 2 semaines plus tard : apparition d'anomalies de signal des plateaux vertébraux signant la spondylodiscite (têtes de flèche en d).

> **Encadré 8.2**
>
> **Messages clés : sémiologie IRM de la spondylodiscite – anomalies typiques**
> - Disque : pincement, désorganisation, collection
> - Plateaux : destruction plus ou moins étendue
> - Spongieux : infiltration, hyposignal T1, rehaussement après injection, hypersignal T2
> - Tissus mous paraspinaux et épiduraux : infiltration (phlegmon) ou collection (abcès)

Anomalies osseuses

Les anomalies osseuses vertébrales regroupent :
- une perte de visibilité des corticales des plateaux, liée à leur destruction ;
- des anomalies de signal de la moelle osseuse adjacente aux plateaux, liées à l'infiltration inflammatoire juxtadiscale, se traduisant par des bandes en miroir de part et d'autre du disque de signal diminué en T1, entraînant à l'extrême une perte de la différenciation ostéodiscale, de signal élevé en pondération T2, et avec rehaussement en T1 après injection du gadolinium (voir figure 8.2), mieux visualisées dans ces deux dernières séquences en utilisant l'artifice de suppression du signal de la graisse.

En cas d'immunodépression, les signes inflammatoires dans l'os spongieux sont parfois absents, en particulier en T1 (voir figure 8.4a).

Les lésions très agressives sont purement lytiques sur les radiographies ou la TDM et les anomalies de signal de l'os spongieux lésé sont homogènes en IRM. Les lésions plus chroniques sont de type mixte avec présence d'un front inflammatoire souvent limité par un liseré de moindre signal en IRM en pondération T2 (ostéocondensation périphérique).

À un stade précoce, l'IRM peut montrer une lésion somatique isolée et discrète, avant l'extension au disque, ou une atteinte de deux vertèbres adjacentes avec un disque respecté, ou enfin une atteinte très asymétrique de deux vertèbres (figures 8.6 et 8.7).

L'IRM peut enfin être complètement normale en phase précoce. L'insistance du clinicien et l'existence d'anomalies biologiques doivent alors inciter à la répétition de l'examen à court terme (voir figure 8.4).

Anomalies discales

Ces anomalies consistent en :
- un affaissement de l'espace intersomatique ;
- une perte en pondération T2 de la ligne d'hyposignal centrale (« *cleft* » des Anglo-Saxons),

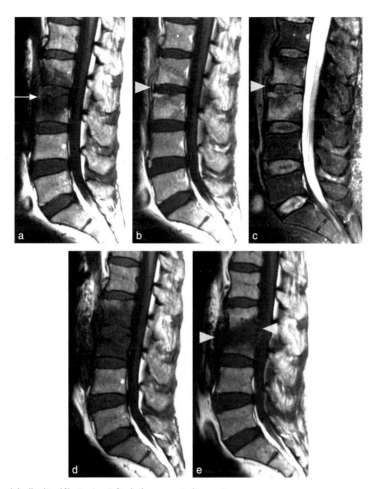

Figure 8.6. Spondylodiscite débutante et évolution sous traitement.
Coupes sagittales T1 a) avant et b) après injection de gadolinium, et c) T2 : spondylodiscite L2–L3 débutante avec infiltration osseuse en miroir de part et d'autre du disque en hyposignal T1, hypersignal T2, avec rehaussement de signal après injection IV de gadolinium, perte de visibilité segmentaire du plateau supérieur de L3 à sa marge antérieure (flèche en a), infiltration et rehaussement sous-ligamentaire antérieur (têtes de flèche en b et c) ; absence d'anomalies discales : épaisseur préservée, pas d'hypersignal T2 ni de rehaussement après injection de gadolinium. Coupes sagittales T1 lors de contrôles réalisés à d) 4 semaines et e) 2 mois sous-antibiothérapie (fondée sur l'isolement d'un *Escherischia coli* en hémoculture) : progression de l'infiltration osseuse de part et d'autre du disque (d), progression de la destruction des plateaux vertébraux, bombements tissulaires antérieurs et postérieurs marqués (têtes de flèche en e), observés en dehors de tout signe neurologique dans un contexte d'évolution clinique et biologique favorables.

sachant que ce signe ne peut être retenu que lorsque cette ligne est visible au moins dans l'un des disques sus- ou sous-jacents ;
- des altérations du signal discal, souvent anormalement élevé en pondération T2 ;
- un rehaussement discal anormal après injection de gadolinium ;
- une collection intradiscale : zone non rehaussante après injection correspondant à une même zone de signal élevé en pondération T2 (figures 8.4 et 8.8).

Anomalies des tissus mous

Les anomalies de signal des tissus mous paravertébraux, foraminaux et épiduraux traduisent la présence d'un phlegmon ou d'un abcès. Ils apparaissent comme des masses qui infiltrent le

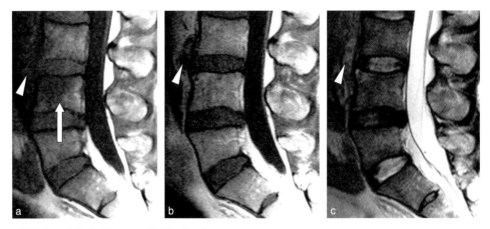

Figure 8.7. Spondylite isolée, sans atteinte discale.
IRM en coupes sagittales a) T1, b) T1 après injection IV de gadolinium et c) T2 : infiltration du versant antérosupérieur du corps vertébral de L4, sous forme d'un hyposignal T1 (flèche en a) ; infiltration plus discrète des tissus mous paraspinaux (tête de flèche en a), plus évidente après injection IV de gadolinium, montrant un centre non rehaussant (tête de flèche en b), et en T2 (tête de flèche en c). Aspect tout à fait respecté du disque L3–L4 et des plateaux vertébraux.

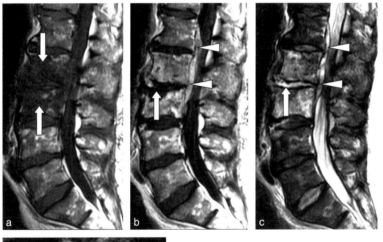

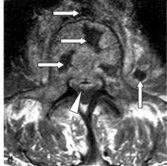

Figure 8.8. Spondylodiscite avec phlegmon épidural.
IRM en coupes sagittales a) T1, b) T1 après injection et c) T2 : spondylodiscite typique en L2–L3 avec infiltration marquée des corps vertébraux (flèches en a), plages avasculaires nécrotiques ou purulentes dans l'espace discal (flèche en b et c), et extension épidurale rehaussant massivement après injection (têtes de flèche en b et c), correspondant au phlegmon. d) Coupe transversale T1 après injection : foyers avasculaires discaux et paraspinaux (flèches) et phlegmon épidural rehaussant, au sein duquel on observe un reliquat du ligament longitudinal postérieur, en forme de « T » inversé, dépassé par ce phlegmon (tête de flèche).

tissu graisseux et peuvent refouler ou comprimer les structures adjacentes (racines, sac dural, vaisseaux) :

- phlegmon et abcès tous deux de signal élevé en T2 ;
- phlegmon de signal intermédiaire relativement homogène en T1 et de rehaussement également homogène après injection de gadolinium (figures 8.2 et 8.8) ;
- abcès de signal faible ou intermédiaire en T1, élevé en T2, combinant une coque périphérique qui montre un rehaussement de signal en T1 après injection de gadolinium et des plages centrales purulentes, plus ou moins étendues, non rehaussantes. Cette atteinte des tissus mous peut être à l'avant-plan (figure 8.9).

La détection de l'atteinte des psoas en lombaire, des articulations costovertébrales en thoracique, bénéficie de la réalisation de coupes frontales en T2 avec saturation du signal de la graisse ou en STIR.

Évaluation de la réponse thérapeutique

Cette évaluation est avant tout clinique et biologique. La surveillance en imagerie d'une spondylodiscite traitée se fait en radiographie, afin d'apprécier l'évolution de la destruction osseuse, les éventuelles déformations et leurs répercussions sur la statique. L'IRM n'est pas indiquée en l'absence de complication. Si elle est réalisée, il convient de connaître l'évolution observée sous thérapeutique efficace.

Les images du phlegmon et des collections purulentes doivent rapidement régresser.

La normalisation de l'imagerie est particulièrement lente :

- le signal discal redevient lentement normal en T2 ;
- le rehaussement du disque, de l'os spongieux et de l'espace épidural après injection peut persister plusieurs mois et même s'étendre.

Même en cas de réponse clinique et biologique non équivoque, l'IRM peut montrer des signes « inquiétants » mais pourtant habituels (voir figure 8.6) :

- une poursuite de l'affaissement du disque ;

- une progression possible de la destruction mécanique des plateaux avant l'observation des phénomènes de réparation (ostéosclérose des plateaux) ;
- une augmentation de la réaction inflammatoire ostéodiscale et surtout un plus large rehaussement du disque et de l'os spongieux après injection de gadolinium.

À long terme, l'ankylose vertébrale est fréquente ; plus systématiquement encore, un signal graisseux cicatriciel (ré)apparaît au sein de l'os spongieux précédemment lésé, spontanément intense en T1.

Spondylodiscite postopératoire [7, 21]

Après un geste chirurgical, le diagnostic de spondylodiscite est difficile car tous les signes qui la caractérisent peuvent être observées après une discectomie non compliquée : le pincement discal du fait du curetage et de la diminution de la masse discale, la tuméfaction épidurale du fait des phénomènes cicatriciels et les signes inflammatoires parce que l'inflammation est le premier temps de la cicatrisation. Ainsi, en postopératoire, les images de pseudospondylodiscites sont très fréquentes : les anomalies observées en IRM sont alors l'expression de phénomènes de réparation, ou seulement le témoin d'une infection spontanément jugulée par les moyens propres de l'organisme, voire le témoin d'une réponse inflammatoire ou immunologique à la présence d'enveloppes de germes morts.

La répétition de bilans radiographiques ou TDM à quelques jours d'intervalle peut aider en démontrant un pincement discal progressif ou des érosions évocatrices d'une atteinte septique.

L'apparition en IRM d'anomalies à distance du foyer opératoire, en particulier en territoire sous-ligamentaire antérieur, et la mise en évidence d'une collection intradiscale, épidurale ou paravertébrale sont des critères de forte suspicion diagnostique d'infection et doivent conduire à la ponction ou la biopsie ostéodiscale (figures 8.10 et 8.11). Le germe le plus fréquemment responsable est *Staphylococcus epidermidis*.

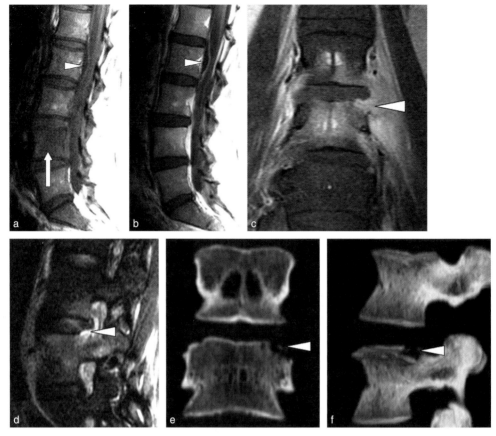

Figure 8.9. Atteinte infectieuse prédominant à hauteur des tissus mous paraspinaux et péridiscaux.
IRM en coupes sagittales a) T1 et b) T1 après injection : discrète infiltration du corps de L4 (flèche en a) et abcès épidural à distance, prédominant en regard de L2 (tête de flèche en a et b). IRM en pondération T2 avec suppression du signal de la graisse, coupes c) frontale et d) sagittale par les pédicules : infiltration des tissus mous paraspinaux gauches, notamment du psoas, prédominant à l'angle supérolatéral gauche de L4 (tête de flèche en c et d). Corrélation TDM, coupes reconstruites dans les plans e) frontal et f) sagittal : érosion évidente de l'angle supérolatéral gauche et postérieur du corps de L4 (tête de flèche en e et f).

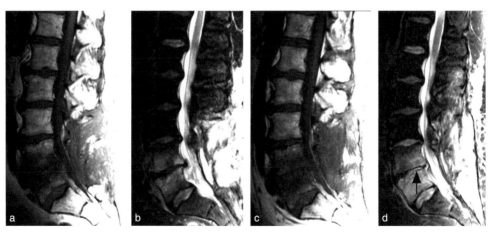

Figure 8.10. Spondylodiscite postopératoire (douleurs et syndrome inflammatoire 2 mois après laminectomie L3–L5).
IRM coupes sagittales du rachis lombaire en a) T1, b) T2 : infiltration osseuse de part et d'autre du disque L4–L5 (hyposignal T1, hypersignal T2) sans anomalie franche du signal discal. c et d) Contrôle à 15 jours : majoration des anomalies osseuses et surtout apparition d'une collection intradiscale en hypersignal T2 (flèche en d). Identification d'un *Staphylococcus epidermidis* après ponction discale.

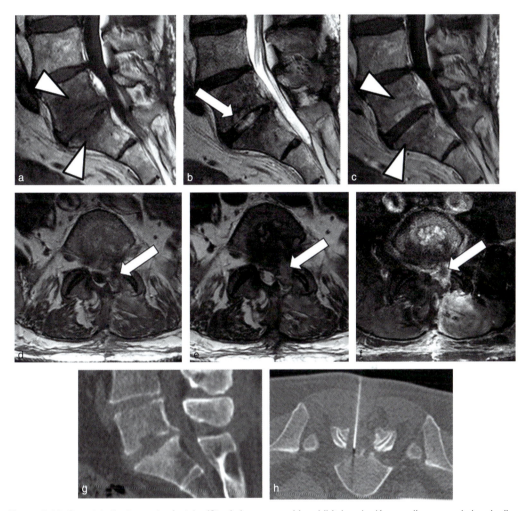

Figure 8.11. Spondylodiscite postopératoire (*Staphylococcus epidermidis*) dans le décours d'une cure de hernie discale L5–S1 gauche.
IRM, coupes sagittales a) T1, b) T2 et c) T1 après injection IV de gadolinium : aspect inflammatoire de l'os spongieux adjacent aux plateaux avec rehaussement après injection (têtes de flèche en a et c), petites érosions osseuses probables au niveau du plateau inférieur de L5 contenant une petite collection de signal élevé en T2 (flèche en b). Coupes transversales d) T1, e) T2 et f) T1 après injection IV de gadolinium et suppression du signal de la graisse : petit abcès épidural antérolatéral gauche (flèches). g) La coupe TDM sagittale confirme les érosions à hauteur du plateau inférieur de L5. h) Un prélèvement réalisé au sein de la collection épidurale sous guidage TDM permet d'identifier le germe causal.

Spondylites et spondylodiscites tuberculeuses

Les lésions sont souvent localisées au rachis thoracique inférieur et lombaire haut. On reconnaît surtout deux formes de lésions :
- la spondylodiscite, souvent multifocale. Dans ce cas, l'atteinte discale est souvent tardive et de moindre ampleur relativement aux importantes lésions de destruction somatique apparaissant comme des « caries » ou larges érosions somatiques en miroir de part et d'autre du disque, volontiers limitées par une sclérose osseuse (figures 8.12 et 8.13). Ces lésions sont à l'origine de déformations rachidiennes séquellaires sévères ;

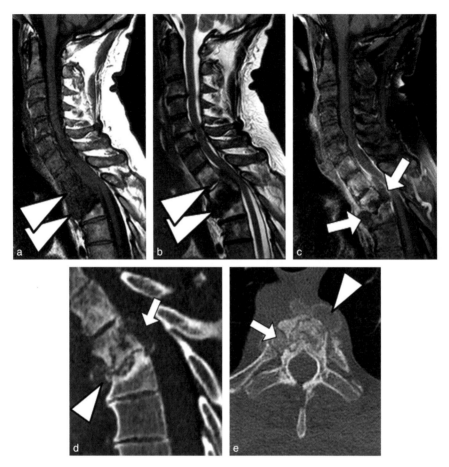

Figure 8.12. Tuberculose vertébrale thoracique.
IRM, coupes sagittales a) T1, b) T2 et c) T1 après injection IV de gadolinium et suppression du signal de la graisse : aspect inflammatoire de l'os spongieux adjacent aux disques T1–T2 et T2–T3 (têtes de flèche en a et b), affaissement des plateaux de part et d'autre du disque T2–T3 qui présente un hyposignal marqué. Après injection, visualisation de composantes abcédées paraspinales antérieures et épidurales (flèches en c). TDM, reconstructions d) transversale et e) sagittale : destruction osseuse et sclérose osseuse, composantes calciques discales, paraspinales (têtes de flèche), épidurales antérieures (flèche en d) et atteinte costovertébrale (flèche en e).

- la spondylite isolée sans atteinte discale, caractérisée par un ou des foyers de remplacement médullaire osseux à contours nets, de signal bas à modérément élevé en IRM pondérée en T1, avec destruction de la trabéculation osseuse éventuellement entourée de sclérose en TDM. On rapproche de cette forme les spondylites avec respect relatif ou complet du disque en raison de l'extension des lésions d'une vertèbre à l'autre sous le ligament longitudinal antérieur. Dans cette forme, l'extension épidurale des lésions est souvent limitée. Ces lésions de spondylite présentent parfois l'aspect de localisations vertébrales multifocales pseudo-métastatiques, sans atteinte discale évidente, observées typiquement chez l'immunodéprimé et les sujets africains ou asiatiques (figure 8.14). Cette présentation tend à devenir la plus fréquente.

Un abcès périrachidien est présent dans plus de 50 % des cas, paravertébral antérieur ou latéral, souvent volumineux, soulevant le ligament

Chapitre 8. Infections discovertébrales, épidurales et sous-durales   207

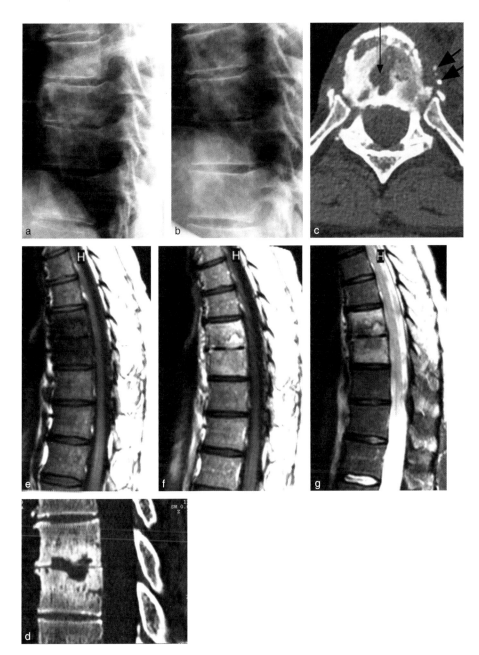

Figure 8.13. Spondylodiscite tuberculeuse.
a et b) Radiographies à 1 mois d'intervalle : progression de l'affaissement du disque T9–T10. TDM, acquisition spiralée, c) coupe transverse : érosions au sein d'un plateau vertébral (fine flèche) et extension paraspinale avec calcifications (grosses flèches) ; d) reconstructions dans le plan sagittal : affaissement discal et larges érosions (« caries ») entourées d'une hyperostose dans les corps vertébraux adjacents. IRM en coupes sagittales T1 e) avant et f) après injection IV de gadolinium, et g) T2 : plages de signal anormal (hyposignal T1, hypersignal T2, rehaussement massif du signal) au sein des zones de destruction somatique et à leur voisinage ; atteinte discale relativement discrète et absence d'extension épidurale.

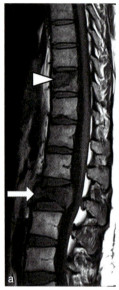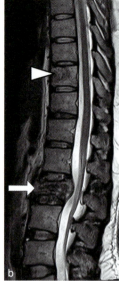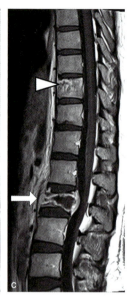

Figure 8.14. Tuberculose osseuse (spondylite multifocale pseudotumorale chez un patient indien).
IRM, coupes sagittales a) T1, b) T2 et c) T1 après injection IV de gadolinium : deux foyers pathologiques sont identifiés en T10 (tête de flèche) et L2 (flèche). Le foyer de L2 s'accompagne d'un tassement pathologique et d'un recul du mur postérieur ; absence de rehaussement centrocorporéal. La tuberculose a été prouvée par l'analyse des prélèvements associés à la chirurgie de stabilisation/décompression.

longitudinal antérieur, touchant volontiers les psoas, et au sein duquel la présence de calcifications, bien visibles en TDM, est particulièrement caractéristique (figure 8.12). En IRM, l'abcès est souvent de signal relativement élevé en T1 et de signal variable en T2. Sa coque se rehausse après injection IV de gadolinium (figures 8.14 à 8.16).

L'extension épidurale et les compressions médullaires ou radiculaires sont fréquentes. L'atteinte épidurale antérieure est souvent limitée en arrière par le ligament longitudinal postérieur qui conserve son insertion médiane, ce qui confère à cette extension un aspect bilobé (figures 8.15 et 8.16). Cet aspect est aussi observé dans l'extension épidurale tumorale, mais pas dans les extensions des spondylodiscites à pyogènes, du fait de la lyse des structures ligamentaires par les enzymes microbiens (voir figure 8.7 et figures 10.3 et 10.34).

L'existence de foyers de myélite associés à l'atteinte discovertébrale et épidurale oriente également vers le diagnostic de tuberculose (figure 8.16 ; voir aussi chapitre 9). Enfin, l'atteinte isolée de l'arc postérieur est possible.

Spondylodiscite brucellienne

Les lésions brucelliennes, typiquement localisées au rachis lombaire ou à la charnière lombosacrée, sont de deux types :
- focales et limitées à un plateau vertébral ;
- diffuses pouvant s'étendre à la vertèbre adjacente par voie sous-ligamentaire, aux parties molles et secondairement au disque.

L'imagerie est proche de celle des spondylodiscites à pyogènes les moins sévères, avec une atteinte souvent limitée à la marge osseuse antérieure et à l'avant-plan par rapport à l'atteinte discale (figure 8.17) [3]. L'abcès épidural est très rare ; il est parfois possible d'objectiver la présence de gaz intradiscal.

Spondylites et spondylodiscites mycosiques

Les atteintes discovertébrales mycosiques sont rares et surviennent dans un contexte d'infection systémique. Les lésions de l'aspergillose et de la blastomycose ressemblent à celles de la tuberculose. L'actinomycose, la cryptococcose et

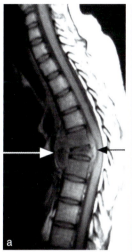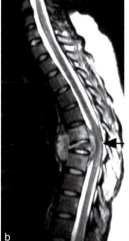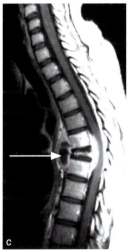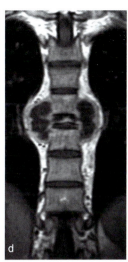

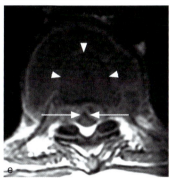

Figure 8.15. Tuberculose osseuse.
IRM, coupes sagittales du rachis thoracique en pondération a) T1, b) T2 et c) T1 après injection IV de gadolinium : atteinte des vertèbres T5, T6 et T7, tassement de T6, abcès prérachidien (flèche blanche en a, et c) et masse épidurale antérieure de signal relativement élevé en T1 (flèche noire en a), hétérogène en T2, rehaussant après injection c) ; compression de la moelle épinière qui présente des signes de souffrance avec signal élevé en T2 (flèche noire en b). d) Coupes frontale et e) transverse en T1 après injection IV de gadolinium : moelle épinière déformée en « accent circonflexe » par la masse épidurale limitée en arrière par le ligament longitudinal postérieur (LLP) amarré au niveau de son septum médian (flèches en e) ; collection paravertébrale centrée sur T6 entourant le corps vertébral (têtes de flèche en e), limitée par une coque épaisse de signal rehaussé après injection de gadolinium, soulevant la graisse paravertébrale et respectant les vaisseaux intercostaux (d).

la coccidiomycose affectent le plus souvent les vertèbres en respectant le disque intervertébral ; les lésions costales associées sont très évocatrices. Le diagnostic est fondé sur l'isolement du champignon et les caractéristiques histologiques. Le traitement fait appel à la chimiothérapie et au drainage des collections en présence de signes neurologiques. Les spondylodiscites à *Candida* et à *Aspergillus* affectent surtout les patients immunodéprimés ; leur imagerie est peu spécifique et le diagnostic est histologique. L'atteinte aspergillaire est volontiers multifocale et accompagnée d'un aspect dentelé des plateaux vertébraux [14].

Spondylites et spondylodiscites parasitaires : hydatidose (figures 8.18 et 8.19)

Les lésions affectent d'abord le corps vertébral puis l'arc postérieur et les côtes, tandis que le disque est longtemps respecté. Les lésions s'étendent à l'espace épidural en respectant la dure-mère, élargissent le canal rachidien et les foramens ou s'étendent aux parties molles en formant un fuseau paravertébral. Les séquelles neurologiques sont fréquentes, dues à la compression des structures nerveuses et non à leur envahissement.

La radiographie montre des lésions lacunaires, arrondies et ovalaires, souvent polycycliques, respectant longtemps la corticale et le disque ; l'atteinte costovertébrale est très évocatrice de cette affection.

La TDM permet une analyse des lésions osseuses et délimite leur extension aux parties molles (figure 8.18).

L'IRM est l'examen de choix, montrant les localisations osseuses, l'extension de proximité et souvent à distance (figure 8.19). Les vésicules hydatiques montrent un aspect souvent

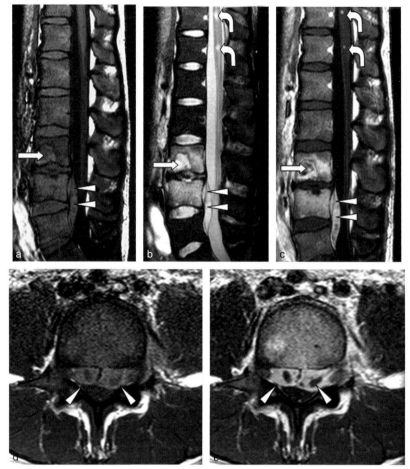

Figure 8.16. Spondylodiscite tuberculeuse : extension épidurale et lésions de myélite.
IRM en coupes sagittales a) T1, b) T2 et c) T1 après injection : anomalies modérées du disque L3–L4, atteinte extensive du corps de L3 (« carie ») (flèche en a, b, c), atteinte épidurale antérieure en regard de L4 et L5 (têtes de flèche en a, b, c), Présence de petites localisations au sein de la moelle épinière (flèches courbes en b et c), hautement évocatrices de tuberculomes (ce patient avait par ailleurs une miliaire tuberculeuse pulmonaire et une atteinte rénale). Coupes transversales en T1 d) avant et e) après injection : délimitation de l'abcès épidural qui apparaît « bilobé », limité en arrière par le LLP (têtes de flèche en d et e), et rétrécit considérablement le canal rachidien.

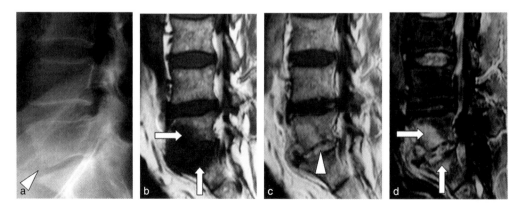

Figure 8.17. Spondylodiscite brucellienne.
a) Radiographie de profil : affaissement discal L5–S1 et petite érosion à hauteur de la marge antéro-inférieure de L5 (tête de flèche en a). IRM en coupes sagittales b) T1, c) T1 après injection et d) T2 : infiltration des corps vertébraux L5 et S1, limitée à leurs deux tiers antérieurs (flèches en b et d) ; rehaussement discal massif, sans franche composante abcédée (tête de flèche en c).

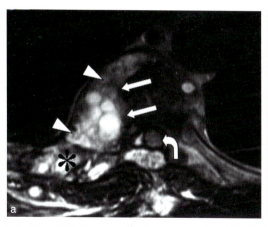 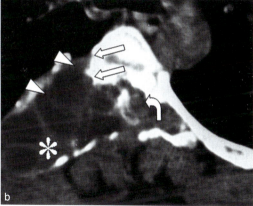

Figure 8.18. Hydatidose rachidienne, corrélation IRM/TDM.
a) IRM, coupe transversale T2 et b) myélo-TDM dans le segment thoracique inférieur : atteinte extensive de la gouttière costovertébrale droite par des vésicules en hypersignal T2 (têtes de flèche en a), hypodenses en TDM (têtes de flèche en b), érodant les contours osseux de la vertèbre (flèches) et ayant détruit une côte droite (étoile). Extension au canal rachidien refoulant la moelle épinière vers l'avant et vers la droite (flèche courbe).
(Clichés : M. Benhamouda, Tunis.)

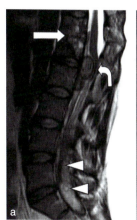 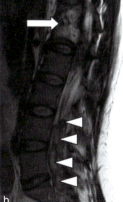 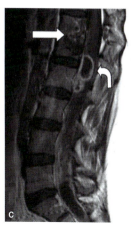 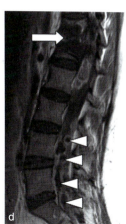

Figure 8.19. Hydatidose rachidienne.
IRM en coupes sagittales T2 a) médiane et b) paramédiane, et coupes sagittales T1 après injection c) médiane et d) paramédiane : atteinte des corps vertébraux T12–L1 et du disque interposé (flèche) ; présence au sein du canal rachidien de multiples vésicules plus ou moins arrondies ou allongées, à centre liquidien avasculaire (têtes de flèche), dont la plus craniale, située en regard du disque L1–L2, exerce un effet de masse sévère sur le cône terminal (flèche courbe en a et c).

oblong, aplati, multiloculé, à contenu de signal liquidien pur, à parois fines qui, seules, rehaussent après injection. Cet aspect kystique les distingue des lésions tumorales et en particulier du chordome en localisation sacrée. L'IRM permet surtout le bilan des lésions endocanalaires et est également l'examen de choix pour le suivi post-thérapeutique [13].

Cas particulier de l'enfant

Les spondylodiscites infectieuses du grand enfant ont une présentation clinique bruyante. La démarche diagnostique est similaire à celle réalisée chez l'adulte.

Les spondylodiscites « inflammatoires » du nourrisson ont une présentation clinique évocatrice (bébé qui refuse de s'asseoir). Le diagnostic

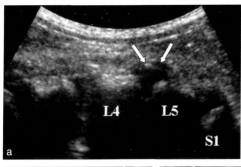

Figure 8.20. Spondylodiscite du jeune enfant.
a) Aspect échographique d'une spondylodiscite L4–L5 : coupe sagittale médiane par voie antérieure : nette voussure antérieure hypoéchogène en regard du disque L4–L5 (flèches). IRM en coupes sagittales b) T1, c) T2 : minime voussure antérieure en regard du disque L4–L5 (flèches en b et c).
d) Suivi à 3 mois, coupe sagittale T2 : affaissement discal marqué, destruction du disque occupé à son versant antérieur par du matériel liquidien (flèche en d).

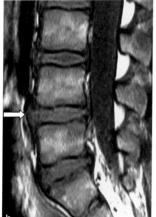
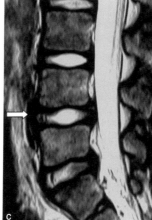
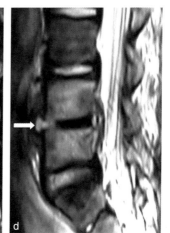

radiologique est difficile ; l'échographie peut contribuer au diagnostic précoce, tout comme l'IRM chez le plus grand enfant (figure 8.20).

Diagnostic différentiel de l'infection vertébrale

Certaines pathologies non septiques peuvent poser des problèmes de diagnostic différentiel avec les spondylodiscites, en particulier en IRM : discopathies dégénératives ou mécaniques plus ou moins érosives, discopathies microcristallines sur poussée de chondrocalcinose ou de goutte, discopathies des dialysés, neuroarthropathies et spondylarthropathies inflammatoires peuvent montrer des anomalies discales et surtout osseuses juxtadiscales suspectes (atteinte des plateaux présentant des bandes d'infiltration en miroir plus ou moins étendues, en hyposignal T1 et hypersignal T2 relatif et rehaussement discal en pathologie inflammatoire ou dégénérative « active ») (figures 8.21 à 8.23).

Les arguments en défaveur d'une origine septique sont :
- la coexistence d'anomalies comparables, même si de moindre ampleur, aux niveaux voisins ;
- le respect des corticales des plateaux (intérêt de l'injection IV de gadolinium en IRM pour leur visualisation) ;
- l'absence de collection intradiscale, épidurale et surtout rétroligamentaire antérieure ;
- l'absence d'évolutivité du pincement discal par comparaison à d'éventuels documents antérieurs ;
- la démonstration du caractère érosif et hyperostosant des remaniements des plateaux ;
- l'observation de collections gazeuses intradiscales.

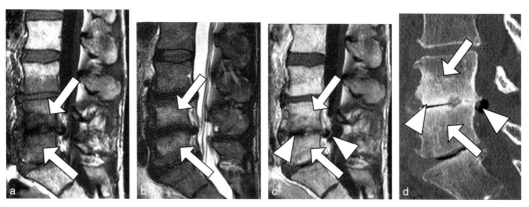

Figure 8.21. Discopathie mécanique « active » (« Modic 1 ») ressemblant à une spondylodiscite en IRM.
IRM en coupes sagittales a) T1, b) T2 et c) T1 après injection : infiltration « inflammatoire » de la moelle osseuse de part et d'autre du disque L4–L5 (flèches) ; affaissement du disque qui apparaît déshydraté (hyposignal T2 par rapport à ses voisins) et montre un rehaussement partiel après injection (c). Un hyposignal linéaire intra- et rétrodiscal (têtes de flèche en c) évoque la présence de gaz. d) Aspect TDM : discopathie mécanique érosive et hyperostosante sévère : hyperostose adjacente touchant les corps vertébraux (têtes de flèche), érosions des plateau et gaz intervertébral et rétrodiscal (têtes de flèche).

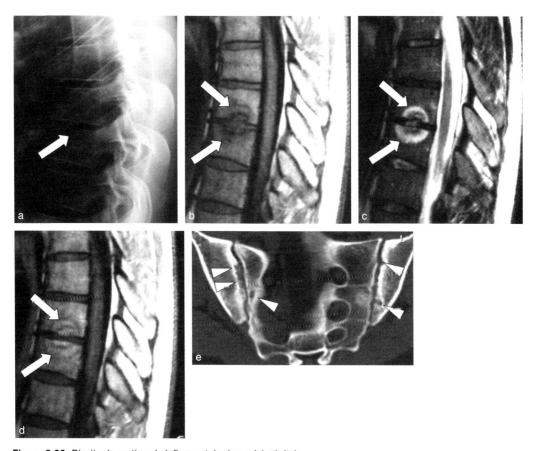

Figure 8.22. Discite rhumatismale inflammatoire (spondylarthrite).
a) Radiographie standard du segment thoracique inférieur : pincement d'un disque et aspect estompé de la zone centrale du plateau supérieur de la vertèbre sous-jacente (flèche en a). IRM en coupes sagittales b) T1, c) T2, d) T1 après injection : infiltration inflammatoire de part et d'autre du disque (flèches en b, c, d) qui montre une zone centrale de signal élevé en T2 ; pas d'autre signe de pathologie septique (notamment au sein des tissus mous). e) TDM, coupe frontale oblique sur les articulations sacro-iliaques : atteinte érosive et hyperostosante (têtes de flèche en e), pathognomonique d'une spondylarthrite ankylosante.

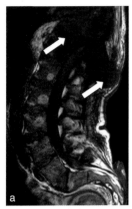
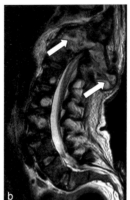
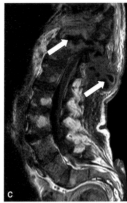
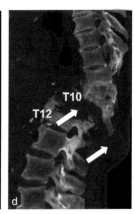
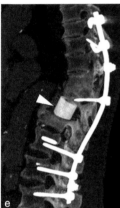

Figure 8.23. Neuro-arthropathie rachidienne (pseudospondylodiscite chez un patient paraplégique de longue date développant des douleurs rachidiennes et une tuméfaction sous-cutanée dorsale moyenne).
IRM en coupes sagittales a) T1, b) T2 et c) T1 après injection : larges collections à paroi épaisse, à centre avasculaire au segment thoracique inférieur, s'étendant à distance du rachis dans les tissus mous postérieurs (flèches en a, b, c). d) TDM, reconstruction sagittale oblique : moins bonne visualisation des collections (flèches en d), mais excellente définition de la perte osseuse (perte pratiquement complète des structures entre le plateau supérieur de T10 et le plateau inférieur de T12) ; noter la fusion T8–T10 consécutive au traumatisme ancien du patient, à l'origine de sa paraplégie. e) Examen TDM réalisé après prise en charge chirurgicale (drainage des collections, interposition d'un fragment d'allogreffe (tête de flèche) et stabilisation par instrumentation métallique extensive. Absence de tout élément septique lors des examens microbiologiques réalisés extensivement sur les collections drainées.

L'histoire clinique et la corrélation à la biologie, aux radiographies et à la TDM (centrées ou par exemple sacro-iliaques en cas de suspicion d'atteinte rhumatismale) sont essentielles (voir figures 8.21 et 8.22).

L'atteinte infectieuse somatique, prédominante ou exclusive, peut ressembler à une atteinte tumorale :
- les lésions multifocales évoquent les diagnostics de métastases, de myélome ou de lymphome ;
- l'atteinte d'une à deux vertèbres et éventuellement d'un disque peut évoquer certaines tumeurs osseuses primitives et en particulier le chordome ;
- les atteintes somatiques, notamment tuberculeuses sans lésion discale, sont difficiles à distinguer en IRM de métastases et autres sarcomes, d'autant que la radiographie révèle aussi souvent une condensation ou une lyse suspecte et que la preuve bactériologique de l'infection bacillaire ou autre est parfois difficile à obtenir. L'examen histologique et la régression des lésions sous traitement spécifique permettent alors d'affirmer le diagnostic.

Arthrite zygapophysaire

Rare, l'arthrite zygapophysaire peut être due à des germes pyogènes, à la tuberculose, mais également à des mycoses. Son diagnostic est difficile, d'autant que les clichés standard sont souvent normaux. La scintigraphie et la TDM participent au diagnostic. L'IRM est essentielle. On observe :
- une raréfaction osseuse régionale ;
- des érosions marginales ;
- des signes d'inflammation de l'os spongieux en IRM (hyposignal en pondération T1,

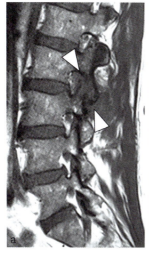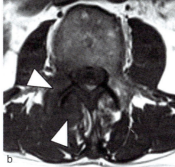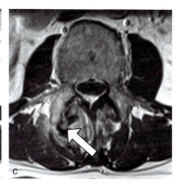

Figure 8.24. Arthrite zygapophysaire.
IRM, coupes a) sagittales T1, et transversales T1 b) avant et c) après injection IV de gadolinium : infiltration de l'environnement de l'interligne zygapohysaire L2–L3 droit (têtes de flèche) touchant l'os et les tissus mous, notamment musculaires ; présence d'une collection au sein de l'articulation (flèche en c) (la ponction de l'interligne articulaire a permis l'identification d'un *Staphylococcus aureus*).

hypersignal en pondération T2 et rehaussement après injection, surtout si ces deux dernières séquences utilisent l'artifice de suppression de la graisse) ;
- une collection épidurale ou paravertébrale, parfois en bissac (sans rehaussement de signal après injection IV de gadolinium), centrée sur l'espace articulaire, entourée d'une coque inflammatoire (rehaussée après injection) (figure 8.24) ;
- des signes inflammatoires de voisinage, au sein des muscles paraspinaux (figure 8.24).

Abcès épidural primitif [6, 19]

Épidémiologie et anatomopathologie

Dans 80 % des cas, l'infection épidurale est secondaire à l'extension d'une infection rachidienne. L'infection épidurale primitive par diffusion hématogène des germes ou plus rarement par contamination iatrogène représente 20 % des cas d'infection épidurale. Dans les deux cas, on reconnaît deux stades évolutifs extrêmes : le stade de phlegmon avec un tissu inflammatoire et le stade d'abcès ou collection purulente entouré(e) d'une coque inflammatoire et granulomateuse.

Clinique

L'âge moyen de survenue est de 60 ans avec une très nette prédominance masculine. L'infection est le plus souvent due à la diffusion hématogène de *Staphylococcus aureus* à partir d'un foyer urinaire, pulmonaire ou cutané, mais les injections et les gestes chirurgicaux sont de plus en plus souvent responsables. La clinique est parfois évocatrice avec des douleurs rachidiennes dans un contexte fébrile et l'apparition de déficits neurologiques. Elle est en fait aspécifique et le diagnostic très souvent retardé. Les facteurs prédisposants sont le diabète, la drogue et le déficit immunitaire, une intervention chirurgicale ou un traumatisme. La VS et le taux de CRP sont très souvent élevés et l'hyperleucocytose fréquente. Le pronostic est lié au stade évolutif et à la gravité de la symptomatologie [12]. Sans traitement en

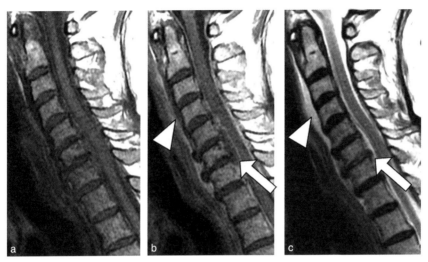

Figure 8.25. Abcès épidural cervical.
IRM, coupes sagittales T1 a) avant et b) après injection IV de gadolinium, et c) T2 : effacement des espaces sous-arachnoïdiens prémédullaires en T1 (a). Rehaussement du signal méningé limitant la collection épidurale antérieure de signal non rehaussé (flèche en b) et en hypersignal T2 (flèche en c). Infiltration/collection prévertébrale de signal identique à l'abcès épidural (têtes de flèche en b et c) ; anomalies mineures du signal des disque C5–C6 et C6–C7.

urgence, les séquelles neurologiques sont sévères et la mortalité est encore importante en raison du retard diagnostique et thérapeutique.

Imagerie (figures 8.25 à 8.28)

La myélographie et la myélo-TDM sont proscrites car une ponction lombaire peut entraîner une contamination des espaces sous-arachnoïdiens. La TDM est en difficulté pour ce diagnostic. Par ailleurs, la mise en évidence de bulles gazeuses dans l'abcès est exceptionnelle.

L'IRM doit être réalisée en urgence à partir de la simple évocation diagnostique. Elle permet un diagnostic positif et un bilan d'extension des lésions dans 95 à 100 % des cas. Elle montre une masse épidurale :
- de localisation le plus souvent cervicale inférieure ou thoracique en cas d'abcès primitif. La lésion peut s'étendre à l'ensemble du canal ;
- de topographie autant antérieure que postérieure, parfois circulaire ou spiralée autour du sac dural ;
- dont l'étendue en hauteur est parfois très extensive, et d'autant plus quand sa localisation est postérieure ;

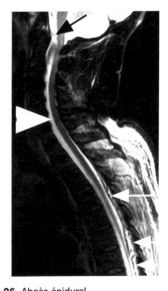

Figure 8.26. Abcès épidural.
IRM, coupe sagittale du rachis cervicothoracique en pondération T2 avec suppression du signal de la graisse. Collection cervicale prémédullaire (tête de flèche) détectée grâce au refoulement de la dure-mère insérée au foramen magnum (flèche noire). Collection thoracique postérieure (flèches blanches), cloisonnée, refoulant dure-mère et LCS.

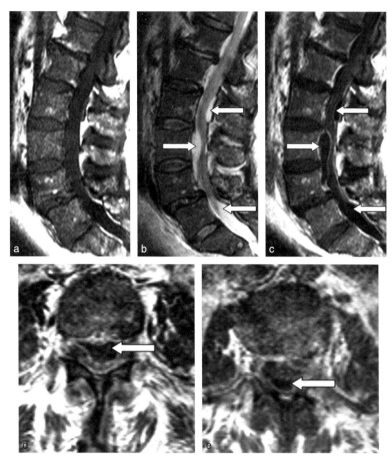

Figure 8.27. Abcès épidural primitif (rachialgies intenses et fièvre).
IRM en coupes sagittales a) T1, b) T2 et c) T1 après injection : la séquence pondérée en T1 ne montre aucune anomalie, notamment pas de signe de spondylodiscite ; en T2, disposition inhabituellement « sinueuse » des racines de la queue de cheval, faisant suspecter d'éventuelles collections cloisonnées (flèches). La séquence T1 après injection confirme l'existence de collections distinctes du sac dural, de topographie tantôt antérieure, tantôt postérieure (flèches en c). d, e) Coupes transversales T1 après injection : collections tantôt antérieure (flèche en d), tantôt postérieure (flèche en e), laminant le sac dural.

- de signal faible, intermédiaire voire élevé (selon la richesse en protéines), en pondération T1, mais toujours inférieur au signal de la graisse épidurale normale qui est amputée (signe majeur) ;
- de signal élevé en pondération T2 ;
- dont l'injection IV de gadolinium permet de distinguer les deux stades anatomopathologiques. Au stade de cellulite ou de phlegmon (de meilleur pronostic), le rehaussement est global et plutôt homogène. Au stade d'abcès (de moins bon pronostic), une coque épaisse se rehausse après injection et cerne la collection.

Un rehaussement linéaire de la dure-mère peut être mis en évidence ;
- avec éventuelle dilatation des veines épidurales sus- et sous-jacentes au processus infectieux ;
- avec signes de souffrance médullaire (hypersignal en pondération T2) en cas de compression de la moelle par le phlegmon ou l'abcès.

Traitement et imagerie

L'IRM participe à la décision thérapeutique. En l'absence de signes neurologiques déficitaires,

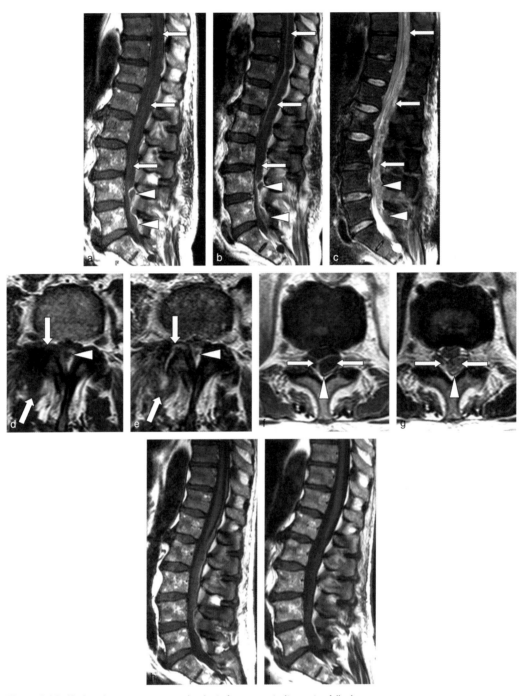

Figure 8.28. Abcès mixte extra- et sous-dural, et réponse au traitement médical.
IRM en coupes sagittales a) T1, b) T1 après injection, c) T2 : collection postérieure extensive (flèches), avasculaire à paroi fine et en hyposignal relatif en T2, s'étendant de la charnière lombosacrée en direction craniale jusqu'au segment thoracique moyen (non illustré), refoulant la moelle épinière et les racines vers l'avant ; atteinte de la graisse épidurale postérieure en L5–S1 et surtout L4–L5 (têtes de flèche), par une petite collection délimitée par un liseré de rehaussement. Coupes transversales à hauteur de L4–L5, en d) T1 après injection et e) T2 : arthrite zygapophysaire L4–L5 droite, à l'origine probable de l'abcès, avec tuméfaction et épaississement synovial (flèches en d et e) et petite collection épidurale postérieure (têtes de flèches en d et e). Coupes transversales à la charnière thoracolombaire, en f) T1 après injection et g) T2 : topographie à cet endroit franchement sous-durale de la collection (flèches en f et g), bilobée, limitée en arrière par la dure-mère (têtes de flèche en f et g) et respectant la graisse épidurale postérieure. Suivi IRM T1 h) à 1 mois et i) à 2 mois, sous antibiothérapie parentérale : régression partielle (h) puis complète (i) de l'abcès postérieur. L'hyposignal T2 de la collection sous-durale (c et g) suggère une participation hémorragique massive (hématome) à l'atteinte sous-durale.

la mise en évidence d'un phlegmon sans abcès constitué indique une simple antibiothérapie, tandis que la mise en évidence d'un abcès constitué implique souvent son drainage. Mais tout signe neurologique implique un geste chirurgical de drainage ou de décompression. L'IRM permet également le suivi des patients sous thérapeutique médicale. Les signes de compression et le volume du phlegmon régressent en moins d'une semaine. Mais le rehaussement épidural ou osseux après injection de gadolinium peut persister pendant plusieurs mois en dépit d'une guérison clinique et biologique [1].

Recommandations techniques

La totalité du canal rachidien doit être explorée en coupes sagittales, en pondération T1 et en pondération T2. L'injection de gadolinium est obligatoire, en pondération T1, éventuellement avec suppression du signal de la graisse ; elle peut révéler des anomalies méconnues sur les coupes en contraste spontané (voir figure 8.27).

Abcès sous-dural

Épidémiologie et clinique

Il est beaucoup plus rare que l'abcès sous-dural intracrânien car l'espace épidural large jouerait le rôle d'un filtre [22]. C'est le plus souvent une constatation opératoire, associée à un abcès épidural et suspectée en raison de l'aspect tendu de la dure-mère, sans pulsations du LCS. Il peut également être associé à des lésions sous-arachnoïdiennes et à une méningite. Il peut encore être associé à un abcès sous-dural intracrânien. Le germe responsable est *Staphylococcus aureus* dans plus de 50 % des cas. L'abcès peut être primitif par diffusion hématogène d'un germe ou secondaire à une ponction lombaire, à une injection péridurale ou bien à un geste chirurgical. Son expression clinique est aspécifique, touchant souvent des patients de 50 à 70 ans, avec fièvre, radiculalgie, déficit moteur et sensitif et troubles sphinctériens. Aucun terrain prédisposant n'est retrouvé dans

3 cas sur 4. Le traitement est en principe le drainage chirurgical en urgence ; l'alternative, conditionnée à l'absence de signe neurologique, est une prise en charge médicale, moyennant un suivi très prudent, clinique et surtout en IRM (figure 8.28).

Imagerie

La TDM et l'IRM détectent une masse intracanalaire :
- de forme lenticulaire ou en croissant ;
- respectant la graisse épidurale ;
- comportant d'exceptionnelles bulles gazeuses ;
- souvent étendue sur la hauteur de plusieurs vertèbres ;
- se moulant en dehors sur la dure-mère épaissie qui se rehausse après injection de gadolinium (le rehaussement serait plus fréquemment absent ou moindre en cas d'abcès épidural).

Références

[1] Akalan N, Ozgen T. Infection as a cause of spinal cord compression: a review of 36 epidural abcesses. Act Neurochir 2000;142:17–23.

[2] Almeida A. Tuberculosis of the spine and spinal cord. Eur J Radiol 2005;55:193–201.

[3] Bozgeyik Z, Ozdemir H, Demirdag K, et al. Clinical and MRI findings of brucellar spondylodiscitis. Eur J Radiol 2008;67:153–8.

[4] Butler JS, Shelly MJ, Timlin M, et al. Nontuberculous pyogenic spinal infection in adults: a 12-year experience from a tertiary referral center. Spine 2006;31:2695–700.

[5] Cherasse A, Martin D, Tavernier C, Maillefert JF. Are blood cultures performed after disco-vertebral biopsy useful in patients with pyogenic infective spondylitis ? Rheumatology (Oxford) 2003;42:913.

[6] Darouiche RO. Spinal Epidural Abscess. N Engl J Med 2006;355:2012–20.

[7] Diehn FE. Imaging of spine infection. Radiol Clin North Am 2012;50:777–98.

[8] Eguchi Y, Ohtori S, Yamashita M, et al. Diffusion magnetic resonance imaging to differentiate degenerative from infectious endplate abnormalities in the lumbar spine. Spine 2011;36:E198–202.

[9] Fernandez M, Carrol CL, Baker CJ. Discitis and vertebral osteomyelitis in children: an 18-year review. Pediatrics 2000;105:1299–304.

[10] Fouquet B, Goupille P, Gobert F, et al. Infectious discitis diagnostic contribution of laboratory tests

and percutaneous discovertebral biopsy. Rev Rhum Engl Ed 1996;63:24–9.

[11] Fuster D, Tomás X, Mayoral M, et al. Prospective comparison of whole-body (18)F-FDG PET/CT and MRI of the spine in the diagnosis of haematogenous spondylodiscitis. Eur J Nucl Med Mol Imaging 2015;42:264–71.

[12] Hadjipavlou AG, Mader JT, Necessary JT, Mufoletto AJ. Hematogenous pyogenic spinal infections and their surgical managment. Spine 2000;1:1668–79.

[13] Karantanas AH, Paterakis K, Karavelis A. Intervertebral disk hydatid cysts: MR imaging findings. AJR Am J Roentgenol 2003;180:1739–40.

[14] Kwon JW, Hong SH, Choi SH, et al. MRI findings of Aspergillus spondylitis. AJR Am J Roentgenol 2011;197. W919-23.

[15] Lecouvet FE, Irenge L, Vandercam, et al. The etiologic diagnosis of infectious discitis is improved by amplification-based DNA analysis. Arthritis Rheum 2004;50:2985–94.

[16] Moritani T, Kim J, Capizzano AA, et al. Pyogenic and non-pyogenic spinal infections: emphasis on diffusion-weighted imaging for the detection of abscesses and pus collections. Br J Radiol 2014;87:20140011.

[17] Mylona E, Samarkos M, Kakalou E, et al. Pyogenic vertebral osteomyelitis: a systematic review of clinical characteristics. Semin Arthritis Rheum 2009;39(1):10–7.

[18] Patel KB, Poplawski MM, Pawha PS, et al. Diffusion-weighted MRI "claw sign" improves differentiation of infectious from degenerative modic type 1 signal changes of the spine. AJNR Am J Neuroradiol 2014;35:1647–52.

[19] Rigamonti D, Liem L, Sampath P, et al. Spinal epidural abscess: contemporary trends in etiology, evaluation and management. Surg Neurol 1999;52:189–96.

[20] Sehn JK, Gilula LA. Percutaneous needle biopsy in diagnosis and identification of causative organisms in cases of suspected vertebral osteomyelitis. Eur J Radiol 2012;81:940–6.

[21] Van Goethem JW, Parizel PM, van den Hauwe L, et al. The value of MRI in the diagnosis of postoperative spondylodiscitis. Neuroradiology 2000;42:580–5.

[22] Vural M, Arslantas A, Adapinar B, et al. Spinal subdural Staphylococcus aureus abscess: case report and review of the literature. Acta Neurol Scand 2005;112:343–6.

[23] Wagner SC, Schweitzer ME, Morrison WB, et al. Can imaging findings help differentiate spinal neuropathic arthropathy from disk space infection? Initial experience. Radiology 2000;214:693–9.

Chapitre 9

Méningites, arachnoïdites, myélopathies, myélites et neuropathies hypertrophiques

D. Hernalsteen, G. Cosnard, J.-L. Sarrazin, T. Duprez, J.-L. Dietemann, M. Koob, M.I. Vargas

Définitions

Les termes de méningite ou d'arachnoïdite expriment l'inflammation de la méninge rachidienne, surtout arachnoïde et leptoméninge, le plus souvent due à un germe pyogène, plus rarement d'origine granulomateuse (en particulier tuberculeuse), mycosique, parasitaire ou virale. L'arachnoïdite séquellaire est la conséquence d'une agression méningée (infectieuse, traumatique, hémorragique, chimique, etc.) et peut secondairement évoluer pour son propre compte, en créant notamment des adhérences radiculaires au niveau de la queue de cheval et des cloisonnements de l'espace sous-arachnoïdien périmédullaire avec formation de kystes leptoméningés (à différencier des kystes arachnoïdiens « congénitaux »).

La myélopathie traduit un dysfonctionnement médullaire lié soit à une lésion intramédullaire, soit à une lésion compressive extramédullaire (lésion expansive intradurale extramédullaire ou extradurale). Le terme est plutôt dédié aux atteintes non inflammatoires de la moelle épinière, c'est-à-dire aux lésions dégénératives, arthrosiques (chapitre 6), traumatiques (chapitre 7), toxiques métaboliques, postradiques, ou ischémiques artérielles ou veineuses. En fonction de l'évolution, le terme de myélopathie aiguë, de myélopathie chronique ou de myélopathie évolutive est utilisé pour définir notamment le degré d'urgence pour le recours à l'imagerie. L'atteinte médullaire peut être complète ou partielle, en réalisant alors un syndrome de Brown-Séquard (atteinte latéromédullaire), un syndrome médullaire central ou encore un syndrome médullaire postérieur. L'atteinte complète peut résulter d'un traumatisme, d'une ischémie, d'une myélite transverse ou d'une lésion expansive. Le syndrome de Brown-Séquard peut résulter d'une lésion traumatique, tumorale ou dégénérative avec compression latérale de la moelle épinière ou encore d'une pathologie inflammatoire latéralisée (sclérose en plaques). L'atteinte médullaire centrale peut être de nature post-traumatique liée à un traumatisme en hyperextension, à une sténose canalaire liée à une cervicarthrose, à une syringomyélie, à une tumeur centromédullaire (épendymome) ou encore à une fistule durale. L'atteinte médullaire antérieure peut être la conséquence d'une compression antérieure de nature traumatique, discale ou ostéophytique, mais aussi d'une atteinte vasculaire par compression ou occlusion de l'artère spinale antérieure ou d'une artère radiculomédullaire.

Une myélite se définit comme une atteinte inflammatoire ou infectieuse, primitive ou secondaire, de la moelle épinière. Une prise de contraste au sein de la moelle épinière est insuffisante pour attribuer le terme de myélite à une lésion médullaire ; en effet, diverses lésions tumorales et vasculaires se rehaussent, d'où la nécessité de confirmer la myélite par la mise en évidence d'anomalies du liquide cérébrospinal (LCS, pléiocytose notamment). La sclérose en

Imagerie de la colonne vertébrale et de la moelle épinière
© 2017 Elsevier Masson SAS. Tous droits réservés.

plaques (SEP) et la neuromyélite optique de Devic (NMO) en sont les étiologies les plus fréquentes chez l'adulte. Mais c'est également le cas d'affections plus rares : encéphalomyélite aiguë disséminée (*acute disseminated encephalomyelitis* [ADEM]), granulomatoses (neurosarcoïdose et tuberculose), des lésions de la moelle secondaires à une maladie auto-immune (lupus, maladie de Behçet, Gougerot-Sjögren, etc.) et de toutes les myélites infectieuses virales, bactériennes, mycosiques et parasitaires. L'abcès médullaire est la forme de myélite infectieuse la plus évoluée.

Une radiculomyélite définit l'atteinte simultanée de la moelle et des racines.

Une plexopathie est une affection lésant une ou plusieurs racines des plexus cervical, brachial ou lombosacré.

Méningites et arachnoïdites

Méningites non tuberculeuses

Les méningites non tuberculeuses et en particulier à pyogènes sont pour la plupart dues à l'extension d'une méningite cérébrale ou à une contamination iatrogène des espaces sous-arachnoïdiens. L'imagerie a peu de place diagnostique ; la ponction lombaire (PL) suffit en général au diagnostic.

Imagerie

Chez le nourrisson, l'échographie permet un bilan des lésions associées encéphaliques et ventriculaires et des complications vasculaires. En échographie, les méninges pathologiques apparaissent anormalement épaisses, hyperéchogènes et hypervascularisées.

En IRM, en pondération T1, l'hyperprotéinorachie peut être responsable d'une perte de contraste entre la moelle et les racines, d'une part, et le LCS, d'autre part.

Après injection IV de gadolinium, l'inflammation méningée peut se traduire par un rehaussement régulier de la pachyméninge épaissie, le plus souvent en continuité avec un épaississement et une hyperémie de la dure-mère intracrânienne ou par un fin rehaussement linéaire de la pie-mère ou des racines. Ce rehaussement leptoméningé doit

être distingué du rehaussement normal des vaisseaux périmédullaires et des veines radiculaires. Il faut signaler par ailleurs qu'un rehaussement, sans signification pathologique, peut être constaté dans les suites d'une ponction lombaire à visée diagnostique. Il n'a pas été mis en évidence de corrélation entre les différents aspects de méningite et la sévérité clinique de la méningite ou le germe responsable, à l'inverse de la méningite cérébrale, où l'importance de l'inflammation, de l'épaississement et du rehaussement méningé est corrélée à la sévérité de la méningite. En revanche, le rehaussement diffus du LCS des espaces sous-arachnoïdiens rachidiens est plus fréquemment constaté en cas d'inflammation sévère, surtout quand l'imagerie est réalisée tardivement après l'injection IV de gadolinium [22]. Les méningites tuberculeuses et les méningites à pneumocoques induisent des réactions inflammatoires et des rehaussements particulièrement marqués.

Diagnostic différentiel

Un rehaussement nodulaire des méninges doit faire évoquer le diagnostic de tumeurs nerveuses, de tuberculose, de métastases leptoméningées, de lymphome, ou de sarcoïdose. Un épaississement et un rehaussement diffus de la pachyméninge peuvent faire évoquer un syndrome d'hypotension intracrânienne (chapitre 7).

Pachyméningite hypertrophique (figure 9.1)

La pachyméningite hypertrophique idiopathique est une affection chronique de la dure-mère, d'installation progressive, extrêmement rare, qui touche le plus souvent la pachyméninge intracrânienne. La compression médullaire est possible, tout comme les lésions secondaires de type ischémique en particulier. Son diagnostic requiert la mise en évidence histopathologique de lésions inflammatoires aspécifiques et l'élimination de toute lésion causale infectieuse, auto-immune ou néoplasique.

Imagerie

La localisation des lésions est surtout cervicale et thoracique. L'épaississement dure-mérien,

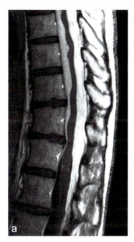
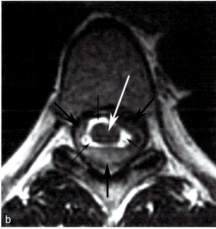

Figure 9.1. Pachyméningite idiopathique.
IRM en a) coupe sagittale pondérée en T1 après injection de gadolinium et en b) axiale pondérée en T2. Épaississement pachyméningé circonférentiel engainant et comprimant la moelle épinière avec un rehaussement intense après injection de gadolinium (a). L'épaississement circonférentiel est irrégulier (flèches noires épaisses en b). Les espaces sous-arachnoïdiens (fines flèches noires en b) entourent la moelle épinière qui n'est pas comprimée à ce niveau de coupe (flèche blanche en b).

souvent étendu sur une hauteur de plusieurs vertèbres, est variable, en « festons ». Il apparaît homogène et se rehausse intensément après injection de gadolinium.

Traitement

D'étiologie inconnue, le traitement est la corticothérapie, mais le plus souvent d'effet temporaire. La régression des images n'est souvent que partielle et les rechutes fréquentes.

Arachnoïdite septique iatrogène

L'arachnoïdite septique iatrogène (figures 9.2 à 9.4) est une inflammation méningée, localisée dans la région d'un geste interventionnel septique (ponctions, abord chirurgical), le plus souvent due à un staphylocoque, parfois d'origine mycotique. Elle se traduit par des rachialgies, des polyradiculalgies mal systématisées, avec ou sans syndrome inflammatoire.

Imagerie

En IRM, en pondération T1, l'hyperprotéinorachie est responsable de la perte locale de contraste entre la moelle, les racines et le LCS.

En pondération T1 et T2, les racines sont de distribution dysharmonieuse, accolées entre elles ou à la paroi du sac dural, jusqu'à former des images de pseudotumeurs intradurales.

Après injection IV de gadolinium, le rehaussement des racines épaissies est habituel, en plaque, nodulaire ou global, étendu parfois aux espaces sous-arachnoïdiens.

Les lésions peuvent s'étendre à distance du site d'infection.

Arachnoïdite tuberculeuse [24] (figure 9.5)

Le contraste est net entre la fréquence des infections osseuses tuberculeuses avec ou sans extension épidurale et la rareté des affections du système nerveux central (SNC) et, plus encore, des lésions myéloméningées (5 % des atteintes du SNC), même si leur incidence augmente dans la population immunodéprimée. L'infection est primitive ou secondaire à une méningite cérébrale (75 %) ou à une tuberculose vertébrale (8 %). C'est une affection du sujet jeune qui apparaît soit à la phase aiguë de l'affection, soit des années plus tard, parfois après plus de 15 ans. Le diagnostic est porté sur un faisceau d'arguments :

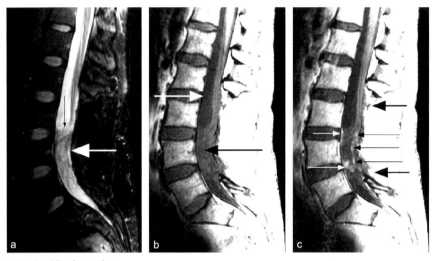

Figure 9.2. Arachnoïdite à pyogène.
IRM, coupes sagittales a) pondérée en T2 avec suppression du signal de la graisse, pondérées en T1 b) avant et c) après injection IV de gadolinium. Témoignage de laminectomie en L3 et L4 (flèches noires épaisses en c). Les racines intrathécales (fine flèche noire en a) forment un magma dans lequel racines et LCS sont de même signal (flèche blanche en a et noire en b). Le LCS normal est visible en regard de L2 et L3 (flèche blanche en b). Rehaussement nodulaire et en plaques des racines intradurales (fines flèches noires en c) et de la dure-mère (fines flèches blanches en c).

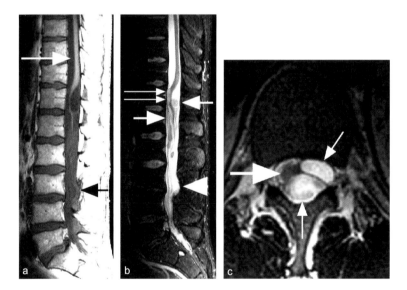

Figure 9.3. Arachnoïdite mycotique.
IRM, coupes sagittales pondérées a) en T1 et b) en T2, c) coupe axiale pondérée en T2. Témoignage de laminectomie en L3–L4 (flèche noire en a et tête de flèche blanche en b). Perte de contraste entre racines et LCS, mais contraste préservé entre moelle et LCS (flèche blanche en a). Adhérence de la moelle au sac dural en regard de T12 et signal anormal de la moelle (fines flèches blanches en b). Turbulences du LCS (flèche blanche en b). Sur la coupe axiale, la moelle est laminée, refoulée en avant et à droite (flèche épaisse en c) par deux kystes arachnoïdiens sous tension (fines flèches en c).

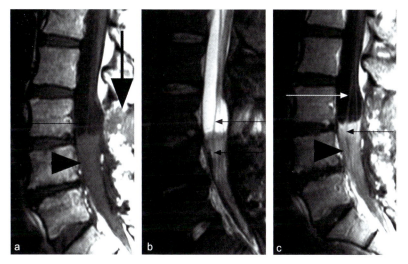

Figure 9.4. Arachnoïdite postopératoire à staphylocoque.
IRM, coupes sagittales a) en pondération T1, b) T2 et c) T1 après injection IV de gadolinium. Traces de laminectomie en L3 (flèche noire épaisse en a). Processus occupant le cul-de-sac dural, déclive, à limite supérieure nette avec le LCS (tête de flèche en a). Les racines sont visibles au-dessus (fine flèche noire en a). En pondération T2, le trajet des racines est visible au sein de l'amas fibrineux (flèches noires en b). Cet amas se rehausse globalement après injection (tête de flèche en c). La racine est vue en contact négatif en bas (flèche noire en c) et positif en haut (flèche blanche en c).

antécédents de tuberculose méningée cérébrale ; arguments cliniques – douleur rachidienne, déficit neurologique, radiculalgies avec paraparésies ou paraplégie – ; analyse du LCS, bien que le bacille soit rarement identifié ; et arguments d'imagerie rachidienne ou d'imagerie des lésions associées intracrâniennes (pachyméningite, leptoméningite, microtuberculomes disséminés, abcès, lésions ischémiques) ou viscérales.

Imagerie

Les lésions sont très extensives dans la plupart des cas, prédominant en thoracique, avec les signes généraux d'arachnoïdite : perte de contraste entre LCS, moelle épinière et racines, adhérences radiculaires, lésions nodulaires dans les espaces sous-arachnoïdiens, cloisonnements de ces espaces.

En IRM, l'injection IV de gadolinium permet de différencier les lésions actives qui présentent des rehaussements méningés, radiculaires, périmédullaires ou même intramédullaires des lésions séquellaires sans rehaussement. Ces rehaussements sont linéaires, en plaques ou nodulaires

De rares cas de tuberculome intradural extramédullaire sont rapportés dans la littérature [2], surtout en thoracique, fréquemment calcifiés, prenant soit l'aspect, dans 2 cas sur 3, d'une lésion unique arrondie ou ovale, de 2 à 3 cm, bien limitée, avec ou sans arachnoïdite, insérée sur la dure-mère, distincte de la moelle et d'ailleurs clivable chirurgicalement, soit l'aspect de lésions diffuses, granulomateuses, avasculaires, fortement insérées sur la moelle sans exérèse chirurgicale complète possible.

D'exceptionnels tuberculomes intramédullaires se présentent comme des tumeurs (1 % des séries chirurgicales de tumeurs médullaires), sous forme de masse bien limitée (clivable), de signal égal ou inférieur à celui de la moelle épinière en T1, de signal très variable en pondération T2, avec un rehaussement nodulaire ou annulaire après injection IV de gadolinium.

Des lésions médullaires secondaires peuvent être associées aux lésions méningées : ischémiques ou compressives avec un hypersignal de la moelle épinière en pondération T2, et cavités intramédullaires.

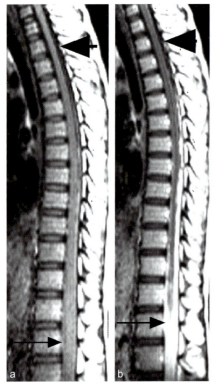

Figure 9.5. Arachnoïdite tuberculeuse.
IRM, coupes sagittales T1 a) avant et b) après injection IV de gadolinium. Le contraste entre moelle et espaces sous-arachnoïdiens respectés est visible en haut (tête de flèche en a et b). Il a disparu en bas, où les espaces se rehaussent après injection (flèche noire en a et b).

Diagnostic différentiel

Celui-ci comprend : brucellose, neurosarcoïdose, tumeurs intra- et extramédullaires.

Arachnoïdite séquellaire (figure 9.6)

Une arachnoïdite peut être la séquelle d'une infection méningée, d'un traumatisme, d'un geste chirurgical, d'une hémorragie méningée, d'une injection intrathécale, intradurale ou épidurale, notamment de corticoïdes, de lésions dégénératives, et évoluer ensuite pour son propre compte. Cette arachnoïdite séquellaire est caractérisée par l'exsudat fibrineux déposé sur la leptoméninge, l'adhérence des racines entre elles ou à la paroi du sac dural, par le développement de brides et par une

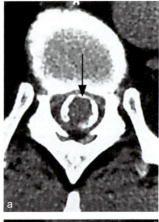

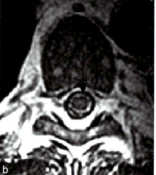

Figure 9.6. Arachnoïdite séquellaire.
Coupes axiales a) en TDM et b) IRM en pondération T2. En thoracique inférieur, une calcification méningée cerclant la moelle épinière est mise en évidence en TDM (flèche en a). En IRM, la composante calcique de l'arachnoïdite est totalement ignorée (flèche en b).

rétraction de ce sac dural. Elle peut se manifester par des rachialgies et des radiculalgies. Les complications sont l'apparition de kystes leptoméningés (à différencier des kystes arachnoïdiens constitutionnels) et de cavités intramédullaires multiples induites par l'altération de la circulation du LCS périmédullaire, notamment à l'étage thoracique.

Imagerie

En myélographie, les gaines radiculaires ne s'opacifient pas, le sac dural apparaît irrégulier, festonné, sténosé focalement, voire amputé et contenant des racines épaisses ou des pseudo-tumeurs. L'accolement des racines de la queue de cheval au niveau des parois du sac dural donne

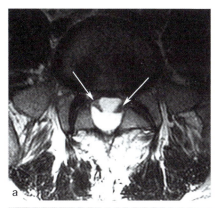

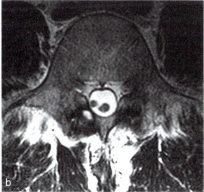

Figure 9.7. Arachnoïdite postopératoire.
IRM, en a) et b) coupes axiales pondérées en T2.
Adhérences radiculaires au sac dural (flèches blanches en a) et entre elles (b) au sein d'un sac dural par ailleurs d'aspect « vide ».

un aspect dense et homogène de la colonne de produit de contraste intradurale avec disparition du dessin des racines.

En myélo-TDM et en IRM, on reconnaît :
- les déformations du sac dural ;
- la distribution dysharmonieuse des racines, jusqu'à donner l'aspect de « sac dural vide » lors de l'accolement de toutes les racines à la paroi du sac dural (figure 9.7) ;
- l'épaississement des racines et leur accolement en amas d'aspect pseudotumoral, leur éventuel rehaussement après injection de gadolinium en IRM, au moins dans les mois qui suivent son installation ;
- les kystes arachnoïdiens et les éventuelles cavités intramédullaires (voir figure 5.47) ;
- les calcifications détectées en TDM.

Myélites et radiculomyélites

C'est une pathologie inflammatoire ou infectieuse, primitive ou secondaire de la moelle ou des racines.

Chez l'enfant, les myélites post-infectieuses sont les plus fréquentes.

Chez l'adulte immunocompétent, les myélites les plus fréquentes sont de loin les affections démyélinisantes et en particulier la sclérose en plaques et la neuromyélite optique de Devic et, plus rarement, une maladie de Lyme, ou une neurosarcoïdose, tandis que les myélites virales sont exceptionnelles.

Chez l'adulte immunodéprimé, les affections virales sont au contraire fréquentes : cytomégalovirus (CMV), herpès simplex ou virus varicelle-zona (VZV), VIH ainsi que les affections bactériennes, en particulier la tuberculose, mais les myélites parasitaires (toxoplasmose, nocardiose) sont très rares.

Rôle de l'imagerie

En dehors du cadre d'une affection connue, les objectifs de l'imagerie sont :
- d'éliminer un processus tumoral qui pourrait bénéficier d'un geste chirurgical d'exérèse ou de décompression ;
- de mettre en évidence d'éventuelles lésions médullaires ou radiculaires en appréciant le degré de cohérence entre signes cliniques et imagerie, en sachant qu'il peut exister une discordance radioclinique avec des anomalies IRM retardées par rapport au début de la clinique, nécessitant la répétition de l'IRM, notamment en cas d'aggravation des symptômes et lorsque des anomalies de type inflammatoire sont identifiées au niveau du LCS ;
- de proposer une gamme diagnostique la plus réduite possible, en s'aidant en particulier des résultats de l'imagerie encéphalique, d'un contexte pathologique ou épidémiologique (immunosuppression, antécédents tuberculeux, voyage en zone endémique parasitaire, vaccination récente) et des résultats des examens biologiques du sang et du LCS ;

Tableau 9.1. Orientation diagnostique du diagnostic de myélite en fonction de signes cliniques ou biologiques, de la topographie intramédullaire de la lésion et de son niveau. En gras, les lésions avec rehaussement après injection IV de gadolinium.

	CLINIQUE	Clinique discrète	début brutal	subaigu monophasé	poussées	éosinophile	Malnutrition	HIV+	RTH	
IMAGERIE										CERVICO
Postérolatéral unilatéral				**Herpès Zona**	SEP			VIH *Encéphale*		
Postérolatéral bilatéral						toxocarose	Carence Vit B12 ou cuivre	Vacuolaire		
Symétrique										
Cordons postérieurs					SEP					THORACIQUE
Plusieurs cm de hauteur				**ADEM** encéphale	Devic					
Postérolatéral, unilatéral, focal					SEP					
Ovale en sagittal, h < 2 vertèbres										
Triangulaire en axial										
Atrophie					LED SEP			vacuolaire		
Lésions vertébrales			Ischémie						Post radique	CÔNE
Substance grise Territoire artériel, effilé										racines
Lésions étendues		Sarcoïdose nodules *Encéphale++*		paranéo						
Rehaussement piemère							Bilharziose	CMV		
Radiculomyélite				Lyme						

En gras : rehaussement après injection de gadolinium

- d'apprécier l'évolution des lésions, en utilisant des agents de contraste et surtout en contrôlant l'aspect des lésions sous thérapeutique spécifique ou non, en sachant donc répéter un examen IRM autant que nécessaire, tout en connaissant l'absence de relation directe entre imagerie et signes cliniques.

Le tableau 9.1 est une tentative d'orientation diagnostique tenant compte d'un contexte clinique ou biologique, de la localisation rachidienne et de la topographie des lésions intramédullaires.

Myélites inflammatoires

Sclérose en plaques

Clinique

La sclérose en plaques est une affection d'origine indéterminée, des populations blanches européennes et américaines du nord, affectant principalement les femmes, âgées de 20 à 50 ans ; l'affection est exceptionnelle chez l'enfant. L'atteinte médullaire est constante au cours de la maladie et parfois révélatrice de l'affection. Les signes cliniques sont un syndrome de Brown-Séquard, une atteinte des cordons postérieurs avec signe de Lhermitte, des syndromes déficitaires avec un mode évolutif selon plusieurs formes, le plus souvent par poussées. L'incohérence radioclinique est fréquente. La maladie de Devic ou neuromyélite optique était jusqu'à présent considérée comme une forme de sclérose en plaques ; elle constitue en fait une entité pathologique particulière [35]. Le diagnostic de sclérose en plaques est fondé sur des arguments cliniques (sujet jeune, évolution par poussées, notion de névrite optique rétrobulbaire, de paresthésies des quatre membres, de syndrome cérébello-pyramidal), électrophysiologiques (perturbations des potentiels évoqués), biologiques (profil oligoclonal à l'électrophorèse du LCS) et d'imagerie.

Anatomopathologie

Les plaques médullaires ont les mêmes caractéristiques et la même évolution que les plaques cérébrales : œdème interstitiel, démyélinisation, infiltration lymphocytaire et rupture de la barrière hématomédullaire à la phase aiguë et gliose cicatricielle avec, rarement, cavitation, dégénérescence wallérienne et atrophie à la phase séquellaire.

Imagerie IRM

Présentation habituelle

Malgré la grande fréquence des plaques médullaires (plus de 80 % des patients) et malgré les signes cliniques, l'imagerie peut être normale ; 10 à 20 % des patients présentent uniquement des lésions médullaires.

L'image d'une « plaque » se présente comme une plage de signal élevé en pondération T2 : en spin écho, en écho de gradient, en séquence FLAIR, en séquence STIR (figure 9.8), alors que dans la majorité des cas, la moelle épinière apparaît normale en pondération T1 (moins de 10 % des plaques sont hypo-intenses en T1).

Les lésions sont cervicales dans 50 % des cas, thoraciques dans 30 % des cas et se localisent au niveau du cône médullaire dans 10 % des cas ; elles sont multiples dans plus d'un cas sur deux.

La plage médullaire de signal anormal s'étend rarement sur plus de deux vertèbres en hauteur et un tableau de myélite transverse aiguë n'est que rarement noté (voir ci-dessous). Dans le plan sagittal, la lésion a le plus souvent une forme ovale.

La topographie intramédullaire est le plus souvent postérieure (40 %), mais aussi latérale (25 %), centrale (20 %) et antérieure (10 %). La surface d'extension de la « plaque », inférieure à une hémimoelle sur une coupe axiale, est un excellent argument en faveur du diagnostic de sclérose en plaques.

La forme triangulaire de la « plaque » dans le plan axial, à sommet épendymaire et à base périphérique, est également un excellent argument diagnostique (infiltration lymphocytaire périveineuse) (figure 9.9).

La « plaque » ne respecte pas les cordons et atteint aussi bien la substance blanche que la substance grise, à l'inverse des lésions encéphaliques principalement situées en substance blanche.

Présentations particulières

Des plaques ont parfois un grand diamètre et une allure pseudotumorale. La moelle peut être tuméfiée au niveau d'une « plaque » (figure 9.10) et rehaussée après injection de gadolinium.

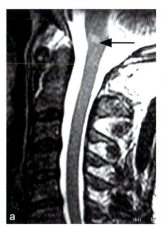
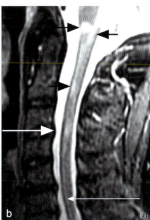
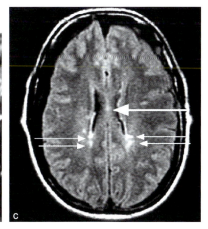

Figure 9.8. Sclérose en plaques.
IRM, coupes sagittales pondérées en T2 a) en FSE et b) STIR. c) Coupe axiale de la tête parallèle au plan CA-CP en séquence FLAIR. Une lésion est évidente en FSE (flèche en a), plusieurs lésions apparaissent en STIR (flèches en b). Petites lésions ovales paraventriculaires (fines flèches en c) et surtout lésion calleuse (grosse flèche en c) très évocatrices du diagnostic.

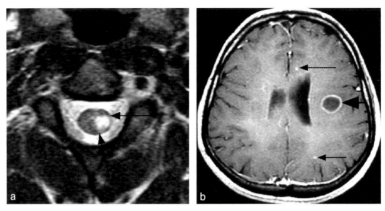

Figure 9.9. Sclérose en plaques.
IRM, coupe axiale cervicale pondérée a) en T2 et b) coupe axiale de la tête parallèle au plan CA-CP en pondération T1 après injection IV de gadolinium. Lésion médullaire relativement caractéristique à sommet triangulaire centromédullaire (flèches en a), lésant substances blanche et grise. Lésions encéphaliques hémisphériques gauches de la substance blanche : punctiformes ou rehaussées en anneau (flèches en b).

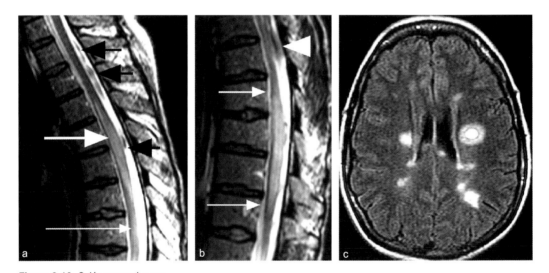

Figure 9.10. Sclérose en plaques.
IRM, coupes sagittales pondérées en T2 thoraciques a) supérieure et b) inférieure. c) Coupe axiale de la tête parallèle au plan CA-CP en séquence FLAIR. Images inhabituelles de tuméfaction médullaire bifocale avec des plages de signal élevé très étendues (flèches blanches en a et b). Noter les images d'artéfacts de flux (flèches noires en a et tête de flèche blanche en b). Images encéphaliques para- et périventriculaires, mais également calleuses très évocatrices du diagnostic (en c).

La plaque est alors suspectée d'être « active ». Ce rehaussement disparaît spontanément ou après corticothérapie.

Certaines lésions séquellaires sont discrètement hémorragiques et de signal discrètement élevé en pondération T1 (figure 9.11). Les dépôts d'hémosidérine apparaissent comme une plage en hyposignal en pondération T2, surtout en écho de gradient pondéré T2* à TE long.

Associée à une névrite optique, sans lésion cérébrale associée (à l'exception de possibles lésions hypothalamiques et du bulbe), la découverte d'une lésion de la moelle étendue sur une hauteur de plus de trois vertèbres avec une localisation centromédullaire et un signal fortement hyperintense en T2 est très évocatrice du diagnostic de neuromyélite optique de Devic (figure 9.12). À l'inverse de la sclérose en plaques, certaines formes sont

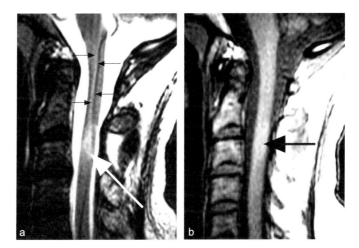

Figure 9.11. Sclérose en plaques.
IRM, coupes sagittales pondérées a) en T2 et b) en T1. Topographie postérieure d'une lésion cervicale de signal élevé en T2 (flèche blanche en a) et moins habituelle, mais classique, de signal élevé en T1 (flèche en b). Noter l'artéfact linéaire, noir et blanc (fines flèches noires en a) qui déborde dans les espaces sous-arachnoïdiens.

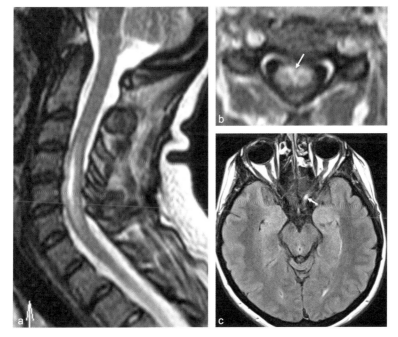

Figure 9.12. Neuromyélite optique de Devic.
L'IRM en coupe sagittale en T2 (a) note un signal hyperintense au sein de la moelle épinière cervicale, étendu sur plus de trois niveaux vertébraux avec un signal fortement hyperintense au niveau de la partie la plus centrale de la lésion. La coupe axiale en T1 après injection de gadolinium (b) démontre une prise de contraste plutôt centromédullaire et antérieure (flèche). L'IRM de l'encéphale en FLAIR (c) identifie un signal hyperintense au sein du nerf optique gauche (flèche).

d'emblée fulminantes. Cette affection est maintenant une entité pathologique qui peut être différenciée de la sclérose en plaques sur des critères cliniques, d'imagerie, sérologiques (NMO-IgG très spécifique) et immunopathologiques (absence de bandes oligoclonales dans le liquide cérébro-spinal [LCS]) afin de faire bénéficier les patients de traitements adéquats [28].

La moelle épinière peut être atrophique, surtout en phase chronique. L'atrophie est souvent segmentaire et la moelle de calibre irrégulier. Elle présente alors très souvent des zones de signal anormal dans les zones sans atrophie (figure 9.13).

Imagerie de l'encéphale

Des lésions médullaires sont associées dans 80 à 90 % des cas à des lésions encéphaliques, mais des lésions cérébrales sont détectées dans seulement 28,5 % des cas de myélite aiguë [36]. Pour rappel, les zones de signal élevé en pondération T2 sont relativement évocatrices quand elles sont de forme ovale dans l'axe des veines médullaires, au contact de la paroi du ventricule latéral (plaques juxtaventriculaires), réalisant en coupe sagittale en T2 ou FLAIR l'aspect typique en « crête de coq » au niveau du toit des ventricules latéraux et surtout calleuse ou péricalleuse, mais aussi au niveau des pédoncules cérébelleux moyens ou encore au niveau de la substance blanche des hémisphères cérébelleux. Le diagnostic de sclérose en plaques est évoqué devant les critères de dissémination spatiale qui nécessitent au moins une lésion dans deux des quatre topographies suivantes : juxtaventriculaire, juxtacorticale, infratentorielle ou encore médullaire [37].

Diagnostic différentiel

Celui-ci concerne d'autres affections inflammatoires et auto-immunes qui peuvent avoir la même présentation clinique et les mêmes images : syndrome de Gougerot-Sjögren, lupus érythémateux disséminé, syndrome des anticorps antiphospholipides, maladie de Behçet, etc.

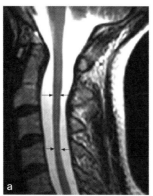
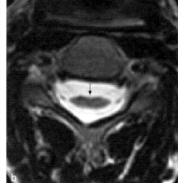
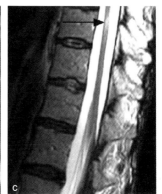
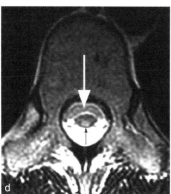

Figure 9.13. Sclérose en plaques.
IRM, a et b) coupes sagittales et axiales cervicales et c et d) thoraciques inférieures pondérées en T2. Atrophie médullaire cervicale (fines flèches noires en a et b) et plage postérieure de signal élevé de la moelle thoracique (fines flèches noires en c et d). Artéfact de flux (flèche blanche en d).

Recommandations techniques

Deux cas se présentent.

La sclérose en plaques est connue et le bilan peut se limiter à la réalisation de séquences pondérées en T2, mais alors dans deux plans (sagittal et axial), afin d'affirmer l'existence de la lésion, d'étudier sa forme, sa topographie et son extension. Il est recommandé d'utiliser une séquence STIR pondérée en T2, beaucoup plus sensible que les séquences de spin écho rapides pour dépister les anomalies de signal de la moelle épinière [15].

Pour l'exploration d'une myélite d'origine inconnue, le bilan doit être exhaustif : de l'ensemble de la moelle épinière en pondération T2, T1 avant et après IV injection de gadolinium, et dans un second temps de l'encéphale en séquence pondérée en T2 et séquence FLAIR ainsi qu'en T1 après injection de gadolinium.

Encéphalomyélite aiguë disséminée (ADEM) [4] (figure 9.14)

Clinique

C'est une affection rare, auto-immune, définie par l'apparition brutale de lésions multiples de démyélinisation de la substance blanche encéphalique et médullaire survenant quelques semaines après une affection virale (oreillons, varicelle, rougeole, rubéole, influenza, virus d'Epstein-Barr, coxsackie B, cytomégalovirus [CMV]), une infection pulmonaire présumée virale ou après une vaccination (hépatite B, rougeole, variole, diphtérie, tétanos, rage, etc.), mais également après des infections à streptocoques, à mycoplasmes ou après une listériose. Cette affection peut survenir à tout âge, mais l'enfant et l'adolescent sont plus fréquemment atteints. À l'inverse de la sclérose en plaques, l'affection a une évolution subaiguë, en général monophasique, en 1 à 3 semaines. L'évolution peut être fatale. La guérison est complète dans 3 cas sur 5.

Anatomopathologie

C'est la réponse auto-immunitaire contre un antigène du système nerveux central. Les lésions principales sont démyélinisantes et œdémateuses avec infiltration lymphocytaire périvasculaire, lésant principalement la substance blanche.

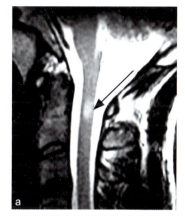

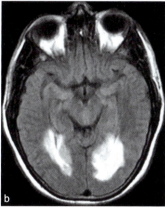

Figure 9.14. ADEM (antécédents récents d'infection à *Mycoplasma pneumoniae*).
IRM, a) coupe sagittale pondérée en T2. Moelle de calibre normal et plage postérieure de signal élevé, de type sclérose en plaques (flèche en a), b) Coupe axiale de la tête parallèle au plan CA-CP en séquence FLAIR : plages occipitales en hypersignal.

Imagerie de la moelle

Les lésions touchent surtout la substance blanche. Elles peuvent être très étendues et multifocales. Leur aspect est proche de celui de la sclérose en plaques, de signal élevé en pondération T2 avec possible rehaussement après injection.

Imagerie de l'encéphale

Les lésions sont multiples, bilatérales et asymétriques dans 90 % des cas, de signal normal en pondération T1 et de signal élevé en pondération T2 ; ces anomalies peuvent être de sémiologie proche de celle de la sclérose en plaques, mais le plus souvent les lésions sont plus volumineuses avec parfois un aspect pseudotumoral. Seules les lésions les plus volumineuses peuvent être de faible signal en pondération T1.

Les lésions de la substance blanche sont constantes en centre ovale, en couronne radiante, en jonction substance blanche–substance grise, en corps calleux, en protubérance et dans les pédoncules cérébelleux moyens.

Les lésions de la substance grise sont des lésions des thalami en particulier et des noyaux gris centraux. Des formes localisées au tronc cérébral, notamment au niveau bulbaire ou encore aux hémisphères cérébelleux (cérébellite bilatérale, voire unilatérale), sont possibles [3].

Le rehaussement des lésions est le plus fréquemment synchrone pour toutes les lésions. Certaines peuvent apparaître comme un anneau de rehaussement autour d'une zone de nécrose.

Des lésions persistent après guérison clinique dans près d'un cas sur deux.

Diagnostic différentiel

La sclérose en plaques (SEP) est le principal diagnostic différentiel, car elle peut avoir les mêmes manifestations cliniques initiales, les mêmes anomalies du LCS et la même imagerie. Mais le plus souvent, l'ADEM a un début plus brutal et plus bruyant et une restauration plus rapide. En ce qui concerne l'imagerie encéphalique de la SEP, les lésions de la substance grise sont rares au niveau thalamique, moins nombreuses et surtout moins étendues que dans l'ADEM. De même, si le rehaussement simultané de plusieurs lésions est possible, mais relativement limité en cas de SEP, le rehaussement de toutes les lésions est exceptionnel dans la SEP et habituel dans l'ADEM. L'absence de récidive et un suivi à long terme permettent de confirmer le diagnostic d'ADEM qui doit être remis en cause dès l'apparition de toute nouvelle symptomatologie neurologique. Le diagnostic de SEP doit alors être systématiquement évoqué.

Myélite transverse aiguë

La myélite transverse aiguë est une inflammation de la moelle épinière. Elle se traduit par l'installation rapide en quelques heures ou quelques jours d'un syndrome médullaire, qui associe un déficit sensitivomoteur bilatéral avec un niveau sensitif,

associé à des troubles sphinctériens. Le tableau clinique est en général maximal après une semaine d'évolution, mais cette sévérité clinique maximale peut être atteinte entre 4 heures et 21 jours ; la limite inférieure de 4 heures permet le diagnostic différentiel avec l'ischémie médullaire, dont le début est brutal, avec un tableau clinique maximal avant la 4e heure.

Le bilan IRM élimine une compression médullaire et apporte des arguments en faveur d'une inflammation médullaire et parfois des racines nerveuses du canal rachidien ou encore des nerfs crâniens. La preuve de l'inflammation est apportée par la mise en évidence au niveau du LCS d'une pléiocytose ou d'une élévation des immunoglobulines G (IgG), ou encore d'une prise de contraste en IRM.

Le diagnostic de myélite aiguë transverse est écarté lorsqu'il existe des antécédents de radiothérapie, un tableau clinique évocateur d'une ischémie médullaire avec un syndrome de l'artère spinale antérieure, ou encore des anomalies IRM qui démontrent une malformation vasculaire médullaire. Le diagnostic de myélite transverse aiguë idiopathique est retenu lorsque toutes les étiologies de myélite transverse aiguë secondaire sont éliminées [21].

Myélite transverse idiopathique (figure 9.15)

Clinique

C'est un syndrome clinique qui traduit l'atteinte d'un segment quasi complet mais suspendu de moelle épinière thoracolombaire et se manifeste par une paraplégie flasque, une abolition des réflexes ostéotendineux, des troubles sphinctériens et un niveau sensitif. Selon les données de la littérature, 15 à 50 % des myélites aiguës transverses seraient idiopathiques. Ce diagnostic est posé quand sont éliminées toutes les autres causes de myélites aiguës transverses secondaires à une SEP, une neuromyélite optique de Devic, une maladie de Lyme, des affections virales, une ADEM, des affections auto-immunes (syndrome de Gougerot-Sjögren, lupus érythémateux disséminé, syndrome des anticorps antiphospholipides, maladie de Behçet, etc.), d'une sarcoïdose, d'un syndrome paranéoplasique, etc. Leur pronostic est très variable.

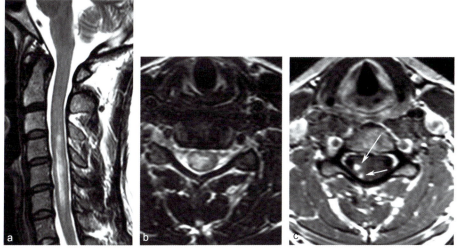

Figure 9.15. Myélite transverse idiopathique.
IRM, coupes a) sagittale pondérée en T2, b) axiale pondérée en T2 et c) axiale pondérée en T1 après injection de gadolinium. La lésion est étendue sur une hauteur de plus de trois vertèbres (C4, C5 et C6). En axial, la lésion s'étend sur plus de la moitié de la surface de la moelle épinière, atteignant substances blanche et grise. Le rehaussement après injection est périphérique et partiel (flèches blanches en c).

Imagerie IRM

La moelle épinière peut apparaître normale, notamment dans les premiers jours, d'où la nécessité de répéter l'IRM. Il est classique de différencier la myélite transverse aiguë à extension longitudinale de la myélite transverse aiguë partielle. La myélite transverse aiguë à extension longitudinale se traduit par une moelle épinière tuméfiée (en général au niveau thoracique) avec un signal hyperintense en T2 sur une hauteur d'au moins trois vertèbres et sur au moins deux tiers de la surface de la moelle dans un plan axial avec une topographie plutôt centrale. Le rehaussement après injection IV de gadolinium est surtout périmédullaire. La myélite transverse aiguë partielle se traduit par un signal hyperintense en T2, qui s'étend en hauteur sur moins de deux vertèbres avec une atteinte transversale focale et excentrée [21].

Myélites des affections auto-immunes

Myélites du neurolupus (figures 9.16 à 9.18)

Clinique

Une myélite lupique ne survient que dans 3 % des cas de lupus érythémateux disséminé, qui affecte principalement les femmes jeunes au début de la maladie. Mais dans un cas sur deux, elle est la manifestation initiale de la maladie [33]. Certains auteurs distinguent deux entités cliniques différentes selon que les symptômes touchent plutôt la substance grise (atteinte du dernier motoneurone avec paralysie flasque et hyporéflexie) ou plutôt la substance blanche (avec une spasticité et une hyperréflexie) [7]. Le diagnostic est confirmé par l'étude des anticorps antinucléaires et des anticorps antiphospholipides. Les associations morbides sont possibles (sclérose en plaques, neuromyélite optique de Devic).

Imagerie

Très peu de cas sont rapportés dans la littérature [33, 38] et la sémiologie variée témoigne probablement de différentes étiopathogénies (vascularites et thromboses artérielles responsables de lésions ischémiques dans le cadre de la pathologie auto-immune).

Un signal élevé de la moelle en pondération T2 est visible dans plus de la moitié des cas, pour moitié en cervical et pour moitié en thoraco-lombaire [33]. Les lésions sont habituellement étendues avec exceptionnellement une extension du bulbe au cône lombaire [34].

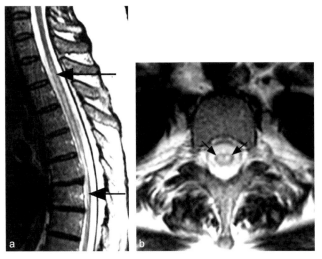

Figure 9.16. Neurolupus.
IRM, coupes a) sagittale et b) axiale (flèches en a) pondérées en T2. La moelle atrophique présente un hypersignal prédominant au niveau des cornes antérieures de la substance grise faisant évoquer un processus de nature vasculaire (flèches en b).

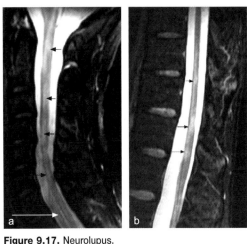

Figure 9.17. Neurolupus.
IRM, coupes a) sagittales cervicale et b) thoracolombaire pondérées en T2 avec suppression du signal de la graisse. Très nombreuses plages de signal élevé en toutes topographies (flèches noires). Noter l'image de flux prémédullaire (flèche blanche en a) en avant de la moelle atrophiée. Dans ce cas de recherche de signal anormal intramédullaire, la suppression de la graisse n'était pas indiquée.

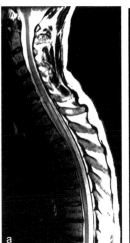 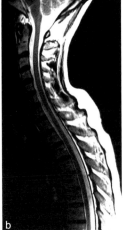

Figure 9.18. Neurolupus.
IRM, coupes a) sagittale pondérée en T2 lors d'une poussée aiguë et b) 2 ans plus tard. Plage en hypersignal T2 très étendue en hauteur (a) et restitution intégrale 2 ans plus tard (b).

En période aiguë, la moelle peut être tuméfiée, de signal faible en pondération T1, de signal élevé en pondération T2, et présenter des zones de rehaussement après injection de gadolinium. L'élargissement de la moelle épinière est plus fréquent dans la forme qui touche plutôt la substance grise, alors que la prise de contraste est plus fréquente pour les formes qui touchent la substance blanche. Ces anomalies régressent sous traitement.

Les lésions évoluent vers l'atrophie multifocale de la moelle épinière. Le risque de récidive est relativement élevé.

Imagerie de l'encéphale

L'imagerie montre des lésions ischémiques corticales et profondes sous la forme de lacunes de la substance blanche et des noyaux gris, qui sont la conséquence soit d'une vascularite qui touche les artères de moyen calibre, soit d'embolies dans le cadre d'une endocardite de Libman-Sacks et/ou des anomalies de signal de la substance blanche sous la forme d'anomalies focales hyperintenses parfois confluentes ; ces anomalies sont plus fréquentes chez les patients qui présentent un syndrome antiphospholipide [23, 40].

Rôle de l'imagerie

Le rôle de l'imagerie est d'éliminer une autre affection ou une lésion associée, d'évoquer ce diagnostic, de participer au suivi des lésions après corticothérapie et immunosuppression-thérapie.

Myélites de la maladie de Behçet

Les complications à type de méningo-encéphalites ou de méningomyélites surviennent dans 10 % des cas de maladie de Behçet, mais la myélite isolée est exceptionnelle. Un signal hyperintense en T2 étendu sur plus de deux niveaux vertébraux à localisation plutôt postérolatérale est parfois noté, mais les anomalies de signal restent le plus souvent aspécifiques ; une prise de contraste est habituelle à la phase aiguë (figure 9.19) [21].

Myélites du syndrome de Gougerot-Sjögren

Ces affections font également partie des myélites auto-immunes, rares ; elles peuvent révéler l'affection. Cinq pour cent des syndromes de Gougerot-Sjögren présentent une atteinte du système nerveux central et, dans 50 % des cas, une atteinte médullaire est identifiée. L'atteinte du système nerveux central est associée à des anomalies immunologiques rencontrées dans la neuromyélite optique de Devic sous la forme d'anticorps anti-aquaporine-4. L'IRM démontre un signal centromédullaire hyperintense en T2 étendu en hauteur ; plus rarement, une imagerie proche de celle de la sclérose en plaques est notée

(figure 9.20). L'IRM cérébrale peut noter des anomalies similaires à celles notées dans la NMO (signal hyperintense en T2 et FLAIR autour du V3 et du V4, au niveau du bras postérieur de la capsule interne avec parfois des lésions relativement larges avec cavitation) [32].

Syndrome des anticorps antiphospholipides

Le syndrome des anticorps antiphospholipides est caractérisé cliniquement par des phénomènes d'hypercoagulabilité se manifestant par des thromboses veineuses ou artérielles et des avortements à répétition. Ce syndrome peut s'accompagner de troubles neurologiques : céphalées, chorée, syndrome de Guillain-Barré et troubles cognitifs, probablement secondaires à des lésions ischémiques artérielles ou veineuses. Une myélite transverse est une rare complication de ce syndrome. Le diagnostic est posé lorsqu'un taux élevé et persistant d'anticorps antiphospholipides est mis en évidence.

Imagerie

Les lésions se présentent comme celles d'une myélite transverse due à des phénomènes ischémiques ou inflammatoires, avec une extension souvent supérieure à celle de deux vertèbres en hauteur, avec ou sans rehaussement après injection de gadolinium.

Myélites paranéoplasiques (figure 9.21)

Un syndrome paranéoplasique se définit par l'absence de lien direct avec le néoplasme causal ou ses métastases. Les lésions du système nerveux résultent d'une réaction auto-immune secondaire à la sécrétion d'anticorps antineuronaux induite par des antigènes de la tumeur primitive. Les cancers bronchiques et mammaires, mais aussi certaines hémopathies telles que les lymphomes, ou encore des néoplasies digestives ou ovariennes, sont le plus souvent responsables des manifestations neurologiques paranéoplasiques, le plus fréquemment à type de polynévrite, mais également d'encéphalite (l'encéphalite

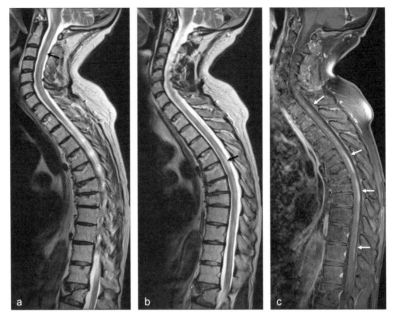

Figure 9.19. Maladie de Behçet.
L'IRM en coupes sagittales a, b) en T2-STIR et c) en T1 après injection de gadolinium démontre un signal hyperintense en T2 (flèches noires) avec une prise de contraste au niveau de la partie postérieure de la moelle épinière cervicothoracique (flèches blanches).

Figure 9.20. Syndrome de Gougerot-Sjögren.
L'IRM en coupes sagittales a) en T2 et b) en T1 après injection de gadolinium démontre un signal hyperintense centromédullaire en T2 associé à un élargissement et à une prise de contraste hétérogène au niveau de la moelle épinière cervicothoracique (flèches). c) Le contrôle réalisé 3 mois plus tard note une régression des anomalies de signal et l'apparition d'une atrophie médullaire.

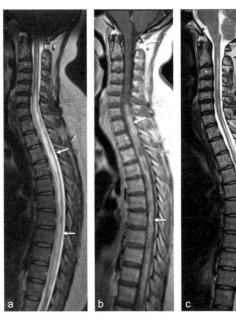

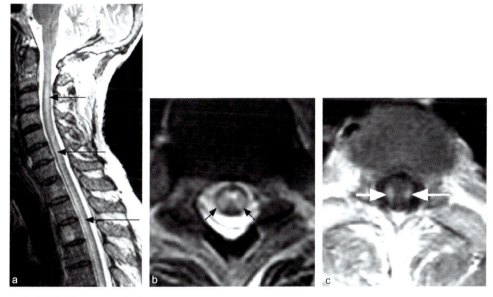

Figure 9.21. Myélite paranéoplasique.
IRM, a) coupes sagittale et b) axiale pondérées en T2 et c) coupe axiale pondérée en T1 après injection IV de gadolinium. Plage médullaire anormale, très étendue en hauteur, de signal élevé, prédominant en substance grise (flèches en a). Les lésions sont bilatérales et symétriques étendues en postérolatéral (flèches noires en b) rehaussées en périphérie après injection (flèches en c).

limbique paranéoplasique est la plus fréquente), de myélite, de dégénérescence cérébelleuse et de rétinopathie. Parfois, le cancer primitif n'est pas connu lorsque surviennent les premiers signes de la myélopathie [42]. La myélite peut survenir de manière isolée ou associée à des atteintes encéphaliques ; certains cancers induisent des anticorps anti-aquaporine-4, ce qui va induire une NMO paranéoplasique.

Au cours de la phase initiale, les lésions sont de type inflammatoire, affectant la substance blanche et la substance grise. En IRM, les lésions apparaissent symétriques. Le signal élevé en pondération T2 touche de manière symétrique certains faisceaux de la substance blanche et la substance grise ; le rehaussement symétrique après injection IV de gadolinium traduit la rupture de la barrière hématoneurale. Les néoplasies bronchiques peuvent induire des lésions qui touchent principalement la substance grise centrale [20, 21]. À la phase séquellaire, l'IRM note une atrophie médullaire avec une régression des anomalies de signal. L'IRM demeure normale dans près d'un tiers des cas [20].

Myélites infectieuses

Neuroborréliose (figures 9.22 et 9.23)

Clinique

Les complications neurologiques de la maladie de Lyme (spirochétose transmise par les tiques) sont beaucoup plus rares (17 %) et plus tardives (exceptionnellement précoces) que ses manifestations cutanées (érythème chronique migrant) et articulaires (oligoarthropathie inflammatoire chronique). La radiculite mono- ou pluriradiculaire est la manifestation la plus commune au niveau rachidien ; devant une sciatique ou une névralgie cervicobrachiale sans étiologie compressive, le diagnostic de maladie de Lyme doit être évoqué. L'association radiculite et myélite est relativement rare et se manifeste par une para- ou une tétraparésie progressive parfois associée à un syndrome cérébelleux, à une atteinte des nerfs crâniens (paralysie faciale, névrite vestibulaire), avec ou sans troubles psychiatriques. Des lésions ischémiques cérébrales et médullaires peuvent être induites par une artérite infectieuse.

240   Imagerie de la colonne vertébrale et de la moelle épinière

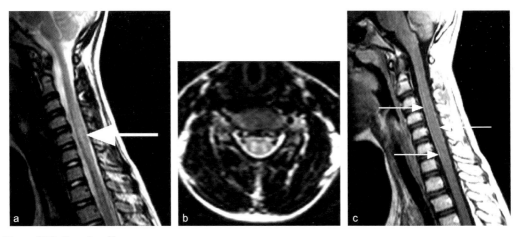

Figure 9.22. Neuroborréliose.
IRM, coupes a) sagittale et b) axiale pondérées en T2, c) sagittale pondérée en T1 après injection IV de gadolinium.
Tuméfaction de la moelle, hypersignal étendu sur plus de trois vertèbres (flèche en a), prédominant en centromédullaire dans la substance grise. Fin liseré de rehaussement pie-mérien (flèches en c).

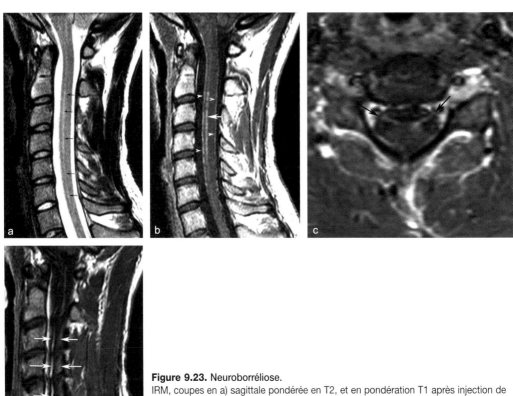

Figure 9.23. Neuroborréliose.
IRM, coupes en a) sagittale pondérée en T2, et en pondération T1 après injection de gadolinium, b) sagittale, c) axiale et d) en parasagittal. Plage en hypersignal T2 de topographie antérieure, étendue sur une hauteur de plus de six vertèbres cervicales (flèches noires en a). Cette lésion rehausse après injection de gadolinium (flèche en b). Il y a également un rehaussement pie-mérien (têtes de flèche en b). Les racines se rehaussent toutes intensément après injection de gadolinium (flèches noires en c et blanches en d).

La ponction lombaire note une méningite lymphocytaire. Le diagnostic est établi après recherche des anticorps anti-*Borrelia burgdorferi* dans le sang (souvent élevés en zones endémiques) et donc surtout de leur synthèse dans le LCS, dont l'analyse note également une hyperprotéinorachie, une pléiocytose lymphocytaire et un pic monoclonal d'immunoglobulines G (IgG). Le traitement antibiotique améliore le plus souvent l'état clinique, d'autant qu'il est précocement mis en œuvre.

Imagerie IRM

L'IRM peut être normale. La forme la plus fréquente est celle d'une radiculomyélite avec rehaussement de la leptoméninge et des racines intradurales après injection IV de gadolinium. L'atteinte médullaire est plus rare et se présente comme une plage de signal élevé en T2 avec possibilité d'un rehaussement en T1 après injection IV de gadolinium. L'association d'une radiculomyélite et d'un rehaussement des nerfs crâniens après injection IV de gadolinium est très évocatrice du diagnostic de neuroborréliose [29].

Diagnostic différentiel

Sclérose en plaques et toutes les myélites inflammatoires en cas de myélite isolée constituent le diagnostic différentiel, ainsi que toutes les radiculomyélites infectieuses (notamment à cytomégalovirus [CMV] chez le patient immunodéprimé).

Rôle de l'imagerie

L'imagerie permet d'argumenter le diagnostic de myélite et d'indiquer une ponction lombaire. En cas de symptomatologie radiculaire isolée, elle exclut une étiologie compressive.

Myélites virales (figures 9.24 et 9.25)

Les agents les plus fréquents sont le virus varicelle zona (VZV) l'herpès zoster virus (HZV), les virus coxsakies, le poliovirus, le cytomégalovirus (CMV) et le VIH. Les myélites virales du sujet immunocompétent touchent principalement l'enfant.

Myélite à virus varicelle-zona (VZV)

C'est une affection très rare due, lors d'un zona, à la réactivation du virus qui s'étend du ganglion

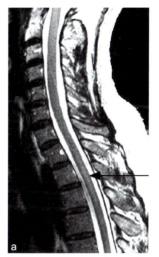

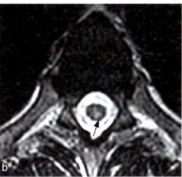

Figure 9.24. Myélite herpétique.
IRM, coupes a) sagittale et b) axiale pondérées en T2. Dans une moelle de calibre normal, une plage de signal discrètement élevé s'étend de T1 à T4 (flèche en a), en localisation postérolatérale gauche (flèche en b) dans le territoire des dysesthésies apparues au décours d'un herpès génital.

vers la racine sensitive postérieure et la moelle épinière. Le diagnostic doit être évoqué quand le métamère de l'éruption cutanée zostérienne correspond au niveau de la lésion médullaire (mais l'éruption est parfois absente ou retardée). Le LCS montre une pléiocytose lymphocytaire, une hyperprotéinorachie et permet la détection du génome viral par PCR. Le traitement consiste en l'administration d'aciclovir. Dans le cadre de l'immunodépression, une méningomyélite hémorragique en rapport avec une vascularite nécrosante est possible [12].

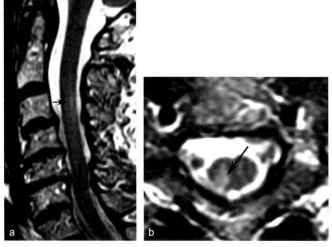

Figure 9.25. Zona et radiculomyélite.
IRM, coupes a) sagittale et b) axiale pondérées en T2. Hypersignal médullaire de localisation postérieure en regard de C3 (flèche noire en a) et de topographie postérolatérale en regard de l'émergence de la racine sensitive droite (flèche noire en b).

Imagerie IRM

On retrouve un hypersignal médullaire asymétrique, postérolatéral, en regard de la racine postérieure, plus ou moins étendu en avant et en controlatéral, ainsi qu'un rehaussement de la racine et de la lésion médullaire. La méningomyélite hémorragique se traduit par une moelle tuméfiée en signal hyperintense en T2 avec des foyers hypo-intenses en T2* et une prise de contraste.

Myélite à herpès zoster virus (HZV)

Cette affection s'associe à la notion de lésions cutanées éruptives préalables (voire concomitantes ou plus rarement tardives), en général dans un dermatome thoracique.

Imagerie IRM

L'imagerie peut être normale.

Une lésion peut apparaître comme une plage intramédullaire de signal élevé en pondération T2, localisée en latéral ou en postérolatéral en regard de l'émergence radiculaire postérieure ou étendue au plus à une hémimoelle. La lésion s'étend au maximum en hauteur sur deux métamères. Le signal de la lésion peut, au moins pour partie, se rehausser après injection IV de gadolinium.

La cohérence entre le territoire des lésions cutanées avec le myélomère atteint confirme le diagnostic.

Myélite à poliovirus

Cette myélite lèse la substance grise des cornes antérieures de la moelle qui sont tuméfiées et de signal élevé en pondération T2. Des séquelles de poliomyélite antérieure se traduisent par une atrophie médullaire localisée qui touche la partie antérieure de la moelle épinière, avec parfois persistance d'un signal hyperintense en T2 au niveau de la partie antérieure du cordon médullaire.

Les entérovirus 71 et D68 sont responsables de myélites dont la sémiologie est proche de celle observée avec la poliomyélite antérieure aiguë avec une atteinte antérieure de la substance grise de la moelle épinière étendue en hauteur sur plusieurs niveaux rachidiens. Une atteinte associée du pont, une atteinte des nerfs crâniens (nerf facial) et des racines antérieures de la moelle épinière et de la queue de cheval sous forme de prise de contraste sont décrites [27].

Myélite HTLV-I

L'infection à HTLV-I (*human T-cell leukemia/ lymphoma virus type I*) est associée à de nombreuses manifestations : leucémiques, neurologiques, articulaires ou oculaires. Elle est endémique en Asie, aux Caraïbes et en Afrique. La myélite HTVL-I est une affection se manifestant, surtout chez des femmes âgées d'une quarantaine d'années, par une paraparésie spastique d'installation insidieuse, lentement progressive due aux effets combinés du virus et de réactions auto-immunes.

En phase aiguë, les lésions inflammatoires s'expriment par une tuméfaction médullaire, une plage très étendue de signal hyperintense en pondération T2 et par un rehaussement à prédominance postérieure ; ces signes régressent sous corticothérapie. En phase chronique, les lésions évoluent vers l'atrophie. Les lésions médullaires sont dans plus de la moitié des cas associées à des lésions cérébrales – atrophie cérébrale et anomalies de signal punctiformes de la substance blanche supratentorielle. Les lésions se localisent dans les régions médullaires et cérébrales à faible perfusion sanguine [50].

Myélites parasitaires

En cas de déficience immunitaire et de découverte d'une lésion médullaire, une toxoplasmose doit être systématiquement évoquée. Par ailleurs, la découverte d'une lésion médullaire et d'une hyperéosinophilie dans le sang ou dans le LCS doit faire évoquer systématiquement le diagnostic de myélite parasitaire. Un séjour en zone endémique peut faire évoquer le diagnostic de bilharziose.

Neurocysticercose

La cysticercose est une parasitose (larves de *Taenia solium*) de distribution universelle, mais endémique dans le tiers-monde, surtout dans le sud-est asiatique. C'est la parasitose la plus fréquente du système nerveux central et ses localisations préférentielles sont le parenchyme cérébral, les méninges ou les ventricules. Les localisations intrarachidiennes méningées ou intramédullaires représentent moins de 5 % des cas. Dans le parenchyme, les différents types évolutifs qui peuvent être détectés en imagerie sont : la vésicule, le nodule granulomateux et la calcification séquellaire. L'atteinte des espaces sous-arachnoïdiens intrarachidiens est due à la migration de kystes

à partir des espaces méningés intracrâniens avec compression possible de la moelle et des racines de la queue de cheval.

Imagerie

On décrit quatre formes :
- une forme d'arachnoïdite aspécifique avec un rehaussement des racines ou un rehaussement pial en plaque après injection IV de gadolinium, donnant un aspect de métastases leptoméningées ;
- une forme kystique avec des kystes des espaces sous-arachnoïdiens. Les kystes exercent un effet de masse sur la moelle ou les racines. L'aspect le plus évocateur est celui de kystes groupés en grappe, surtout quand ils siègent dans les citernes de la base. En IRM, ces kystes sont de signal identique au LCS en pondération T1 et T2, avec un possible rehaussement de la coque du kyste après injection IV de gadolinium. Les kystes intraduraux peuvent être mobiles (mobilité appréciée instantanément en myélographie). La moelle comprimée peut montrer un hypersignal en pondération T2 et des cavités intramédullaires secondaires sont parfois associées ;
- une forme kystique intramédullaire avec un ou plusieurs kystes intramédullaires de signal proche de celui du LCS sans prise de contraste et avec un œdème périlésionnel modéré. Cette forme peut poser des problèmes de diagnostic différentiel avec une tumeur intramédullaire primitive kystique [39] ;
- une forme mixte associant des localisations médullaires et des lésions sous-arachnoïdiennes.

Diagnostic

Le diagnostic est fondé sur :
- la mise en évidence de calcifications dans les muscles et de lésions encéphaliques – calcifications en TDM, ou en IRM : nodules kystiques avec scolex, granulome avec œdème périlésionnel, kystes sous-arachnoïdiens volontiers racémeux et localisés dans les citernes de la base (kystes inaccessibles au traitement médical). Dans tous les cas, les lésions intrarachidiennes seraient en effet associées à des lésions intracrâniennes ;

- un test immunologique de fixation du complément (négatif dans la moitié des cas) ;
- la biopsie en dernier recours.

Recommandation technique

Une injection IV de gadolinium permet d'apprécier l'activité inflammatoire avec recherche des lésions cérébrales. La recherche de calcifications cérébrales repose sur l'IRM en T2* et/ou en imagerie de susceptibilité (SWI) et le scanner.

Radiculomyélite bilharzienne [6] (figure 9.26)

L'infection est due à *Schistosoma mansoni*, *Haematobium* ou *Japonicum* et l'atteinte du système nerveux central est très rare, caractérisée par une réaction granulomateuse autour des œufs de bilharzie. Son diagnostic doit être évoqué chez un sujet jeune, qui présente après un passage en zone endémique (Amérique latine, Afrique et Asie) une rachialgie avec radiculalgies, un déficit neurologique des membres inférieurs d'évolution rapide et des troubles sphinctériens.

Imagerie

On distingue trois formes de lésions :
- une forme granulomateuse : dans le contexte clinique décrit ci-dessus, la myéloradiculopathie prédomine au niveau du cône médullaire lombaire avec signes d'inflammation du cône et des racines. Le cône discrètement tuméfié est de signal normal ou en signal hypo-intense en pondération T1 et de signal hyperintense en pondération T2. Après injection de gadolinium, un rehaussement linéaire et micronodulaire du cône médullaire s'étend le long des racines de la queue de cheval ;
- une forme de myélite transverse aspécifique, évoluant comme un abcès à pyogènes, en localisation thoracique et même cervicale ;
- une forme d'occlusion artérielle spinale antérieure.

Le diagnostic est confirmé par la mise en évidence des œufs de bilharzie ou la quantification dans le LCS des anticorps antibilharziens, la régression des symptômes et des lésions sous traitement médical.

Diagnostic différentiel

Il peut s'agir de tuberculose, de sarcoïdose ou de métastases leptoméningées.

Toxocarose (figure 9.27)

La toxocarose est plus fréquente en localisations hépatiques, pulmonaires ou oculaires et réalise le syndrome de *visceral larva migrans*. Quelques cas exceptionnels ont été rapportés d'infestation du cerveau et de la moelle par *Toxocara canis*, qui est un nématode qui parasite le tube digestif des chiens et des chats.

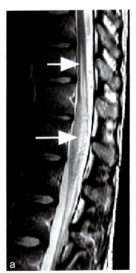 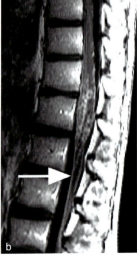

Figure 9.26. Bilharziose.
IRM, coupes sagittales a) pondérées en T2 et b) T1 après injection IV de gadolinium. Tuméfaction du cône médullaire et plage de signal élevé en T2, étendue vers le haut le long du canal épendymaire (flèches en a). Rehaussement hétérogène du cône médullaire après injection et rehaussement des racines (flèche en b).

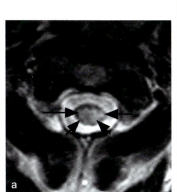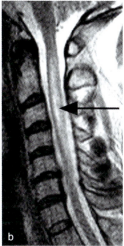

Figure 9.27. Toxocarose.
IRM, coupes a) axiale et b) sagittale en pondération T2. Tuméfaction de la moelle cervicale et plage de signal élevé (flèche en b) prédominant dans les faisceaux postérieurs et latéraux, surtout à gauche (flèches en a).

Imagerie

Les signes ne sont pas spécifiques : tuméfaction de la moelle, plage de signal hyperintense en pondération T2, rehaussement homogène après injection de gadolinium. L'atteinte serait cependant préférentielle au niveau des cordons postérieurs. L'association avec des lésions cérébrales au niveau de la substance blanche peut faire évoquer une sclérose en plaques ou une ADEM. La mise en évidence d'anticorps dans le sérum ou le LCS et la régression des signes cliniques et des images en quelques mois après traitement antihelminthique assurent le diagnostic [17].

Myélites bactériennes et abcès médullaires (figure 9.28)

Clinique

C'est une pathologie de découverte exceptionnelle, d'abord parce que l'abcès est rare au niveau du système nerveux central (SNC), ensuite parce que la moelle ne représente que 2 % du volume du SNC, et enfin du fait de l'anatomie vasculaire de la moelle dont les artères médullaires de très petit diamètre présentent des coudes à 90°, réduisant la possibilité d'embole bactérien. Ainsi, moins de 100 cas sont rapportés dans la littérature [9, 13] ; leur incidence a cependant été probablement jusqu'à présent sous-évaluée en l'absence de moyens diagnostiques appropriés. Le sex-ratio est de 3 hommes pour 1 femme, le plus souvent avant 40 ans et dans 1 cas sur 4 avant l'âge de 10 ans, mais l'abcès peut survenir à tout âge [9, 13]. La présentation clinique est aspécifique, identique à celle des processus épiduraux et des abcès en particulier. On distingue cependant trois formes cliniques :

- une forme aiguë évoluant en moins d'une semaine, avec rachialgies violentes, radiculalgies, paresthésies, déficits neurologiques et troubles sphinctériens dans un contexte inflammatoire et infectieux ;
- une forme subaiguë évoluant sur plusieurs semaines avec radiculalgies, puis apparition d'un syndrome déficitaire moteur et des troubles de la sensibilité profonde, sans syndrome infectieux obligatoirement associé ;
- une forme chronique évoluant sur plusieurs mois, sans syndrome infectieux, avec radiculalgies et atteinte des voies longues d'évolution lente, de type tumoral.

Les examens biologiques ont une faible valeur diagnostique. Un syndrome inflammatoire est souvent présent ; les cultures de LCS sont stériles.

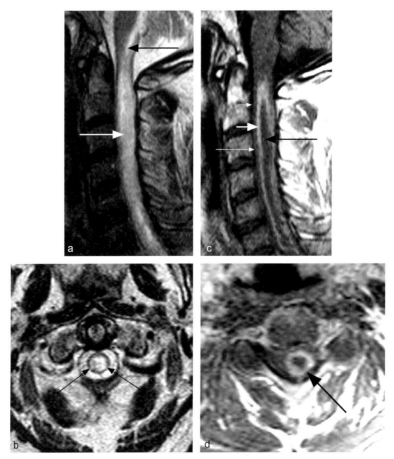

Figure 9.28. Abcès médullaire (listériose).
IRM, coupes a) sagittale et b) axiale en pondération T2, et c et d) après injection IV de gadolinium. Tuméfaction médullaire cervicale diffuse (flèche blanche en a) avec effacement complet des espaces sous-arachnoïdiens. Œdème bulbaire péri-épendymaire (flèche noire en a). En regard de l'odontoïde, l'œdème central ne respecte que la périphérie médullaire (flèches noires en b). Après injection, la cavité nécrotique étendue sur toute la hauteur de la substance grise est cernée par une coque épaisse rehaussée après injection (flèche blanche épaisse en c et noire en d). Les cordons antérieurs sont respectés (fines flèches blanches en c).

Physiopathologie et anatomopathologie

L'inoculation peut être directe par traumatisme pénétrant ou par contiguïté à partir d'une infection cutanée sur dysraphisme : méningocèle, spina bifida, sinus dermique. Elle peut être indirecte par voie hématogène artérielle avec embolie septique sur une zone de moelle saine, tumorale ou ischémiée. L'infection peut être encore rétrograde, par voie veineuse, à partir d'une infection pelvienne ou pulmonaire, voire par voie lymphatique. L'infection serait dans 1 cas sur 5 polymicrobienne (les germes les plus fréquents sont des cocci à Gram positif : staphylocoque, streptocoque ou négatif, ou encore le bacille tuberculeux) [9]. Dans un tiers des cas, la bactériologie reste négative. Il n'y aurait pas d'atteinte préférentielle de la moelle thoracique comme longtemps affirmé [13]. La lésion dans la plupart des cas est centrale ou péri-épendymaire. L'abcès se développe verticalement en zone de moindre résistance, telle une cavité syringomyélique, et peut envahir la moelle dans sa totalité. On distingue une forme miliaire avec multiples hémorragies et nodules inflammatoires périvasculaires et une forme de myélite purulente correspondant à la coalescence de ces nodules, avec formation d'une collection entourée par un anneau de fibroblastes, d'histiocytes et de néovaisseaux (voir figure 8.16).

Imagerie

Au stade initial, la moelle peut apparaître normale.

À un stade plus avancé, la myélite présuppurative se manifeste par une tuméfaction médullaire avec une plage de signal élevé en pondération T2 et une absence de rehaussement ou un discret rehaussement, alors plus marqué en périphérie de la lésion.

Au stade d'abcès constitué, la moelle est tuméfiée et présente focalement, souvent sur plus de deux ou trois segments vertébraux, une plage de signal hypo-intense en pondération T1, de signal hyperintense en pondération T2 et un rehaussement annulaire irrégulier après injection IV de gadolinium. Un rehaussement centromédullaire péri-épendymaire au contact de la lésion serait un excellent signe diagnostique d'abcès médullaire [13]. L'œdème est souvent étendu, à au moins trois segments vertébraux, voire à la totalité de la moelle. Comme au niveau des abcès cérébraux, l'IRM de diffusion note un signal hyperintense avec diminution de l'ADC. Les myélites et abcès tuberculeux prédominent au niveau thoracique [47].

Il est possible de mettre en évidence des signes associés d'arachnoïdite avec cloisonnement des espaces sous-arachnoïdiens et adhérences médullaires au sac dural.

D'éventuelles lésions de thrombose veineuse peuvent être dépistées grâce au signal spontanément élevé des vaisseaux en pondération T1 [13].

Diagnostic différentiel

Le diagnostic différentiel est le suivant :
- au stade de myélite présuppurative : les myélites en général et surtout la sclérose en plaques, les tumeurs ;
- au stade d'abcès constitué : les lésions tumorales.

But de l'imagerie

L'imagerie permet :
- de mettre en évidence une lésion médullaire en la différenciant des lésions des espaces adjacents ;

- de préciser le niveau atteint ;
- de localiser la lésion à la substance blanche ou grise ;
- de différencier une collection abcédée d'une myélite présuppurative ;
- d'évaluer le retentissement médullaire et en particulier l'importance de l'œdème périlésionnel ;
- de rechercher une lésion associée ou causale : sinus dermique, spina bifida, tumeur, thrombose veineuse, etc.
- d'orienter le prélèvement ou le geste de drainage ;
- de surveiller l'évolution après un geste chirurgical diagnostique et thérapeutique, plus rarement et de façon plus discutée, après simple antibiothérapie en cas de détection et de diagnostic très précoce.

Myélites granulomateuses

Neurosarcoïdose (figure 9.29)

Les lésions médullaires symptomatiques sont rencontrées dans 0,3 % des cas de sarcoïdose systémique et dans moins de 10 % des neurosarcoïdoses. Le diagnostic est fondé sur des arguments cliniques de myélite subaiguë ou chronique avec lésions thoraciques médiastinopulmonaires, et la preuve est apportée par le test de Kweim ou par une biopsie de la peau, des muqueuses bucconasales ou d'un ganglion ou dans le sang et le LCS par le dosage de l'ACE (enzyme de conversion de l'angiotensine). Un argument diagnostique est la fréquente dissociation entre une symptomatologie clinique très fruste et l'importance des images anormales.

Imagerie

L'atteinte est thoracolombaire dans 3 cas sur 4.

La moelle épinière est souvent tuméfiée et bosselée avec un rehaussement pie-mérien linéaire et nodulaire après injection IV de gadolinium.

La lésion médullaire peut prendre l'aspect d'une tumeur ou d'une pseudoplaque de sclérose en plaques avec une plage étendue sur plus d'une hémimoelle, en signal hypo-intense en pondération T1 et en signal hyperintense en pondération T2 avec un rehaussement partiel à prédominance

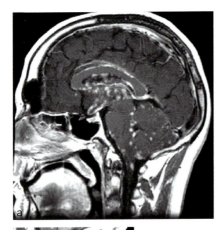
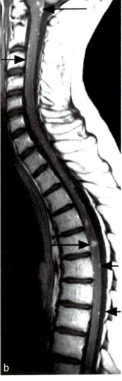

Figure 9.29. Neurosarcoïdose.
IRM, coupes sagittales a) de la tête et b) de la moelle cervicothoracique en pondération T1 après injection IV de gadolinium. Infiltration chiasmatique et multiples nodules pie-mériens et épendymaires rehaussés après injection en a. Nodules pie-mériens et rehaussements linéaires médullaires (flèches en b) avec une lésion intramédullaire en regard de T5 (longue flèche fine en b), associée à une tuméfaction médullaire focale.

antérieure ou postérieure ou diffus après injection IV de gadolinium avec un rehaussement linéaire pie-mérien de voisinage [45].

Les lésions de la queue de cheval sont exceptionnellement rapportées et les images sont alors strictement identiques à celles des métastases leptoméningées.

Un examen encéphalique doit être réalisé et montre presque toujours l'une ou l'autre des possibles lésions cérébrales : anomalies encéphaliques proches de celles des affections démyélinisantes, rehaussement après injection des nerfs crâniens et des méninges, en périventriculaire, dans la région suprasellaire avec atteinte hypothalamo-hypophysaire et/ou chiasmatique, ou encore des glandes lacrymales.

Évolution

La régression des signes cliniques et des images peut être spontanée, mais l'évolution clinique péjorative sans traitement ou même sous corticothérapie (plus efficace si elle est précoce) est fréquente, et cela malgré une « amélioration » spectaculaire des images. Cette dissociation entre l'évolution des signes cliniques et des anomalies IRM est un argument diagnostique supplémentaire en faveur de la neurosarcoïdose [25].

Les récidives sont en revanche bien détectées en IRM avec les mêmes critères sémiologiques qu'en période initiale.

La corticothérapie à haute dose peut induire une hypertrophie de la graisse épidurale au sein du canal rachidien thoracique et lombaire et ainsi entraîner des sténoses du fourreau dural.

Myélites et myélopathies dans le cadre de l'immunodépression

Dans les séries autopsiques, une atteinte de la moelle est détectée dans près de la moitié des cas. Les causes en sont variées : virales, infections opportunistes, ischémiques et tumorales ; la preuve diagnostique est souvent difficile à obtenir [44].

Myélite à VIH [31] (figure 9.30)

C'est la deuxième cause de myélopathie dans le cadre d'une immunodépression acquise. L'imagerie

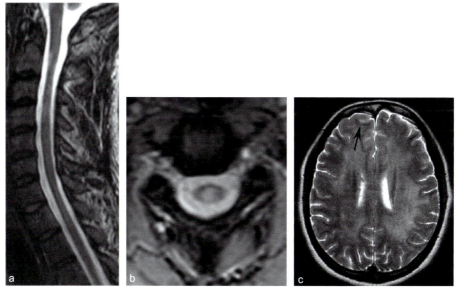

Figure 9.30. Myélite à VIH probable.
IRM, coupes a) sagittale, b) axiale en pondération T2 et c) cérébrale axiale pondérée en T2. Moelle de diamètre respecté. Multiples plages de signal anormal de distribution asymétrique, prédominant en substance grise (b). La substance blanche est de signal élevé (sans hypo-intensité en T1, non montrée), respect des fibres en U (flèche).

peut être normale. Les lésions sont situées dans la substance grise, plus rarement la substance blanche, focales, en signal hyperintense en pondération T2, multiples et asymétriques (ce qui la différencie de la myélite vacuolaire), surtout aux dépens des régions dorsales ou latérales de la moelle. La moelle épinière n'est jamais tuméfiée. Les lésions ne se rehaussent pas après injection de gadolinium IV. Les lésions médullaires sont très fréquemment associées à une encéphalite à VIH sévère.

Myélite ou myélopathie vacuolaire (figure 9.31)

Clinique

La myélopathie vacuolaire est l'atteinte médullaire chronique la plus fréquente au cours de l'infection à VIH, d'apparition tardive au décours de l'affection, quand le taux de lymphocytes CD4 est très bas. Elle a été découverte dans 30 % des cas d'une série autopsique. Elle est caractérisée par une vacuolisation extensive de la substance blanche, surtout des colonnes latérales et postérieures, sans démyélinisation ni perte axonale et surtout sans inflammation. Elle se manifeste de façon relativement stéréotypée par une paraparésie spastique, une ataxie et des troubles sphinctériens. Elle est souvent associée au complexe démentiel du sida, à des neuropathies périphériques et à des affections opportunistes du système nerveux central.

L'étiologie de l'affection est encore inconnue, les lésions ressemblant à celles de la myélite carentielle en vitamine B_{12}, et le diagnostic reste d'exclusion.

Imagerie

La moelle est en général atrophique. Les lésions peuvent affecter toute la moelle, mais prédominent initialement dans les cordons postérieurs et latéraux de la substance blanche de la moelle cervicale et thoracique qui apparaissent en signal hyperintense en pondération T2. Les lésions sont diffuses et symétriques [44], peuvent prédominer au niveau des cordons postérieurs [41].

Les lésions ne se rehaussent pas après injection de gadolinium IV (mais un rehaussement piemérien de voisinage est possible). Une encéphalopathie peut être associée, surtout de localisation cérébelleuse.

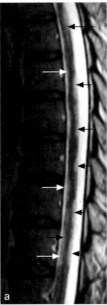

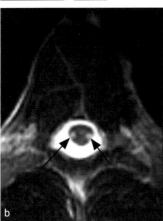

Figure 9.31. Myélite vacuolaire probable.
IRM, coupes a) sagittale et b) et axiale pondérées en T2. Lésions focales diffuses de la moelle (de calibre normal), sans symétrie, antérieures (flèches blanches) et postérieures (flèches noires en a). Lésions symétriques des cordons latéraux (flèches noires en b).

Toxoplasmose [10, 44] (figure 9.32)

Cette affection cérébrale très fréquente atteint exceptionnellement la moelle (moins de 3 % des cas de toxoplasmose du système nerveux central). Les lésions les plus fréquentes sont thoraciques, avec ou sans tuméfaction médullaire, en signal iso-intense à la moelle en T1, en signal hyperintense en T2, avec un rehaussement homogène, ou hétérogène en plaques, ou en anneau [8]. L'analyse du LCS peut être normale. La découverte de lésions cérébrales permet de suspecter ce diagnostic et de contrôler leur régression sous thérapeutique.

Radiculomyélite à CMV (figure 9.33)

Clinique

C'est l'infection opportuniste intradurale extra-médullaire la plus fréquente au cours du sida. Elle s'associe dans la plupart des cas à une rétinite à CMV. Elle se manifeste par une paraparésie flasque, des douleurs intenses lombaires ou des membres inférieurs, une rétention urinaire. L'atteinte du cône médullaire et des racines de la queue de cheval est la plus fréquente par sédimentation des cellules épendymaires infectées.

Imagerie

Le signal discrètement élevé du cône en pondération T2, la mauvaise visualisation des racines en pondération T1, l'aspect aggloméré des racines, et surtout le rehaussement après injection de gadolinium des racines et de la pie-mère du cône médullaire sont très évocateurs de ce diagnostic dans un contexte de sida.

Plus rarement, la moelle peut présenter une ou plusieurs zones focales anormales avec un signal discrètement hyperintense en pondération T1 qui traduit la présence de petites hémorragies sous-piales, parfois un signal hyperintense de la moelle en pondération T2 de façon diffuse et toujours un rehaussement en mottes après injection de gadolinium.

L'examen de l'encéphale peut permettre de détecter des signes d'épendymite et d'inflammation péri-épendymaire.

Le diagnostic différentiel inclut les lésions méningées lymphomateuses [44]. Le diagnostic est confirmé par mise en évidence du génome viral par la réaction de polymérisation en chaîne (PCR) dans le LCS.

Rôle de l'imagerie dans le cadre du sida

L'IRM est indiquée en urgence en cas de signes neurologiques avec niveau sensitif pour détecter une épidurite compressive (infectieuse ou lymphomateuse) ou détecter une lésion médullaire focale

Chapitre 9. Méningites, arachnoïdites, myélopathies, myélites et neuropathies hypertrophiques

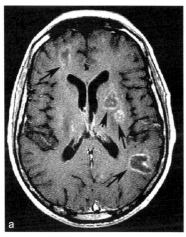
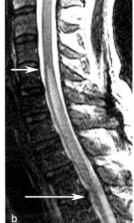
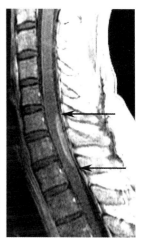

Figure 9.32. Toxoplasmose cérébrale et médullaire.
IRM, coupes a) axiale cérébrale en pondération T1 après injection de gadolinium et b) sagittale médullaire pondérée en T2 et T1 après injection IV de gadolinium. Au moins 4 granulomes toxoplasmiques cérébraux rehaussant en couronne (flèches en a). Plage de rehaussement médullaire (flèches noires en c) beaucoup moins étendue en hauteur que la plage d'hypersignal T2 (flèches blanches en b).

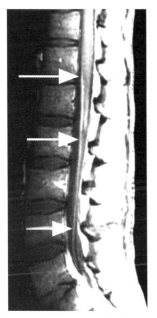

Figure 9.33. Radiculomyélite à cytomégalovirus.
IRM, coupe sagittale pondérée en T1 après injection IV de gadolinium. Rehaussement pie-mérien du cône médullaire et des racines de la queue de cheval (flèches).

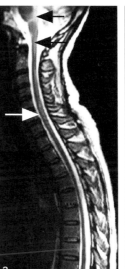
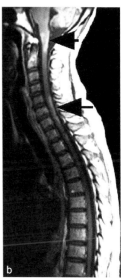

Figure 9.34. Lymphome médullaire.
IRM, coupes a) sagittales pondérées en T2 et b) T1 après injection IV de gadolinium. Lésions diffuses du tronc cérébral (flèches noires en a) et de la moelle épinière qui a conservé son calibre normal, mais qui présente une plage de signal anormal (flèche blanche en a). Rehaussement bulbaire et médullaire postérieur (flèches noires en b).

tumorale (lymphome, figure 9.34) ou pseudo-tumorale (toxoplasmose) ou, plus rarement, tuberculeuse. Dans les affections intradurales extramédullaires, l'ensemble diagnostic clinique, biologique et IRM permet de limiter le champ d'investigation. Dans les cas de myélite et de myélopathie, l'IRM de l'encéphale permet encore de réduire la liste de la gamme diagnostique et d'éviter des gestes diagnostiques agressifs.

Myélopathies

Myélopathies des affections neurologiques dégénératives

Dégénérescence wallérienne

La dégénérescence wallérienne témoigne de la désintégration de l'axone et de sa gaine de myéline après une interruption de sa connexion avec le corps cellulaire. Les lésions touchent les colonnes dorsales au-dessus du niveau lésionnel et le faisceau corticospinal latéral en dessous, se manifestant par un signal élevé des cordons en pondération T2 et faible en pondération T1. Ces anomalies de signal apparaissent plusieurs semaines après le phénomène causal et évoluent en quelques années vers l'atrophie.

Adrénomyéloneuropathie (AMN)

C'est une affection génétique, variante phénotypique de l'adrénoleucodystrophie liée à l'X. Ces maladies se caractérisent par l'accumulation d'acide gras à très longue chaîne avec démyélinisation secondaire.

L'AMN survient chez l'adulte jeune de sexe masculin et évolue sur deux à trois décennies. Elle est caractérisée par une atteinte neurologique médullaire et périphérique avec une paraparésie spastique et une polyneuropathie distale, dans un contexte d'insuffisance surrénale. Il peut parfois exister une atteinte encéphalique avec une ataxie cérébelleuse et une détérioration mentale.

En imagerie, il existe une atrophie de la moelle épinière. Cette atrophie est globale et prédomine en thoracique. Il n'y a pas d'anomalie de signal associée. En revanche, il est possible de mettre en évidence un hypersignal médullaire dans les cordons latéraux et postérieurs en utilisant des séquences d'imagerie pondérées en transfert de magnétisation.

Sclérose latérale amyotrophique et sclérose latérale primitive

Ce sont des affections dégénératives du motoneurone. La dégénérescence antérograde des faisceaux pyramidaux peut se manifester par une atrophie médullaire et par un signal élevé des faisceaux pyramidaux latéraux. Les signes encéphaliques sont souvent plus nets : signal hyperintense en pondération T2 des faisceaux pyramidaux (surtout net dans les pédoncules cérébraux, la capsule interne et le centre ovale) et liseré noir bordant le ruban cortical en zone motrice.

Maladie de Friedreich

Cette maladie se manifeste par une atrophie de la moelle cervicale haute et un signal élevé et symétrique des cordons postérieurs ou latéraux, étendu vers le haut jusqu'au bulbe (site des noyaux cunéiformes et graciles) et plus ou moins étendu vers la moelle thoracique. La mise en évidence de l'atrophie médullaire cervicale aide au diagnostic différentiel entre la maladie de Friedreich et les autres causes d'ataxie progressive : atrophie corticocérébelleuse ou olivopontocérébelleuse.

Diagnostic différentiel

Il s'agit de la myélopathie carentielle, la myélopathie du sida, le tabès et la dégénérescence wallérienne.

Myélopathies métaboliques et toxiques (figures 9.35 à 9.37)

Myélopathie par déficience en vitamine B_{12} (figures 9.35 et 9.36)

Un déficit en vitamine B_{12} peut se manifester cliniquement par un syndrome cordonal postérieur d'installation progressive avec paresthésies et ataxie ou par une atteinte des cordons postérieurs et des faisceaux pyramidaux avec déficit moteur prédominant aux membres inférieurs (réalisant alors le syndrome clinique de sclérose combinée de la moelle). La carence est fréquente chez les sujets âgés et se complique dans 10 % des cas de sclérose combinée médullaire. Le déficit peut être dû à une carence d'apport (régime végétarien), à une anémie pernicieuse, à une malabsorption (gastrectomie, paranéoplasie). Une carence en cuivre peut entraîner les mêmes effets cliniques et une même imagerie. Les autres causes de sclérose combinée de la moelle sont la déficience en folates, la leucémie aiguë monoblastique et l'effet toxique d'agents anesthésiants.

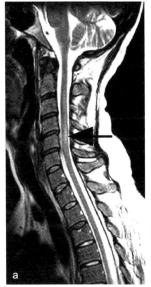
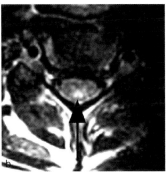

Figure 9.35. Myélopathie carentielle.
IRM, coupes a) sagittale et b) axiale pondérées en T2. La moelle présente un hypersignal étendu sur une hauteur de deux à trois vertèbres (flèche en a), de topographie postérieure (flèche en b) correspondant aux faisceaux sensitifs ascendants dont la lésion explique l'ataxie sévère de cette patiente gastrectomisée, carencée en vitamine B_{12}.

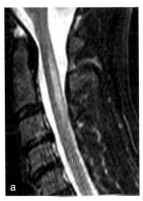
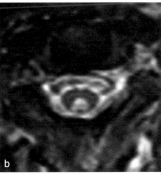

Figure 9.36. Myélopathie carentielle.
IRM, coupes a) sagittale et b) axiale pondérées en T2.
Plage en hypersignal T2 de topographie postérieure, étendue en regard de C1, C2 et C3, de forme triangulaire lésant spécifiquement les cordons postérieurs

Anatomopathologie

La lésion initiale est une tuméfaction et une vacuolisation des gaines de myéline qui évolue vers un aspect spongieux de la substance blanche. Les lésions débutent dans les cordons postérieurs de la moelle cervicale ou thoracique et s'étendent transversalement et de façon longitudinale. Les axones peuvent être atteints et dégénérer. La phagocytose macrophagique est suivie d'une réaction astrocytaire. La gliose séquellaire, la dégénérescence wallérienne et l'atrophie sont proportionnelles à la durée et à la gravité de l'affection [5]. L'extension pontocérébelleuse des lésions est possible.

Imagerie

L'aspect des lésions dépend de la durée d'évolution et de la sévérité de l'affection :
- dans les premiers mois, au stade probable de l'atteinte myélinique, on retrouve une plage focale ou parfois très étendue à la moelle cervicale basse ou thoracique haute, de signal hyperintense en pondération T2, localisée spécifiquement au niveau des cordons postérieurs (mais une atteinte des cordons antérieurs a été rapportée) avec ou sans tuméfaction de la

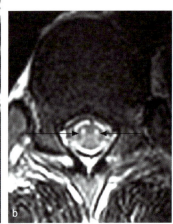

Figure 9.37. Myélopathie toxique (injection intrathécale de vincristine).
IRM, coupes a) sagittale et b) axiale pondérées en T2. Les lésions en imagerie apparaissent de façon très retardée relativement à une symptomatologie gravissime, de façon ascendante à partir du cône médullaire et prédominent dans la substance grise. Le patient est décédé dans les semaines suivantes.

moelle, sans ou avec rehaussement après injection de gadolinium (et dans ce cas en général discret). Une autre caractéristique de l'imagerie est l'aspect symétrique des lésions. À ce stade, les images anormales peuvent disparaître lors des contrôles. Il peut cependant persister un signal élevé en pondération T2, traduisant une probable gliose cicatricielle ;
- après une évolution longue de la maladie, l'atrophie peut être le seul signe de l'affection, sans que la moelle présente un signal élevé en pondération T2 [5].

Les anomalies de signal de l'os spongieux des vertèbres traduisent l'induction de la lignée érythropoïétique réactionnelle dans l'anémie mégaloblastique.

L'effet thérapeutique de la vitamine B_{12} dépend de la durée d'évolution de la maladie.

Myélopathie postradique (figures 9.38 et 9.39)

Clinique

On distingue une forme aiguë s'exprimant le plus souvent par un signe de Lhermitte, survenant dans le mois suivant l'irradiation, sans anomalie en imagerie, et la myélopathie progressive apparaissant en moyenne 1 an (avec des latences extrêmes très variées), après irradiation d'un cancer ORL en cervical ou plus rarement d'une affection bronchopulmonaire ou médiastinale en thoracique. Le décès survient dans 50 % des cas par extension bulbaire ou complications infectieuses (urinaires en particulier). Les facteurs favorisants sont l'âge, une chimiothérapie adjuvante, des troubles artériopathiques, une dose

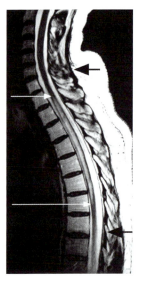

Figure 9.38. Myélopathie radique.
IRM, coupe sagittale pondérée en T2. Sur une hauteur moins étendue que celle du champ d'irradiation (limites supérieure et inférieure : flèches noires) où les vertèbres sont de signal élevé (signal graisseux non atténué par la technique de spin écho rapide), la moelle thoracique est tuméfiée et de signal élevé (limites supérieures et inférieures : flèches blanches).

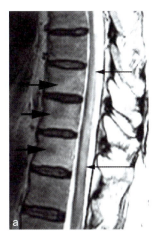

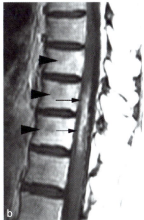

Figure 9.39. Myélopathie radique nécrosante.
IRM, coupes sagittales pondérées a) en T2 et b) en T1 après injection IV de gadolinium. Les vertèbres T9, T10 et T11 présentent un signal graisseux élevé (flèches noires épaisses en a et têtes de flèche noires en b). La moelle épinière est de signal élevé en regard et en dessous (fines flèches noires en a). Sur une moindre hauteur, la moelle se rehausse intensément après injection (flèches noires en b).

d'irradiation élevée (très variable en fonction de la sensibilité individuelle, supérieure à 40 Gy, en général 70 Gy), un étalement et un fractionnement réduits, la plus grande étendue en hauteur de l'irradiation.

Anatomopathologie

Les lésions sont à type d'endartérite et de nécrose médullaire avec une atteinte préférentielle de la substance blanche, une démyélinisation des faisceaux latéraux et postérieurs, une dégénérescence wallérienne ascendante et descendante.

Rôle de l'imagerie

L'imagerie permet d'exclure une lésion compressive métastatique, une métastase méningée ou médullaire et a un rôle pronostique en différenciant les formes pseudotumorale, nécrosante et atrophique.

Critères diagnostiques

La lésion doit être localisée dans le champ d'irradiation, en regard de vertèbres en dégénérescence graisseuse de signal élevé en pondération T1 (transformation rapide et durable après irradiation, plus étendue que la zone de myélite postradique).

Dans la forme pseudotumorale :
- la moelle épinière est plus ou moins tuméfiée ;
- la moelle présente une plage de signal hyperintense en T2, à bords flous ;
- un rehaussement est possible après injection IV de gadolinium : en plages floues dans les faisceaux de substance blanche, ou en périphérie de la moelle circonférentielle ;
- le respect de la substance grise dans le plan axial est un bon critère de myélite radique.

Dans la forme nécrosante :
- la moelle épinière est tuméfiée ;
- la moelle présente une plage étendue, en signal hypo-intense en pondération T1, en signal hyperintense en pondération T2, avec des zones de rehaussement après injection de gadolinium.

La forme atrophique est la plus fréquente, survenant d'emblée ou au cours de l'évolution des formes précédentes, souvent en localisation thoracique (vascularisation plus précaire de la moelle). Son évolution est moins péjorative.

Diagnostic différentiel

Il peut s'agir d'une métastase médullaire (clinique souvent bruyante, localisation en dehors du champ d'irradiation, nodule ou masse avec rehaussement après injection, œdème très étendu en hauteur, évolution rapide, atteinte de la substance grise).

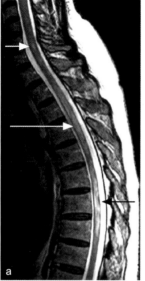

Figure 9.40. Myélopathie ischémique, 4 jours après une paraplégie postopératoire.
IRM en coupes a) sagittale et b) axiale pondérées en T2. Tuméfaction de la moelle épinière thoracique. Les lésions prédominent en thoracique inférieur (flèche noire en a) mais s'étendent en sus-jacent jusqu'en cervical (flèches blanches en a). Les lésions prédominent en substance grise et épargnent la périphérie de la moelle épinière.

Myélopathie vasculaire ischémique (figures 9.40 à 9.45)

Les lésions ischémiques aiguës de la moelle peuvent être focales (d'origine artérielle ou veineuse) ou globales (hypotension sévère). Elles sont moins fréquentes qu'en cérébral (moindre volume, anastomoses longitudinales et transversales, rareté de l'athéromatose des artères médullaires et des embolies médullaires, etc.). La substance grise de la région lombosacrée est particulièrement sensible à l'ischémie. La symptomatologie clinique est la même avec des accidents neurologiques brutaux, transitoires, avec récupération complète ou rapidement évolutifs avec déficits sensitifs et moteurs chez des patients âgés qui ont des facteurs de risque (athérosclérose, dissection aortique ou des artères vertébrales, anévrisme de l'aorte thoraco-abdominale, bas débit circulatoire, intervention chirurgicale aortique), en cas de maladie systémique ou en cas de plongée sous-marine sans respect des paliers de décompression. Un syndrome douloureux est souvent associé à la paraplégie et aux troubles sphinctériens ou à la tétraplégie. Les lésions les plus fréquentes sont de topographie thoracique inférieure ou au

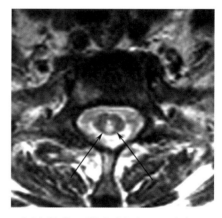

Figure 9.41. Myélopathie ischémique, territoire postérieur.
IRM, coupe axiale pondérée en T2. Lésion triangulaire, postérieure et médiane, à sommet centromédullaire avec respect relatif de la bordure médullaire (flèches noires).

cône médullaire et touchent surtout la circulation antérieure. Elles sont plus rares au renflement cervical. Les lésions sont bilatérales, prédominant en territoire central, en substance grise et substance blanche adjacente. Les infarctus en territoire postérieur sont rares, responsables au moins d'un syndrome ataxique.

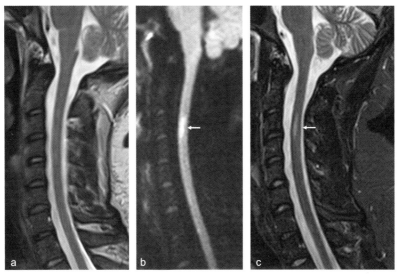

Figure 9.42. Myélopathie ischémique cervicale chez une patiente de 23 ans.
L'IRM réalisée en urgence à J0 ne visualise pas d'anomalie de signal en T2 (a), mais en diffusion (b), un signal hyperintense est noté au sein de la moelle épinière à hauteur de C3 (flèche). L'IRM de contrôle réalisée à J6 (c) démontre l'apparition d'un signal hyperintense en T2.

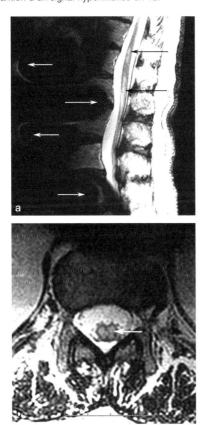

Figure 9.43. Myélopathie ischémique postopératoire.
IRM en coupes a) sagittale et en b) axiale pondérées en T2. Artéfact de matériel prothétique aortique (flèches blanches en a)). Lésion médullaire effilée « en crayon » (flèche noire en a), de topographie centromédullaire au niveau du cône médullaire (flèche blanche en b).

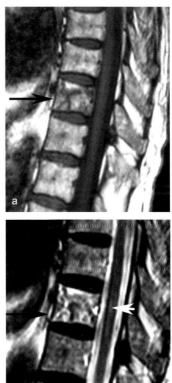

Figure 9.44. Myélopathie ischémique avec lésions vertébrales associées.
IRM en coupes a) sagittale pondérée en T1 et b) pondérée en T2. La lésion ischémique est visible en T2 (flèche blanche en b), située en regard des anomalies de signal de la vertèbre ischémiée (flèche noire en a et b).

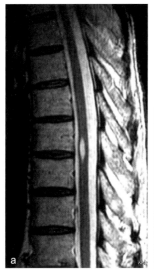 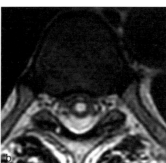 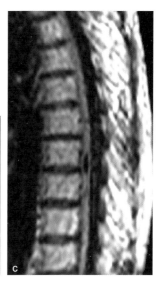

Figure 9.45. Myélopathie ischémique, 2 mois après la symptomatologie, avec paraparésie résiduelle.
IRM en coupes a) sagittale et b) axiale pondérées en T2, c) sagittale en séquence FLAIR. Cavité intramédullaire thoracique, suspendue, à extrémités effilées, recouvrant le territoire de l'artère spinale antérieure b), de signal identique à celui des espaces sous-arachnoïdiens en T2 et en FLAIR (c).

L'ischémie médullaire chronique peut se manifester par une claudication médullaire intermittente ou une myélopathie chronique, le plus souvent due à une fistule artérioveineuse médullaire.

Imagerie

Malgré un syndrome clinique très évocateur, l'IRM conventionnelle peut être normale, surtout en phase hyperaiguë et pendant 24 à 48 heures. Elle a pour rôle d'éliminer une autre cause qu'ischémique à la symptomatologie : tumeur, hématome épidural, myélite ou myélopathie autre qu'ischémique, etc. L'imagerie de diffusion est plus difficile à utiliser qu'en cérébral, en raison de la faible résolution spatiale, des artéfacts de flux de LCS, etc., mais a déjà prouvé sa sensibilité et sa spécificité à la phase hyperaiguë de l'ischémie en montrant, même en technique EPI et surtout en coupes axiales, le signal élevé de la lésion. Dû à l'œdème cytotoxique, l'ADC est d'abord abaissé puis se normalise en une semaine (voir figure 9.42).

Après 24 heures, l'œdème vasogénique est responsable de l'apparition d'une plage intramédullaire à contours flous, en signal hyperintense en T2, effilée en haut et en bas « en crayon » sur les coupes sagittales et d'une possible tuméfaction médullaire focale [46, 48]. Les coupes axiales pondérées en T2 permettent de voir la topographie antérieure ou postérieure de la lésion, systématisée à un territoire artériel. L'infarctus artériel spinal antérieur, de loin le plus fréquent, occupe les deux tiers antérieurs de la moelle, mais souvent la lésion prédomine dans le territoire central où elle peut être relativement limitée à la substance grise, donnant l'aspect dit des « yeux de hiboux » ou en « œil de serpent » (figures 9.40 et 9.43 et voir figure 1.13). L'infarctus du territoire spinal postérieur occupe les cordons postérieurs et la partie adjacente des cordons latéraux (voir figure 9.41). Dans les deux cas, l'extension des lésions à la substance blanche est de mauvais pronostic.

Les artères radiculaires et médullaires vascularisent également les vertèbres. En cas d'embolie fibrocartilagineuse, dont la fréquence est sous-estimée et qui peut survenir à tout âge, des lésions d'infarctus osseux de plusieurs corps vertébraux sont souvent associées (voir figure 9.44). Les lésions touchent le plus fréquemment la partie antérieure du corps vertébral, mais également les plateaux vertébraux ou la région centrosomatique, avec perte du signal graisseux des vertèbres en T1 [49]. L'association d'une lésion vertébrale et médullaire sans lésion épidurale ou méningée est très évocatrice de lésion ischémique [31]. Une ischémie musculaire peut être associée à l'atteinte de la moelle épinière et des vertèbres ; elle est à l'origine d'algies rachidiennes et paravertébrales aiguës qui accompagnent le début du tableau clinique neurologique ; elle se traduit par un signal hyperintense en T2 STIR au sein des groupes musculaires intéressés.

En phase subaiguë, un rehaussement est possible après injection de gadolinium.

À un stade tardif, les lésions évoluent selon un mode atrophique et cavitaire (voir figure 9.45).

Imagerie complémentaire

L'angiographie invasive, sans bénéfice thérapeutique direct, n'est pas indiquée et est réservée uniquement au cas de suspicion de malformation artérioveineuse. En revanche, les techniques non invasives telles que l'échographie, l'angioscanographie et l'angio-IRM doivent permettre le bilan des éventuelles lésions de l'aorte et des gros vaisseaux (athérome, anévrisme, dissection), mais ne permettent pas de confirmer l'occlusion de l'artère responsable de l'ischémie.

Neuropathies hypertrophiques

Définition

Les neuropathies périphériques désignent les affections du système nerveux à partir de l'émergence des nerfs spinaux, après l'union des racines ventrales et dorsales, à la sortie du sac dural. Selon l'étiologie, il s'agit d'une atteinte axonale ou démyélinisante du nerf périphérique moteur ou sensitif excluant toute atteinte du corps cellulaire du motoneurone.

Certaines neuropathies démyélinisantes, héréditaires ou acquises, peuvent s'accompagner d'une hypertrophie des racines nerveuses (racines spinales, nerfs spinaux, plexus et nerfs périphériques), occasionnellement visible en IRM. L'atteinte des nerfs crâniens peut coexister. À l'histologie, on observe typiquement des zones de démyélinisation segmentaire et de remyélinisation en « bulbes d'oignons », correspondant à des couches concentriques de cellules de Schwann et de collagène.

Elles incluent les neuropathies héréditaires sensitivomotrices (NHSM), plus précisément la maladie de Charcot-Marie-Tooth de type hypertrophique (NHSM type I) et la maladie de Déjérine-Sottas (NHSM type III), mais aussi certaines polyneuropathies acquises, comme la polyneuropathie chronique inflammatoire et démyélinisante (CIDP) et la neuropathie diabétique.

Les hypertrophies liées à des lésions infiltrantes des nerfs périphériques, telles que l'amyloïdose, la sarcoïdose, le lymphome ou la leucémie ainsi que la neurofibromatose, ne seront pas abordées.

Clinique et diagnostic

Cliniquement, la neuropathie périphérique se manifeste par des troubles sensitifs, superficiels ou profonds, uni- ou bilatéraux, symétriques ou asymétriques, ou un déficit moteur, avec parésie voire paralysie et hypotonie, souvent distale. À l'examen clinique, il existe une diminution, voire une abolition, des réflexes ostéotendineux et une fonte musculaire. Les études de conductions nerveuses permettent de distinguer les neuropathies axonales (avec diminution d'amplitude des potentiels d'action) des neuropathies démyélinisantes (avec diminution des vitesses de conduction). L'étude par électromyogramme permet de différencier la dénervation neurogène d'une myopathie primitive. L'étude du LCS peut révéler une augmentation du taux de protéines, notamment dans les affections démyélinisantes acquises.

L'ensemble des résultats, ainsi qu'une histoire et un examen cliniques approfondis permettent dans la plupart des cas de faire le diagnostic et le recours à la biopsie nerveuse ne se fera qu'en cas de doute.

Imagerie

Le diagnostic est avant tout clinique, électrophysiologique, génétique pour les formes héréditaires et biologique pour les formes acquises.

Dans certains cas, lors du bilan étiologique, une analyse de la moelle épinière, de ses racines spinales et de l'encéphale sera recommandée.

L'exploration des lésions nerveuses périphériques par IRM connaît parfois des indications bien précises : la tumeur, la neuropathie compressive (par exemple syndrome de canal carpien ou de côte cervicale) mais aussi la neuropathie post-traumatique et les polyneuropathies héréditaire ou acquise [30].

La scanographie et l'IRM des muscles squelettiques permettent de faire une cartographie de l'atrophie musculaire et de l'infiltration adipeuse dans les formes héréditaires de longue évolution. La séquence T2STIR offre un diagnostic précoce de l'atrophie neurogène par la visualisation d'un signal hyperintense au sein des muscles atteints.

Devant une neuropathie périphérique, les indications d'IRM médullaire et cérébrale deviennent de plus en plus fréquentes, à la recherche d'une hypertrophie des racines spinales avec prise de contraste éventuelle, mais également de lésions de la substance blanche cérébrale dans certains cas.

Le protocole standard pour l'étude des plexus cervical et lombosacré comprend des séquences pondérées en T1 et en T2-STIR en coupes frontales, et pour celles des racines spinales une séquence pondérée en T2 en coupes sagittales et axiales (voir chapitre 13). Cette analyse permet d'identifier une hypertrophie des racines, éventuellement un hypersignal lésionnel en T2 et STIR et une prise de contraste après injection de gadolinium pour les formes inflammatoires.

Maladie de Charcot-Marie-Tooth

Définition

Cette maladie est la plus commune des polyneuropathies héréditaires. Elle correspond en fait à un groupe de maladies proches, plus ou moins invalidantes. Il s'agit d'une maladie héréditaire, dont le mode de transmission génétique et l'âge de début (de la petite enfance à l'âge adulte) varient d'une forme à l'autre. Le plus souvent, elle se traduit par une atrophie musculaire et une neuropathie sensitive touchant les extrémités des membres, et s'accompagne de pieds creux. Habituellement, elle débute avant l'âge de 20 ans et aux membres inférieurs et est lentement évolutive. En fonction d'une nomenclature internationale complexe, en perpétuel changement, on distingue le type

de transmission autosomique dominante, la plus fréquente en Europe, dont une forme liée à l'X, à transmission récessive plus rare. Des cas sporadiques sont possibles.

Le type I de la classification des NHSM est la forme « hypertrophique », la plus fréquente, sa prévalence étant estimée à 1/2500. Elle est de transmission autosomique dominante, débute pendant l'enfance, s'accompagne d'une atrophie des extrémités inférieures et d'une déformation des pieds, à prédominance motrice, lentement évolutive. L'impotence est le plus souvent tardive.

Bien qu'il s'agisse d'une pathologie périphérique, il n'est pas rare que la forme liée à l'X s'accompagne d'une atteinte du système nerveux central soit infraclinique, soit symptomatique (avec des lésions transitoires décrites au niveau du corps calleux et de la substance blanche).

Imagerie

L'imagerie par IRM permet d'objectiver un éventuel rehaussement des racines spinales, une hypertrophie des racines de la queue de cheval et des plexus, parfois responsable par compression d'une myélopathie ou d'un syndrome du cône terminal et de la queue de cheval [11, 14].

L'atteinte des nerfs crâniens est rare, avec hypertrophie des racines et élargissement des trous de la base, bien visualisé en TDM.

Au niveau de l'encéphale, ont été rapportées une hyperintensité des faisceaux corticospinaux, classiquement décrite dans la sclérose latérale amyotrophique (SLA), mais également des lésions démyélinisantes cérébrales.

Maladie de Déjérine-Sottas

La maladie de Déjérine-Sottas est une neuropathie héréditaire rare, sévère, de type sensitif et moteur, dont le mode de transmission est autosomique récessif (NHSM type III), plus rarement sporadique. Cliniquement, elle débute pendant la petite enfance par une faiblesse des membres inférieurs, une perte de sensibilité, une aréflexie et une ataxie. Au fur et à mesure que la maladie progresse, souvent en « poussées », elle s'étend aux extrémités supérieures et s'accompagne d'une hypertrophie des nerfs périphériques, qui

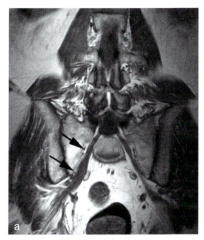
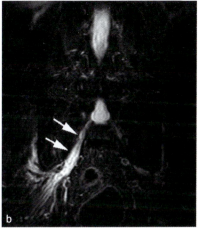

Figure 9.46. Polyneuropathie chronique inflammatoire démyélinisante (CIDP).
IRM, coupes frontales pondérées a) en T1 et b) en STIR. Hypertrophie de la racine S1 droite (flèches en a) qui présente un hypersignal en séquence STIR (flèches en b).

deviennent palpables. L'atteinte des nerfs crâniens s'observe dans 15 % des cas.

Elle se distingue donc de la maladie de Charcot-Marie-Tooth par un début très précoce et une évolution plus sévère, avec une ataxie, une aréflexie et une palpation clinique des nerfs plus fréquemment rencontrée. À l'histologie, il existe un taux plus élevé de bulbes d'oignons et une perte axonale plus importante.

Une éventuelle compression des racines de la queue de cheval peut nécessiter un geste chirurgical. Il existe des formes très étendues avec atteinte de toutes les racines spinales et crâniennes.

Imagerie

L'hypertrophie des nerfs périphériques, ainsi que celle des racines spinales, de la queue de cheval et des nerfs crâniens sont plus fréquentes que dans la maladie de Charcot-Marie-Tooth [26].

Polyneuropathie inflammatoire démyélinisante chronique

CIDP (*chronic inflammatory demyelinating polyneuropathy*) (figures 9.46 à 9.48) (voir aussi figure 13.19)

Il s'agit d'une neuropathie chronique acquise, considérée comme la forme chronique d'un

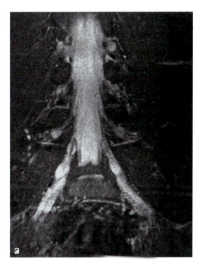
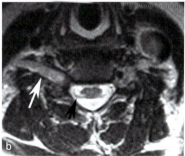

Figure 9.47. Polyneuropathie chronique inflammatoire démyélinisante (CIDP).
IRM, coupes a) frontale pondérée en séquence STIR et b) axiale cervicale pondérée en T2. Hypertrophie et hypersignal en STIR en bilatéral des racines L5 (en a). Hypertrophie et hypersignal de la racine cervicale C6 droite à partir du foramen (flèche blanche en b), tandis que la racine intradurale est normale (flèche noire en b).

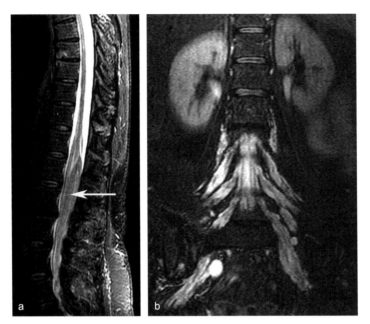

Figure 9.48. Polyneuropathie chronique inflammatoire démyélinisante (CIDP).
IRM, coupes a) sagittale pondérées en T2 et b) frontale en séquence STIR. Hypertrophie de toutes les racines de la queue de cheval comblant le sac dural (flèche en a). Hypertrophie et hypersignal des racines L4, L5 et S1 en bilatéral.

syndrome de Guillain-Barré, probablement d'origine auto-immune. Elle se manifeste par une faiblesse musculaire proximale et distale, le plus souvent symétrique, et par des troubles sensitifs, évoluant pendant plus de 2 mois, soit de façon progressive, soit en poussée et rémission, et ce pendant des mois, voire des années. À l'examen clinique, il existe une diminution, voire une abolition, des réflexes ostéotendineux et des troubles de la sensibilité. À la phase active, on observe une augmentation des protéines dans le LCS et aux études électrophysiologiques des signes de démyélinisation. L'inflammation est variable, et parfois absente. La pathologie est la plus sévère à hauteur des segments proximaux des nerfs périphériques et des racines spinales. La biopsie du nerf sural peut donc être négative.

Parfois, la symptomatologie est hétérogène, prédominante motrice ou sensitive, parfois asymétrique, unilatérale ou partielle, voire limitée à une douleur radiculaire ou à un déficit radiculaire pur. Des cas d'ataxie sensitive ou de neuropathie motrice multifocale des membres supérieurs et inférieurs ont été rapportés.

Contrairement à la maladie de Charcot, l'atteinte clinique des nerfs crâniens peut coexister dans un cas sur deux. Les lésions démyélinisantes de la substance blanche sont plus fréquemment décrites.

La CIDP semble être une entité clinique, électrophysiologique et pathologique bien circonscrite d'origine auto-immune, et donc une des rares neuropathies à répondre à un traitement immunomodulateur, mais le diagnostic final ne sera retenu qu'après exclusion des autres causes de polyneuropathies périphériques accompagnant certaines pathologies, telles que la gammapathie monoclonale, l'infection à VIH, le syndrome paranéoplasique, le diabète et l'éthylisme chronique (déficit en vitamine B).

Imagerie

Dans la littérature, l'hypertrophie des racines lombaires et du plexus lombosacré est le plus fréquemment rencontrée dans les formes poussée-rémission de longue évolution avec une prise de contraste variable [16]. Cette dernière existe parfois sur des racines de taille normale, notamment à hauteur des racines de la queue de cheval. L'hypertrophie de celles-ci peut mimer un syndrome de canal lombaire étroit. L'atteinte des racines cervicales et du plexus brachial est moins fréquemment rapportée, et parfois isolée. L'atteinte du plexus cervicobrachial peut être bilatérale et complète, mais peut être unilatérale, voire se limiter à une ou deux structures nerveuses ; une atrophie est possible [1, 18, 19, 43]. Une hypertrophie associée des nerfs crâniens est possible.

Références

[1] Adachi Y, Sato N, Okamoto T, Sasaki M, et al. Brachial and lumbar plexuses in chronic inflammatory demyelinating polyradiculoneuropathy: MRI assessment including apparent diffusion coefficient. Neuroradiology 2011;53:3–11.

[2] Akhaddar A, El Hassani MYR, Gazza-Rifi M, et al. Apport de l'IRM dans le diagnostic du tuberculome intradural extramédullaire. J Neuroradiol 2000;27:107–11.

[3] Alper G, Streedher G, Zuccoli G. Isolated brain stem lesion in children: is it acute disseminated encephalomyelitis or not. Am J Neuroradiol 2013;34:217–20.

[4] Andreula CF, Luciani ANMR, Millella D. Magnetic resonance imaging in the diagnosis of acute disseminated encephalomyelitis (ADEM). Int J Neuroradiol 1997;3:21–34.

[5] Bassi SS, Bulundwe KK, Greeff GP, et al. MRI of the spinal cord in myelopathy complicating vitamin B12 deficency: 2 additional cases and a review of the literature. Neuroradiology 1999;41:271–4.

[6] Bennet G, Provenzale JM Schistosomal myelitis: findings at MR imaging. Eur J Radiol 1998;27:268–70.

[7] Birnbaum J, Petri M, Thompson R, et al. Distinct subtypes of myelitis in systemic lupus erythematosus. Arthritis Rheum 2009;60:3378–87.

[8] Burrowes D, Boyer K, Swisher CN, the Toxoplasmosis Study Group. et al. Spinal cord lesions in congenital toxoplasmosis demonstrated with neuroimaging, including their successful treatment in an adult. J Neuroparasitology 2012;3. pii : 235533.

[9] Candon E, Frerebeau P. Abcès bactériens de la moelle épinière, revue de la littérature. Revue Neurol 1994;150:370–6.

[10] Carteret M, Petit E, Granat O, et al. Toxoplasmose médullaire et sida. J Radiol 1995;76:453–5.

[11] Cellerini M, Salti S, Desideri V, Marconi G. MR imaging of the cauda equina in hereditary motor sensory neuropathies: correlations with sural nerve biopsy. AJNR Am J Neuroradiol 2000;2:1793–8.

[12] Chang CC, McLean C, Vujovic O, et al. Fatal acute varicella-zoster virus hemorrhagic meningomyelitis with necrotizing vasculitis in an HIV-infected patient. Clin Infect Dis 2009;48:372–3.

[13] Condette-Auliac S, Lacour JC, Anxionnat R, et al. Les abcès médullaires, aspects en IRM. J Neuroradiol 1998;25:189–200.

[14] De Smet K, De Maeseneer M, Talebian Yazdi A, et al. MRI in hypertrophic mono- and polyneuropathies. Clin Radiol 2013;68:317–22.

[15] Dietemann JL, Thibault-Ménard A, Warter JM, et al. MRI in multiple sclerosis of the spinal cord: evaluation of fast short-tan inversion-recovery and spin echo sequences. Neuroradiology 2000;42:810–3.

[16] Duggins AJ, Mc Leod JG, Pollard JD, et al. Spinal root and plexus hypertrophy in chronic and demyelinating polyneuropathy. Brain 1999;122:1383–90.

[17] Duprez T, Biguignon G, Delgrange E, et al. MRI of cervical cord lesions and their resolution in toxocara canis myelopathy. Neuroradiology 1996;38:792–5.

[18] Echaniz-Laguna A, Dietemann JL. Brachial plexus atrophy in chronic inflammatory demyelinating polyradiuloneuropathy. J Clin Neuromuscul Dis 2012;13:243–5.

[19] Echaniz-Laguna A, Dietemann JL. Neurological picture: Seeign the blocks: MRI of the brachial plexus in multifocal motor neuropathy. J Neurol Neurosurg Psychiatry 2011;82:728.

[20] Flanagan EP, Keegan BM. Paraneoplastic myelopathy. Neurol Clin 2013;31:307–18.

[21] Goh C, Desmond PM, Phal PM. MRI in transverse myelitis. J Magn Reson Imaging 2014;40:1267–79.

[22] Good CD, Jäger HR. Contrast enhancement of the cerebral fluid on MRI in 2 cases of spirochetal meningitis. Neuroradiology 2000;42:448–50.

[23] Kaichi Y, Kakeda S, Moriya J, et al. Y. Brain MR findings in patients with systemic lupus erythematosus with and without antiphospholipid antibody syndrome. AJNR Am J Neuroradiol 2014;35:100 5.

[24] Kioumehr F, Dadsetan MR, Rooholamini SA, Au A. Central nervous system tuberculosis: MRI. Neuroradiology 1994;36(2):93–6.

[25] Koike H, Misu KI, Yasui K, et al. Differential response to corticosteroid therapy of MRI findings and clinical manifestations in spinal cord sarcoidosis. J Neurol 2000;247:544–9.

[26] Maki DD, M Yousem D, Corcoran C, Galetta SL. MR imaging of Dejerine-Sottas Disease. AJNR Am. J Neuroradiol 1999;20:378–80.

[27] Maloney JA, Mirsky DM, Messacar K, et al. MRI findings in children with acute flaccid paralysis and cranial nerve dysfunction occurring during the 2014 enterovirus D68 outbreak. AJNR Am J Neuroradiol 2015;36:245–50.

[28] Mandler RN. Neuromyelitis optica-Devic's syndrome, update. Autoimmun Rev 2006;5:537–43.

[29] Mantienne C, Albucher JF, Catalaa I, et al. MRI in Lyme disease of the spinal cord. Neuroradiology 2001;43:485–8.

[30] Maravilla KR, Bowen BC. Imaging of the peripheral nervous system: evaluation of peripheral neuropathy and plexopathy. AJNR Am J Neuroradiol 1998;19:1011–23.

[31] Masson C, Leys D, Meder JF, et al. Ischémie de la moelle épinière. J Neuroradiol 2004;31:35–46.

[32] Min JH, Kim HJ, Kim BJ, et al. Brain abnormalities in Sjogren syndrome with recurrent CNS manifestations: association with neuromyelitis optica. Mult Scler 2009;15:1069–76.

[33] Mok CC, Lau CS, Chan EY, Wong RW. Acute transverse myelopathy in systemic lupus erythematosus: clinical presentation, treatment and outcome. J Rheumatol 1998;25:467–73.

[34] Nardone R, Fitzgerald RT, Bailey A, Zuccoli G. Longitudinally extensive transverse myelitis in systemic lupus erythematosus: case report and review of the literature. Clin Neurol Neurosurg 2015;129:57–61.

[35] O'Riordan JI, Gallagjer HL, Thomson AJ, et al. Clinical, CSF, and MRI findings in Devic's neurmyelitis optica. J Neurol Neurosurg Psychiatry 1996;60:382–7.

[36] Papadopoulos A, Gouliamos A, Trakadas S, et al. MRI in the investigation of patients with myelopathy thought to be due to multiple sclerosis. Neuroradiology 1995;37:384–7.

[37] Polman CH, Reingold SC, Banwell B, et al. Diagnostic criteria for multiple sclerosis: 2010 revisions to the McDonald criteria. Ann Neurol 2011;69:292–302.

[38] Provenzale JM, Barboriak DP, Gaensler EHL, et al. Lupus-related myelitis: serial MR findings. Am J Neuroradiol 1994;15:1911–7.

[39] Qi B, Ge P, Yang H, et al. Spinal intramedullary cysticercosis: a case report and literature review. Int J Med Sci 2011;8:420–3.

[40] Roldan CA, Sibbitt WL Jr, Qualls CR, et al. Endocarditis and embolic cerebrovascular disease. JACC Cardiovasc Imaging 2013;6:973–83.

[41] Sartoretti-Schefer S, Blättler T, Wichmann W. Spinal MRI in vacuolar myelopathy, and correlation with histopathological findings. Neuroradiology 1997;39:865–9.

[42] Scaravilli F, An SF, Groves M, Thom M. The neuropathology of paraneoplastic syndromes. Brain Pathol 1999;9:251–60.

[43] Shibuya K, Sugiyama A, Ito S, et al. Reconstruction magnetic resonance neurography in chronic inflammatory demyelinating polyneuropathy. Ann Neurol 2015;77:333–7.

[44] Thurnber MM, Post MJD, Jinkins JR. MRI of infections and neoplasms of the spine and spinal cord in 55 patients with AIDS. Neuroradiology 2000;42:551–63.

[45] Tsuchiya A, Akiyama H, Hasegawa Y. Spinal sarcoidosis presenting with epiconus syndrome. Intern Med 2014;53:2529–32.

[46] Vargas MI, Gariani J, Sztajzel R, et al. Spinal cord ischemia: practical imaging tips, pearls, and pitfalls. AJNR Am J Neuroradiol 2015;36(5):825–30.

[47] Wasay M, Arif H, Khealani B, Ahsan H. Neuroimaging of tuberculous myelitis: analysis of ten cases and review of literature. J Neuroimaging 2006;16:197–205.

[48] Weidauer S, Nichtweiß M, Hattingen E, Berkefeld J. Spinal cord ischemia: aetiology, clinical syndromes and imaging features. Neuroradiology 2015;57:241–57.

[49] Yuh WT, Marsh EE, Wang AK, et al. MR imaging of spinal cord and vertebral body infarction. AJNR 1992;13:145–54.

[50] Zarranz Imirizaldu JJ, Gomez Esteban JC, Rouco Axpe I, et al. Post-transplantation HTLV-1 myelopathy in three recipients from a single donor. J Neurol Neurosurg Psychiatry 2003;74:1080–4.

Chapitre 10

Pathologie tumorale vertébrale et épidurale

F. Lecouvet, P. Omoumi, G. Dooms, B. Vande Berg, J. Malghem, G. Cosnard

Les métastases osseuses représentent la pathologie tumorale rachidienne la plus courante et leur extension épidurale est la cause la plus fréquente des compressions médullaires. Les localisations rachidiennes des lymphomes et du myélome sont également caractérisées par une atteinte osseuse pouvant se compliquer de fractures éventuellement compressives ou d'envahissement épidural. Les tumeurs osseuses primitives bénignes et malignes présentent des caractéristiques d'imagerie parfois très évocatrices du diagnostic étiologique.

L'imagerie doit mener au diagnostic positif de tumeur, préciser sa localisation vertébrale ou épidurale, son extension, apprécier son retentissement et son caractère plus ou moins agressif, approcher sa constitution tissulaire, suggérer voire poser un diagnostic de nature, orienter une éventuelle biopsie et enfin participer à la décision et au suivi thérapeutique.

L'imagerie par résonance magnétique (IRM) est dans la plupart des cas l'examen nécessaire et suffisant face aux pathologies osseuses multifocales et en cas de menace neurologique. La tomodensitométrie (TDM) est précieuse pour la caractérisation des tumeurs vertébrales primitives et du caractère ostéolytique ou condensant de l'atteinte osseuse.

Tumeurs vertébrales et épidurales secondaires

Clinique

L'atteinte vertébrale métastatique, lymphomateuse ou myélomateuse, peut être longtemps asymptomatique. Mais elle peut provoquer une douleur, souvent sourde, parfois intenable, réveillant la nuit. Chez un patient cancéreux, l'apparition d'une rachialgie ou d'une radiculalgie doit être considérée comme une atteinte métastatique jusqu'à preuve du contraire, et l'imagerie, de préférence l'IRM, doit être réalisée en urgence.

La découverte de ces tumeurs peut être précipitée par la survenue d'un tassement pathologique et une compression médullaire tumorale est la manifestation initiale de la maladie dans 10 à 40 % des cas [24]. La clinique de la compression médullaire tumorale a été détaillée au chapitre 3.

Physiopathologie et épidémiologie

L'atteinte métastatique épidurale isolée est exceptionnelle ; elle est presque toujours secondaire à une atteinte osseuse, parfois discrète. La plupart des patients atteints d'un cancer présentent au cours de l'évolution de leur affection des métastases rachidiennes (troisième localisation après le poumon et le foie), et 5 à 10 % d'entre eux développent une compression de la moelle épinière ou des racines de la queue de cheval, constituant une urgence diagnostique et thérapeutique. Cette atteinte rachidienne secondaire est avant tout hématogène, beaucoup plus rarement de contiguïté au départ de tumeurs ou d'adénopathies pararachidiennes. Sa fréquence tient au tropisme des métastases osseuses pour les territoires de moelle rouge occupant chez l'adulte le squelette axial (rachis 60 %, bassin 30 %). Le cancer primitif diffère entre adultes et enfants : pour les premiers,

Imagerie de la colonne vertébrale et de la moelle épinière
© 2017 Elsevier Masson SAS. Tous droits réservés.

il s'agit le plus souvent d'un cancer mammaire, pulmonaire ou prostatique ; pour les seconds, d'un neuroblastome, d'un sarcome d'Ewing, d'un ostéosarcome ou d'un rhabdomyosarcome.

Stratégie diagnostique

Patient symptomatique

Qu'il s'agisse d'un patient cancéreux connu présentant des douleurs osseuses rachidiennes ou d'un patient présentant des signes évocateurs de compression médullaire ou des radiculalgies, l'IRM s'impose en première ligne pour le diagnostic, la localisation et le bilan d'extension des métastases rachidiennes compressives [1, 3, 11].

Dépistage systématique de l'atteinte osseuse

La recherche de métastases osseuses commence en général classiquement par une scintigraphie osseuse. Des clichés radiographiques centrés sur les foyers d'hyperfixation « équivoques » permettent le plus souvent de préciser leur nature bénigne, souvent dégénérative, pagétique, ou (micro-)traumatique, ou au contraire maligne. Cette approche « scintigraphie-radiographies centrées » reste valable dans les cancers dits « ostéophiles » (sein, prostate, rein, thyroïde, ostéosarcome). L'IRM n'intervient historiquement dans cette stratégie qu'en cas de discordance radioscintigraphique (figure 10.1). Sa sensibilité à l'infiltration néoplasique est pourtant nettement plus élevée que celle de la scintigraphie osseuse dont l'isotope (technétium-99m), marqueur exclusif de l'activité ostéoblastique, peut méconnaître des lésions lytiques pures. Ainsi, certains préconisent d'emblée la réalisation d'une IRM pelvirachidienne dans le bilan d'extension initial de néoplasies pulmonaires, prostatiques, ou surtout mammaires [13, 16]. L'IRM corps entier renforce cet intérêt de la technique, permettant une stadification multiorgans, facilitée par l'imagerie de diffusion [15, 17]. La tomographie à émission de positrons (TEP ou PET-scan) au fluorodésoxyglucose, marqueur très sensible de l'activité métabolique de certaines tumeurs, permet également un dépistage « corps entier » des localisations secondaires [5]. Cette

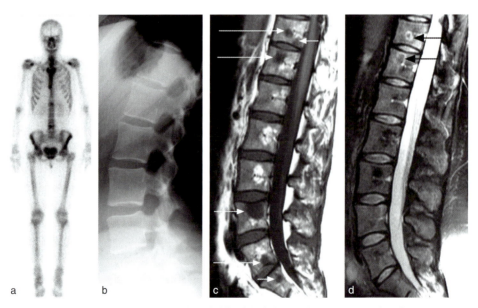

Figure 10.1. Discordance radioscintigraphique lors du bilan initial d'extension d'un cancer du sein.
a) Scintigraphie osseuse au technétium-99m, vue antéropostérieure : foyers osseux suspects à hauteur du rachis thoracolombaire et du bassin. b) Radiographie de profil : absence d'anomalie significative. IRM en coupes sagittales c) T1 et d) T2 : multiples métastases sous forme de plages de remplacement médullaire en hyposignal T1 (flèches en c), difficiles à discerner en T2 en raison de leur signal intermédiaire ; noter la présence de petits halos en hypersignal T2 autour des lésions situées en T11 et T12 (flèches en d).

technique s'impose en première ligne pour le bilan d'extension des cancers pulmonaires et du lymphome. D'autres agents radiopharmaceutiques (choline, fluor, antigène membranaire spécifique de prostate [PSMA], acétate, etc.) lui apportent de nouvelles indications (prostate, sein, etc.). TEP et IRM corps entier sont amenés à occuper la première ligne de la détection métastatique [16, 18] (figure 10.2).

Imagerie des métastases vertébrales

Radiographie

Les radiographies ne détectent que tardivement les répercussions de l'atteinte métastatique sur les corticales et, plus difficilement encore, sur le réseau trabéculaire vertébral. La plupart des métastases sont ostéolytiques. Une ostéolyse trabéculaire de plus de 50 % d'un corps vertébral peut passer inaperçue. On recherche un estompement, une perte totale ou partielle de visibilité des contours du corps vertébral ou d'un élément de l'arc postérieur.

La tuméfaction des tissus mous est parfois décelable, surtout en cervical si elle est antérieure, et en thoracique si elle est latérale (lignes paraspinales), plus difficilement en lombaire.

Certains cancers s'accompagnent volontiers de métastases osseuses expansives, ce qui témoigne de leur lenteur relative d'évolution ; c'est le cas de certains cancers du rein, du sein, de la thyroïde (voir figure 10.12). Cette observation est également possible dans le myélome ou le plasmocytome solitaire, l'ostéoblastome et le kyste osseux anévrismal.

Les métastases condensantes se manifestent par une densification osseuse focale arrondie ou géographique, plus ou moins homogène, à limites plus ou moins nettes, rarement et tardivement diffuse (figure 10.3).

TDM

Grâce à sa résolution tissulaire et à son analyse fine du réseau trabéculaire, la TDM est nettement plus sensible que la radiographie à la destruction de l'os spongieux vertébral ou à l'apparition en

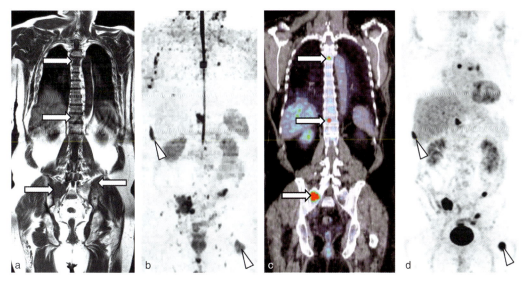

Figure 10.2. Corrélation IRM corps entier (IRM-CE) – tomographie à émission de positrons-TDM au fluorodéoxyglucose (TEP-TDM). (Bilan initial de cancer du sein, radiographie et scintigraphie osseuse négatives.)
IRM-CE, coupes frontale a) T1 et séquence diffusion reconstruite en MIP. b) Multiples lésions métastatiques osseuses, notamment rachidiennes, sacrée droite, iliaque gauche (flèches en a), visualisées globalement en séquence de diffusion (b) qui montre des lésions costale droite et fémorale gauche additionnelles (têtes de flèche). c) Reconstruction frontale TEP-TDM : multiples foyers osseux (flèches). d) Reconstruction MIP : visualisation globale de l'atteinte métastatique osseuse, notamment costale droite et fémorale gauche (têtes de flèche).

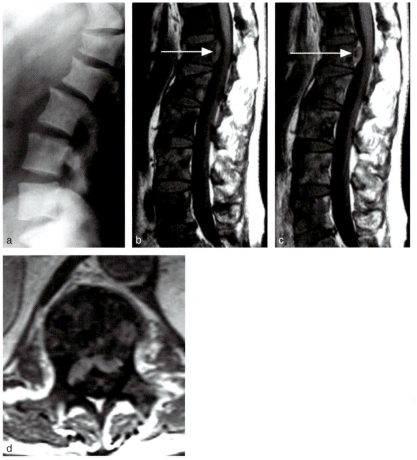

Figure 10.3. Carcinomatose métastatique osseuse diffuse (cancer de la prostate).
a) Radiographie du rachis lombaire de profil : remaniements hyperostosants hétérogènes diffus (déformations de L1 et L2 résultant de tassements traumatiques anciens). IRM en coupes sagittales T1 b) avant et c) après injection IV de gadolinium : hyposignal hétérogène diffus au sein des corps vertébraux, rehaussant peu après injection. Extension tumorale épidurale antérieure adossée au mur postérieur de L1 (flèche en b et c), rehaussant après injection. d) Coupe axiale T1 après injection IV de gadolinium : meilleure délimitation de cette extension épidurale tumorale, limitée en arrière par le ligament longitudinal postérieur (LLP) qui conserve son insertion médiane, à l'origine d'une image « en embrase de rideaux ».

son sein de plages condensantes. Elle permet l'étude de tous les segments corticaux alors que la radiographie est limitée à l'analyse des segments vus en tangence. Elle apprécie mieux l'extension extra-osseuse de la tumeur, mais la délimitation de l'infiltration épidurale est souvent malaisée (voir figure 10.13). De ce fait, et pour des raisons de radioprotection la limitant à l'analyse d'un segment rachidien, elle n'intervient que rarement en première ligne dans la recherche des métastases rachidiennes et l'étude de leurs répercussions. En revanche, elle reste un examen de choix pour caractériser une anomalie scintigraphique ou radiographique localisée et aspécifique, et parfois pour préciser le caractère lytique et le risque fracturaire de certaines lésions (figure 10.4).

IRM

Le choix des séquences et des plans de coupe varie selon qu'il s'agit d'une démarche diagnostique systématique à la recherche d'une atteinte osseuse tumorale secondaire, ou de la mise au point d'une lésion menaçant ou comprimant les structures neurologiques.

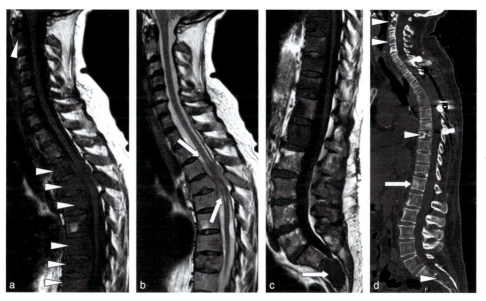

Figure 10.4. Carcinomatose métastatique osseuse multifocale compressive : corrélations IRM-TDM.
IRM en coupes sagittales a) T1 et b) T2 sur le segment cervicothoracique : nombreux foyers de remplacement médullaire au sein de corps vertébraux bien visibles en T1 (hyposignal, têtes de flèche en a), à peine visibles en T2. En revanche, cette séquence montre nettement mieux l'extension endocanalaire de localisations dorsales moyennes (flèches en b), ainsi que la compression et les signes de souffrance de la moelle épinière au même niveau (hypersignal étendu de part et d'autre de la zone de compression) ; c) la coupe sagittale T1 lombosacrée montre de nombreuses autres localisations, dont une lésion sacrée compressive au sein du canal sacré (flèche en c). d) Bilan TDM réalisé après laminectomie de décompression et stabilisation dorsale moyenne : la technique TDM à détecteurs multiples permet la couverture de l'ensemble du rachis, est peu gênée par les artéfacts métalliques dorsaux moyens, et apprécie mieux que l'IRM le caractère lytique (têtes de flèche en d) ou condensant (flèche en d) des métastases osseuses.

Détection de l'atteinte osseuse

Plans de coupes

La recherche de métastases osseuses rachidiennes se fait des séquences couvrant l'ensemble de la colonne vertébrale dans le plan sagittal. L'utilisation d'antennes incluses dans le plateau mobile évite la mobilisation du patient. Un complément d'investigation centré sur le bassin est hautement conseillé, particulièrement utile au diagnostic d'atteinte osseuse métastatique multifocale en cas de localisation rachidienne unique et en cas de nécessité de prélèvement histologique (une biopsie osseuse iliaque ou ischiatique est plus facile et comporte moins de risque qu'une biopsie vertébrale). Une alternative de plus en plus fréquente est l'obtention de bilans « IRM corps entier » (IRM-CE ; *whole body MRI* en anglais) permettant l'analyse exhaustive du squelette osseux, mais aussi des viscères thoraco-abdominaux. Les acquisitions de séquences « 3D » permettent de s'affranchir de l'acquisition de séquences successives dans plusieurs plans ou coupe.

Séquences

La *séquence de spin écho pondérée en T1* constitue la base de la recherche d'une infiltration tumorale osseuse. La moelle osseuse vertébrale, rouge ou hématopoïétique, est composée d'un équilibre entre cellules hématopoïétiques et cellules graisseuses (50 à 70 % de graisse en proportion croissante avec l'âge). Cette composante graisseuse est l'élément dominant dans la genèse du signal médullaire en T1, expliquant le signal intermédiaire à intense des vertèbres sur cette séquence, plus élevé que celui des disques intervertébraux et muscles avoisinants. Le remplacement de la moelle osseuse par une lésion néoplasique focale et son infiltration plus ou moins diffuse, si elle atteint une certaine ampleur, sont à l'origine d'un hyposignal focal ou diffus du contenu des vertèbres. L'observation

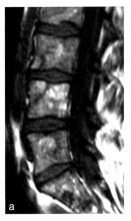 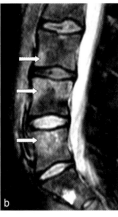

Figure 10.5. Métastases osseuses de mélanome. IRM en coupes sagittales a) T1 et b) T2. Analysée individuellement, la pondération T1 ne montre qu'une hétérogénéité inhabituelle du signal de la moelle osseuse, sans argument franc pour une pathologie métastatique. Celle-ci peut être suspectée sur la base de la pondération T2 réalisée avec suppression du signal de la graisse : zones d'hypersignal franc dans plusieurs corps vertébraux, parfois arrondies (flèches en b). Ces lésions, correspondant à des métastases, montrent à l'analyse rétrospective de l'image pondérée en T1 un signal intermédiaire à élevé, lié à la présence de mélanine.

la plus fréquente en pathologie métastatique est celle de multiples lésions médullaires osseuses focales de signal bas en T1 (moins de 10 % des métastases sont uniques) (voir figures 10.1 et 10.4). Une infiltration diffuse est observée dans les stades avancés, avec carcinomatose squelettique diffuse (voir figure 10.3). De rares métastases peuvent être méconnues sur ces images pondérées en T1 : les métastases de mélanome peuvent montrer un hypersignal T1 lié à la présence de mélanine et donc passer inaperçues (figure 10.5).

Une *séquence pondérée en T2* est acquise de façon quasi systématique, le plus souvent en écho de spin rapide. Cette séquence est particulièrement utile pour détecter l'extension endocanalaire (voir figure 10.4). Les séquences T2 avec suppression du signal de la graisse, ou en inversion-récupération (STIR) sont à préférer pour la détection tumorale osseuse, mais elles apprécient moins bien le contenu canalaire. La plupart des métastases ostéolytiques se traduisent sur ces séquences par un hypersignal relatif lié à leur hydratation ou à l'ostéolyse, mais le signal tumoral peut être bas dans les lésions fibreuses ou ostéocondensantes, montrant alors fréquemment un « halo » d'hypersignal relatif à leur périphérie (voir figure 10.1).

Une séquence pondérée en T1 après injection IV de gadolinium, souvent réalisée avec suppression du signal de la graisse, est nécessaire en cas d'ambiguïté d'interprétation des images obtenues en contraste spontané, d'extension épidurale d'une lésion osseuse vertébrale, de signes neurologiques avec un examen IRM jusque-là normal (recherche de carcinomatose méningée).

L'injection n'entraîne pas ou très peu de rehaussement du signal de la moelle osseuse normale. En cas d'atteinte métastatique focale ou diffuse, le rehaussement est en général massif, souvent hétérogène, parfois « en halo » à la périphérie des lésions focales (métastases condensantes surtout), avec parfois des plages nécrotiques sans rehaussement. En aucun cas cette séquence pondérée en T1 après injection IV de gadolinium ne peut être acquise sans disposer d'images T1 obtenues avant injection. Le rehaussement peut en effet « masquer » d'éventuelles lésions tumorales en « normalisant » leur signal par rapport à la moelle osseuse normale avoisinante. De même, l'obtention isolée de séquences T1 après injection et suppression du signal de la graisse peut mener à considérer comme métastase une pathologie bénigne (angiome, etc.) clairement identifiable sur les séquences T1 réalisées avant injection (voir figure 10.6).

La technique « Dixon » joue un rôle croissant pour la détection tumorale osseuse. Les séquences « Dixon », fondées sur le décalage de fréquence entre graisse et eau, offrent plusieurs contrastes en une seule acquisition. Pondérées en T2, elles mettent à disposition des images permettant l'analyse du contenu canalaire (T2, *in-phase*), mais surtout des images avec suppression du signal de la graisse (« eau ») ou au contraire des images (« graisse »), optimalisant toutes deux la détection du remplacement médullaire osseux par la pathologie tumorale (figure 10.7). Elles permettent également une suppression homogène du signal de la graisse quand cette suppression est prise en défaut dans certaines séquences (métal, convexités du rachis).

La sensibilité des séquences pondérées en T1 en écho de gradient avec opposition de phase

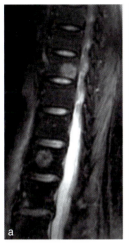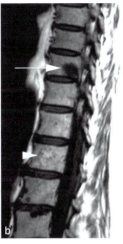

Figure 10.6. Diagnostic différentiel entre angiome et atteinte métastatique focale (importance de la séquence pondérée en T1).
IRM du rachis thoracique bas, coupes sagittales pondérées a) en T2 avec suppression du signal de la graisse et b) en T1 : visualisation en pondération T2 de deux foyers de remplacement médullaire arrondis montrant un hypersignal et une taille comparables. En pondération T1, hyposignal du foyer supérieur (métastase) (flèche) et signal intense du foyer inférieur, lié à son contenu graisseux (angiome) (tête de flèche).

(annulation du signal de la moelle hématopoïétique liée à sa composition mixte en protons hydriques et graisseux, par choix approprié du temps d'écho) obtenues après injection IV de gadolinium repose sur le même principe et a été soulignée [27].

Diagnostic différentiel de l'atteinte vertébrale métastatique

Les anomalies médullaires osseuses focales ou diffuses décelées en IRM ne sont pas spécifiques : elles peuvent correspondre à des métastases, mais aussi à des infiltrations lymphomateuses, myélomateuses, leucémiques. Une lésion tumorale primitive peut présenter le même aspect qu'une métastase isolée et l'histologie seule apporte le diagnostic.

Lésions « arrondies »

Des lésions bénignes doivent également être reconnues, sur la base de l'évaluation de leur comportement sur plusieurs séquences en IRM, et de l'analyse du bilan radiographique voire d'un complément TDM.

En cas de foyers arrondis, les diagnostics suivants pourront être évoqués :
- un îlot osseux compact se manifeste par un hyposignal ou plus exactement un vide de signal sur toutes les séquences ; son aspect radiologique et TDM est assez caractéristique ;
- un angiome vertébral (voir plus loin) : si la composante graisseuse est faible ou absente, l'hyposignal T1 peut être inquiétant ; son contenu hydraté peut par ailleurs lui conférer un hypersignal T2 (figure 10.6). La perception d'un réseau vertical de travées épaissies en hyposignal et surtout l'aspect TDM caractéristique tranchent ;
- un îlot plus ou moins arrondi de moelle hématopoïétique focalement plus cellulaire (« hyperplasie nodulaire focale » de moelle hématopoïétique) parfois difficile à distinguer d'un foyer tumoral en T1. Le signal identique à celui de la moelle hématopoïétique normale sur toutes les séquences et le faible rehaussement après injection intraveineuse de produit de contraste permettent cependant de le reconnaître. L'étude dynamique de ce rehaussement montre une élévation de l'intensité de signal inférieure à 100 %, valeur largement dépassée en cas de foyer tumoral ;
- une hernie intrasomatique de matériel discal (nodule de Schmorl). Certaines formes de nodules discaux intraspongieux acquis, récents ou « actifs » de l'adulte sont responsables d'anomalies de signal inquiétantes dans un corps vertébral. La hernie intraspongieuse de matériel discal, bien connue dans sa forme de l'adolescent associée à la maladie de Scheuermann ou ostéochondrose vertébrale juvénile, peut également être observée plus tard dans la vie par migration au sein du corps vertébral de matériel issu du nucleus pulposus. La fragilisation de la plaque cartilagineuse ou de l'os sous-chondral du plateau vertébral par une discopathie mécanique, par l'ostéoporose, voire plus rarement par une pathologie maligne semble favoriser son observation chez l'adulte après 50 ans. L'aspect de ces lésions peut apparaître très inquiétant, en particulier en IRM : infiltration « réactionnelle » massive au sein du corps vertébral mimant une tumeur, rehaussement du

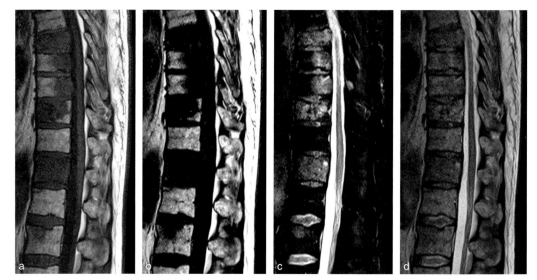

Figure 10.7. Intérêt de la technique Dixon T2 pour la détection de l'atteinte osseuse métastatique (cancer du poumon) et comparaison à la séquence pondérée en T1.
a) IRM en coupe sagittale en écho de spin T1 : multiples plages de signal bas correspondant à autant de métastases.
b–d) IRM en coupes sagittales acquises selon la technique Dixon : b) « graisse » (*fat*), c) « eau » (*water*) et d) « en-phase » (*in-phase*). La séquence « graisse » montre le remplacement du contenu médullaire normal en bonne partie graisseux par les foyers néoplasiques, étant aussi sensible que la séquence T1 (comparer b et a). La séquence « eau » est un équivalent de STIR ou T2 avec suppression du signal de la graisse, sensibilisant la détection de l'atteinte métastatique osseuse. La séquence « en phase » d) pondérée en T2 offre une analyse du contenu rachidien, y compris de la moelle épinière, mais est d'intérêt limité pour la détection de l'atteinte métastatique osseuse. La technique offre ainsi une imagerie complète en une seule acquisition, se substituant aux acquisitions combinées T1 et STIR par exemple.

nodule et du disque mimant une infection. On reconnaît cette pathologie grâce à l'anomalie du ou des disques adjacents, à l'identité de signal entre le nodule et le contenu discal, la démonstration radiologique et TDM d'une dépression ou interruption au sein du plateau vertébral (figures 10.8 et 10.9) ; et par la régression de l'infiltration « réactionnelle » au suivi IRM ;
- certaines spondylites infectieuses, à pyogènes en phase précoce ou particulières comme l'atteinte tuberculeuse du sujet africain, peuvent se manifester par une atteinte osseuse uni- ou multifocale pseudométastatique respectant les disques intervertébraux (voir figure 8.14) ; le contexte biologique et clinique oriente le diagnostic.

Lésions « en bande »

Des anomalies de signal du corps vertébral en bandes parallèles à un plateau vertébral peuvent être observées dans plusieurs circonstances :

- les tassements vertébraux ostéoporotiques récents ;
- la spondylodiscite : les anomalies touchent alors fréquemment la moelle osseuse aux deux versants d'un disque, lui aussi anormal (voir chapitre 8) ;
- les modifications osseuses adjacentes aux discopathies mécaniques « actives » (hyposignal T1, signal variable en T2, dites « Modic 1 ») : elles touchent souvent deux plateaux adjacents ; la radiographie et l'IRM montrent des signes de discopathies dégénératives (pincement et déshydratation du disque, ostéophytose marginale, phénomène de dégénérescence gazeuse intersomatique) [21] ;
- la condensation osseuse sectorielle juxtadiscale antérieure associée à certaines discopathies mécaniques, érosives et hyperostosantes, qui peut engendrer un hyposignal T1 et un hypersignal T2 localisé ; la radiographie et la TDM l'identifient facilement.

Anomalies diffuses de signal

Certaines variations physiologiques ou pathologiques peuvent abaisser, de façon plus ou moins homogène et marquée, le signal de la moelle osseuse en pondération T1, pouvant ressembler à une infiltration diffuse et rendre difficile la détection d'une atteinte tumorale. C'est le cas chez le sujet jeune et l'enfant surtout, dont la moelle osseuse est proportionnellement moins riche en cellules graisseuses que celle du sujet âgé. C'est aussi le cas de circonstances responsables d'une hyperplasie médullaire bénigne par sollicitation (anémie chronique, tabagisme, obésité surtout féminine, course à pied), ou par stimulation médicamenteuse (facteurs de croissance hématopoïétiques, fréquemment utilisés en association à la chimiothérapie). L'utilisation de séquences pondérées en T2 ou STIR et la répétition du T1 après injection IV de gadolinium aident d'une part à distinguer ces hyperplasies bénignes d'un envahissement diffus (un hyposignal T2 ou STIR et un faible rehaussement après gadolinium plaident pour une hyperplasie bénigne ; un hypersignal T2 ou STIR et un rehaussement marqué plaident pour une infiltration maligne), d'autre part à y détecter d'éventuelles anomalies focales significatives masquées en T1 (figure 10.10).

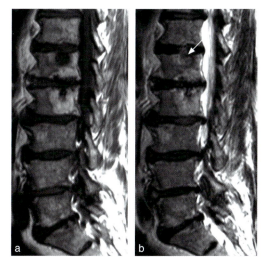

Figure 10.8. Hernie intrasomatique de matériel discal (diagnostic différentiel de l'atteinte métastatique focale).
IRM en coupes sagittales a) T1 et b) T2 : foyer centimétrique arrondi de remplacement médullaire sous-jacent au plateau supérieur de L1, en hyposignal T1 et signal intermédiaire T2. Arguments en faveur d'une hernie de matériel discal : communication avec le disque bien visible en T2, via une brèche du plateau supérieur (flèche en b), identité de signal au matériel discal sus-jacent, modifications discales dégénératives aux niveaux voisins et petite image comparable de hernie intraspongieuse au niveau de la vertèbre sous-jacente.

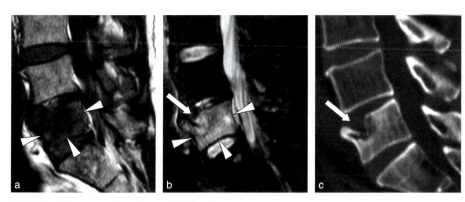

Figure 10.9. Hernie intrasomatique de matériel discal.
IRM en coupes sagittales a) T1 et b) T2 : altérations marquées du signal du corps vertébral de L5, bas en T1 et intense en T2 avec suppression du signal de la graisse (têtes de flèche en a et b). L'observation d'anomalies discales L4–L5 s'insinuant dans un enfoncement segmentaire antérieur du plateau supérieur de L5 (flèche en b) oriente vers le diagnostic de hernie intraspongieuse récente induisant une importante réaction « inflammatoire » dans la moelle osseuse vertébrale. c) Reconstruction TDM sagittale : bonne visualisation de l'enfoncement du plateau supérieur de L5 (flèche en c), avec raréfaction osseuse sous-jacente arrondie, elle-même entourée d'hyperostose. Le suivi IRM a montré le caractère résolutif des anomalies de signal, confirmant la nature bénigne de la lésion.

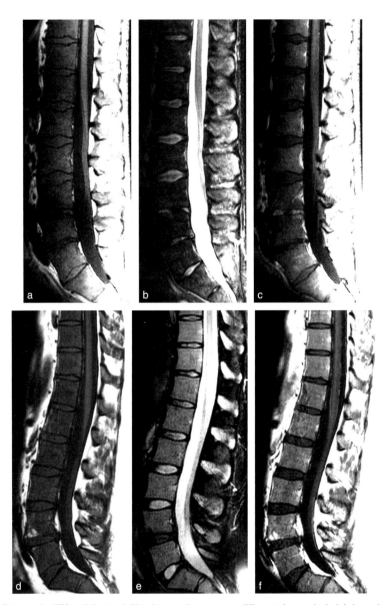

Figure 10.10. Diagnostic différentiel entre infiltration carcinomateuse diffuse et hyperplasie bénigne de la moelle osseuse rachidienne.
Coupes sagittales a) T1, b) T2 avec suppression du signal de la graisse, c) T1 après injection IV de gadolinium chez un patient anémique sans néoplasie connue : hyposignal T1 spontané de la moelle osseuse pouvant suggérer une infiltration néoplasique diffuse ; l'absence de tout hypersignal en pondération T2 (b) et le caractère très modéré du rehaussement après injection intraveineuse de gadolinium (c) plaident pour l'hyperplasie bénigne.
IRM en coupes sagittales d) T1 e) T2 avec suppresssion du signal de la graisse et f) T1 après injection intraveineuse de gadolinium : hyposginal diffus de la moelle osseuse rachidienne en T1 (d) montrant un hypersignal relatif en T2 (e) et surtout un rehaussement très marqué après injection intraveineuse de gadolinium (f) ; cela plaide pour le caractère malin des anomalies observées. Ce patient était atteint d'un myélome multiple de stade avancé.

Bilan canalaire

Détection de l'extension épidurale et foraminale

L'évaluation de l'extension d'une tumeur vertébrale aux tissus mous paraspinaux et à l'espace épidural requiert des coupes obtenues dans au moins deux plans orthogonaux ; on ajoute typiquement des coupes axiales ciblées au bilan sagittal plus extensif. L'acquisition 3D répond également à cette attente.

L'atteinte tumorale épidurale est le plus souvent au contact de l'atteinte osseuse dont elle est issue et dont elle a en général le même signal. L'atteinte corticale, parfois visible, se traduit par une disparition ou un hypersignal relatif des corticales qui montrent normalement un hyposignal linéaire marqué sur toutes les séquences. La limite de l'extension épidurale peut être soulignée par une structure ligamentaire (image « en embrase de rideau » : limitation par le ligament longitudinal postérieur de l'atteinte épidurale antérieure) ou par la dure-mère qu'elle refoule (voir figure 10.3).

En pondération T1, on recherche l'envahissement de la graisse épidurale ou foraminale, l'effacement plus ou moins partiel des espaces sous-arachnoïdiens par du tissu en hyposignal moindre que celui du liquide cérébrospinal (LCS).

La pondération T2 visualise les espaces sous-arachnoïdiens (« effet myélographique ») et leur amincissement par le processus tumoral (voir figure 10.4 et figure 10.11).

Les images pondérées en T1 obtenues après injection de gadolinium et éventuellement suppression du signal de la graisse délimitent souvent mieux l'atteinte épidurale, son étendue, et peuvent révéler des atteintes épidurales situées à distance (en cas de lésion épidurale compressive, une autre localisation épidurale, éventuellement compressive elle aussi, est objectivée à distance dans 10 à 40 % des carcinomatoses rachidiennes associées aux cancers du sein, de la prostate, et dans le myélome) [25]. La couverture de l'ensemble de la colonne vertébrale est donc indispensable (voir figure 10.4).

Retentissement sur le sac dural

L'effet de masse lié à l'extension tumorale épidurale se traduit par un refoulement, une déformation, une compression parfois sévère du sac dural et de la moelle épinière ou des racines.

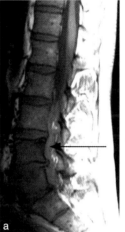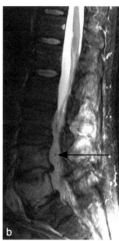

Figure 10.11. Envahissement épidural extensif sur métastase osseuse lombaire basse.
IRM, coupes sagittales pondérées a) en T1 et b) en T2 : infiltration massive du corps de L5 en hyposignal T1 et hypersignal T2, avec affaissement du plateau supérieur ; infiltration comparable mais moindre du corps de L4. Envahissement massif du canal rachidien par une extension tumorale épidurale étendue jusqu'en L3, en hypersignal relatif en T1 et signal intermédiaire en T2 (flèche en a et b).

Le rapport de la masse au sac dural doit être précisé : topographie antérieure, postérieure, latérale, spiroïde ou engainante circonférentielle.

L'hypersignal de la moelle épinière en pondération T2, lié à la présence d'œdème ou de gliose, est un critère de sévérité de la compression (voir figure 10.4 et figure 10.12).

Recherche de carcinomatose méningée (voir chapitre 11)

De façon systématique et plus encore en cas de symptomatologie neurologique non expliquée par un examen jusque-là négatif, on recherchera sur les séquences pondérées en T1 obtenues après injection IV de gadolinium un rehaussement pie-mérien ou radiculaire, linéaire ou plus souvent nodulaire, évocateur de la carcinomatose.

Caractérisation des tassements vertébraux

La survenue d'un tassement vertébral non traumatique, a fortiori en cas de cancer connu, pose le problème du diagnostic différentiel de l'origine

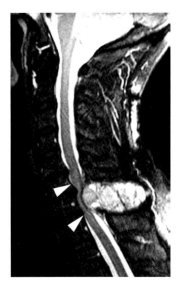

Figure 10.12. Compression médullaire tumorale. IRM, coupe sagittale pondérée en T2 du rachis cervical : lésion tumorale expansive de l'arc postérieur de C7 (métastase de cancer thyroïdien) empiétant largement sur le canal rachidien, effaçant les espaces sous-arachnoïdiens et comprimant la moelle épinière qui présente un hypersignal T2 focal (têtes de flèche).

bénigne (ostéoporotique simple) ou maligne (tumorale). Le contexte clinique et biologique donne une première orientation. Les critères radiologiques permettent le plus souvent une présomption suffisante. Si le doute persiste et en cas de signes neurologiques (le tassement est alors presque toujours malin), un complément TDM et surtout l'IRM sont indiqués.

Radiographies

L'analyse des clichés radiographiques se focalise sur l'environnement rachidien du tassement, la limitation ou non des anomalies à l'environnement immédiat du plateau vertébral tassé, et les anomalies éventuelles des tissus mous adjacents (tableau 10.1). Aucun critère n'a de fiabilité absolue, mais la convergence de plusieurs arguments radiologiques augmente le degré de présomption quant à l'origine du tassement.

TDM

L'examen TDM permet une meilleure analyse de l'environnement fracturaire : perturbation architecturale et fragmentation corticale sans disparition d'éléments osseux dans le tassement bénin, ostéolyse au sein du plateau tassé dans le tassement malin, petite réaction circonférentielle au sein des tissus mous périvertébraux dans le tassement bénin, tuméfaction franche ou asymétrique dans le tassement malin. La présence d'anomalies osseuses à distance du plateau tassé ou dans l'arc postérieur et l'atteinte tumorale d'autres vertèbres sont observées dans le tassement malin (figure 10.13).

Tableau 10.1. Critères radiologiques en faveur de l'origine bénigne (ostéoporotique) ou maligne (tumorale) d'un tassement vertébral.

	Bénin	Malin
Environnement radiologique	Ostéopénie Multiples tassements	Ostéopénie absente ou hétérogène Tassement unique
Principes biomécaniques	Respectés Charnière dorsolombaire et rachis lombaire surtout Symétrie dans le plan frontal Mur postérieur respecté* Un plateau en général Antérieur surtout	Violés Au-dessus de T4 Asymétrie dans le plan frontal Atteinte isolée du mur postérieur Deux plateaux atteints Atteinte du segment postérieur d'un plateau
Anomalies osseuses	Plateau tassé : fracture, fragmentation (« puzzle » dont rien ne manque) Limitées à l'environnement du plateau tassé (spongieux : cal, plan d'impaction ; segment adjacent du mur antérieur) Arc postérieur normal Fente gazeuse intrasomatique	Plateau tassé : lyse, effacement Présentes à distance : ostéolyse ou ostéocondensation (marge latérale, spongieux, plateau opposé, etc.) Atteinte de l'arc postérieur Autres foyers tumoraux vertébraux
Parties molles	Infiltration absente ou discrète et symétrique (circonférentielle et inférieure à 10 mm)	Masse « nodulaire » et asymétrique

* Possible fracture et recul d'un angle postérosupérieur ou postéro-inférieur dans le tassement ostéoporotique (voir figures 10.14 et 10.16), parfois associé à des signes neurologiques.

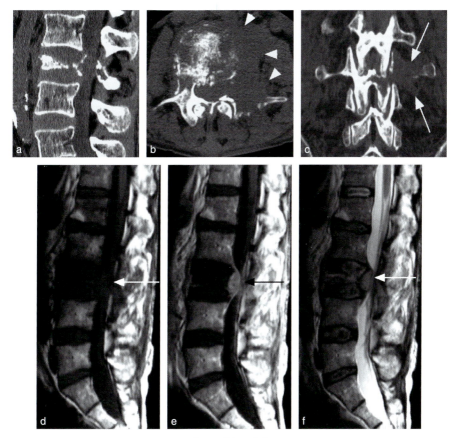

Figure 10.13. Tassement pathologique de L3, corrélation TDM-IRM.
a–c) TDM, acquisition spiralée : a) reconstruction sagittale montrant un tassement du corps de L3 ; b) coupe axiale : ostéolyse hétérogène du corps vertébral et de l'arc postérieur gauche, avec recul du mur postérieur et extension aux tissus mous (têtes de flèche en b), également bien démontrée sur la reconstruction coronale par les arcs postérieurs (flèches en c). IRM, coupes sagittales T1 d) avant et e) après injection de gadolinium, et f) T2 : tassement du corps de L3 avec abaissement diffus de son signal en T1, rehaussement marqué dans le segment postérieur du corps après injection (e), bombement du mur postérieur induisant un rétrécissement canalaire critique (flèches).

IRM

L'IRM apporte des renseignements à la fois sur l'ensemble du rachis (autres localisations présentes chez plus de deux tiers des patients en cas de tassement vertébral métastatique), sur des anomalies éventuellement infraradiologiques de la vertèbre tassée, et sur les répercussions du tassement sur le canal rachidien. Si le tassement vertébral ostéoporotique ancien est facile à reconnaître (déformation vertébrale séquellaire sans anomalie de signal), le diagnostic différentiel entre tassement bénin récent et tassement tumoral requiert une analyse fine de la déformation du corps vertébral, de ses anomalies de signal en T1, T2 et T1 après injection de gadolinium, des tissus mous paraspinaux et épiduraux [6] (tableau 10.2, figure 10.13 à 10.16). Ici aussi, plus que chaque signe individuel, l'accumulation d'un faisceau de critères permet d'optimaliser le degré de certitude quant à l'origine du tassement. Des compléments peuvent être utilisés en cas d'hésitation quant à cette origine bénigne ou maligne du tassement : imagerie de diffusion, évaluation quantitative dynamique du rehaussement de signal après injection IV de gadolinium.

Tableau 10.2. Critères IRM en faveur de l'origine bénigne (ostéoporotique) ou maligne (tumorale) d'un tassement vertébral.

	Tassement bénin (récent)	**Tassement malin**
Signal du corps	Hyposignal T1, hypersignal T2 « en bande » sous le plateau tassé Signal normal sous plateau opposé Strie d'hyposignal parallèle au plateau tassé à quelques millimètres (impaction)	Hyposignal T1 diffus ou nodulaire Hypersignal T2 ou signal inhomogène
Rehaussement sous contraste	Homogène, « normalisation » du signal	Intense ou hétérogène
Contours	Mur postérieur respecté (rarement rétropulsion d'un fragment marginal souvent postérosupérieur)	Convexité mur postérieur
Extension	Arc postérieur respecté Atteinte tissus mous paraspinaux limitée, homogène Pas d'atteinte épidurale	Arc postérieur atteint Extension paraspinale focale ou massive Atteinte épidurale
Lésions du squelette axial	Autres tassements, éventuellement anciens	Autres localisations tumorales rachidiennes ou pelviennes

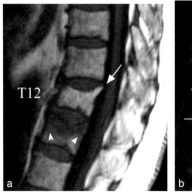 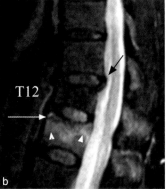

Figure 10.14. Tassements vertébraux ostéoporotiques ancien et récent.
IRM, coupes sagittales en pondération a) T1 et b) T2 avec suppression du signal de la graisse. Tassement bénin ou ostéoporotique ancien du plateau supérieur de T12 : déformation trapézoïdale du corps vertébral qui garde un signal graisseux, intense en pondération T1, bas en pondération T2 ; petit recul de l'angle postérosupérieur (flèche blanche en a, noire en b). Tassement bénin récent du plateau supérieur de L1, avec bande d'hyposignal T1 et hypersignal T2, sous-jacente au plateau tassé (têtes de flèche), petite strie d'hyposignal T2 (plan d'impaction) intracorporéale, courant parallèlement et à quelques millimètres du segment antérieur du plateau tassé (flèche blanche en b), et signal médullaire préservé en regard du plateau inférieur.

L'imagerie de diffusion s'avère précieuse : un signal vertébral intense sur les images à valeur de b élevée et des coefficients de diffusion abaissés au sein du corps vertébral plaident pour l'origine maligne [10, 26]. La TEP peut également aider à exclure une pathologie maligne. Aucun de ces compléments n'offre toutefois de fiabilité absolue. Même la TEP peut s'avérer faussement positive en cas de tassement bénin récent (figure 10.15). Si, malgré tout, le doute persiste, une biopsie vertébrale peut être envisagée, à moins qu'une forte présomption de tassement d'origine bénigne ne permette de proposer un suivi en IRM à court terme (2 à 3 mois, temps nécessaire à la régression de l'infiltration observée dans le tassement bénin) (figure 10.15).

Comme déjà signalé, l'existence de signes neurologiques oriente vers la découverte d'un tassement malin et l'IRM s'impose d'emblée. Certains rares tassements ostéoporotiques s'accompagnent

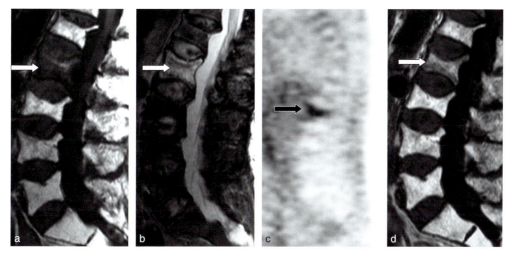

Figure 10.15. Tassements vertébraux ostéoporotiques : faux positif de la TEP.
IRM en coupes sagittales a) T1 et b) T2 : tassement de L2 avec anomalies relativement diffuses du signal médullaire – hyposignal T1, hypersignal T2 (flèches en a et b) – ; tassements d'allure ostéoporotique plus ancienne des vertèbres voisines. c) TEP au FDG (réalisée étant donné un passé oncologique) : la reconstruction sagittale montre un foyer très suspect correspondant à la vertèbre tassée (flèche en c). d) IRM T1 de suivi à 2 mois : normalisation des anomalies du signal médullaire signant le caractère bénin de ce tassement (flèche en d).

toutefois d'une compression de la moelle épinière, de la queue de cheval ou de racines. Ils sont caractérisés par une fracture de plateau avec recul de l'angle postérosupérieur ou postéro-inférieur du corps vertébral (au niveau de la charnière dorsolombaire et du rachis lombaire surtout), ou par une fracture en galette avec vide gazeux ou dissection liquidienne intrasomatique (nécrose vertébrale souvent associée à un retard de consolidation), parfois avec bombement du mur postérieur (figure 10.16).

Affections hématologiques malignes

Seront envisagés ici les lymphomes et le myélome multiple. Ces pathologies sont en effet les plus courantes et s'accompagnent de complications osseuses ou neurologiques fréquentes. D'autres affections hématologiques (leucémie, myélofibrose, etc.) montrent des modifications osseuses peu spécifiques en imagerie, et leurs complications seront envisagées dans des sections ultérieures (voir hématopoïèse extramédullaire, carcinomatose leptoméningée, etc.).

Lymphomes

Les lymphomes sont des cancers développés à partir des cellules de la lignée lymphoïde, formant un groupe hétérogène de maladies au sein duquel on distingue des lymphomes hodgkiniens (caractérisés par la présence de cellules particulières, notamment les cellules de Reed-Steinberg), et des lymphomes non hodgkiniens. L'atteinte osseuse, presque toujours secondaire, résulte d'une dissémination hématogène ou plus rarement d'une atteinte de contiguïté (adénopathie tumorale).

L'atteinte médullaire osseuse n'est pas systématique, à l'opposé des leucémies, et les manifestations cliniques de l'atteinte osseuse ne sont pas fréquentes au moment du diagnostic, à l'opposé du myélome multiple.

En cas de lymphome hodgkinien, l'atteinte osseuse est rare initialement et alors péjorative (stade 4 d'emblée), plus fréquente en cas de rechute et dans la forme histologique de déplétion lymphocytaire.

En cas de lymphome non hodgkinien, l'envahissement médullaire osseux est plus fréquent, présent dans 20 à 40 % des cas, également péjoratif.

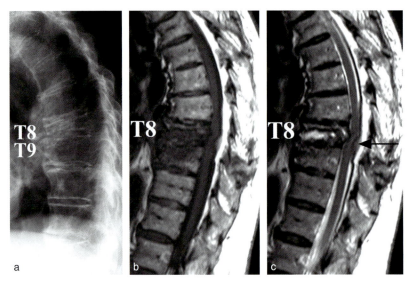

Figure 10.16. Tassement ostéopénique déterminant une compression médullaire (paraplégie rapidement progressive chez une patiente de 85 ans, sans traumatisme).
a) Radiographie de profil du rachis thoracique : ostéopénie ; tassement marqué de T8 et dans une moindre mesure du plateau supérieur de T9. IRM, coupes sagittales en pondération b) T1 et c) T2 : tassement de T8 avec image de dissection liquidienne intrasomatique (hyposignal T1, hypersignal T2) et bombement franc du mur postérieur ; sténose canalaire critique et compression médullaire avec petite zone d'hypersignal intramédullaire en T2 (flèche en c). Tassement bénin plus banal d'allure récente à hauteur du plateau supérieur de T9 (bande d'hyposignal T1 sous-jacente au plateau supérieur).

L'aspect radiographique, TDM et IRM des lésions est souvent aspécifique, même si certaines associations lésionnelles sont très suggestives du lymphome. L'IRM rachidienne est la technique de choix en cas de suspicion de complication neurologique. La tomographie à émission de positrons (TEP) au fluorodésoxyglucose est quasi systématique dans le contexte d'un lymphome. L'IRM corps entier comprenant des séquences anatomiques (T1, STIR) et fonctionnelles (diffusion) est toutefois une alternative de plus en plus crédible [2, 19].

Radiographie et TDM

Dans les lymphomes hodgkiniens, des lésions focales condensantes (arrondies ou infiltrant toute une vertèbre « d'ivoire »), lytiques (plus ou moins perméatives, vermoulues ou géographiques) ou mixtes peuvent être observées. Dans les lymphomes non hodgkiniens, les lésions sont le plus souvent perméatives ou vermoulues, parfois mixtes, lytiques et condensantes, plus rarement condensantes pures (figure 10.17). L'association chez un patient de lésions lytiques, condensantes et mixtes est fréquente dans les deux groupes de lymphome.

Une extension massive aux tissus mous voisins est également fréquente, bien visible en TDM, parfois associée à des lésions osseuses discrètes et souvent à un respect des corticales ; cette particularité suggère un cancer à petites cellules, et peut être observée dans le cancer du poumon, le lymphome, le sarcome d'Ewing, mais aussi en pathologie infectieuse.

L'atteinte vertébrale de contiguïté par des adénopathies pré- ou paravertébrales détermine des érosions segmentaires du corps vertébral en association avec des modifications lytiques ou condensantes.

IRM

Dans le lymphome hodgkinien, l'atteinte médullaire osseuse prend le plus fréquemment l'aspect d'un remplacement médullaire (multi)focal. Dans le lymphome non hodgkinien, on peut observer des lésions focales plutôt associées aux formes

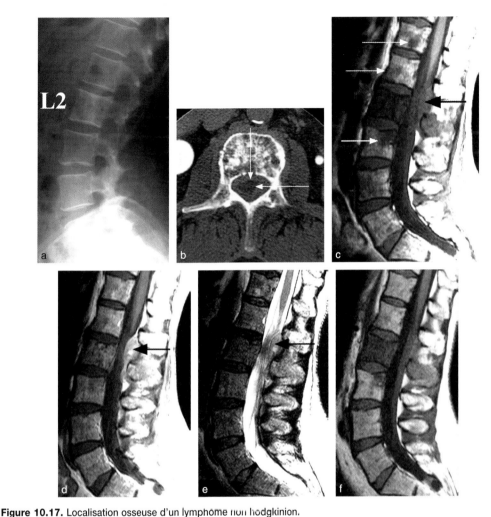

Figure 10.17. Localisation osseuse d'un lymphome non hodgkinien.
a) Radiographie de profil du rachis lombaire : hyperostose hétérogène du corps de L2. b) TDM, coupe axiale du corps de L2 après injection : remaniements hétérogènes à prépondérance condensante du spongieux vertébral. Extension tumorale épidurale circonférentielle (flèches en b), malgré un respect relatif des corticales. IRM en coupes sagittales T1 c) avant et d) après injection IV de gadolinium, et e) T2 : infiltration massive du corps et de l'arc postérieur de L2, en hyposignal T1 et T2, rehaussant de façon marquée après injection de gadolinium ; extension tumorale épidurale surtout postérieure, respectant les corticales osseuses, refoulant les racines de la queue de cheval vers l'avant (flèches noires en c, d, e). Présence de petits foyers tumoraux en T12, L1 et L3 (flèches blanches en c). f) Contrôle en IRM en pondération T1 un mois après instauration de la chimiothérapie : disparition de la composante tumorale épidurale, régression du foyer de L3 et disparition du foyer de T12, persistance d'un hyposignal vertébral en L2.

d'agressivité intermédiaire à élevée, ou au contraire une infiltration diffuse, associée surtout aux formes de faible malignité.

Les caractéristiques de signal des lésions focales (hyposignal en T1 ; signal variable, souvent intermédiaire, en T2) et de l'infiltration diffuse (abaissement global du signal en T1 et aspect souvent hétérogène en T2) sont aspécifiques, comparables aux anomalies observées dans le myélome multiple et la pathologie métastatique. Toutefois, l'association d'anomalies osseuses multifocales ou diffuses et d'adénopathies, visibles en IRM au niveau paravertébral lombo-aortique ou iliaque, fait privilégier l'hypothèse d'un lymphome.

L'infiltration lymphomateuse d'une vertèbre peut se compliquer d'un tassement pathologique.

Le respect des corticales situées entre l'extension extraosseuse et l'atteinte vertébrale dont elle est issue, objectivé en TDM et en IRM, est hautement suggestif d'une atteinte lymphomateuse, éventuellement d'une métastase d'origine pulmonaire, les cellules de petites taille traversant les corticales sans induire d'ostéolyse franche (figure 10.17) [22]. En cas de métastase d'autre origine ou de localisation myélomateuse, l'ostéolyse corticale est souvent un préalable à l'extension aux tissus mous du fait de la plus grande taille des cellules.

L'existence de volumineuses « coulées tumorales » paraspinales ou épidurales, ne déterminant le plus souvent qu'un effet de masse modéré sur les structures nerveuses, et s'étendant parfois très à distance du site d'origine est également très évocatrice du lymphome. Ces caractéristiques sont probablement liées au caractère « fluide » du tissu lymphomateux, comparé au caractère plus « solide » des métastases.

L'atteinte lymphomateuse paraspinale ou épidurale isolée n'est pas exceptionnelle dans le lymphome non hodgkinien, souvent au départ d'une atteinte ganglionnaire. Aussi, l'atteinte osseuse peut survenir par contiguïté, plutôt que par essaimage hématogène, par extension d'une masse ou d'adénopathies lymphomateuses paraspinales (figure 10.18).

Tomographie à émission de positrons (TEP) et IRM corps entier (IRM-CE)

La TEP au FDG est la technique de choix pour le bilan d'extension du lymphome, permettant en une seule étape l'examen global du corps, détectant les atteintes ganglionnaires, viscérales et osseuses. Son couplage à la TDM (PET-CT) améliore la résolution spatiale et apporte une information anatomique devenue indispensable. L'IRM-CE est une alternative de plus en plus crédible, d'une performance comparable à la TEP

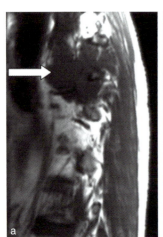
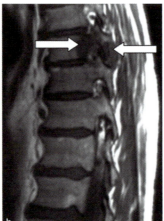
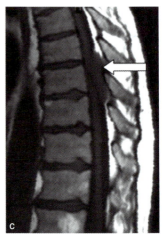
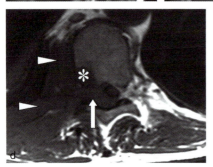

Figure 10.18. Extension rachidienne d'une masse lymphomateuse paraspinale.
IRM en coupes sagittales T1 a) pararachidienne, b) passant par les régions pédiculaires et c) médiane : masse paraspinale (flèche en a), extension au foramen, au pédicule et à l'arc postérieur d'une vertèbre (flèches en b), et au versant postérieur du canal rachidien, refoulant la moelle épinière vers l'avant (flèche en c). d) IRM, coupe transversale en T1 : volumineuse masse paraspinale droite (têtes de flèche en d) s'insinuant dans le canal rachidien par le foramen droit (flèche en d) et refoulant la moelle épinière vers la gauche et vers l'avant ; noter l'extension de contiguïté au corps vertébral (astérisque en d).

pour la détection de l'atteinte osseuse ou ganglionnaire [19].

Imagerie sous traitement

La radiographie montre souvent l'apparition ou la majoration d'une sclérose osseuse.

L'IRM objective des évolutions variées : stabilité, régression ou disparition d'anomalies focales avec parfois apparition d'un halo graisseux périphérique cicatriciel ou d'une cavité nécrotique intralésionnelle, normalisation du signal médullaire en cas d'anomalies diffuses.

L'IRM permet surtout le contrôle évolutif des extensions extraosseuses menaçant les structures neurologiques (figure 10.17).

La TEP, seule ou couplée à la TDM (TEP-TDM), est la méthode de choix pour apprécier la réponse et détecter les masses résiduelles « actives » après traitement. Ici aussi, l'IRM-CE est une alternative crédible et non irradiante, particulièrement intéressante chez les sujets jeunes devant bénéficier d'évaluations répétées de la réponse thérapeutique [20].

Myélome et plasmocytome

Le myélome multiple est la forme la plus sévère des gammapathies monoclonales ou dyscrasies plasmocytaires, caractérisées par la prolifération de plasmocytes anormaux au sein de la moelle osseuse et la production d'une protéine monoclonale, détectée dans le sang ou les urines. Son pic de fréquence est situé à 65 ans. Le diagnostic repose sur la présence d'au moins 10 % de plasmocytes dans un prélèvement médullaire obtenu au niveau de la crête iliaque. Cette infiltration plasmocytaire diffuse s'accompagne d'une fragilisation osseuse prédisposant à la survenue de fractures, dont les plus typiques sont situées au niveau costal et rachidien. Plus des deux tiers des patients vont présenter des tassements vertébraux et 15 % d'entre eux une compression médullaire ou radiculaire. L'existence de lésions radiologiques lytiques, d'une anémie, d'une hypercalcémie, d'une insuffisance ou d'un pic monoclonal élevé (stades II et III de Durie et Salmon) témoigne d'une masse tumorale importante et justifie l'instauration d'une

thérapeutique agressive (chimiothérapie intensive suivie d'une greffe de moelle osseuse). À l'inverse, les stades débutants (myélome latent) et les gammapathies « bénignes » ne nécessitent pas de traitement.

Le plasmocytome solitaire est une lésion osseuse unique de même nature histologique. Il est défini par un pic monoclonal sanguin ou urinaire faible ou absent, et les biopsies réalisées « à l'aveugle » en crête iliaque ne montrent pas de signe d'infiltration plasmocytaire diffuse. Son traitement peut en principe être local (radiothérapie), mais des études fondées sur l'analyse du squelette pelvirachidien ou du corps entier en IRM ont montré que d'autres petits foyers tumoraux étaient très fréquents, signant donc une maladie souvent diffuse d'emblée (figure 10.19).

Radiographie et TDM

Les lésions lytiques focales à l'emporte-pièce sont caractéristiques, surtout observées au niveau du crâne, des côtes et des os longs. Au niveau rachidien, elles peuvent parfois évider plus ou moins complètement un corps vertébral, ne respectant que les corticales et quelques axes trabéculaires, ou avoir un caractère expansif. Cet aspect est celui retrouvé typiquement dans le plasmocytome solitaire (figure 10.19).

L'atteinte rachidienne diffuse est de diagnostic difficile en radiographie. L'ostéoporose retient l'attention par sa sévérité (surtout chez un homme ou un sujet jeune) et éventuellement par son inhomogénéité (ostéolyse microlacunaire).

L'observation de plusieurs tassements récents spontanés, même sans ostéolyse évidente, doit faire évoquer ce diagnostic.

La TDM peut dépister des foyers d'ostéolyse de taille très variable et parfois démontrer le franchissement cortical et l'extension des lésions aux tissus mous. Utilisée à basse dose et étendue au corps entier, elle devient une alternative crédible au bilan radiographique squelettique pour la stadification initiale de la maladie.

IRM

L'IRM montre plus d'anomalies que les radiographies au niveau pelvirachidien, en particulier dans

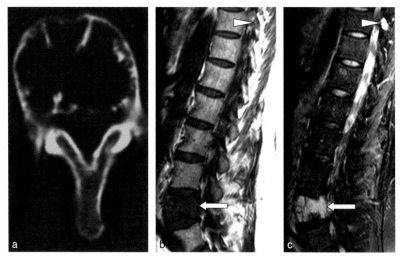

Figure 10.19. Plasmocytome de L4 s'avérant être un myélome multiple en IRM.
a) TDM en coupe transversale en L4 : aspect caractéristique d'un plasmocytome évidant le corps vertébral, ne respectant que les corticales périphériques et quelques axes trabéculaires. IRM en coupes sagittales b) T1 et c) T2 : démonstration du remplacement médullaire diffus au sein du corps vertébral de L4 (flèches en b et c) ; cet examen révèle d'autres localisations, notamment à hauteur de l'arc postérieur d'une vertèbre thoracique inférieure (têtes de flèche en b et c), signant le caractère d'emblée multifocal de la maladie, et donc le diagnostic de myélome multiple. Noter le tassement débutant des deux plateaux de L4.

les stades débutants et non traités pour lesquels le bilan radiographique est négatif.

L'infiltration médullaire revêt tantôt l'aspect de lésions focales, tantôt l'image d'une infiltration diffuse.

Les lésions focales ont en général un hyposignal en T1 et un hypersignal relatif en T2 et STIR, aspécifiques (figures 10.19 et 10.20). Plus rarement, elles ont un hypersignal spontané en T1 et peuvent être méconnues si des images ne sont pas obtenues en pondération T2 ou STIR (figure 10.21). Un tableau d'infiltration diffuse avec abaissement diffus du signal en T1 et hypersignal en T2 plus ou moins homogène ou bigarré est possible ; plus rarement, il s'agit de multiples anomalies punctiformes (aspect « poivre et sel »).

L'injection de gadolinium n'est en général pas nécessaire pour la détection de ces anomalies ; elle est réservée aux cas où une infiltration diffuse est suspectée sur la base d'images pondérées en T1 montrant un abaissement modéré du signal médullaire : le rehaussement marqué du signal (plus de 100 % par rapport au signal de base) après injection plaidera pour l'infiltration néoplasique diffuse, la distinguant d'une hyperplasie médullaire bénigne.

Mais la moelle osseuse peut présenter un aspect tout à fait normal en IRM : c'est le cas chez 70 % des patients en cas de maladie de stade débutant et non traité, et dans 20 % des formes graves et traitées, lorsque le déséquilibre entre composantes cellulaires et graisseuses n'a pas atteint un certain seuil au sein de la moelle osseuse.

Bien qu'observés dans le cadre d'une pathologie maligne, les tassements vertébraux associés au myélome sont souvent d'allure bénigne ou ostéoporotique simple (deux tiers des cas), non seulement en radiographie, mais également en IRM. Cette particularité est liée à l'ostéopénie diffuse qui caractérise la maladie et fragilise la résistance osseuse de façon globale, en plus de la fragiliser localement comme dans la pathologie métastatique et le lymphome. Un tiers des tassements présentent néanmoins un aspect franchement malin, avec lésions focales intravertébrales, extension aux tissus mous paraspinaux et à l'espace épidural, éventuellement sous forme parfois de masses volumineuses, avec parfois compression médullaire ou radiculaire (figure 10.20) [14].

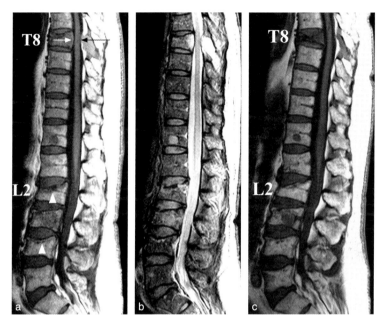

Figure 10.20. Myélome, bilan initial et suivi sous traitement.
Bilan IRM initial en coupes sagittales a) T1 et b) T2 : lésions focales de remplacement médullaire en T8, T12 et L3. Multiples tassements vertébraux. Certains ont un aspect typiquement bénin : plateau supérieur de L2 et L4 (têtes de flèche). D'autres un aspect typiquement malin ; en T8 : bombement du mur postérieur, infiltration de l'arc postérieur et rétrécissement canalaire modéré (flèches en a) ; en L3 : lésion focale intracorporéale. c) Contrôle IRM en pondération T1 réalisé après deux cures de chimiothérapie : régression en taille des lésions focales de T8, T12 et L3, progression du tassement de T8 mais réduction de l'effet de masse postérieur à ce niveau.

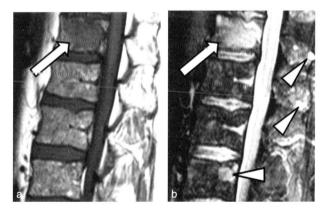

Figure 10.21. Myélome multiple : illustration des limites des images pondérées en T1.
IRM en coupes sagittales a) T1 et b) T2 avec suppression du signal de la graisse. Moelle osseuse hétérogène en T1 ne présentant qu'une seule lésion focale « typique » en hyposignal T1/hypersignal T2 avec suppression du signal de la graisse (flèche en a et b). De multiples petites lésions évidentes en STIR (têtes de flèche en b) sont méconnues en T1.

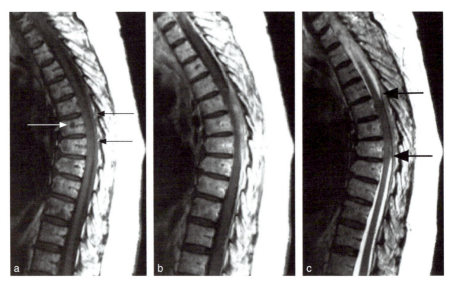

Figure 10.22. Myélome : envahissement tumoral épidural.
IRM en coupes sagittales T1 a) avant et b) après injection de gadolinium, et c) T2 : présence d'un petit foyer de remplacement médullaire au sein d'une vertèbre thoracique moyenne (flèche blanche en a). Coulée tumorale épidurale postérieure, avec discrètes hétérogénéités de la graisse en T1 (flèches noires en a), rehaussement de signal marqué après injection de gadolinium et effacement des espaces sous-arachnoïdiens postérieurs en T2 sur une hauteur de 3 corps vertébraux (flèches en c).

Des extensions tumorales sont fréquentes au niveau épidural ou paraspinal, parfois à l'avant-plan relativement à l'atteinte osseuse (figure 10.22).

L'IRM-CE comprenant des séquences de diffusion est de plus en plus utilisée pour la stadification de la maladie, remplaçant le bilan radiographique squelettique exhaustif réalisé jusqu'ici. Selon les recommandations récentes, la découverte d'au moins deux lésions focales de plus de 5 mm indique un stade avancé de la maladie nécessitant un traitement agressif [7]. La TDM corps entier à basse dose à la recherche de foyers d'ostéolyse, et la TEP-TDM au FDG combinant recherche d'ostéolyse focale (TDM) et hyperactivité métabolique (FDG) constituent des alternatives potentielles, se substituant également au bilan radiographique exhaustif.

Imagerie sous traitement

Le suivi sous traitement montre des modifications de la taille et du nombre de lésions focales, une évolution d'un aspect d'infiltration médullaire diffuse vers celui de multiples lésions focales, parfois une normalisation de l'aspect de la moelle osseuse. En cas d'inquiétude quant à la réponse d'une lésion menaçant les structures neurologiques et traitée par chimiothérapie ou radiothérapie, l'IRM permet un suivi (figure 10.20). L'IRM-CE avec séquences de diffusion et la TEP-FDG sont les outils recommandés d'évaluation systématique de la réponse.

Tumeurs vertébrales primitives [23]

Tumeurs vertébrales bénignes

L'âge du patient, l'histoire clinique, la topographie de la lésion, ses caractéristiques en imagerie, et en particulier en TDM et IRM permettent souvent d'aboutir à un diagnostic étiologique.

Hémangiome

Anatomopathologie

De forme arrondie et de taille relativement limitée, ou au contraire étendu à une grande partie du corps vertébral, l'angiome vertébral est constitué

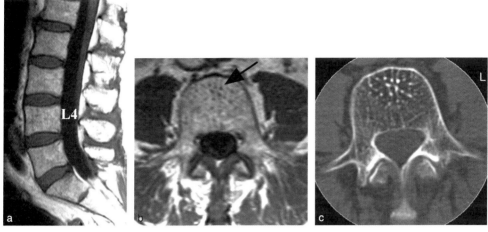

Figure 10.23. Angiome vertébral simple.
IRM en coupes a) sagittale T1 et b) transverse T1 : discrètes hétérogénéités du signal du versant antérieur du corps de L4 avec ponctuations en hyposignal en coupe transversale (flèche en b) correspondant à la section de travées osseuses verticales épaissies. c) Coupe TDM transverse en L4 : formation arrondie antérieure avec raréfaction et épaississement des travées osseuses, contenu hypodense, comparable à la graisse paravertébrale.

de canaux vasculaires (capillaires, veineux ou caverneux) mêlés à du tissu graisseux, et à des travées osseuses épaissies.

Clinique

Il est asymptomatique dans la grande majorité des cas. De rares complications sont décrites, accompagnant de volumineux angiomes « agressifs » du corps vertébral parfois étendus à l'arc postérieur, qui peuvent devenir compressifs par hypertrophie osseuse, être le siège d'une fracture douloureuse ou connaître une phase expansive, éventuellement hémorragique, étendue à l'espace épidural, à l'origine de signes neurologiques d'installation plus ou moins rapide. Un traitement percutané ou chirurgical peut alors être envisagé [8].

Imagerie

D'observation très banale, volontiers multifocaux, les angiomes présentent l'aspect radiologique et surtout tomodensitométrique typique de lésions arrondies, volontiers circonscrites par un discret liseré de sclérose et présentant en leur sein des travées osseuses épaissies à orientation verticale. Plus rarement, ils sont étendus à tout un corps vertébral. L'examen TDM montre fréquemment un contenu de densité négative, témoignant de la présence de graisse, ponctuée par les sections des travées verticales (figure 10.23).

En IRM, la plupart des hémangiomes sont bien délimités et présentent en général un hypersignal relatif en pondération T1 et T2 (surtout sur les séquences T2 obtenues avec suppression du signal de la graisse) reflétant leur contenu mixte graisseux et hydraté (voir figure 10.6). Toutes les variations sont toutefois possibles dans les proportions respectives d'adipocytes et de structures vasculaires expliquant des grandes variétés de signal. Ainsi, dans des formes plus « hydratées », le signal est relativement bas en pondération T1. Les travées verticales osseuses peuvent être visibles en hyposignal.

Certaines caractéristiques accompagneraient plus volontiers les angiomes agressifs (susceptibles de complications et d'extension paravertébrale, voire épidurale et compressive), comme une extension à l'arc postérieur, une inhomogénéité relative de la lésion, une localisation volontiers dorsale moyenne, une expansion ou une lyse de segments de corticale (mieux démontrée en TDM), un signal relativement bas en pondération T1 ou un rehaussement marqué après injection de gadolinium. Rarement, ces angiomes agressifs peuvent être multiples (figure 10.24).

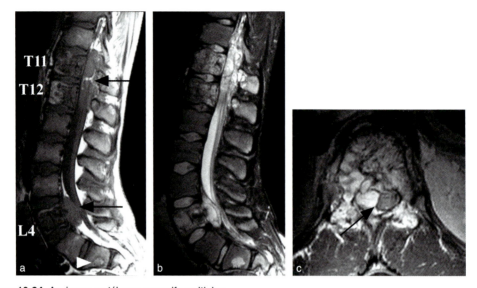

Figure 10.24. Angiomes vertébraux agressifs multiples.
IRM en coupes sagittales a) T1 et b) T2 avec suppression du signal de la graisse (patiente de 12 ans) : remaniements très hétérogènes des corps de T11, T12 et L4, occupés par du tissu hydraté (hyposignal T1, hypersignal T2) montrant de volumineuses extensions endocanalaires à hauteur de la charnière thoracolombaire et de L4 (flèches noires en a) et une atteinte des processus épineux de T11 et T12. Petit angiome « banal » au sein du corps de S1 (tête de flèche en a).
c) Coupe transverse en pondération T2 à hauteur de T11 : infiltration extensive du corps et de l'arc postérieur par du tissu hydraté, montrant une extension paravertébrale et endocanalaire latéralisée à droite, refoulant nettement la moelle épinière vers la gauche (flèche en c).

Ostéome ostéoïde

Anatomopathologie

La lésion, le plus souvent située sur l'arc postérieur d'une vertèbre lombaire, moins fréquemment thoracique ou cervicale, associe une lacune centrale (le nidus, contenant du tissu ostéoïde plus ou moins calcifié et du tissu conjonctif richement vascularisé) à une hyperostose de voisinage, parfois discrète.

Clinique

Touchant un individu jeune (pic entre 7 et 25 ans), l'ostéome ostéoïde se traduit par des douleurs à rythme inflammatoire, à recrudescence nocturne, classiquement calmées par l'aspirine. Il peut également être révélé par une scoliose douloureuse ou un tableau d'irritation radiculaire.

Imagerie

Les radiographies sont presque toujours normales et la scintigraphie osseuse s'impose en cas de suspicion clinique. Très sensible, elle permet de cibler un complément TDM dont les observations sont plus spécifiques, souvent pathognomoniques, montrant l'hyperostose de voisinage et la lacune centrale au sein de laquelle on individualise parfois une fine calcification. Les coupes fines et reconstructions multiplanaires permettent une délimitation préthérapeutique optimale (figures 10.25 et 10.26).

L'IRM est d'interprétation plus délicate : la réaction inflammatoire de voisinage est à l'avant-plan et le nidus souvent difficile à repérer, sous forme d'une petite plage arrondie montrant un signal un peu plus élevé que l'hyperostose de voisinage. L'infiltration inflammatoire étendue aux tissus mous voisins est également parfois visible dans la graisse épidurale et foraminale périradiculaire (figure 10.25). La découverte en IRM d'un aspect inflammatoire intense d'un arc postérieur doit inciter à la réalisation d'un complément TDM à la recherche d'un ostéome ostéoïde. L'étude dynamique du rehaussement après injection IV de gadolinium peut être utile,

Chapitre 10. Pathologie tumorale vertébrale et épidurale

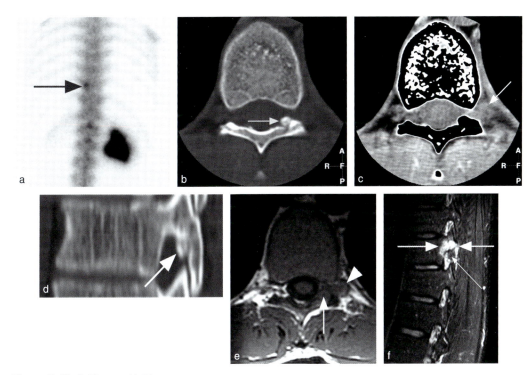

Figure 10.25. Ostéome ostéoïde.
a) Scintigraphie osseuse, vue postéro-antérieure : discret foyer d'hyperfixation au niveau de l'arc postérieur gauche de T10 (flèche). TDM, coupes transversales, b) fenêtre osseuse et c) « tissus mous » : nidus typique au versant antérieur de la lame gauche de T10 (flèche en b) et infiltration de la graisse foraminale gauche qui apparaît inhabituellement dense (flèche en c) ; d) reconstruction sagittale précisant la topographie prélamaire de l'ostéome ostéoïde (flèche). IRM, e) coupe transverse pondérée en T1 : infiltration de la graisse foraminale (tête de flèche), visualisation difficile du nidus (flèche) ; f) coupe sagittale en T2 avec saturation du signal de la graisse : visualisation du nidus (fine flèche) et infiltration des structures osseuses adjacentes (pédicule, isthme et lame) (grosses flèches).

montrant un pic de rehaussement précoce, très marqué à la phase artérielle. L'atteinte isolée du corps vertébral est possible, montrant parfois un aspect en « cible » en T2, et sera confirmée par la TDM en coupes fines (figure 10.26).

Le traitement est de plus en plus souvent percutané, sous forme d'une thermocoagulation par radiofréquence ou laser réalisée dans la foulée d'une ponction-biopsie ; il reste chirurgical en cas de topographie à risque pour les structures neurologiques voisines.

Ostéoblastome

Anatomopathologie

L'ostéoblastome est très proche histologiquement de l'ostéome ostéoïde dont il ne constitue vraisemblablement qu'une variante de taille supérieure à 1 ou 2 cm. Rachidien dans 30 % des cas, il se localise préférentiellement à l'arc postérieur.

Clinique

Touchant en général un individu âgé de 15 à 30 ans, il se traduit par une douleur tenace, moins typiquement exacerbée la nuit et calmée par les dérivés salicylés qu'en cas d'ostéome ostéoïde. Il induit en revanche plus fréquemment que l'ostéome ostéoïde une symptomatologie radiculaire ou médullaire. Le traitement est chirurgical.

Imagerie

Radiographie et TDM montrent une lésion lytique plus ou moins bien circonscrite ou expansive vers les espaces épiduraux ou paraspinaux, des calcifications et ossifications localisées ou plus globales, parfois une fine coque périostée et une

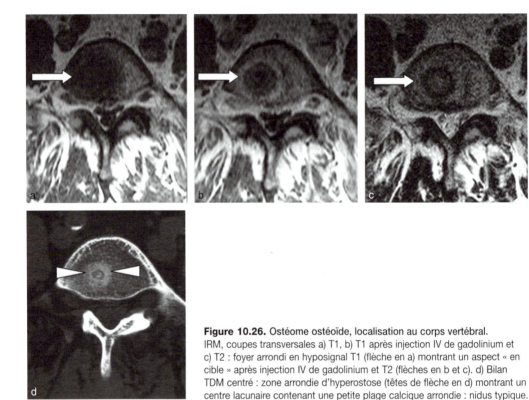

Figure 10.26. Ostéome ostéoïde, localisation au corps vertébral.
IRM, coupes transversales a) T1, b) T1 après injection IV de gadolinium et c) T2 : foyer arrondi en hyposignal T1 (flèche en a) montrant un aspect « en cible » après injection IV de gadolinium et T2 (flèches en b et c). d) Bilan TDM centré : zone arrondie d'hyperostose (têtes de flèche en d) montrant un centre lacunaire contenant une petite plage calcique arrondie : nidus typique.

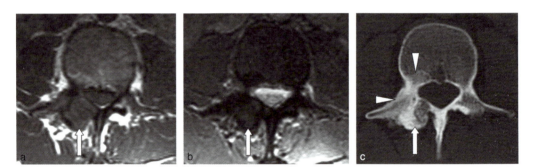

Figure 10.27. Ostéoblastome.
IRM en coupes transversales a) T1 et b) T2 : processus expansif aspécifique développé sur l'arc postérieur droit (flèche en a et b). c) TDM en coupe transversale : lésion mixte, lytique et condensante, au versant postérieur du carrefour pédiculolamaire droit (flèche en c) ; « hypertrophie » et hyperostose de l'apophyse transverse droite, du pédicule et même du réseau trabéculaire corporéal adjacent (têtes de flèche en c).

condensation osseuse de voisinage moins homogène qu'en cas d'ostéome ostéoïde. La lésion peut toutefois être à prépondérance condensante. L'IRM montre avant tout l'infiltration réactionnelle périlésionnelle dans l'os et les tissus mous (figure 10.27).

Chondroblastome

Anatomopathologie

C'est une tumeur cartilagineuse bénigne observée plus souvent chez l'homme jeune, entre 5 et 25 ans.

Clinique

Sa découverte peut être fortuite, éventuellement liée à la mise en évidence d'un foyer d'hyperfixation scintigraphique. Le traitement chirurgical consiste en un curetage simple ou complété d'un comblement par greffon osseux.

Imagerie

En radiographie et mieux en TDM, la lésion est lytique, petite, en général bien délimitée ; un liseré périphérique d'ostéosclérose et des appositions périostées sont possibles. L'IRM montre souvent un hyposignal T2, partiel ou diffus, contrastant avec l'infiltration « réactionnelle », en hyposignal T1 et hypersignal T2, des structures osseuses et des tissus mous adjacents (comme dans l'ostéome ostéoïde et l'ostéoblastome).

Exostose ou ostéochondrome

Anatomopathologie

L'exostose rachidienne est rare (3 % des exostoses) et se présente de façon solitaire ou plus souvent dans le cadre d'une maladie des exostoses multiples (autosomique dominante). Elle siège le plus souvent au niveau de l'arc postérieur. La lésion élémentaire est constituée d'os trabéculaire et d'une corticale en continuité avec la médullaire et la corticale sous-jacentes. Elle est surmontée d'une coiffe cartilagineuse dont la dégénérescence sarcomateuse est exceptionnelle au niveau du rachis.

Clinique

Seule une lésion de localisation intracanalaire peut être responsable d'une symptomatologie médullaire ou d'une névralgie. Ces rares observations imposent une exérèse chirurgicale (figure 10.28).

Imagerie

La radiographie montre un processus expansif bien délimité, en général dense, sessile ou pédiculé, dont l'examen TDM précise la topographie, les rapports anatomiques, et montre la continuité avec la corticale et le réseau trabéculaire de l'os porteur. Des déformations de structures osseuses voisines sont possibles. L'IRM renseigne sur l'ampleur des composantes tissulaires, non

ossifiées ni calcifiées (coiffe cartilagineuse en hypersignal T2), et visualise les répercussions médullaires ou radiculaires (figure 10.28).

Kyste osseux anévrismal

Anatomopathologie

Plutôt que d'une véritable tumeur bénigne, il s'agit d'une lésion « dystrophique » expansive faite d'un réseau plus ou moins cloisonné de formations kystiques de taille variable, communicantes, à contenu hématique, au sein duquel sont fréquemment observées des cellules géantes. Une petite composante fibreuse généralement limitée à de fins septums est parfois plus abondante, voire prépondérante par rapport aux formations kystiques (variante « solide » du kyste anévrismal). Des antécédents traumatiques pourraient favoriser sa survenue. L'association à une autre lésion, bénigne (ostéoblastome, chondroblastome, dysplasie fibreuse, etc.) ou plus rarement maligne (ostéosarcome, chondrosarcome, métastase, etc.) est rapportée dans un tiers des cas (kyste anévrismal secondaire).

Clinique

Le kyste anévrismal touche surtout les patients âgés de moins de 20 ans. La localisation rachidienne est relativement fréquente (20 %) et prédomine sur les arcs vertébraux postérieurs, se manifestant par une tuméfaction, des douleurs, plus rarement et tardivement par des signes neurologiques [1]. Le traitement consiste en général en un curetage chirurgical précédé d'une embolisation. Une involution spontanée est possible, justifiant parfois le suivi expectatif prudent de formes non agressives.

Imagerie

La radiographie standard montre un processus lytique volontiers expansif et étendu aux tissus mous, souvent limité par un cerne cortical, avec parfois de fines cloisons opaques (aspect en « bulles de savon »). L'extension à une vertèbre voire une côte voisine est possible. L'examen TDM définit mieux ses limites corticales, l'extension aux tissus mous, et objective

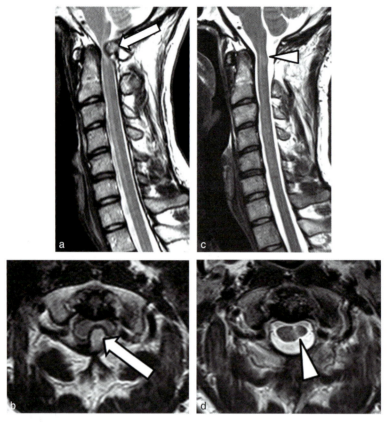

Figure 10.28. Exostose endocanalaire compressive.
IRM en coupes sagittale a) et transversale b) T2 : processus expansif développé au départ de l'arc postérieur droit de l'atlas (flèche en a et b), responsable d'une compression majeure de la moelle épinière qui présente un hypersignal signant sa souffrance. IRM en coupes sagittale c) et transversale d) T2 après résection de l'exostose pour syndrome déficitaire évolutif : persistance d'un déformation et d'un hypersignal au sein du cordon (myélopathie séquellaire) (têtes de flèche en c et d).

souvent des niveaux « liquide-liquide » liés à la sédimentation du contenu hématique non coagulé, très évocateurs (mais non pathognomoniques, cette particularité étant observée notamment dans certains ostéosarcomes). Ces niveaux sont bien visualisés en IRM sur les séquences pondérées en T1 et surtout T2. L'IRM précise également les limites osseuses, souvent soulignées par un liseré périphérique en hyposignal (traduisant une sclérose osseuse marginale ou la présence de dépôts d'hémosidérine), l'atteinte paraspinale et les répercussions sur la moelle et les racines (figure 10.29). Une « infiltration » réactionnelle de l'os et des tissus mous voisins accompagne les formes très actives. L'IRM doit aussi exclure une lésion associée, éventuellement péjorative.

Tumeur à cellules géantes

Anatomopathologie

Il s'agit d'une lésion lytique à stroma mêlant cellules géantes et plages kystiques, nécrotiques ou hémorragiques. Plutôt que bénigne, elle est définie comme une tumeur localement agressive en raison de sa propension à l'extension régionale, à la récidive locale (environ 50 % des cas), à l'essaimage régional voire systémique, et même parfois à sa transformation maligne qui survient en général après plusieurs récidives locales (environ 10 % des cas).

Clinique

Rare au niveau du rachis (7 % des localisations), cette tumeur se rencontre surtout au niveau sacré

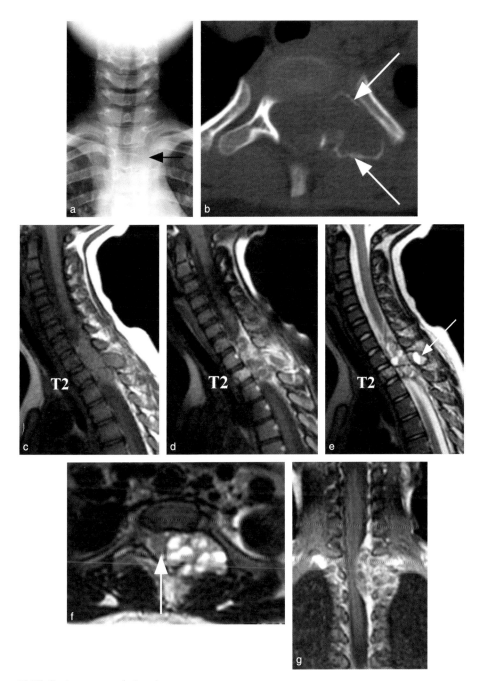

Figure 10.29. Kyste osseux anévrismal.
a) Radiographie de face (enfant de 7 ans présentant des nuchalgies et radiculalgies) : disparition des contours gauches du corps et du pédicule de T2 (flèche). b) TDM : ostéolyse expansive de l'arc postérieur gauche, limitée par un fin liseré cortical soufflé (flèches). IRM en coupes sagittales c) en pondération T1, d) T1 après injection de gadolinium et suppression du signal de la graisse et e) en pondération T2 : infiltration du corps de T2 qui montre un tassement limité ; masse touchant l'arc postérieur et à développement endocanalaire, étendue sur une hauteur de 4 corps vertébraux, montrant des parois et cloisons vascularisées et un contenu présentant des niveaux « liquide-liquide » bien visibles en T2 (flèche en e).
f) Coupe transverse en pondération T2 : multiples niveaux « liquide-liquide » et refoulement de la moelle épinière vers la droite (flèche). g) Coupe coronale T1 après injection de gadolinium : important effet de masse avec déformation de la moelle épinière.

et thoracique chez des sujets de 20 à 40 ans. Elle se révèle par une fracture pathologique ou des signes neurologiques.

Imagerie

Radiologiquement, cette tumeur est lytique, souvent expansive, soufflante et mal délimitée. L'examen TDM montre parfois des calcifications ou cloisons et même des niveaux « liquide-liquide » non spécifiques. Parfois, la lésion évide le corps vertébral, respectant quelques travées et segments corticaux épaissis, comme le fait fréquemment le plasmocytome. En IRM, son signal et l'intensité du rehaussement après injection IV de gadolinium sont variables. Un hyposignal T2 est évocateur (figure 10.30). Des plages kystiques et niveaux « liquide-liquide » peuvent être observés.

Dysplasie fibreuse

Des localisations rachidiennes de la dysplasie fibreuse peuvent être observées. De rares formes expansives ou compliquées d'un kyste anévrismal secondaire peuvent induire une symptomatologie neurologique. Les caractéristiques TDM et IRM sont polymorphes, puisque les lésions peuvent combiner, à des degrés très variés, ostéolyse

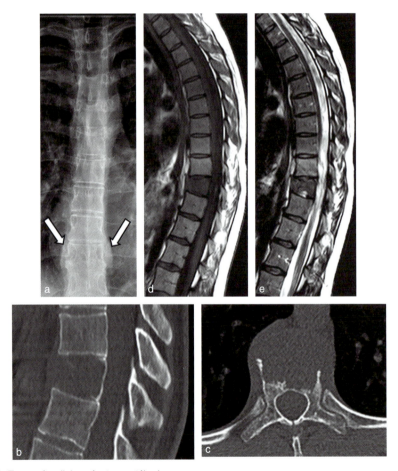

Figure 10.30. Tumeur à cellules géantes vertébrale.
a) Radiographie de face de la colonne thoracique réalisée pour douleurs : effet de masse paraspinal de part et d'autre d'une vertèbre thoracique basse (flèches). TDM, coupes b) transverse et c) reconstruction sagittale : lésion lytique pure, et petite extension aux tissus mous paraspinaux. IRM en coupes sagittales d) T1 et e) T2 : lésion rachidienne unique, en hyposignal T1 et T2 (évocateur). Diagnostic histologique de tumeur à cellules géantes sur prélèvement par biopsie percutanée.

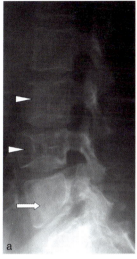
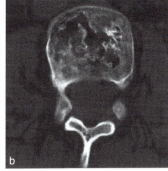
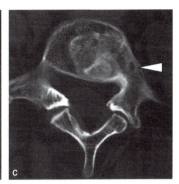

Figure 10.31. Dysplasie fibreuse.
a) Radiographie standard de profil du rachis lombaire : lésions mixtes à prépondérance lytique en L3 et L4 (têtes de flèche), s'accompagnant d'impactions des plateaux vertébraux et d'une petite expansion vertébrale ; lésion à prédominance condensante en L5 (flèche). Coupes TDM en b) L3 et en c) L5 : remaniements très hétérogènes en L3, à prédominance lytique, et remaniements condensants, « en verre dépoli » en L5, s'accompagnant d'une expansion de l'arc postérieur gauche (tête de flèche en c).

et ostéocondensation, hypo- et hypersignal en pondération T2 (figure 10.31). L'atteinte polyostotique, parfois de sites distants, est bien mise en évidence en scintigraphie et est caractéristique.

Résidus de notochorde (*Ecchordosis physaliphora*)

Anatomopathologie

Il ne s'agit pas à proprement parler d'une tumeur mais de reliquats notochordaux situés au sein de pièces osseuses, en général des corps vertébraux lombaires inférieurs ou sacrococcygiens, parfois au clivus, plus rarement dans la dure-mère.

Des formes plus extensives sont possibles, alors appelées « hamartomes notochordaux géants », pouvant intéresser plusieurs pièces sacrococcygiennes.

Clinique

Les patients sont asymptomatiques et la découverte de ces lésions fortuite.

Imagerie

Les radiographies sont normales. La TDM peut révéler une discrète condensation régionale. En IRM, la lésion est nodulaire, généralement située au centre d'un corps vertébral, en hyposignal T1 et signal intermédiaire à intense en T2 (figure 10.32). Une fois le diagnostic histologique ou présomptif posé, un suivi régulier s'impose en imagerie pour écarter toute évolution, notamment en chordome (figure 10.33).

Tumeurs vertébrales malignes

Ces tumeurs sont rares. Si certains caractères morphologiques révélés par l'imagerie peuvent être évocateurs de l'une ou l'autre lésion, le diagnostic est impérativement histologique. L'examen TDM renseigne sur le caractère lytique ou condensant, le type de matrice, en particulier calcique, l'agressivité ou la rapidité d'évolution (lyse mal délimitée, franchissement des corticales). L'IRM est aspécifique mais permet d'exclure d'autres localisations rachidiennes et délimite parfaitement l'atteinte osseuse et canalaire.

Chondrosarcome

Anatomopathologie

C'est une tumeur maligne dont le stroma fabrique du tissu cartilagineux. Elle apparaît de novo ou

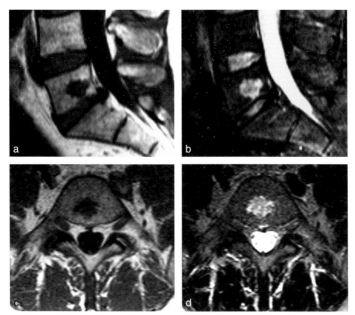

Figure 10.32. Résidu de notochorde (« diagnostic présomptif »).
IRM en coupes sagittales a) T1 et b) T2 : formation nodulaire en hyposignal T1, hypersignal T2, à contours « mûriformes » au sein du corps de L5. Coupes transverses c) en T1 et d) en T2 : topographie tout à fait médiane de cette lésion. Le suivi à très long terme a montré une stabilité parfaite de cette lésion ; la radiographie était négative et la TDM montrait une discrète condensation.

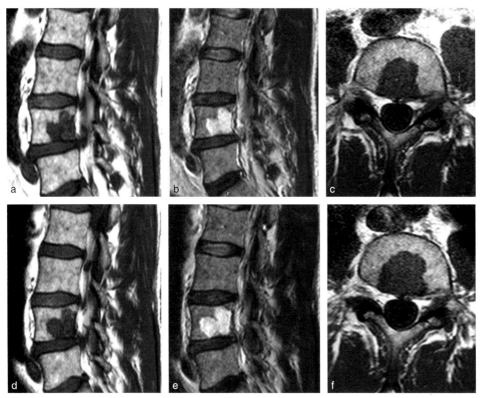

Figure 10.33. Chordome découvert lors du suivi d'une lésion centrovertébrale lombaire de découverte fortuite.
IRM en coupes sagittales a) T1 et b) T2, et c) transversale T1 : formation nodulaire en hyposignal T1, hypersignal T2, à contours « mûriformes » au sein du corps de L4. d–f) IRM de suivi à un an dans les mêmes plans et pondérations : croissance en taille de la lésion, prédominant en antérieur et latéral droit. Chordome confirmé à l'histologie après vertébrectomie.

par dégénérescence sarcomateuse d'un enchondrome ou d'une exostose (solitaire ou dans le cadre d'une maladie des exostoses multiples). On distingue histologiquement des sarcomes de bas grade, montrant des lobules de cartilage hyalin bien différenciés, et des sarcomes à haut grade de malignité moins différenciés et dont l'agressivité locale pour l'os et les tissus mous ainsi que la tendance à l'essaimage à distance sont plus importantes.

Clinique

L'incidence du chondrosarcome prédomine dans la tranche d'âge 40–60 ans. La douleur est la présentation clinique la plus fréquente ; elle est parfois chronique. Une fracture pathologique ou une compression neurologique en sont plus rarement révélatrices. Son traitement est exclusivement chirurgical, puisque la tumeur est chimio- et radiorésistante.

Imagerie

En radiographie et en TDM, les calcifications sont fréquentes, plutôt annulaires ou punctiformes (« chondroïdes ») si le grade histologique est bas, plutôt irrégulières ou absentes dans les lésions de haut grade. Le caractère bien limité des marges de l'ostéolyse plaide pour une lésion de bas grade ; des marges moins nettes et une volumineuse extension aux tissus mous plaident pour une lésion mal différenciée, rapidement évolutive.

L'IRM montre l'extension tissulaire notamment épidurale et le retentissement canalaire ou foraminal éventuel (figure 10.34). La lésion a un hyposignal en pondération T1, et un signal variable, souvent mixte à prédominance intense en pondération T2 ; elle peut montrer des fins septums et des calcifications en hyposignal. Le rehaussement après injection IV de gadolinium sera d'autant plus intense, « en mottes » ou massif, que la malignité tumorale est élevée. La dégénérescence maligne d'une exostose se traduit par la présence d'une coiffe cartilagineuse épaissie (normalement inférieure à 1 cm chez l'adulte).

Le chondrosarcome mésenchymateux et le chondrosarcome dédifférencié se distinguent du chondrosarcome plus classique par un pronostic plus sombre. Le premier touche des sujets jeunes (moins de 40 ans) et son imagerie est proche de celle du chondrosarcome classique. Le second se caractérise par la coexistence de deux portions lésionnelles offrant pour l'une les caractéristiques histologiques et radiologiques d'un chondrosarcome bien différencié, pour l'autre les caractéristiques d'une lésion anaplasique agressive (absence de calcification, large destruction des corticales, extension aux tissus mous).

Chordome

Anatomopathologie

Le chordome est une tumeur embryonnaire, développée à partir de résidus de la notochorde, se présentant sous forme d'une masse contenant des cellules vacuolées très caractéristiques, les cellules physaliformes, séparées par du tissu mucoïde abondant et organisées en lobules par des travées conjonctives. Sa croissance est lente, mais il est très infiltrant, difficilement extirpable chirurgicalement, peu radiosensible et les récidives locales sont fréquentes. Les métastases systémiques sont tardives et relativement rares mais existeraient dans 10 à 40 % des cas, surtout à partir de récidives locales ou de résidus irradiés.

Clinique

Le chordome touche surtout des individus âgés de 30 à 70 ans. La symptomatologie varie en fonction du segment rachidien touché. Au niveau sacrococcygien (50 à 60 % des chordomes), une douleur ou des troubles de la sensibilité périnéale, des symptômes urinaires, digestifs et radiculaires sont possibles ; la masse est souvent volumineuse lors de sa découverte. Au niveau rachidien (15 à 20 % des chordomes, prédominant en cervical et touchant surtout C2), des douleurs, une faiblesse motrice voire une paralysie, un tassement pathologique peuvent être observés. Au niveau sphéno-occipital (25 à 40 % des chordomes), l'atteinte de nerfs crâniens ou l'hypertension intracrânienne déterminent les premiers symptômes. Le traitement est chirurgical ; la masse est difficilement extirpable en raison de la proximité et de l'engainement de structures importantes (premières racines sacrées, etc.).

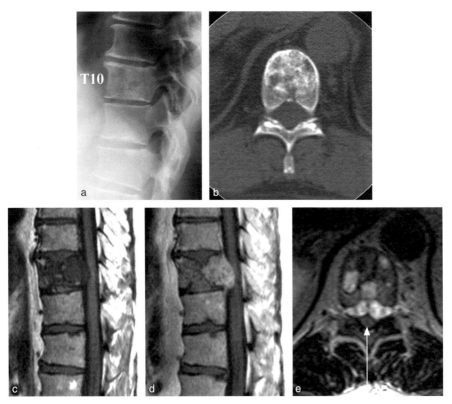

Figure 10.34. Chondrosarcome.
a) Radiographie de profil de la charnière thoracolombaire (patient de 50 ans, faiblesse progressive des membres inférieurs) : remaniements mixtes de la structure osseuse de T10, avec hyperostose floue, petites images lacunaires et impaction débutante du plateau inférieur. b) TDM, coupe transverse : meilleure visualisation de ces remaniements mixtes ; mauvaise analyse du contenu du canal rachidien. IRM, coupes sagittales T1 c) avant et d) après injection IV de gadolinium : infiltration massive du corps de T10 par du tissu en hyposignal T1, montrant un rehaussement de signal marqué après injection ; impaction des deux plateaux vertébraux et extension tumorale vascularisée au sein du canal rachidien ; e) coupe axiale T2 : plages d'hypo- et d'hypersignal au sein du corps vertébral et extension épidurale antérieure en hypersignal, limitée en arrière par le LLP (image en « embrase de rideau ») comprimant la moelle épinière (flèche).

Imagerie

En radiographie, et de façon plus évidente en TDM, on observe une ostéolyse, souvent accompagnée d'une expansion osseuse et de masses dans les tissus mous (parfois plus étendues que l'atteinte osseuse). Les calcifications sont fréquentes, surtout dans les localisations sacrées, de topographie en général périphérique. Une ostéocondensation de voisinage est possible, voire un aspect de vertèbre d'ivoire. Une autre particularité est l'atteinte possible de plusieurs corps vertébraux pouvant s'accompagner d'un pincement discal, posant des problèmes de diagnostic différentiel avec une atteinte infectieuse.

L'IRM s'impose pour le bilan d'extension endocrânienne, canalaire, rachidienne ou sacrée. La masse est facilement délimitée, notamment en pondération T2, où elle montre un hypersignal relativement marqué, très évocateur, lié à son important contenu mucoïde (figure 10.35). Son signal se rehausse en général après injection IV de gadolinium.

Sarcome d'Ewing

Anatomopathologie

Cette tumeur agressive est constituée de petites cellules rondes peu différenciées, produisant des

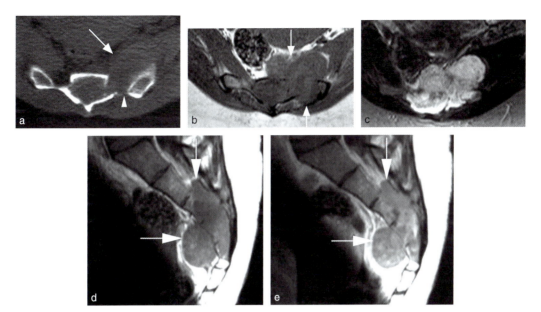

Figure 10.35. Chordome sacré.
a) TDM, coupe transverse de la région sacrococcygienne : discrète ostéolyse corticale à gauche (tête de flèche) et asymétrie des tissus mous (tuméfaction à gauche, flèche). IRM, coupes transverses b) T1 et c) T2 au même niveau : infiltration massive de l'os, extension au canal sacré et aux tissus mous voisins par une masse tumorale de signal intermédiaire en T1 (flèches en b) et intense en T2. Coupes sagittales T1 d) avant et e) après injection IV de gadolinium : bonne délimitation de la masse tumorale étendue aux tissus mous présacrés et au canal sacré, rehaussant de façon homogène après injection de gadolinium (flèches en d et e).

granules de glycogène ; les plages hémorragiques ou nécrotiques sont fréquentes.

Clinique

C'est une tumeur du sujet jeune (90 % des patients ont entre 5 et 30 ans) dont la localisation rachidienne est rare, touchant préférentiellement le sacrum. Les symptômes peuvent combiner une douleur locale, des signes radiculaires ou médullaires parfois rapidement progressifs, un tassement pathologique. Un syndrome inflammatoire, une fièvre et une altération de l'état général sont souvent présents mais peuvent égarer le diagnostic. Le traitement est chimiothérapique et chirurgical.

Imagerie

Le tableau radiographique et TDM typique est celui d'une lésion lytique, volontiers perméative ou mitée, éventuellement compliquée de fracture, souvent étendue aux tissus mous paraspinaux, au canal rachidien, parfois aux vertèbres voisines. L'expansion corticale et l'ostéosclérose sont plus rares. L'IRM délimite l'extension osseuse, canalaire et paraspinale. Le signal est variable.

Ostéosarcome

Anatomopathologie

L'ostéosarcome est caractérisé par des cellules tumorales malignes fabriquant typiquement du tissu ostéoïde et de l'os immature, mais également, en proportions variables et parfois de façon préférentielle, du tissu cartilagineux, fibreux ou vasculaire.

Clinique

L'ostéosarcome est rarissime au niveau du rachis, survenant alors surtout chez l'homme, avant 30 ans ou au contraire bien plus tard, et pourrait alors pour certains être favorisé par une irradiation rachidienne préalable. Il touche surtout le corps vertébral. Il se révèle par des douleurs, rarement par des signes neurologiques. Son traitement est lourd, chimiothérapique et chirurgical.

Imagerie

En radiographie et en TDM, la lésion est le plus souvent mixte, combinant ostéolyse et condensation, mais elle peut être préférentiellement lytique ou condensante. L'extension extraosseuse est fréquente. On y observe typiquement des calcifications floues, nuageuses, liées à la production d'ostéoïde. L'IRM délimite bien l'atteinte osseuse et l'extension au-delà des corticales aux tissus mous. La scintigraphie a surtout pour but d'exclure d'éventuelles localisations secondaires.

Plasmocytome solitaire

Ses caractéristiques anatomopathologiques, signes cliniques et aspects en imagerie sont décrits plus haut, dans le paragraphe consacré au myélome multiple.

Granulome éosinophile

Anatomopathologie

L'histiocytose à cellules de Langerhans (anciennement appelée histiocytose X) est une pathologie avant tout pédiatrique, touchant parfois l'adolescent ou le jeune adulte, caractérisée par la prolifération d'histiocytes (cellules dendritiques dites de Langerhans, aux inclusions cytoplasmiques spécifiques). La forme osseuse, isolée (appelée granulome éosinophile) ou plus rarement plurifocale, touche le squelette axial ou les os longs ; elle atteint le rachis dans 20 à 25 % des cas. Dans sa forme exclusivement osseuse, cette affection est plus inflammatoire que vraiment tumorale. Certaines atteintes osseuses multifocales de l'adulte jeune évoluent sur plusieurs années, alternant apparition et « guérison » de plusieurs localisations nodulaires. L'atteinte isolée de la peau ou d'un ganglion est possible. D'autres formes associent à une atteinte osseuse souvent multifocale des lésions viscérales et s'apparentent, dans certains cas péjoratifs, au lymphome.

Clinique

Le granulome éosinophile vertébral se manifeste par une douleur ; un syndrome inflammatoire avec fièvre est fréquent. Les signes neurologiques sont rares et en général spontanément résolutifs. La biopsie à l'aiguille est souvent réalisée et écarte une pathologie tumorale agressive ou infectieuse. Le traitement est conservateur ; une corticothérapie éventuellement associée à une chimiothérapie peut être envisagée, surtout dans les formes multifocales. La chirurgie est à proscrire [28].

Imagerie

La radiographie et la TDM montrent une lésion lytique du corps vertébral, dont l'évolution est rapide et aboutit fréquemment à la « vertebra plana », véritable tassement en galette. Des formes moins typiques peuvent être lytiques, expansives. Lors de la guérison, la reconstruction vertébrale au moins partielle est fréquente, surtout chez le jeune enfant.

En IRM, on observe un tableau non spécifique d'infiltration vertébrale par du tissu en hyposignal T1 et souvent en hypersignal T2. Une extension tissulaire paraspinale peut être observée, beaucoup plus rarement une atteinte épidurale. L'IRM permet le suivi des lésions, et l'évaluation en cas d'inquiétude neurologique ou de nouvel épisode douloureux (figure 10.36).

Les formes multifocales de l'adulte seront évoquées face à des lésions d'âges différents, lytiques pures au stade aigu en radiographie et TDM, montrant un hyposignal T1 en IRM, puis condensantes au stade chronique en radiographie et TDM, évoluant alors vers une disparition progressive en IRM.

Pathologie tumorale épidurale isolée

Métastases épidurales isolées

Les métastases épidurales isolées sont rarissimes.

Angiolipomes

Anatomopathologie

Ces tumeurs sont rares (moins de 1 % des tumeurs rachidiennes). Ce sont des tumeurs

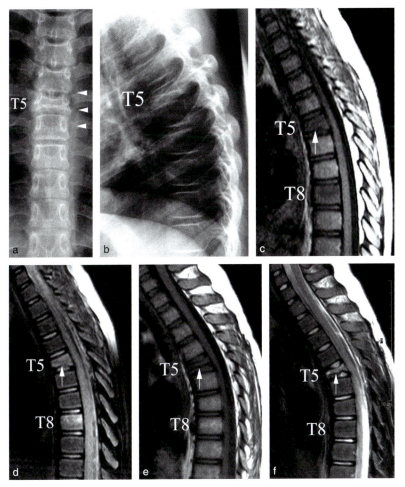

Figure 10.36. Granulome éosinophile rachidien (douleurs chez une enfant de 9 ans).
Radiographie a) de face et b) de profil du rachis thoracique : affaissement du corps de T5 aux dépens du plateau inférieur, avec petit fuseau paraspinal gauche (têtes de flèche en a). IRM, coupes sagittales pondérées c) en T1, d) en T2 : infiltration du corps vertébral de T5 et de T8 en hyposignal T1 et hypersignal T2 ; tassement limité du plateau inférieur de T5 (flèche). Contrôle IRM à 6 mois en coupes sagittales pondérées en e) T1, f) T2 réalisé en raison d'un nouvel épisode douloureux : progression du tassement de T5 (évolution vers la vertebra plana) (flèche) ; normalisation des anomalies de signal de T8.

mésenchymateuses bénignes composées en proportion variée de cellules adipeuses matures et d'une prolifération angiomateuse de capillaires ou d'artérioles. Certaines sont infiltrantes, mais la plupart des tumeurs intracanalaires sont encapsulées. La tumeur est de localisation épidurale dans 90 % des cas et le plus souvent de topographie postérieure ou postérolatérale, à l'exception des formes infiltrantes généralement de topographie antérieure. La lésion est située entre C6 et L4, mais sa localisation prédomine largement en médiothoracique. L'extension en hauteur de la lésion est souvent de 3 à 4 vertèbres au niveau thoracique, moindre en lombaire. Des localisations intramédullaires exceptionnelles ont été rapportées.

Clinique

L'angiolipome se révèle le plus souvent, chez la femme d'âge moyen, par des rachialgies, une paraparésie progressive, des troubles de la sensibilité, des douleurs dans les membres inférieurs ou des troubles urinaires. Une exacerbation des symptômes est possible pendant une grossesse.

Imagerie [12]

Le diagnostic est souvent difficile en TDM. La masse est hypodense ou plus rarement isodense à la moelle. Elle peut éroder l'os adjacent. Elle se rehausse après injection.

En IRM, le diagnostic semble plus facile :
- la masse est de signal proche ou un peu moindre que celui de la graisse épidurale en T1, mais elle est hétérogène (figure 10.37) ;
- de nombreuses plages de moindre signal en T1 au sein de la masse lipomateuse témoignent d'une vascularisation importante ;
- des vaisseaux à flux rapide peuvent parfois être détectés au sein de la masse comme des images nodulaires ou serpigineuses vides de signal ;

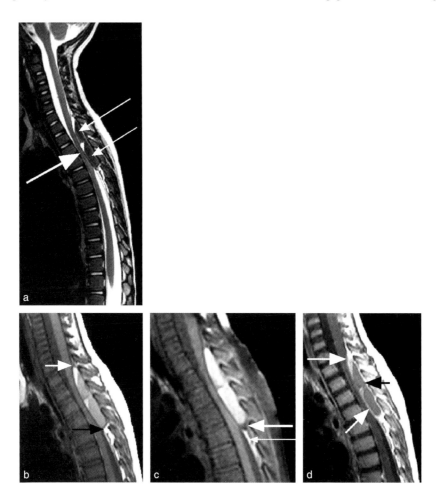

Figure 10.37. Angiolipome.
IRM, coupes sagittales pondérées en a) T2, b) T1, c) T1 avec suppression du signal de la graisse et d) T1 après injection de gadolinium. Masse épidurale postérieure étendue sur une hauteur de 4 vertèbres, comprimant la moelle vers l'avant (flèche blanche épaisse en a). Importante composante hémorragique : collection hémorragique relativement récente en hyposignal T2 (fines flèches blanches en a), composante hémorragique plus ancienne de signal spontanément intense en T1 (flèche blanche en b). Une coulée épidurale hémorragique est détectée grâce à la technique de suppression de la graisse (flèche fine en c) ; amputation de la graisse épidurale à son pôle inférieur, témoignant de la topographie épidurale de la masse (flèche noire en b et blanche épaisse en c montrant l'extinction du signal graisseux). Rehaussement de la coque tumorale après injection IV de gadolinium (flèches noires et blanches en d).

- l'injection IV de gadolinium montre un rehaussement hétérogène dont l'importance témoigne du degré de la vascularisation tumorale ;
- la tumeur peut infiltrer l'os adjacent qui peut se rehausser après injection.

Recommandations techniques et diagnostics différentiels

Pour apprécier le rehaussement de cette lésion de signal spontanément élevé en pondération T1 et son éventuelle extension intraosseuse, il est recommandé d'utiliser une séquence pondérée en T1 avec suppression du signal de la graisse avant et après injection de gadolinium. Cette technique permet de différencier un lipome qui ne se rehausse pas après injection d'un angiolipome au rehaussement plus ou moins marqué selon l'importance de son contingent vasculaire. La technique de suppression du signal de la graisse permet également d'éliminer le diagnostic d'hématome à un stade subaigu (persistance du signal spontanément intense en pondération T1 de la méthémoglobine) ou de mélanome.

Autres diagnostics différentiels

Il faudra distinguer l'angiolipome d'un foyer d'hématopoïèse extramédullaire, de la lipomatose épidurale (plage graisseuse de signal homogène, identique à celui de la graisse en pondération T1 et T2) et du myélolipome (hyposignal en pondération T2 des composantes hématopoïétiques).

Pathologies épidurales pseudotumorales

Lipomatose épidurale

Pathogénie

La graisse est un constituant normal de l'espace épidural. La lipomatose épidurale se définit comme un excès de graisse intracanalaire susceptible de comprimer la moelle épinière ou les racines nerveuses. Elle est le plus souvent secondaire à un excès d'apport exogène de glucocorticoïdes par voie générale, mais peut être secondaire à des injections intrarachidiennes répétées de corticoïdes ou à un excès de sécrétion endogène, dans la maladie de Cushing en particulier. Des cas de lipomatose idiopathique sont découverts plus fréquemment chez des hommes, adultes jeunes et obèses, en localisation autant thoracique que lombaire. Cela s'exprime le plus souvent par une claudication neurogène.

Imagerie

En thoracique, la lipomatose est toujours de distribution postérieure, refoulant le sac dural vers l'avant. Son aspect est celui d'une hypertrophie de la bande graisseuse présente en arrière du sac dural et dont l'épaisseur en région médiothoracique ne doit pas excéder 6 mm (figure 10.38). En lombaire, la lipomatose est de distribution préférentiellement postérieure mais également latérale et antérolatérale. Les images évocatrices sont détectées sur les coupes axiales, où le sac dural montre une inversion de sa convexité surtout postérieure ou apparaît laminé par les amas graisseux, dessinant un Y ou une étoile à 5 branches (figure 10.39). Ces formes stellaires sont dues à l'existence des ligaments méningovertébraux, amarrant le sac dural aux parois ostéoligamentaires du canal rachidien, dont l'existence ne se révèle en imagerie que dans ces cas de lipomatose épidurale [9].

Traitement

Le traitement consiste selon l'origine à suspendre l'administration générale ou locale des corticoïdes, à établir un régime diététique ou, selon la gravité des symptômes, à proposer un geste de décompression chirurgicale.

Foyers d'hématopoïèse extramédullaire

Des foyers d'hématopoïèse extramédullaire peuvent survenir en cas d'anémie chronique ou réfractaire et dans certaines affections hématologiques telles que la thalassémie, et d'autres hémoglobinopathies ou la myélofibrose, voire la maladie de Paget. Le tissu hématopoïétique se développe alors dans la rate, le foie, les reins, la surrénale,

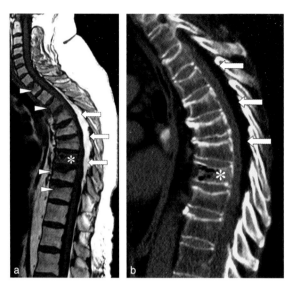

Figure 10.38. Lipomatose épidurale thoracique, en association à une ostéoporose fracturaire (syndrome de Cushing iatrogène sur corticothérapie).
a) IRM cervico-thoracique en T1. Lipomatose épidurale extensive tapissant le versant postérieur du canal rachidien en thoracique moyen (flèches en a), refoulant la moelle épinière vers l'avant (aspect festonné de son contour postérieur). Nombreux tassements ostéoporotiques récents (œdème sous-jacent au plateau supérieur) notamment en T1 et T3 (têtes de flèche) ; cette observation de tassements récents contemporains ne peut être faite dans l'ostéoporose classique, mais survient parfois dans l'ostéoporose cortisonique « en décompensation ». Tassement plus inhabituel en thoracique moyen (astérisque) présentant une zone d'hyposignal suggérant un phénomène du vide intrasomatique. Noter également la lipomatose sous-cutanée particulièrement marquée, surtout en cervical postérieur (« *Buffalo neck* »). b) Coupe TDM sagittale reformatée : lipomatose épidurale postérieure (flèches en b), tassements vertébraux, et confirmation de l'existence d'un phénomène du vide gazeux intrasomatique dans l'un d'entre eux (astérisque en b).

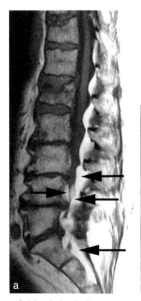
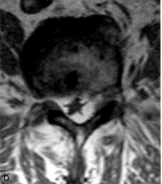

Figure 10.39. Lipomatose épidurale lombaire.
IRM, pondération T1, coupes a) sagittale et b) axiale. Hypertrophie de la graisse au versant postérieur et antérolatéral d'un canal lombaire arthrosique (flèches noires en a), comprimant le sac dural déformé en étoile (b), respectant les attaches dure-mériennes antérieure, antéro- et postérolatérales (ligaments méningovertébraux).

les ganglions et plus rarement dans l'espace épidural. L'envahissement de cet espace peut être secondaire à l'insuffisance du mur périosté vertébral. Dans cette dernière localisation, ces foyers d'hématopoïèse peuvent comprimer la moelle. Ils se manifestent par de simples rachialgies ou par des déficits neurologiques qui peuvent évoluer vers la paraplégie. La localisation préférentielle est thoracique. Le traitement fait appel à la décompression chirurgicale, à l'irradiation ou encore à des transfusions.

Imagerie

La masse épidurale est en général associée à des masses médiastinales. Le signal des vertèbres est anormal. En pondération T1, le signal de l'os spongieux est faible, sans signal graisseux. La masse épidurale est de signal intermédiaire en T1 et en général de signal élevé en T2. Elle peut cependant être de faible signal en cas de foyers hémorragiques ou surtout de surcharge en fer dans certains syndromes myélodysplasiques. Le diagnostic est en général aisé et le recours à la biopsie n'est pas nécessaire après IRM ou examen scintigraphique.

Diagnostic différentiel

Des métastases, une atteinte lymphomateuse, un myélolipome voire un abcès épidural devront être écartés.

Pathologie tumorale épidurale d'origine intradurale ou paravertébrale

Tumeurs intradurales étendues en extradural

Ces tumeurs (neurinome, méningiome, hémangioblastome) sont étudiées en détail dans le chapitre 11.

Tumeurs paravertébrales étendues en épidural

Certaines tumeurs pararachidiennes peuvent s'étendre de proche en proche au canal rachidien, par les trous de conjugaison ; il s'agit surtout des neuroblastomes, ganglioneuromes, sarcomes, ainsi que de coulées tumorales lymphomateuses (voir figure 10.18).

Références

[1] Abdi S, Adams CI, Foweraker KL, O'Connor A. Metastatic spinal cord syndromes: imaging appearances and treatment planning. Clin Radiol 2005;6:637–47.

[2] Albano D, Patti C, La Grutta L, et al. Comparison between whole-body MRI with diffusion-weighted imaging and PET/CT in staging newly diagnosed FDG-avid lymphomas. Eur J Radiol 2016;85(2):313–8.

[3] Andreula C, Murrone M. Metastatic disease of the spine. Eur Radiol 2005;15:627–32.

[4] Beiner JM, Sastry A, Berchuck M, et al. An aneurysmal bone cyst in the cervical spine of a 10-year-old girl: a case report. Spine 2006;31:E475–9.

[5] Cook GJ, Fogelman I. The role of positron emission tomography in the management of bone metastases. Cancer 2000;88(Suppl):2927–33. 15.

[6] Cuenod CA, Laredo JD, Chevret S, et al. Acute vertebral collapse due to osteoporosis or malignancy: appearance on unenhanced and gadolinium-enhanced MR images. Radiology 1996;199:541–9.

[7] Dimopoulos MA, Hillengass J, Usmani S, et al. Role of magnetic resonance imaging in the management of patients with multiple myeloma: a consensus statement. J Clin Oncol 2015;33:657–64.

[8] Gaudino S, Martucci M, Colantonio R, et al. A systematic approach to vertebral hemangioma. Skeletal Radiol 2015;44:25–36.

[9] Geers C, Lecouvet FE, Behets C, et al. Polygonal deformation of the dural sac in lumbar epidural lipomatosis: anatomic explanation by the presence of meningovertebral ligaments. AJNR Am J Neuroradiol 2003;7:1276–83.

[10] Geith T, Schmidt G, Biffar A, et al. Quantitative evaluation of benign and malignant vertebral fractures with diffusion-weighted MRI: what is the optimum combination of b values for ADC-based lesion differentiation with the single-shot turbo spin-echo sequence? AJR Am J Roentgenol 2014;203:582–8.

[11] Kienstra GE, Terwee CB, Dekker FW, et al. Prediction of spinal epidural metastases. Arch Neurol 2000;57:690–5.

[12] Klisch J, Spreer J, Bloss HG, et al. Radiological and histological findings in spinal intramedullary angiolipoma. Neuroradiology 1999;41:584–7.

[13] Layer G, Steudel A, Schuller H, et al. Magnetic resonance imaging to detect bone marrow metastases in the initial staging of small cell lung carcinoma and breast carcinoma. Cancer 1999;85:1004–9.

[14] Lecouvet FE, Vande Berg BC, Maldague BE, et al. Vertebral compression fractures in multiple myeloma. Part I. Distribution and appearance at MR imaging. Radiology 1997;204:195–9.

[15] Lecouvet FE. Whole-Body MR imaging: musculoskeletal applications. Radiology 2016;279:345–65.

[16] Lecouvet FE, El Mouedden J, Collette L, et al. Can whole-body magnetic resonance imaging with diffusion-weighted imaging replace Tc 99m bone scanning and computed tomography for single-step detection of metastases in patients with high-risk prostate cancer? Eur Urol 2012;62:68–75.

[17] Lecouvet FE, Geukens D, Stainier A, et al. MRI of the axial skeleton for detecting bone metastases in patients with high-risk prostate cancer: diagnostic and cost-effectiveness and comparison with current detection strategies. J Clin Oncol 2007;25: 3281–7.

[18] Lecouvet FE, Talbot JN, Messiou C, EORTC Imaging Group. et al. Monitoring the response of bone metastases to treatment with magnetic resonance imaging and nuclear medicine techniques: a review and position statement by the European Organisation for Research and Treatment of Cancer imaging group. Eur J Cancer 2014;50(15):2519–31.

[19] Mayerhoefer ME, Karanikas G, Kletter K, et al. Evaluation of diffusion-weighted MRI for pretherapeutic assessment and staging of lymphoma: results of a prospective study in 140 patients. Clin Cancer Res 2014;20:2984–93.

[20] Mayerhoefer ME, Karanikas G, Kletter K, et al. Evaluation of diffusion-weighted MRI for follow-up and treatment response assessment of lymphoma: results of an 18F-FDG-PET/CT-controlled prospective study in 64 patients. Clin Cancer Res 2015;21: 2506–13.

[21] Modic MT, Steinberg PM, Ross JS, et al. Degenerative disk disease: assessment of changes in vertebral body marrow with MR imaging. Radiology 1988;166:193–9.

[22] Moulopoulos LA, Dimopoulos MA, Vourtsi A, et al. Bone lesions with soft-tissue mass: magnetic resonance imaging diagnosis of lymphomatous involvement of the bone marrow versus multiple myeloma and bone metastases. Leuk Lymphoma 1999;34:179–84.

[23] Murphey MD, Andrews CL, Flemming DJ, et al. From the archives of the AFIP. Primary tumors of the spine: radiologic pathologic correlation. Radiographics 1996;16:1131–58.

[24] Schiff D, O'Neill BP, Suman VJ. Spinal epidural metastasis as the initial manifestation of malignancy: clinical features and diagnostic approach. Neurology 1997;49:452–6.

[25] Schiff D, O'Neill BP, Wang CH, O'Fallon JR. Neuroimaging and treatment implications of patients with multiple epidural spinal metastases. Cancer 1998;15(83):1593–601.

[26] Sung JK, Jee WH, Jung JY, et al. Differentiation of acute osteoporotic and malignant compression fractures of the spine: use of additive qualitative and quantitative axial diffusion-weighted MR imaging to conventional MR imaging at 3.0 T. Radiology 2014;271:488–98.

[27] Vanel D, Bittoun J, Tardivon A. MRI of bone metastases. Eur Radiol 1998;8:1345–51.

[28] Yeom JS, Lee CK, Shin HY, et al. Langerhans'cell histiocytosis of the spine. Analysis of twenty-three cases. Spine 1999;24:1740–9.

Chapitre 11

Pathologie tumorale et pseudotumorale intradurale

G. Cosnard, F. Lecouvet, J.-L. Sarrazin, M. Koob, J.-L. Dietemann

Classification [13]

La classification internationale des tumeurs du système nerveux englobe les tumeurs de l'encéphale et de la moelle épinière, des méninges et des nerfs périphériques. La présentation qui suit est simplifiée et adaptée à la pathologie médullaire.

1. Tumeurs du tissu neuroépithélial :
- astrocytaires (infiltrant, diffus, anaplasique, glioblastome, pilocytique ; xanthoastrocytome pleiomorphe) ;
- oligodendrogliales et mixtes ;
- épendymaires (épendymome, épendymome anaplasique, épendymome myxopapillaire et subépendymome) ;
- neuronales et neurogliales (gangliocytome, gangliogliome, tumeur neuroépithéliale dysembryoplasique, paragangliome) ;
- neuroblastiques de la glande surrénale et du système nerveux sympathique (neuroblastome, ganglioneuroblastome, ganglioneurome) ;
- embryonnaires (médulloépithéliome, médulloblastome).

2. Tumeurs nerveuses périphériques (schwannome, neurofibrome et tumeurs malignes des gaines nerveuses).

3. Tumeurs méningées (méningiome, mésenchymateuses non méningothéliales [lipome et hémangioblastome], hémangiopéricytome et tumeurs mélanocytiques).

4. Tumeurs du système hématopoïétique (lymphome malin, tumeurs histiocytaires).

5. Tumeurs germinales (tératomes, etc.).

6. Tumeurs des syndromes tumoraux familiaux (neurofibromatose [NF] de type I et II ou NF I, NF II, maladie de Von Hippel-Lindau [VHL], sclérose tubéreuse de Bourneville [STB], etc.).

7. Métastases du système nerveux central (épendymome, médulloblastome et PNET ou *primary neuroectodermal tumor*, astrocytomes) et tumeurs malignes non gliales (métastases de cancers périphériques, mélanomes et lymphomes).

Notions simples et stratégie diagnostique

La localisation de la tumeur à un espace rachidien (vertébral, épidural, intradural extramédullaire ou intramédullaire) permet la meilleure approche diagnostique (figure 11.1).

Les tumeurs de l'espace épidural ont le plus souvent une origine vertébrale et ce sont le plus souvent des métastases. De très rares tumeurs paravertébrales envahissent le canal vertébral (neuroblastomes, lymphomes, sarcomes). Mais, généralement, ce sont les tumeurs intracanalaires qui envahissent les espaces paravertébraux (schwannomes, neurofibromes).

Trois tumeurs représentent à elles seules plus de 90 % des tumeurs intradurales extramédullaires (figure 11.2).

Une tumeur intradurale extramédullaire rehaussée après injection est un schwannome dans la moitié des cas.

Imagerie de la colonne vertébrale et de la moelle épinière
© 2017 Elsevier Masson SAS. Tous droits réservés.

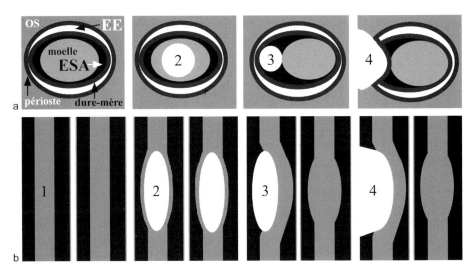

Figure 11.1. Les compartiments rachidiens.
Représentation schématique, en vues axiales (a) des tumeurs dans les différents compartiments rachidiens : intramédullaire en 2, intradural extramédullaire en 3, extradural en 4 ; ou, avec leur retentissement sur les vues frontales ou sagittales (b). EE : espace épidural, ESA : espaces sous-arachnoïdiens.

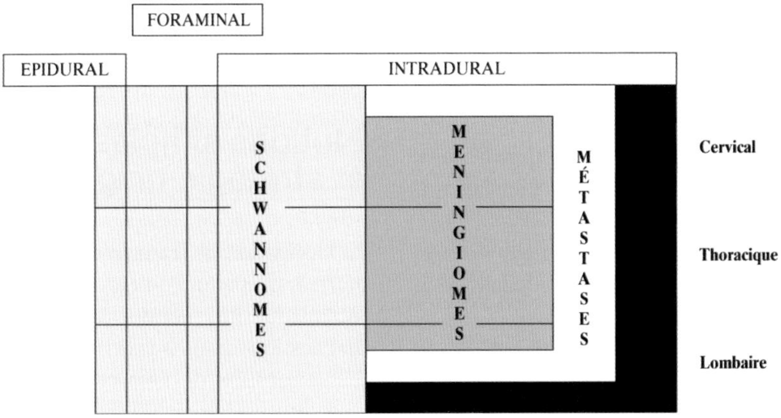

Figure 11.2. Tumeurs intradurales extramédullaires.
Représentation schématique de leur distribution selon leur fréquence, leur localisation et leur topographie.

En cervicothoracique, surtout chez la femme de plus de 40 ans, le méningiome est la tumeur intradurale extramédullaire la plus fréquente et présente des calcifications dans plus de 80 % des cas.

En lombaire, hormis les cas de neurofibromatose, des nodules disséminés le long des racines sont, jusqu'à preuve du contraire, des métastases leptoméningées.

Sous le cône médullaire, la découverte d'une tumeur qui se rehausse après injection IV d'agent de contraste est le plus souvent un épendymome myxopapillaire, un peu moins fréquemment, un schwannome ou un neurofibrome, ou encore une métastase.

Un kyste intracanalaire cervical antérieur est probablement un kyste neurentérique et, en thoracique postérieur, un kyste arachnoïdien.

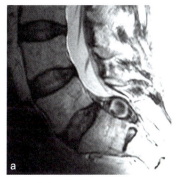 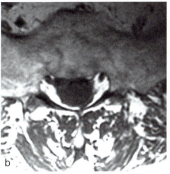 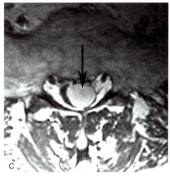

Figure 11.3. Anévrisme intracanalaire.
IRM, coupes a) sagittale pondérée en T2, axiales pondérées en T1 b) avant et c) après injection de gadolinium. Masse intracanalaire de signal élevé mais hétérogène en T2 (a), de signal intermédiaire en T1 (b) avec rehaussement intense après injection IV de gadolinium (flèche en c). Le patient développait cet anévrisme sur l'artère sacrée latérale, branche de l'artère iliaque interne après une greffe rénale.

Les tumeurs intramédullaires les plus fréquentes sont les tumeurs gliales.

Chez l'adulte, ce sont surtout des épendymomes et, moins fréquemment, des astrocytomes ; contrairement aux tumeurs cérébrales supratentorielles, la prise de contraste ne reflète pas le grade de malignité des tumeurs gliales médullaires.

Chez l'enfant, ce sont des astrocytomes.

Comme au niveau intracrânien, les tumeurs intradurales intra-axiales sont fréquemment malignes, alors que les tumeurs extra-axiales sont plutôt bénignes.

En cas de découverte de processus expansif intracanalaire, en raison des conséquences chirurgicales, la possibilité d'une lésion anévrismale, bien qu'exceptionnelle dans cette localisation, doit être systématiquement évoquée devant une lésion qui présente un rehaussement important ; l'angioscanner confirme ou infirme le diagnostic (figure 11.3).

Sémiologie de base et recommandations techniques

L'IRM est la technique indispensable et le plus souvent suffisante au diagnostic. L'étude de la totalité de l'axe vertébral pour détecter des lésions multiples ou multifocales est nécessaire ; l'exploration de l'espace intracrânien est indispensable pour l'analyse des disséminations et des localisations de certaines lésions (épendymomes du filum terminal, tumeurs gliales de grade élevé, métastases leptoméningées, etc.), mais également pour établir certains diagnostics positifs ou différentiels devant une lésion expansive intramédullaire peu spécifique.

Une tumeur intradurale extramédullaire est située en dehors de la moelle épinière, entre pachyméninge et pie-mère (voir figure 11.1). Elle refoule la moelle et l'amincit au moins dans un plan de coupe, même si elle l'élargit dans l'autre par compression. Cette tumeur élargit encore les espaces sous-arachnoïdiens au moins dans un plan. La tumeur intradurale extramédullaire présente des angles de raccordement aigus avec la moelle ; cet angle de raccordement est plutôt aigu en cas de neurinome et ouvert en cas de méningiome. Il faut la distinguer d'une tumeur intramédullaire qui élargit la moelle et efface les espaces sous-arachnoïdiens dans tous les plans de coupe (voir figure 11.1). La distinction est parfois difficile lorsque la tumeur intramédullaire a une large composante exophytique. Il faut alors s'acharner à mettre en évidence la zone de raccordement (irrégulière et floue) de la tumeur à la moelle épinière, en général dans un plan axial, et sur des séquences pondérées en T2.

L'acquisition de coupes avant et après injection de gadolinium est indispensable, de même qu'une acquisition en pondération T1 et T2 dans un même plan de coupe avec les mêmes coupes, de même épaisseur et situées au même niveau afin, par comparaison, de permettre une approche macroscopique des différentes composantes de la tumeur : nécrotiques, hémorragiques, kystiques, etc.

Une étude dans au moins deux plans orthogonaux est également requise. Le plan sagittal permet d'analyser l'extension des lésions en hauteur le long du canal rachidien ou de la moelle épinière. Le plan axial permet de déterminer la topographie exacte de la tumeur intradurale dans le canal et de déterminer, en cas de tumeur intramédullaire, l'envahissement ou l'intégrité des cordons et, dans les deux cas, de rechercher la meilleure voie d'abord chirurgicale. Ce bilan est d'autant plus important que le pronostic est en grande partie lié à la qualité de l'exérèse.

Le signal spontanément intense en pondération T1 d'une masse peut être dû à de la graisse (annulation de son signal en utilisant l'artifice de suppression du signal de la graisse), de la méthémoglobine, de la mélanine (en général de signal beaucoup moins élevé) ou à une forte concentration protéique (de faible signal alors en pondération T2).

Les nouvelles techniques ont des indications limitées, mais parfois indispensables : (1) l'IRM en T2 3D en haute résolution précise la topographie du processus tumoral et son extension ; (2) l'IRM de diffusion différencie kystes, nécrose tumorale, abcès et kystes épidermoïdes et reconnaît l'ischémie médullaire ; (3) la tractographie permet l'analyse préopératoire des rapports de la tumeur intramédullaire avec des voies longues de la moelle épinière, mais permet aussi l'analyse topographique des tumeurs des nerfs rachidiens, notamment au niveau des plexus cervicobrachial et lombosacré ; (4) l'angio-IRM dynamique peut analyser la vascularisation des tumeurs et identifie dans le cadre du diagnostic différentiel les fistules durales responsables d'un élargissement pseudotumoral de la moelle épinière, du fait de l'œdème centromédullaire qui résulte de l'hyperpression au sein des veines périmédullaires qui assurent le drainage veineux de la malformation vasculaire ; (5) les applications de la spectroscopie à la pathologie médullaire nécessitent une amélioration de la résolution spatiale et une réduction des artéfacts, et se feront plutôt sur les machines à 3T ; et (6) la TEP-TDM permet l'appréciation de l'activité métabolique des lésions expansives intracanalaires [8, 17, 26, 27, 29, 30, 31].

Tumeurs intradurales extramédullaires

Schwannomes et neurofibromes

Clinique et épidémiologie

Ces tumeurs constituent 50 % des tumeurs intradurales extramédullaires. Elles sont d'évolution lente, de découverte fortuite chez l'enfant et l'adulte jeune, devenant symptomatiques à l'âge moyen de 40 à 50 ans, se manifestant par des douleurs rachidiennes à prédominance nocturne, des radiculalgies, et l'apparition de paresthésies et de perte de force dans les membres. La symptomatologie dépend surtout de la localisation et de son volume, et d'une éventuelle compression médullaire.

Une neurofibromatose est souvent diagnostiquée en cas de découverte d'une tumeur d'une racine nerveuse [32]. La neurofibromatose de type 1 (NF1 ou maladie de Von Recklinghausen ou neurofibromatose périphérique) est une maladie autosomique dominante, caractérisée par de multiples neurofibromes, des tumeurs malignes des nerfs périphériques, des gliomes des voies optiques, des astrocytomes du système nerveux central, des lésions osseuses et cutanées. Les neurofibromes sont découverts dans 65 % des cas, souvent multiples (figure 11.4), sans localisation rachidienne préférentielle, le plus souvent de topographie foraminale, rarement associés à des tumeurs médullaires (astrocytomes), des troubles de la statique rachidienne (cyphoscoliose), des ectasies durales, des kystes arachnoïdiens ou des méningocèles ; ces anomalies ostéoméningées sont rarement d'origine tumorale (figure 11.5).

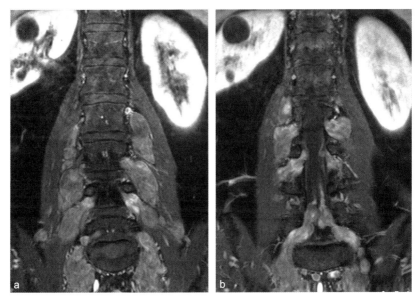

Figure 11.4. Neurofibromatose de type I.
L'IRM en coupes coronales en T1 après injection de gadolinium (a, b) démontre des tumeurs rehaussées par l'injection de gadolinium au niveau de toutes les racines lombaires et sacrées. Les neurofibromes se développent principalement en paravertébral et foraminal avec des extensions intradurales modérées.

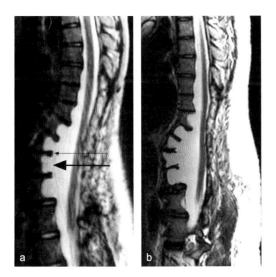

Figure 11.5. Neurofibromatose de type I.
IRM, a) coupe sagittale pondérée en T2. Dysplasie vertébrale avec élargissement du diamètre canalaire, *scalloping* du mur postérieur des vertèbres (flèche épaisse) et respect relatif des structures discales intervertébrales (flèche fine). b) Le même examen réalisé 7 ans plus tard montre l'aggravation des érosions osseuses.

La neurofibromatose de type 2 (NF2) (figure 11.6) est une affection autosomique dominante caractérisée par des lésions tumorales multiples de type schwannome et méningiome, éventuellement associées à des tumeurs gliales. Les tumeurs intramédullaires associées sont surtout des épendymomes. La schwannomatose différerait de la neurofibromatose de type II en raison de l'absence de méningiomes ou d'épendymomes, par des mécanismes génétiques et un pronostic à long terme différents [22].

Les tumeurs neurogènes de la NF1 sont à développement essentiellement extradural (foramen, trajet extraforaminal des nerfs rachidiens, plexus cervicobrachial et lombosacré), avec des extensions intracanalaires et intradurales tardives, ne nécessitant que rarement des interventions décompressives, alors que les tumeurs de la NF2 sont plutôt intradurales avec des complications précoces et multifocales (associations de schwannomes, de méningiomes et de tumeurs médullaires). Les bilans IRM se focalisent plutôt sur les régions paravertébrales dans la NF1 avec nécessité

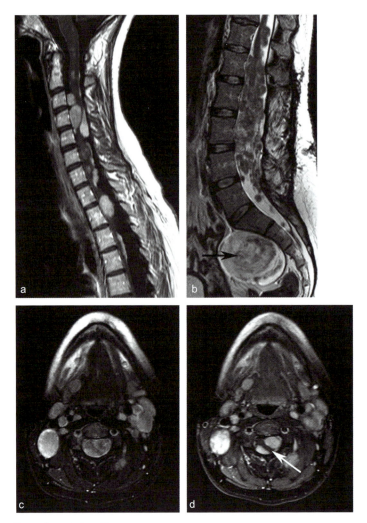

Figure 11.6. Neurofibromatose de type II.
IRM, coupes sagittales pondérées a) en T1 après injection de gadolinium en cervical et b) en T2 en lombosacré ; coupes axiales pondérées c) en T2 et d) en T1 après injection de gadolinium. « Chapelet » de lésions nodulaires intracanalaires en cervical (a) et lombosacré (b). Ces tumeurs nerveuses intradurales et extramédullaires, probables schwannomes, compriment la moelle épinière (flèche en d) et élargissent le canal lombaire. Mais il y a également de nombreuses masses et de nombreux nodules extrarachidiens, notamment en présacré (flèche en b), en sous-mandibulaire et le long des axes jugulocarotidiens (c et d).

de réaliser des coupes axiales et surtout coronales en T2 STIR et T1 après injection de gadolinium avec saturation du signal de la graisse, alors que ces bilans se concentrent sur l'espace intradural en cas de NF2 [10, 12, 19].

Anatomopathologie

Le neurinome ou schwannome est une prolifération tumorale bénigne des cellules de Schwann formant la gaine des racines nerveuses postérieures sensitives, développée aux dépens des reliquats embryonnaires de cellules de Schwann primitives résiduelles. Cette tumeur ne présente pas de dégénérescence maligne. La tumeur se développe de façon excentrée relativement au nerf, les fibres nerveuses ne traversant pas la masse tumorale. Sa distribution est préférentiellement thoracique, puis lombaire et enfin cervicale. Le schwannome a une topographie exclusivement intradurale dans 70 % des cas, foraminale (développé en sablier dans 20 %) et extradurale dans environ 10 % des cas. Une localisation intramédullaire pure est possible, mais exceptionnelle. Lorsqu'il est développé aux dépens d'une racine de la queue de cheval, le schwannome peut en début d'évolution présenter une mobilité intracanalaire de plusieurs centimètres. Le schwannome est une tumeur encapsulée, lobulée, ronde ou ovale, bien limitée, qui présente souvent une dégénérescence kystique ou myxoïde (surtout quand la tumeur devient volumineuse) et des foyers hémorragiques. L'exérèse chirurgicale est aisée.

Le neurofibrome est une tumeur bénigne constituée d'une prolifération de cellules de Schwann et de fibroblastes. Les fibres nerveuses s'enchevêtrent dans la tumeur qui est fusiforme, sans capsule, mal limitée. La dégénérescence kystique est rare. L'exérèse chirurgicale complète est difficile. La dégénérescence sarcomateuse est possible, dans les cas de neurofibromatose.

En cas de neurofibromatose, les tumeurs sont souvent multiples. Ce sont soit des schwannomes, soit des neurofibromes, soit des tumeurs de composition mixte. La NF1 est associée à des neurofibromes plexiformes dans près de 80 % des cas [16] (voir aussi figures 13.6 à 13.13).

Imagerie, critères communs

Ce sont des masses à limites nettes. Malgré une origine radiculaire postérieure, le schwannome de topographie cervicothoracique envahit plus fréquemment l'espace prémédullaire et comprime plus souvent la moelle d'avant en arrière.

De croissance lente, la tumeur peut élargir harmonieusement le canal rachidien ou le trou de conjugaison, en érodant progressivement les parois osseuses tout en respectant la corticale. Cet élargissement des structures canalaires doit être distingué des anomalies osseuses de type dysplasique rencontrées dans la neurofibromatose de type I.

Les calcifications (détectées en TDM) sont rares.

En IRM, le schwannome est dans 75 % des cas de signal intermédiaire en T1, ou de signal plus faible que la moelle et ne pourrait être qu'exceptionnellement de signal plus élevé, notamment en cas de schwannome mélanocytique en raison du signal élevé de la mélanine. Il est de signal identique ou supérieur à la moelle épinière en T2, au moins quand il est de petit volume.

La zone kystique est de plus faible signal que la moelle en T1 et de signal égal ou supérieur à celui du liquide cérébrospinal (LCS) en T2.

Tous les schwannomes se rehaussent au moins pour partie après injection de produit de contraste. Une absence exceptionnelle de rehaussement a été rapportée, due à un infarcissement du schwannome [23]. Les neurofibromes de signal élevé en pondération T2 se rehaussent moins intensément et de façon beaucoup plus hétérogène du fait de la présence de foyers de nécrose ou de kystes.

Un schwannome peut comprimer la moelle épinière qui peut alors présenter en regard un signal élevé en T2, ou une cavité intramédullaire, qui correspond à une hydromyélie induite par la compression médullaire lente, alors souvent distale relativement à la localisation de la tumeur.

Imagerie selon la localisation

En intradural

Un schwannome volumineux et occupant la totalité de la surface du canal est de détection souvent difficile en TDM sans injection IV de contraste. La mesure de la densité intracanalaire doit être systématique. La densité moyenne du LCS et des racines est d'environ 20 UH et la densité spontanée du schwannome tissulaire est d'environ 50 UH ; les calcifications sont exceptionnelles, alors que les méningiomes sont fréquemment calcifiés. Après injection de produit de contraste iodé en IV, la densité du schwannome s'élève à 70 ou 90 UH ; la prise de contraste est homogène pour les petites tumeurs et souvent hétérogène lorsque la tumeur est plus volumineuse, du fait de l'apparition de foyers nécrotiques. Un schwannome kystique peut cependant être encore ignoré, en raison de sa densité proche de 20 UH et de l'absence de rehaussement de sa composante kystique. Une lésion dégénérative (canal lombaire rétréci, par exemple) associée peut alors égarer le diagnostic (figure 11.7).

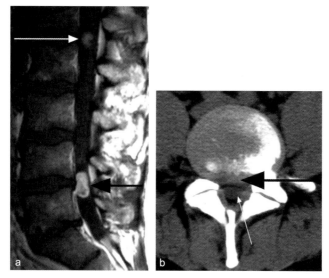

Figure 11.7. Schwannomes et discarthrose.
a) IRM, coupe sagittale en pondération T1 après injection IV de gadolinium et b) coupe axiale en TDM à hauteur de L4-L5. Deux schwannomes intracanalaires sont visibles : en L1-L2 (flèche blanche en a) et en L4-L5 (flèche noire en a). Le disque affaissé déborde en intracanalaire (flèche noire en b) et comprime le sac dural (flèche blanche en b). Sur b), le schwannome situé en regard de L4-L5 n'est pas visible.

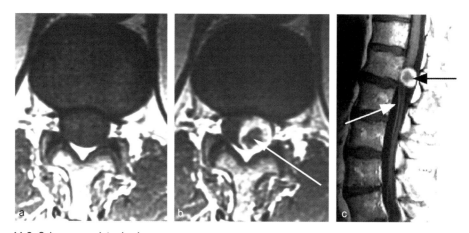

Figure 11.8. Schwannome intradural.
IRM, coupes axiales pondérées en T1 a) avant et b) après injection de gadolinium et c) coupe sagittale après injection. Une tumeur intradurale postérolatérale gauche (flèche blanche en b) refoule l'extrémité du cône lombaire et les racines en avant (flèche blanche en c) et à droite (flèche en b). Sa périphérie rehausse après injection. Le centre nécroticokystique ne se rehausse pas (flèche noire en c).

La résolution en contraste de l'IRM, nettement supérieure à celle de la TDM, permet un diagnostic plus facile de ces masses intracanalaires. La masse ronde ou ovale présente un angle de raccordement aigu dans tous les plans avec la moelle épinière et avec le sac dural. La masse refoule la moelle épinière ou les racines ou les englobe. Elle est le plus souvent de dimension inférieure à la hauteur d'une vertèbre (figure 11.8), mais le schwannome peut rarement avoir une hauteur supérieure à trois vertèbres (figure 11.9). En cas de lésions multiples, la taille des schwannomes peut varier de quelques millimètres à plusieurs centimètres ; certaines tumeurs sont homogènes, d'autres kystiques (figure 11.10).

En topographie mixte intra- et extracanalaire

Le schwannome développé dans l'axe d'une racine prend l'aspect d'une tumeur en sablier qui élargit le foramen intervertébral (figures 11.11, 11.12 et 11.13) et peut s'incarcérer pour partie au moins dans les structures osseuses (figures 11.14 et 11.15), comprimer la moelle épinière ou les racines en intracanalaire et se développer en paravertébral. En cas de petit schwannome de topographie purement foraminale, le diagnostic différentiel avec une hernie discale peut être difficile en TDM. En revanche, l'IRM permet le plus souvent de différencier le schwannome d'une hernie en mettant en évidence le rehaussement de la tumeur après injection (figure 11.16) ; cependant, une prise de contraste est souvent notée à

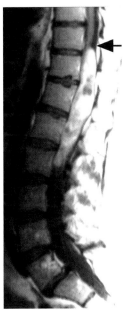

Figure 11.9. Schwannome intradural.
IRM, coupe sagittale en pondération T1 après injection IV de gadolinium. La tumeur étendue sur une hauteur de plus de quatre vertèbres élargit le canal, les espaces sous-arachnoïdiens et refoule le cône lombaire (flèche).

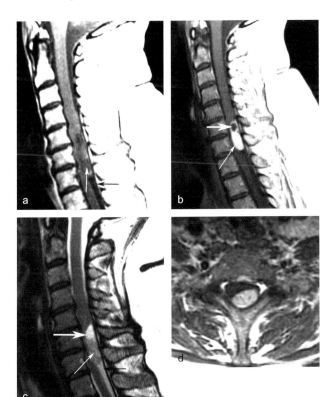

Figure 11.10. Schwannome intradural.
IRM, coupes sagittales pondérées en T1
a) avant injection, b) en T1 après injection de gadolinium, c) en T2 et d) axiale après injection. Avant injection, le schwannome est de signal intermédiaire (flèche blanche en a). L'espace sous-arachnoïdien est distendu au pôle inférieur de la tumeur (flèche noire en a et c). Après injection, la tumeur rehausse (flèche fine en b) à l'exception d'une zone kystique (flèche épaisse en b) qui est de signal élevé en T2 (flèche épaisse en c). La coupe axiale montre la topographie postérolatérale gauche de la tumeur et la moelle refoulée en avant et à droite.

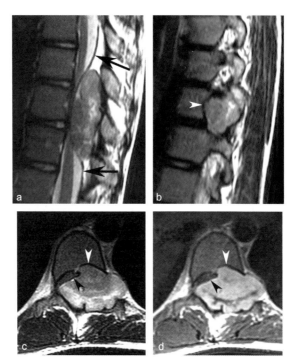

Figure 11.11. Schwannome épidural.
IRM en coupes a) sagittale, b) parasagittale et c) axiale pondérées en T2 ; d) axiale pondérée en T1 après injection de gadolinium. La tumeur intracanalaire refoule la dure-mère en avant (flèches en a). La tumeur s'étend dans le foramen en érodant le corps vertébral (têtes de flèche blanche en b et c). La moelle est comprimée en avant et à droite (tête de flèche noire en c et d).

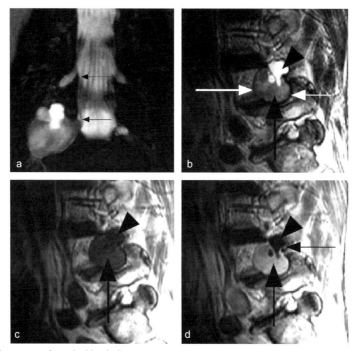

Figure 11.12. Schwannome foraminal lombaire.
IRM, a) coupe frontale pondérée en T2, b) coupes sagittales en pondération T2, T1 c) avant et d) après injection IV de gadolinium. Une masse est développée aux dépens d'une racine intradurale (racine L4 droite, flèches noires en a). Le foramen droit est élargi, les corticales osseuses sont bien visibles (flèches blanches en b). La tumeur a une double composante charnue vascularisée de signal intermédiaire en T1 et T2 et rehausse après injection (flèche noire en b, c et d). Une composante nécroticokystique supérolatéral et postérieure est de faible signal en T1, de signal intense en T2 et ne se rehausse pas après injection (tête de flèche noire en b, c et d). En revanche, sa paroi rehausse (fine flèche noire en d).

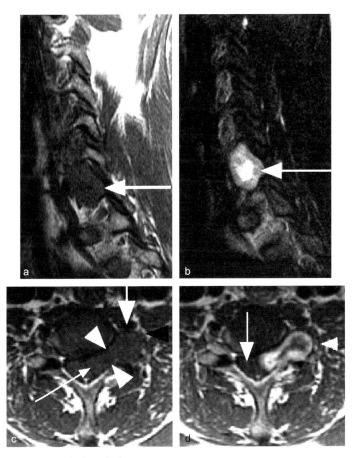

Figure 11.13. Schwannome foraminal cervical.
IRM, coupes sagittales pondérées a) en T1 et b) en T2, coupes axiales en pondération T1 c) avant et d) après injection IV de gadolinium. Élargissement du trou de conjugaison gauche en C6–C7 par une masse tissulaire (flèche blanche en a) dont la coque est de signal élevé en périphérie et le centre intense en pondération T2 (flèche en b). La masse élargit le foramen et érode l'os dont les corticales sont respectées (têtes de flèche en c). Une interface est décelable entre moelle et tumeur (fine flèche blanche en c), les confins de la masse sont mal définis en dehors, et notamment ses rapports avec l'artère vertébrale dans la gouttière transversaire (flèche blanche épaisse en c). La masse en sablier se rehausse en périphérie après injection. Un chef musculaire (tête de flèche noire en c) et blanche en d) coiffe le pôle externe de la tumeur.

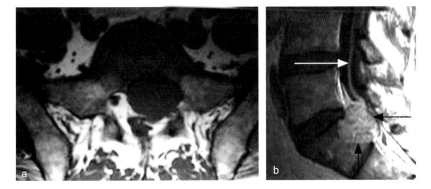

Figure 11.14. Schwannome intracanalaire à extension intra-osseuse.
IRM, a) coupe axiale pondérée en T1 en contraste spontané et b) coupe sagittale pondérée en T1 après injection IV de gadolinium. Une masse de signal intermédiaire ampute la graisse épidurale. Le mur postérieur de S1 est érodé, mais la corticale est respectée. Le sac dural est refoulé en arrière et à droite. La racine S1 est laminée contre la lame gauche. La tumeur est rehaussée après injection (flèches noires en b). En intradural, la racine S1 est également rehaussée (flèche blanche en b).

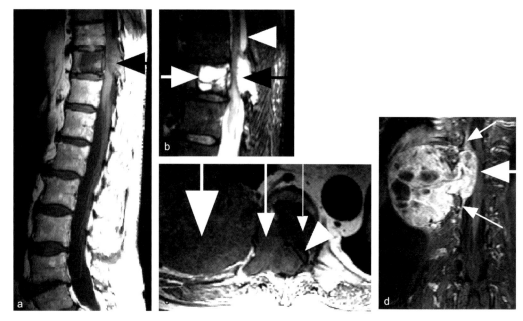

Figure 11.15. Schwannome invasif.
IRM, coupes sagittales pondérées a) en T1 et b) en T2, c) coupe axiale pondérée en T1 et d) coupe frontale pondérée en T1 après injection de gadolinium et suppression de la graisse. La tumeur située en regard de T10 (flèche noire en a), se développe surtout en paravertébral dans la gouttière costovertébrale droite (flèche blanche épaisse en c). Elle envahit le corps vertébral et l'arc postérieur (flèches blanches et noires en b, flèches blanches en c). La moelle est plaquée en avant et à gauche (tête de flèche blanche en c, flèche blanche en d). La masse se rehausse de façon hétérogène avec des zones nécroticokystiques centrotumorales. La dure-mère est hyperémiée et épaissie en queue de comète, signe plus habituel mais non spécifique des méningiomes (fines flèches blanches en d).

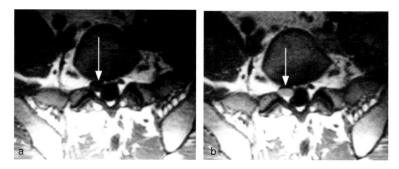

Figure 11.16. Schwannome.
IRM, coupes axiales en pondération T1 a) avant et b) après injection IV de gadolinium. Masse épidurale de l'espace épidural antérieur droit amputant la graisse (flèche en a), laminant la racine S1 à son émergence et refoulant discrètement le sac dural. Le rehaussement après injection de la masse (flèche en b) élimine le diagnostic de fragment discal exclu.

la périphérie des hernies discales avec fragment libre foraminal et le ganglion spinal se rehausse toujours intensément ; l'absence de rehaussement de la composante herniaire, le refoulement d'une racine normale ou discrètement tuméfiée par la hernie facilitent le diagnostic de hernie (figure 11.17). Des coupes en T2 3D en haute résolution peuvent démontrer la topographie intra- ou pararadiculaire du processus expansif.

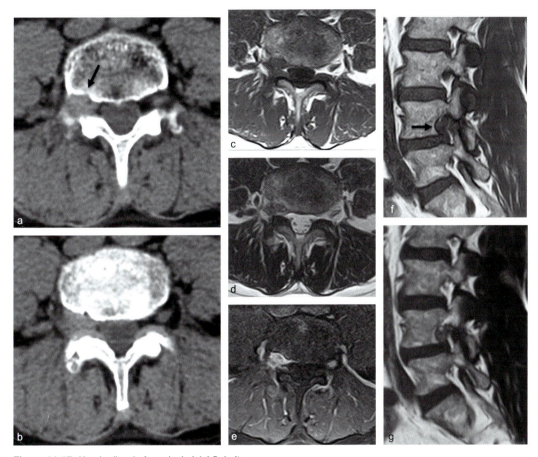

Figure 11.17. Hernie discale foraminale L4–L5 droite.
Le scanner (a, b) note une lésion expansive foraminale L4–L5 droite avec érosion osseuse au niveau du bord postérolatéral droit du corps vertébral (flèches). L'IRM en coupes axiales en T1 (c), en T2 (d) et en T1 après injection IV de gadolinium (e) confirme une lésion foraminale qui présente une prise de contraste périphérique. L'IRM en coupes sagittales foraminales droites en T1 (f) et T2 (g) démontre que la lésion expansive foraminale (flèche) est séparée de la racine dans son trajet foraminal, ce qui confirme que, malgré l'érosion osseuse, la lésion expansive ne correspond pas à un neurinome mais à une hernie discale foraminale avec un fragment libre.

En intrasacré

Relativement peu symptomatique, la tumeur peut devenir géante, élargir les trous sacrés (critère diagnostique majeur) et envahir le pelvis en refoulant les structures génito-urinaires.

En intramédullaire

Dans cette localisation exceptionnelle, plus fréquente en cas de neurofibromatose, la tumeur est d'aspect aspécifique, élargissant focalement la moelle épinière présentant un signal plus élevé que la moelle normale en pondération T2 et se rehaussant après injection de gadolinium.

Diagnostic différentiel

En cervicothoracique, il s'agit du méningiome. La topographie strictement intradurale et les calcifications permettent le diagnostic différentiel.

Dans la région du cône médullaire et de la queue de cheval, l'épendymome myxopapillaire représente le diagnostic différentiel le plus classique ; les métastases sont certes fréquentes, mais le plus souvent multiples. Paragangliomes, hémangioblastomes, ganglioneuromes ou encore méningiomes sont des tumeurs exceptionnelles au niveau lombosacré [33].

En toutes localisations, il peut s'agir d'une métastase, surtout dans un contexte carcinologique et en cas de symptomatologie bruyante ou rapidement évolutive.

En foramen, cela peut être une hernie discale foraminale (disque dégradé, rupture de l'annulus discal, refoulement en arrière et en haut de la racine par la hernie ou le fragment discal, érosion osseuse possible), un lymphome (voir figure 11.17) [5].

Rôle de l'imagerie

L'imagerie consiste à :
- détecter la masse en précisant son caractère unique ou multiple ;
- la situer (numéro de la vertèbre) ;
- apprécier son volume et décrire son extension intra- ou extracanalaire, sa situation topographique à la moelle épinière mais aussi par rapport à la dure-mère, afin de déterminer l'importance des composantes intra- et extradurales, afin de définir le meilleur abord chirurgical, ses rapports avec les vaisseaux, notamment l'artère vertébrale en cervical ;
- apprécier sa composition : kyste, nécrose, portion charnue ;
- détecter des signes de souffrance médullaire ;
- proposer les diagnostics différentiels.

Imagerie après intervention chirurgicale

L'exérèse chirurgicale complète est le traitement nécessaire et suffisant du schwannome. En dehors de toute complication, un seul examen IRM de contrôle est suffisant pour s'assurer de l'absence de résidu tumoral ou de l'absence de tumeurs multiples ignorées en préopératoire ; l'IRM évalue les séquelles de la compression médullaire (atrophie, signal hyperintense en T2). La récidive de la symptomatologie clinique nécessite une IRM de contrôle qui peut alors révéler une nouvelle localisation. En cas de neurofibromatose,

la multiplicité fréquente des lésions et la possibilité de dégénérescence maligne impliquent des contrôles itératifs fondés sur la modification de la symptomatologie clinique.

Méningiomes

Clinique et anatomopathologie

Les méningiomes sont cinq fois moins fréquents en rachis qu'en intracrânien, mais ils représentent 40 % des tumeurs intradurales extramédullaires. Leur localisation est préférentiellement thoracique (80 %), notamment inférieure ; la tumeur est particulièrement fréquente chez la femme de plus de 50 ans. Cette distribution thoracique préférentielle n'est pas retrouvée chez l'homme ou l'enfant. Dans 17 % des cas, les méningiomes ont une topographie cervicale, surtout en jonction cervico-occipitale, et dans seulement 3 % des cas une topographie lombaire [24]. Dans 1 à 3 % des cas, plusieurs localisations peuvent être découvertes ; les localisations multiples, rachidiennes mais également intracrâniennes, sont la règle dans la neurofibromatose de type 2 en association avec des schwannomes.

Ce sont des tumeurs bénignes à croissance lente, largement insérées sur la dure-mère ou plus rarement pédiculées, de consistance ferme, voire dure et souvent calcifiées. En général de topographie intradurale ou sous-durale, de rares méningiomes peuvent cependant se développer en sablier. Les méningiomes de topographie strictement extradurales sont exceptionnels [28]. Parmi les 11 formes histologiques de la classification internationale, les plus fréquentes sont la forme méningo-endothéliomateuse, puis la forme transitionnelle.

Les méningiomes sont très fréquemment découverts entre 40 et 60 ans et chez une femme dans 80 % des cas. Mais un méningiome peut être découvert chez des sujets jeunes et représente 5 % des cas de compression médullaire chez l'enfant. Les signes d'appel sont ceux d'une lésion lentement compressive : rachialgie, radiculalgie, déficits moteurs et sensitifs, syndrome pyramidal, troubles sphinctériens.

Imagerie

Le méningiome est une masse qui élargit les espaces sous-arachnoïdiens et refoule la moelle épinière (figures 11.18 et 11.19).

Les angles de raccordement de la tumeur avec la moelle épinière sont aigus, mais plutôt ouverts au niveau de la dure-mère (figures 11.18, 11.19 et 11.20).

Les contours tumoraux sont nets et lisses. Sa forme est arrondie ou polycyclique. La base d'implantation méningée est le plus souvent large (figures 11.20 et 11.21).

L'insertion dans le canal est surtout latérale ; la tumeur se développe préférentiellement (mais pas toujours) en avant de la moelle épinière en cervical (figures 11.21 et 11.22) et en arrière en thoracique (figures 11.18, 11.19 et 11.23).

Les calcifications sont fréquentes, la dégénérescence kystique est exceptionnelle.

En TDM, les méningiomes peuvent apparaître de densité spontanément élevée, mais les lésions osseuses, à type d'hyperostose notamment, n'existent pas comme pour les localisations intracrâniennes en raison de l'éloignement des méninges

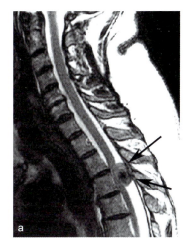

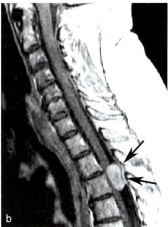

Figure 11.19. Méningiome cervical.
IRM, coupes sagittales pondérées a) en T2 et b) en T1 après injection IV de gadolinium. La lésion nodulaire intracanalaire de signal hétérogène en T2 présente un hyposignal central qui fait suspecter la présence de calcifications. L'épaississement dure-mérien, zone d'insertion de la tumeur, est visible en arrière de la tumeur (flèches en a). Cette zone d'insertion rehausse après injection (flèche en b).

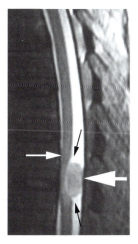

Figure 11.18. Méningiome thoracique.
IRM, coupe sagittale pondérée en T2. La masse est intradurale mais extramédullaire (flèche blanche). Ses angles de raccordement avec la moelle sont aigus (flèches noires). La moelle est comprimée et amincie (fine flèche blanche). Le signal du méningiome est proche de celui de la moelle épinière.

du périoste. Une ossification de la dure-mère est possible au niveau de la zone d'insertion du méningiome.

En IRM, le signal du méningiome est très proche du signal de la moelle dans toutes les séquences. Il est intermédiaire, un peu plus élevé que celui de la moelle en pondération T1 et souvent de faible signal en pondération T2.

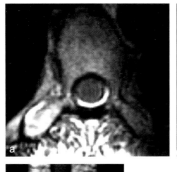
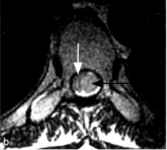
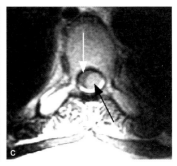
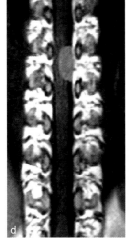

Figure 11.20. Méningiome thoracique.
IRM, coupes axiales pondérée a) en T1, b) en T2 et c) en T1 après injection de gadolinium, d) coupe frontale pondérée en T1 après injection. a) Masse extramédullaire de même signal que la moelle en pondération T1, respectant la graisse épidurale. Signal de la tumeur (flèche noire en b) également très proche de celui de la moelle en pondération T2 (flèche blanche en b). Après injection, la tumeur de signal rehaussé est bien distinguée de la moelle, avec une large base d'insertion et un élargissement des espaces sous-arachnoïdiens, et des angles de raccordement aigus avec la moelle. La moelle est laminée en croissant (flèche blanche en c) par la tumeur (flèche noire en c).

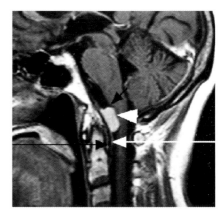

Figure 11.21. Méningiome du foramen magnum.
IRM, coupe sagittale pondérée en T1 après injection IV de gadolinium. La tumeur vascularisée, rehaussée après injection de gadolinium, de topographie antérieure, a une base d'implantation plus large que sa flèche (tête de flèche blanche). Critère de tumeur extramédullaire, l'angle de raccordement de la tumeur avec le bulbe est aigu (courte flèche noire). La pachyméninge adjacente est hyperémiée et épaissie en queue de comète (flèche blanche). Les structures ligamentaires respectées sont en hyposignal (longue flèche noire). Absence d'hydrocéphalie.

Chapitre 11. Pathologie tumorale et pseudotumorale intradurale 323

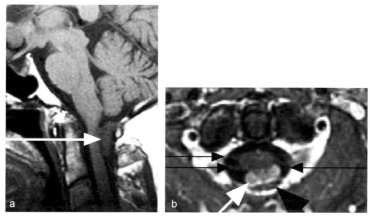

Figure 11.22. Méningiome du foramen magnum.
IRM, a) coupe sagittale en pondération T1 et b) coupe axiale en pondération T1 après injection de gadolinium. La tumeur a une topographie postérieure très inhabituelle pour un méningiome (flèche blanche en a). Ses angles de raccordement avec la moelle sont aigus, sa base d'insertion est large, beaucoup plus importante que l'épaisseur de la tumeur. Absence d'hydrocéphalie. Sur la coupe axiale, la dure-mère apparaît très épaisse (tête de flèche noire en b). La face interne de la pachyméninge est hyperémiée et épaisse (flèche blanche en b). Les racines antérieures et postérieures sont visibles et indemnes (longues flèches noires).

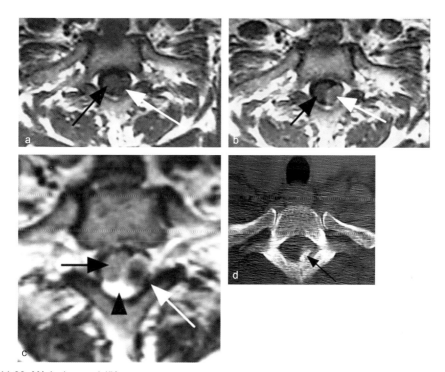

Figure 11.23. Méningiome calcifié.
IRM en coupes axiales pondérées en T1 a) avant et b) après injection de gadolinium, c) pondérée en T2 et d) TDM au même niveau, en contraste spontané. La masse postérolatérale gauche (flèche blanche en a, b et c) est distincte de la moelle qui est refoulée en avant et à droite (flèche noire en a, b et c). Le signal de la tumeur se rehausse de façon homogène après injection IV de gadolinium malgré la présence de calcifications détectées en TDM (flèche noire en d). L'hyposignal tumoral est en revanche très marqué en pondération T2 (flèche blanche en c), contrastant avec l'hypersignal du liquide cérébrospinal visible dans les espaces sous-arachnoïdiens postérieurs (tête de flèche noire en c).

Un méningiome mélanocytique peut apparaître de signal spontanément élevé en pondération T1. Après injection IV de gadolinium, le rehaussement est immédiat, modéré ou intense.

Certains méningiomes calcifiés peuvent apparaître de très faible signal en pondération T2 et le rehaussement après injection peut alors se limiter à la seule périphérie de la masse tumorale. Il existe cependant une dissociation fréquente entre le signal hypo-intense limité des calcifications et l'hyperdensité étendue à une grande partie de la tumeur en scanographie.

Un rehaussement des méninges adjacentes à la tumeur, « en queue de comète ou d'aronde », est un bon argument diagnostique, mais il n'est pas constant et ce n'est pas un signe pathognomonique.

Les méningiomes à développement extradural vers un foramen posent le problème du diagnostic différentiel avec un neurinome (figure 11.24).

Imagerie postopératoire

Les récidives postopératoires sont rares et les récidives symptomatiques plus rares encore, en raison de la croissance lente des lésions et de l'âge moyen des patients opérés. Par ailleurs, le méningiome ne présente pas de risque de dégénérescence maligne. Les contrôles en imagerie ne sont donc pas systématiques.

Métastases leptoméningées

Épidémiologie et anatomopathologie

Autrefois réputées rares, les métastases leptoméningées sont maintenant fréquemment décrites en raison de la survie prolongée des patients cancéreux et parce qu'elles sont facilement mises en évidence en IRM après injection IV de gadolinium. Elles prédominent au niveau du canal rachidien lombosacré en raison des phénomènes de gravitation. La dissémination leptoméningée néoplasique (carcinomatose méningée) touche l'ensemble du névraxe et nécessite une exploration complète, allant du vertex au fond du cul-de-sac lombosacré. Après leur découverte, le délai de survie des patients est le plus souvent très court, malgré la mise en œuvre de thérapeutiques intrathécales.

Les métastases leptoméningées peuvent être secondaires à une dissémination par voie sous-arachnoïdienne des cellules tumorales d'une lésion encéphalique primitive, surtout chez l'enfant : médulloblastome, épendymome, germinome, pinéaloblastome, glioblastome multiforme, astrocytome anaplasique, rétinoblastome, astrocytome pilocytique (pourtant réputé bénin) [15]. Le bilan d'une lésion tumorale encéphalique à type de médulloblastome, de PNET ou d'épendymome implique la réalisation d'un bilan rachidien, et ce avant l'exérèse chirurgicale de la tumeur primitive ; en effet, la chirurgie modifie les espaces intrarachidiens avec apparition de dilatation des veines épidurales, de collections sous-durales qui prennent le contraste ou encore de prises de contraste leptoméningées, notamment au niveau des racines de la queue de cheval. Ces modifications peuvent simuler, pendant plusieurs semaines après la chirurgie, des greffes tumorales secondaires au sein du canal rachidien. En cas de médulloblastome ou de PNET, ponction lombaire

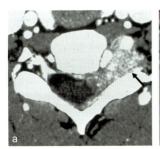
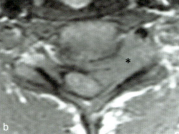
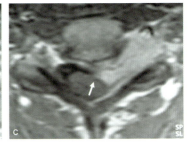

Figure 11.24. Méningiome extradural cervical à développement foraminal C6–C7 gauche.
La coupe scanner réalisée après injection de contraste (a) démontre une lésion expansive foraminale gauche rehaussée par l'injection de contraste (flèche). En coupe IRM axiale en T1 (b), la tumeur est en signal iso-intense aux muscles (étoile) et à la moelle épinière et se rehausse après injection de contraste (c). Noter l'extension intradurale de la lésion (flèche en c).

et IRM devraient rester complémentaires pour établir avec le maximum de sensibilité le diagnostic de métastases leptoméningées. Les métastases leptoméningées de l'adulte sont moins souvent décrites, mais leur fréquence est probablement sous-estimée ; 10 % des glioblastomes présentent une dissémination leptoméningée. Les métastases seraient d'autant plus fréquentes que la tumeur d'origine est infratentorielle.

Les métastases leptoméningées peuvent être également secondaires à la dissémination hématogène d'une néoplasie primitive bronchique, mammaire, d'un mélanome, d'un lymphome non hodgkinien (mais très exceptionnel au décours du lymphome hodgkinien) ou d'une leucémie, en particulier aiguë et lymphoblastique. Dans les cas de localisations secondaires à une tumeur primitive dont l'origine est située hors du système nerveux central, des cellules tumorales sont mises en évidence après ponction lombaire dans plus de 2 cas sur 3, et dans plus de la moitié des cas, des métastases cérébrales sont associées.

Clinique

Au cours de l'évolution d'une affection néoplasique, le diagnostic de métastases leptoméningées doit être suspecté en cas d'apparition de signes neurologiques dans des territoires variés, et en particulier de polyradiculalgies.

Imagerie

Pour détecter les métastases leptoméningées, les performances de l'IRM sont supérieures à toutes les autres techniques d'imagerie, y compris la myélo-TDM [7]. Malgré une preuve cytologique de leur présence, l'imagerie peut être normale.

Inversement, des localisations secondaires leptoméningées peuvent être mises en évidence en IRM, surtout après injection IV de gadolinium, alors que l'examen cytologique du LCS est normal.

Métastases et hyperprotéinorachie associée sont souvent responsables d'une perte de contraste en pondération T1 entre moelle et racines, d'une part, et LCS, d'autre part. Les métastases leptoméningées sont donc difficiles à détecter dans cette séquence. En revanche, les métastases de mélanome peuvent apparaître de signal spontanément élevé (effet paramagnétique de la mélanine) (figure 11.25).

Les contours de la moelle peuvent apparaître irréguliers, bosselés, nodulaires, surtout au niveau du cône lombaire. La moelle peut apparaître élargie focalement et des racines peuvent apparaître épaissies. Tous ces signes sont mieux détectés en pondération T2 et surtout en pondération T1 après injection IV de gadolinium. Les performances de l'IRM en T1 après injection de contraste pour la détection des métastases leptoméningées sont améliorées par l'injection d'une double dose, voire d'une triple dose de gadolinium ; l'utilisation de la saturation du signal de la graisse améliore les performances de l'IRM pour la détection des localisations secondaires extradurales (espace épidural et rachis), mais rend parfois plus aléatoire la visualisation des prises de contraste intradurales essentiellement en raison d'artéfacts ; ces derniers sont particulièrement

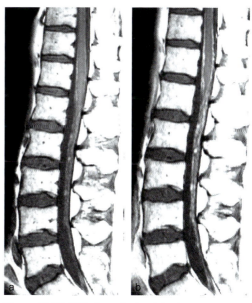

Figure 11.25. Métastases leptoméningées de mélanome.
IRM, a) coupe sagittale en pondération T1 et b) coupe identique après injection IV de gadolinium. Signal spontanément élevé de petits nodules appendus le long des racines de la queue de cheval. Le signal de ces nodules se rehausse après injection.

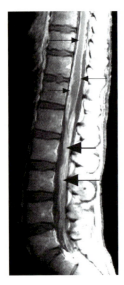

Figure 11.26. Métastases leptoméningées d'adénocarcinome.
IRM, coupe sagittale en pondération T1 après injection IV de gadolinium. Épaississement et rehaussement pie-mérien autour du cône lombaire (flèches fines) et des racines de la queue de cheval (flèches épaisses).

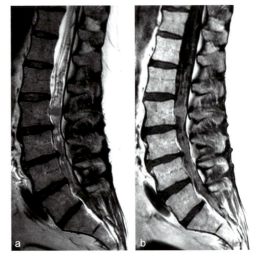

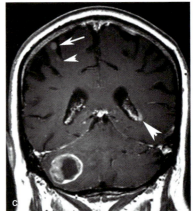

Figure 11.27. Métastases leptoméningées d'un carcinome pulmonaire à petites cellules.
IRM, coupes sagittales pondérées a) en T2 et b) en T1 après injection IV de gadolinium ; c) coupe frontale cérébrale pondérée en T1 après injection. Au-dessus du cône médullaire, les lésions sont constituées de micronodules ; en dessous, de masses tumorales et, enfin, d'un épaississement global des racines de la queue de cheval. Métastases cérébrales : cérébelleuse, corticales (flèche et petite tête de flèche) et épendymaire (grosse tête de flèche).

accentués par certains implants (matériel d'ostéosynthèse). Au niveau de l'encéphale, la mise en évidence de ces localisations repose sur la réalisation de coupes tardives en FLAIR 2D [14].

Après injection IV de gadolinium, les métastases leptoméningées apparaissent sous forme de nodules, de petites masses ou de plaques pie-mériennes étendues le long de la moelle épinière, en particulier autour du cône médullaire (prise de contraste en « rail ») ou sur les racines (figures 11.25 à 11.27). Ce rehaussement est parfois pris en défaut, surtout dans les cas de métastases de médulloblastome chez l'enfant. Elles peuvent plus rarement prendre l'aspect de masses intradurales extramédullaires (figures 11.28 et 11.29).

Les métastases leptoméningées sont parfois associées à des métastases vertébrales (figure 11.30).

Diagnostic différentiel

Après radiothérapie de l'axe spinal, il a été rapporté des rehaussements et des épaississements radiculaires sans métastases, signes d'autant plus fréquents et apparents que la dose de produit de contraste injectée était plus importante [25]. Au niveau du cône médullaire et de la queue de cheval, les prises de contraste vasculaires, essentiellement de nature veineuse, représentent le diagnostic différentiel classique.

Il peut s'agir d'une neurofibromatose, ou d'une sarcoïdose.

Chapitre 11. Pathologie tumorale et pseudotumorale intradurale 327

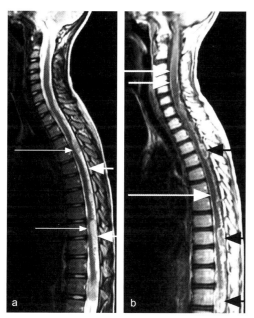

Figure 11.28. Métastases leptoméningées d'astrocytome.
IRM, coupes sagittales pondérées a) en T2 et b) en T1 après injection IV de gadolinium. La moelle thoracique est laminée (fines flèches en a) par un matériel occupant les espaces sous-arachnoïdiens. La dure-mère est respectée (flèches épaisses en a). Rehaussement leptoméningé linéaire (flèches blanches en b) et nodulaire (flèches noires en b).

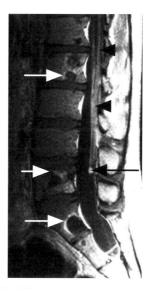

Figure 11.30. Métastases osseuses et leptoméningées de neuroblastome.
IRM, coupe sagittale pondérée en T1 après injection IV de gadolinium. Localisations osseuses secondaires de faible signal entourées par un liseré rehaussant après injection (flèches blanches). Rehaussements linéaires et nodulaires de racines épaissies (flèches noires).

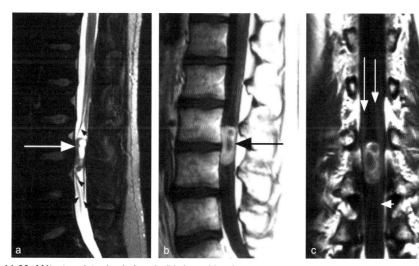

Figure 11.29. Métastase intradurale (carcinoïde bronchique).
IRM, a) coupe sagittale pondérée en T2 en saturation de graisse et coupes b) sagittale et c) frontale pondérées en T1 après injection de gadolinium. Une masse intradurale située en regard de L3–L4 (flèches blanches en a, noire en b), refoule les racines de la queue de cheval (têtes de flèche noires en a, et flèches blanches en c). La coque de la tumeur est de signal identique à celui de la moelle et des racines en pondération T2 (flèche blanche en a). La tumeur rehausse après injection, hormis ses portions nécroticokystiques qui apparaissent de signal intermédiaire en T1 et de signal élevé en T2. Ces images sont très évocatrices du diagnostic de schwannome.

Impératifs techniques et recommandations

Surtout chez l'enfant, la découverte d'une lésion tumorale encéphalique doit entraîner la réalisation d'un examen IRM de la moelle épinière et des racines avec injection de gadolinium, particulièrement en cas de PNET ou de médulloblastome de la fosse cérébrale postérieure (ce bilan doit être réalisé en préopératoire). La surveillance postopératoire doit inclure l'analyse systématique de la totalité du canal rachidien.

Dans un contexte carcinologique, toute symptomatologie neurologique (et notamment une polyradiculalgie) qui ne fait pas la preuve de son origine en IRM en contraste spontané (T1, T2) doit indiquer l'injection de gadolinium pour détecter ces métastases parfois invisibles avant injection.

L'examen IRM cranio-encéphalique est recommandé (voir figures 11.27 et 11.31).

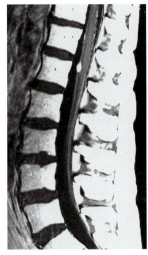

Figure 11.32. Métastases leptoméningées et rachis postradique.
IRM sagittale pondérée en T1 après injection de gadolinium. Les vertèbres lombaires sont en hypersignal graisseux secondaire à la radiothérapie. Au rehaussement global des racines, se surajoute une image de rehaussement nodulaire du cône médullaire.

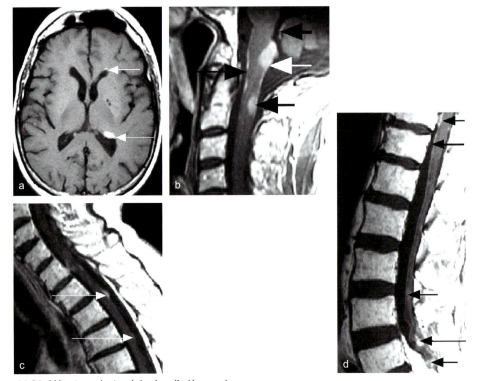

Figure 11.31. Métastases leptoméningées d'adénocarcinome.
IRM, a) coupe axiale de la tête parallèle au plan CA-CP, et coupes sagittales du rachis b) cervical, c) thoracique et d) lombaire en pondération T1, toutes après injection IV de gadolinium. Nodules épendymaires (flèches en a), plaques et nodules pie-mériens (flèches en b, c et d).

Épendymome myxopapillaire
(figures 11.33 et 11.34)

Cette tumeur est solitaire dans 85 % des cas et toujours localisée en dessous de T9, le plus souvent développée sous le cône médullaire, parfois simplement invaginée dans le cône médullaire, mais une localisation intrasacrée n'est pas exceptionnelle. Cette tumeur ovalaire ou multinodulaire très vascularisée est parfois responsable d'hémorragies méningées. Il faut rappeler que l'épendymome myxopapillaire représente 10 % des tumeurs de localisation lombosacrée de l'enfant, se manifestant par des douleurs lombaires rebelles.

Imagerie

Comme les autres types d'épendymome, l'épendymome myxopapillaire a également une hauteur moyenne de quatre vertèbres. Il élargit souvent le canal osseux en érodant le corps vertébral avec apparition d'un *scalloping* vertébral au niveau de la face postérieure d'une ou de plusieurs vertèbres, des pédicules et des lames. La tumeur peut s'étendre comme un schwannome dans un foramen adjacent. Elle est rarement associée à une cavité intramédullaire.

En IRM, la tumeur a un signal variable en pondération T1, souvent plus élevé que la moelle épinière (très évocateur du diagnostic, traduisant le dépôt de mucus intratumoral) [11], de signal élevé en T2 (proche de celui du LCS), avec cependant possibilité de foyers hypo-intenses en rapport avec des dépôts d'hémosidérine, avec un rehaussement intense après injection de gadolinium. Des prises de contraste linéaires peuvent être identifiées au pôle supérieur ou inférieur de la tumeur et correspondent à des veines de drainage. Une sidérose périmédullaire, voire intracrânienne est exceptionnellement notée. Une exploration complète du névraxe est nécessaire soit au moment du bilan initial, soit lors du suivi postopératoire afin de rechercher une dissémination sous-arachnoïdienne.

Le traitement est chirurgical et la surveillance en IRM doit être régulière.

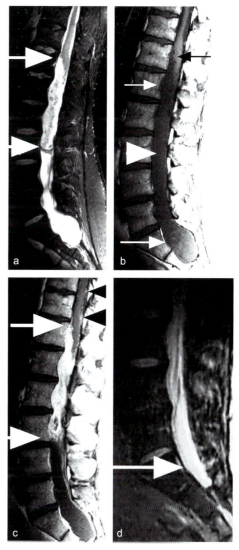

Figure 11.33. Épendymome myxopapillaire.
IRM, coupes sagittales pondérées a) en T2, b et c) en T1 avant et après injection de gadolinium. d) Coupe sagittale pondérée en T2 d'un examen réalisé 2 ans auparavant. La tumeur n'est pas visible en séquence pondérée en T1, le contraste habituel entre racines et liquide cérébrospinal a disparu en raison de l'hyperprotéinorachie (tête de flèche blanche en b). On note seulement l'aspect dentelé de la face antérieure du cône médullaire (flèche noire en b), le *scalloping* du mur postérieur de T12, de S1 et S2 (flèches blanches en b) et la distension du sac dural. L'épendymome, étendu sur une hauteur de quatre vertèbres, a un signal élevé en T2 (flèches blanches en a) et rehausse intensément après injection (flèches blanches en c). Racines et pie-mère se rehaussent après injection (têtes de flèche noires en c). La distension du sac dural était mineure sur l'examen antérieur réalisé pour sciatalgies et ne couvrait pas le champ tumoral (flèche).

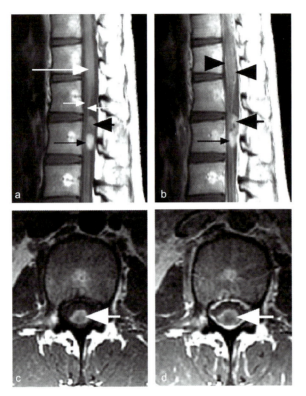

Figure 11.34. Épendymome myxopapillaire.
IRM, coupes sagittales et axiales pondérées en T1 a et c) avant et b et d) après injection de gadolinium. Une tumeur intracanalaire lombaire haute, située à distance du cône médullaire (flèche blanche en a), refoulant les racines de la queue de cheval (fines flèches blanches en a) présente une double composante avec une masse de signal spontanément élevé (fine flèche noire en a) et une masse dont le signal se rehausse intensément après injection de gadolinium (flèche noire en a et b). Le signal des racines se rehausse discrètement après injection (têtes de flèches noires en b). À hauteur de la masse de signal spontanément intense, un fin rehaussement de la paroi est détecté (flèches blanches c et d). Le diagnostic d'épendymome myxopapillaire doit être évoqué en raison de la topographie de la tumeur et de son signal spontanément intense en pondération T1.

Paragangliome (figure 11.35)

Anatomopathologie

C'est une tumeur neuro-endocrine bénigne née des organes accessoires du système nerveux sympathique dont la plus commune est le phéochromocytome de la médullosurrénale. En localisation rachidienne, moins de 100 cas sont décrits dans la littérature, presque tous au niveau de la queue de cheval. C'est une tumeur unique, encapsulée, développée aux dépens du filum terminal qui respecte en général le cône médullaire et les racines.

Clinique

L'âge moyen de découverte est de 50 ans, avec une discrète prédominance masculine. Certaines tumeurs se manifestent par des céphalées, un œdème papillaire et une hydrocéphalie. Mais le plus souvent, la symptomatologie est aspécifique : lombalgie, sciatique, déficit sensorimoteur, troubles sphinctériens et paraplégie. Le délai diagnostique moyen est de 4 ans. Le traitement est l'exérèse chirurgicale. Une récurrence tumorale après exérèse complète est mise en évidence dans 4 % des cas.

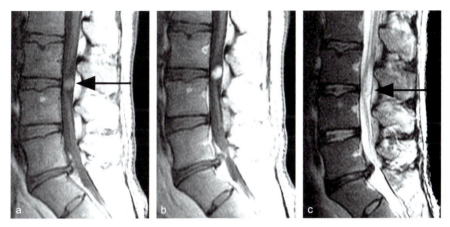

Figure 11.35. Paragangliome.
IRM, coupes sagittales en pondération T1 a) avant et b) après injection IV de gadolinium et c), T2. Petite masse vascularisée située sur les racines de la queue de cheval en regard de L3–L4 (b). Cette tumeur est à peine visible en T1 et T2 (flèche en a et c).

Imagerie

Le paragangliome se présente comme une masse intradurale extramédullaire à limites nettes. Sa croissance lente peut être responsable d'une érosion concave du mur vertébral postérieur (*scalloping*).

Lors de sa découverte, la tumeur a une hauteur moyenne de 3 cm, mais peut atteindre 10 cm. Son signal est homogène et identique à celui de la moelle épinière en pondération T1 ou un peu moindre.

Le signal est variable en pondération T2, le plus souvent de signal élevé, et les composantes kystiques sont de signal intense. Une coiffe hypo-intense en pondération T2, identique à celle décrite dans les épendymomes, est mise en évidence dans un tiers des cas.

Un aspect ponctué classique est dû à la présence de vaisseaux intratumoraux. Des images serpigineuses de type vasculaire, identiques à celles décrites en cas d'hémangioblastome, sont en effet détectées en périphérie de la lésion dans un tiers des cas. Le rehaussement après injection IV de gadolinium est modéré ou intense, habituellement hétérogène.

Diagnostic différentiel

C'est celui d'une tumeur de la queue de cheval [33].

Lipomes

Épidémiologie et anatomopathologie

Les lipomes extramédullaires sont le plus souvent découverts dans un contexte de malformation congénitale. Le lipome intradural est rare, de topographie juxtamédullaire sous-piale. Il est localisé en thoracique ou cervical. Au niveau du cône terminal et de la queue de cheval, les lipomes intraduraux sont observés dans le cadre de lésions dysraphiques, qui associent sous diverses formes spina bifida aperta, moelle attachée, filum épais, lipomes extraduraux et sous-cutanés, sinus dermique, méningocèle, lipoméningocèle, hydromyélie, malformation de Chiari de type 2.

Le lipome ou fibrolipome du filum terminal est relativement banal, le plus souvent asymptomatique et de découverte fortuite, découvert chez 1 à 5 % de la population et doit être considéré comme une variante de la normale s'il n'existe aucune modification de nature dysraphique, même mineure (cône médullaire en position basse) au niveau lombosacré (figure 11.36).

Imagerie

Le lipome est une tumeur bien limitée de densité négative en TDM et de signal spontanément intense en IRM en pondération T1, totalement atténué après suppression du signal de la graisse (figures 11.36 à 11.40).

Diagnostic différentiel

Le diagnostic différentiel entre lipome et kyste dermoïde peut être impossible quand le kyste est homogène et contient des lipides sans cristaux de cholestérol.

Angiolipome

L'angiolipome est une tumeur bénigne rare composée de tissu lipomateux mature associé à

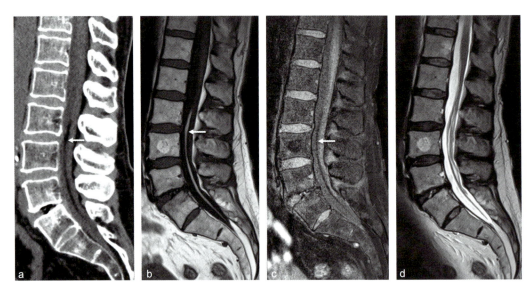

Figure 11.36. Fibrolipome du filum terminal.
Le scanner (a) note une hypodensité de nature graisseuse linéaire au sein du fourreau dural (flèche). L'IRM en T1 (b) visualise le lipome sous la forme d'un signal hyperintense (flèche), qui s'efface sur la séquence en T1 avec saturation du signal de la graisse (c) (flèche). En T2 (d), l'identification du lipome est difficile.

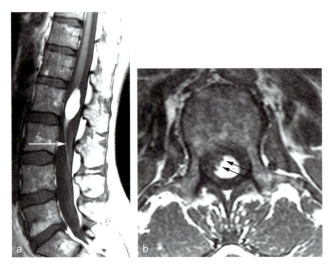

Figure 11.37. Lipome du cône médullaire.
IRM, coupes a) sagittale et b) axiale pondérées en T1. La masse graisseuse est amarrée à la partie latérale du cône médullaire refoulé en avant et à droite (flèches en b) et au filum terminal épaissi (flèche en a).

des éléments angiomateux. La localisation épidurale postérieure thoracique est la plus fréquente, mais des localisations cervicales et lombaires (au-dessus de L4) sont possibles ; la topographie intradurale extramédullaire, voire intramédullaire est possible.

En imagerie, la tumeur présente une composante graisseuse (hypodensité en TDM, signal hyperintense en T1 et T2, avec effacement de ce signal sur les séquences avec suppression du signal de la graisse [Fat Sat, T2-STIR]) et une composante charnue vasculaire (isodense au muscle, iso-intense en T1 à la moelle épinière, en signal hyperintense hétérogène en T2 et prise de contraste intense après injection de contraste) (voir figure 11.40).

Ces tumeurs sont paucisymptomatiques avec une clinique peu évolutive, ce qui conduit souvent à une surveillance clinique et IRM.

Myélolipome

Anatomopathologie et clinique

Le myélolipome, tumeur bénigne et non sécrétante de la glande surrénale, est rare et les localisations extrasurrénaliennes sont exceptionnelles, particulièrement en localisation intrarachidienne. C'est une tumeur bien limitée, encapsulée, à composante principale graisseuse, mais contenant des îlots de tissu hématopoïétique. Elle est découverte plus fréquemment chez la femme adulte ou âgée, dans la moitié des cas en localisation présacrée.

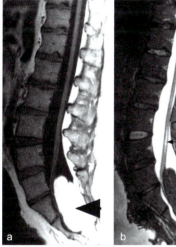
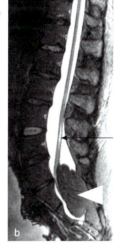

Figure 11.38. Moelle attachée basse sur lipome.
IRM, a) coupe sagittale pondérée en T1 et b) coupe identique en pondération T2 avec suppression du signal de la graisse. Masse graisseuse intradurale dont le signal spontanément intense en T1 (tête de flèche noire en a) est totalement atténué dans une séquence avec suppression de la graisse (tête de flèche blanche en b). L'extrémité distale de la moelle est située dans le lipome. Une fine cavité intramédullaire est montrée par la fine flèche noire en b.

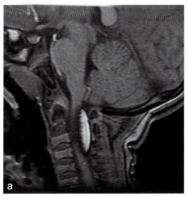
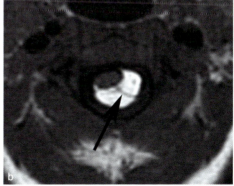

Figure 11.39. Lipome cervical intradural.
IRM, coupes a) sagittale en écho de gradient et b) axiale en écho de spin pondérées en T1. La masse postérolatérale gauche englobe la racine sensitive (flèche en b).

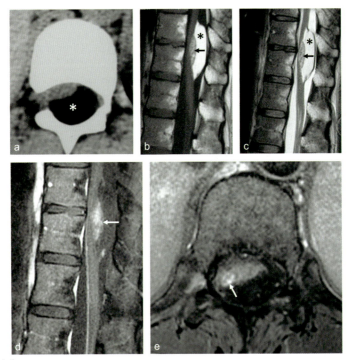

Figure 11.40. Angiolipome.
Le scanner (a) identifie une masse de densité graisseuse au sein de la partie postérolatérale gauche du canal rachidien thoracique (étoile). L'IRM en coupes sagittales en T1 (b) et en T2 (c) démontre une masse tumorale intradurale et partiellement intramédullaire avec une composante graisseuse en signal hyperintense en T1 et T2 (étoiles) et une composante tissulaire (flèches en b et c). En T1 après injection de gadolinium avec saturation du signal de la graisse (d, e), la composante tissulaire angiomateuse se rehausse (flèches).

Imagerie

Cette tumeur se présente comme une masse hétérogène avec des plages de signal spontanément élevé en pondération T1 et des îlots de signal intermédiaire.

Le critère sémiologique principal est le signal intermédiaire des composantes hématopoïétiques en pondération T2, identique à celui de la moelle hématopoïétique vertébrale. En cas d'extension épidurale de la tumeur, la compression de la moelle épinière est possible.

Diagnostic différentiel

Il peut s'agir :
- d'un foyer d'hématopoïèse extramédullaire associé à une anémie chronique ou à des syndromes myéloprolifératifs avec ou sans hépatosplénomégalie ou à des dystrophies osseuses ;
- d'un angiolipome médullaire : très proche du myélolipome en pondération T1, mais présentant un hypersignal en pondération T2 et un rehaussement diffus et plus ou moins homogène après injection IV de gadolinium ;
- d'une lipomatose épidurale.

Neuroblastome, ganglioneuroblastome et ganglioneurome (figures 11.41 et 11.42)

Anatomopathologie et clinique

Ce sont des tumeurs issues des cellules de la crête neurale primitive qui donne naissance à la médullosurrénale et aux chaînes sympathiques paravertébrales. Le neuroblastome est le plus agressif et le plus malin, le ganglioneurome, le plus mature et le plus bénin. Par voisinage, ces tumeurs peuvent envahir le canal rachidien ou même parfois naître dans l'espace épidural.

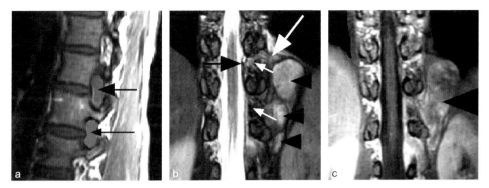

Figure 11.41. Ganglioneurome.
IRM, coupes a) parasagittale en pondération T1, b) frontale en pondération T2 et c) frontale pondérée en T1 après injection de gadolinium. Les foramens gauches T10–T11 et T11–T12 sont comblés par une masse effaçant les structures graisseuses, vasculaires et nerveuses (flèches en a, flèches blanches en b). La tumeur bombe discrètement dans le canal vertébral (flèche noire en b). Elle présente des plages arrondies de signal élevé en pondération T2 (têtes de flèche noires en b et c), mais son signal se rehausse de façon très hétérogène après injection.

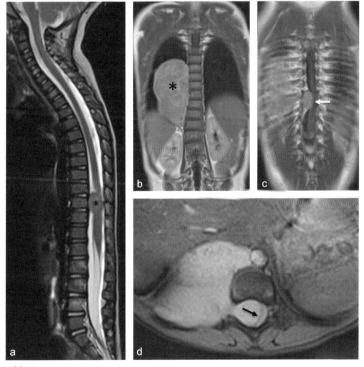

Figure 11.42. Neuroblastome.
La coupe sagittale en T2 (a) identifie une compression de la moelle thoracique inférieure par une masse légèrement hyperintense en T2 (étoile) chez un enfant de 15 mois. L'IRM en coupes coronales (b, c) et axiale (d) identifie une masse paravertébrale thoracique droite (étoile) qui présente une extension foraminale et intracanalaire avec compression de la moelle épinière (flèches).

Le neuroblastome envahissant le canal rachidien est la tumeur intracanalaire la plus fréquente avant 4 ans. Ganglioneurome et ganglioneuroblastome sont de découverte plus tardive entre 5 et 8 ans.

Imagerie

Le neuroblastome envahit surtout le canal thoracique et lombaire, et souvent à travers plusieurs foramens en général élargis avec érosions des pédicules, des corps vertébraux et des côtes. L'extension intracanalaire peut évoluer indépendamment de la masse paravertébrale et comprimer la moelle épinière à distance de celle-ci.

Des calcifications paravertébrales (55 % des cas en abdominal et 25 % en thoracique) sont détectées en TDM.

La masse tumorale est de signal intermédiaire en pondération T1, hétérogène, traduisant les possibles foyers hémorragiques ou de nécrose, de signal élevé en T2, de signal rehaussé en T1 après injection IV de gadolinium.

Diagnostic différentiel

Lymphome, sarcome rétropéritonéal, cancer du rein et du poumon font partie du diagnostic différentiel.

Pseudotumeurs et kystes

Kyste neuro-entérique ou entérogène

Anatomopathologie et clinique

(Voir chapitre 5.)

Imagerie (figure 11.43)

Le kyste neuro-entérique est découvert en deux topographies préférentielles : en jonction cervicothoracique et au cône médullaire, plus rarement à la jonction craniovertébrale avec une extension alors prédominante dans l'angle pontocérébelleux.

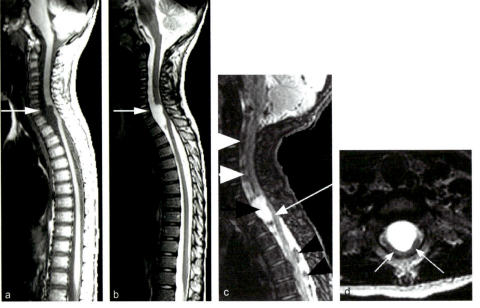

Figure 11.43. Kyste neuro-entérique.
IRM, coupes sagittales en pondération a) T1, b) T2 et c) en imagerie de flux, d) coupe axiale en pondération T2. En regard des vertèbres T1 et T2, le kyste élargit les espaces sous-arachnoïdiens et déforme la moelle épinière. Il a le même signal que le liquide cérébrospinal (flèche en a et b). Le kyste est incarcéré dans la moelle laminée en arrière (flèches en d). En imagerie de flux, la moelle épinière est refoulée (fine flèche en c) par le kyste de signal intense (flèche noire en c) et les espaces sous-arachnoïdiens présentent de nombreux artéfacts de flux (têtes de flèche noires et têtes de flèche blanches en c).

Il apparaît comme une masse :
- intradurale de topographie prémédullaire, médiane ;
- de contours lobulés, bien limités ;
- étendue sur une hauteur de 1 à 7 vertèbres ;
- éventuellement incarcérée dans la moelle (intérêt des coupes axiales) ;
- sans communication avec les espaces sous-arachnoïdiens et sans opacification même tardive après injection intrathécale de produit de contraste, parfois en communication avec une masse prévertébrale ;
- d'aspect homogène en TDM ou IRM ;
- de signal souvent supérieur à celui du LCS en T1 et T2 (contenu protéique et mucineux), de signal parfois hétérogène en raison de possibles pulsations intrakystiques transmises ;
- sans rehaussement après injection IV de gadolinium s'il n'est pas le siège de complications ;
- associée à des malformations vertébrales : scoliose, hémivertèbre, spina bifida, déhiscences vertébrales, myéloméningocèle.

Diagnostic différentiel

Kyste arachnoïdien, kyste épendymaire, kyste synovial, kystes dermoïde et épidermoïde, tératome kystique, schwannome kystique font partie du diagnostic différentiel.

Kystes arachnoïdiens (figures 11.44 à 11.46)

Anatomopathologie

Ces kystes représentent des invaginations arachnoïdiennes à travers un défect dural, ou de véritables diverticules constitués de parois arachnoïdiennes et dure-mérienne, ou encore une collection liquide en continuité avec le LCS des espaces sous-arachnoïdiens, mais sans bordure méningée. Ces kystes ont une tendance à l'élargissement en raison de la pression et des pulsations du LCS.

Les kystes arachnoïdiens sont classés en trois types. Le type I est une expansion arachnoïdienne

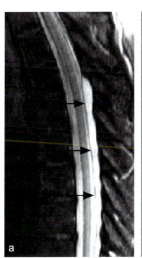
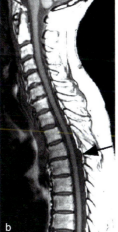
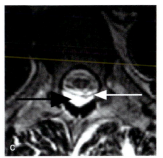

Figure 11.44. Kyste arachnoïdien épidural.
IRM, coupes sagittales en pondération a) T2 et b) T1, c) coupe axiale en pondération T2. Le kyste postérieur dont le signal est identique à celui du liquide cérébrospinal aux artéfacts de flux près est de topographie épidurale (flèche noire en c). Il ampute partiellement la graisse épidurale (flèche noire en b). Il est séparé des espaces sous-arachnoïdiens par le fin liseré noir de la dure-mère (flèches en a et flèche blanche en c).

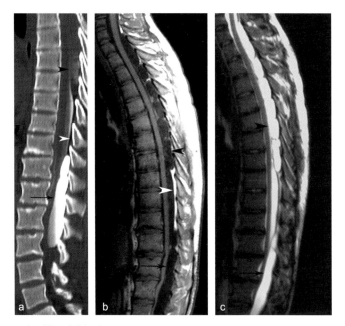

Figure 11.45. Kyste arachnoïdien épidural.
a) Myéloscanner, examen tardif après injection intrathécale de produit de contraste iodé, et IRM en pondération b) T1 et c) T2. En lombaire, le kyste est rempli de produit de contraste et présente un niveau déclive plus dense (flèche noire en a). Au-dessus, le sac dural occupe tout le canal et le produit de contraste moule la dure-mère (tête de flèche blanche en a). À ce niveau, la graisse épidurale est respectée (tête de flèche blanche en b). Plus haut en thoracique, la dure-mère est refoulée en avant (tête de flèche noire en a) par une autre formation kystique postérieure.

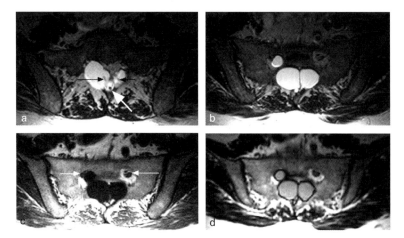

Figure 11.46. Kystes de Tarlov.
IRM, coupes axiales en pondération a et b) T2, c) T1 et d) en séquence FLAIR. Le plan de coupe de b, c et d est identique. Le canal sacré est occupé par des formations kystiques qui contiennent des racines (flèches noires en a). Le sac dural contenant filum et racines est indiqué par la flèche blanche en a. Dans les trous sacrés, les racines sont indiquées par les flèches blanches en c ; la racine droite est comprimée par le kyste. Le signal des kystes est proche de celui du liquide cérébrospinal normal en pondérations T1 et T2 (a, b et c). En revanche, le signal est plus élevé que celui du liquide cérébrospinal en séquence FLAIR, traduisant un contenu protéique plus élevé et la probable exclusion des kystes.

extradurale sans contenu nerveux. Le type II contient des structures nerveuses, tel le kyste de Tarlov. Le type III est constitué des kystes intraduraux pour lesquels il convient de distinguer, d'une part, les vrais kystes arachnoïdiens dont la paroi est formée par du tissu arachnoïdien normal et, d'autre part, les kystes leptoméningés qui résultent d'un épaississement réactionnel de l'arachnoïde qui s'observe au décours soit d'une lésion traumatique avec contusion médullaire, soit d'une lésion infectieuse (méningite tuberculeuse, méningite à pneumocoque notamment).

Dans le cadre de la spondylarthrite ankylosante, le développement de kystes arachnoïdiens intracanalaires (avec troubles sphinctériens fréquents) peut être responsable d'un important élargissement canalaire, de lésions compressives radiculaires et d'un syndrome de la queue de cheval. Les phénomènes inflammatoires induits par la spondylarhtrite ankylosante amincissent et affaiblissent la dure-mère du sac dural et entraînent une inflammation leptoméningée avec arachnoïdite et formation de kystes leptoméningées. Ces modifications conduisent à un élargissement du cul-de-sac avec érosion des parois osseuses du canal rachidien. L'arachnoïdite se traduit en imagerie par des accolements radiculaires et explique en partie le tableau clinique lié à une atteinte pluriradiculaire associée à des troubles sphinctériens.

Imagerie

Les kystes arachnoïdiens épiduraux sont découverts chez le sujet jeune au niveau de la charnière thoracolombaire. Ils amputent la graisse épidurale postérieure qui se trouve refoulée au niveau des pôles supérieur et inférieur du kyste, compriment sac dural, moelle épinière et racines. Ils peuvent s'étendre sur une hauteur égale à celle de plusieurs vertèbres. Ils élargissent le canal vertébral et les foramens intervertébraux, érodent les lames, les pédicules et peuvent s'étendre en paravertébral. La communication avec les espaces sous-arachnoïdiens a le plus souvent lieu au pôle cranial du kyste. L'injection de contraste en sous-arachnoïdien note un remplissage lent du kyste.

Les kystes intraduraux sont découverts en thoracique. Leur localisation préférentielle est postérieure, postérolatérale ou encore latérale, mais exceptionnellement antérieure et, dans ce cas, cervicale. Le diagnostic de ces kystes reste une des difficultés majeures de l'IRM du canal rachidien [5, 6]. En effet, le signal de ces kystes est identique à celui du LCS en T1 comme en T2 ; les séquences IRM conventionnelles ne démontrent par conséquent que des signes indirects liés à l'effet de masse ; ce dernier se traduit habituellement par un refoulement du cordon médullaire vers l'avant contre la face postérieure des corps vertébraux et une pseudo-atrophie de la moelle épinière en coupe sagittale. Les coupes axiales en T2 en écho de gradient (les coupes en T2 en spin écho 2D présentent en effet de fréquents artéfacts de flux qui empêchent l'analyse des contours de la moelle épinière et de l'espace sous-arachnoïdien périmédullaire) confirment l'aplatissement de la moelle épinière dont le bord postérieur perd sa convexité pour parfois devenir concave vers l'arrière. La compression de la moelle épinière apparaît particulièrement bien démontrée par les coupes en T2 3D en haute résolution ; la fine paroi du kyste arachnoïdien peut être visualisée par ces coupes. Les séquences de flux permettent également la visualisation de ces kystes. La myélographie conventionnelle démontre un défect au sein de l'espace sous-arachnoïdien périmédullaire, mais le remplissage parfois précoce et rapide de ces kystes rend leur visualisation difficile sur les clichés myélographiques et myéloscanographiques réalisés plus tardivement.

Les kystes radiculaires sont de deux types : (1) simple dilatation des gaines radiculaires, très banale, plus marquée au niveau de la jonction cervicothoracique et au niveau lombosacré, ou (2) kystes de Tarlov développés au voisinage du ganglion spinal des racines sacrées postérieures. Ils ne sont qu'exceptionnellement symptomatiques, même s'ils sont relativement volumineux avec érosion de l'os adjacent, jusqu'à parfois ne respecter qu'un mince liséré cortical.

Tous ces kystes se manifestent comme une masse :
- intracanalaire ou foraminale qui élargit le canal ou le foramen intervertébral avec érosions régulières et harmonieuses des corticales osseuses ;
- à contours bien limités, lisses, réguliers ;

- de signal et de densité identiques à celui du LCS. Des pulsations intrakystiques transmises peuvent cependant modifier le signal du kyste en IRM. De même, le contenu protéique de certains kystes exclus peut être responsable d'une densité élevée en TDM et d'un signal élevé en pondération T1 et variable en pondération T2 en IRM ;
- sans rehaussement après injection de IV de gadolinium ;
- sans ou avec opacification (immédiate ou tardive) après injection intrathécale de produit de contraste selon le degré de communication avec les espaces sous-arachnoïdiens ; les kystes de Tarlov présentent une opacification lente après injection intrathécale de contraste, alors que les kystes radiculaires liés à une dilatation de la gaine radiculaire s'opacifient immédiatement. L'IRM en T2 3D en haute résolution démontre de multiples formations kystiques radiculaires de petite taille, sans aucun effet de masse et sans traduction clinique et dont la plupart correspondent à des kystes développés au sein du ganglion spinal ;
- avec parfois visualisation de racines nerveuses (kyste de type 2).

Diagnostic différentiel

Kyste synovial, kystes dermoïde et épidermoïde, tératome, kyste neurentérique et schwannome kystique composent le diagnostic différentiel. Les grands kystes extraduraux peuvent être confondus avec des méningocèles, mais s'ils peuvent largement éroder les structures osseuses, ils ne s'accompagnent pas de déhiscence osseuse ou de défaut de fusion osseuse. C'est au niveau du canal sacré que les diagnostics différentiels entre les différentes formations kystiques sont les plus délicats.

Kyste dermoïde (figure 11.47)

Anatomopathologie et clinique

C'est une lésion bénigne congénitale et sa localisation intrarachidienne, le plus fréquemment intradurale extramédullaire, est très rare.

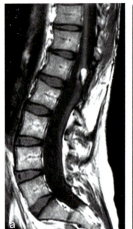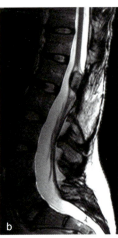

Figure 11.47. Récidive postopératoire de kyste dermoïde.
IRM, coupes sagittales pondérées a) en T1 et b) en T2. Traces de laminectomies lombaires. Masse kystique de signal spontanément élevé en T1 au niveau du cône médullaire, bien limitée par une coque visible en T2.

La topographie prédominante est sacrococcygienne, mais elle peut être plus haute, éventuellement cervicale. Le kyste est constitué d'une coque fibreuse tapissée d'un épithélium malpighien squameux et stratifié. Son contenu est de consistance molle, produit de la desquamation épithéliale, contenant poils, follicules pileux et glandes sébacées.

L'expression clinique de ces masses à évolution très lente est retardée à la première ou deuxième décennie de la vie et sans caractère spécifique hormis la longueur du délai diagnostique et la présence de troubles cutanés associés (sinus dermique dans 1 cas sur 4 qui peut être à l'origine de surinfections épidurales ou médullaires). La rupture exceptionnelle du kyste dans les espaces sous-arachnoïdiens peut être responsable d'une méningite aseptique ou d'une hydrocéphalie. L'exérèse chirurgicale complète de ces masses est difficile. La dégénérescence maligne est possible.

Imagerie

La masse intracanalaire est en général de grand volume. Une lésion vertébrale associée peut être détectée : bloc vertébral congénital, spina bifida, etc.

La croissance lente de la masse peut être responsable d'un *scalloping* vertébral et d'un élargissement localisé du canal. Les calcifications et l'hypodensité de la graisse sont détectées en TDM.

Le signal de la masse est hétérogène dans toutes les séquences dans 3 cas sur 4 et l'hypersignal en pondération T1 est prédominant. L'utilisation de l'artifice de suppression de la graisse permet de confirmer la nature graisseuse de cette masse. Il n'y a pas de rehaussement après injection d'agent de contraste.

Diagnostic différentiel

Il s'agit d'un lipome en cas de masse graisseuse homogène, d'un kyste épidermoïde en cas de masse de moindre signal.

Cholestéatome ou kyste épidermoïde (figure 11.48)

Anatomopathologie et épidémiologie

C'est une pathologie rare chez l'adulte, puisque ces tumeurs représentent moins de 1 % des tumeurs intracanalaires ; mais elles sont 10 fois plus fréquentes chez l'enfant. Ces tumeurs peuvent être congénitales et associées ou non à des anomalies osseuses ou cutanées (spina bifida, sinus dermique, hémivertèbre, etc.), ou secondaires à des ponctions lombaires (aiguilles de gros calibre), mais apparaissant alors très tardivement, plusieurs années (jusqu'à 20 ans), après le geste iatrogène d'implantation épithéliale. Le kyste épidermoïde a une croissance lente. Il adhère aux racines et à la leptoméninge. Il contient de la kératine, des cristaux de cholestérol et des cellules épithéliales desquamées.

Imagerie

D'origine congénitale ou acquise, la localisation du kyste épidermoïde est lombaire.

En IRM et en pondération T1, la tumeur est de signal hétérogène, légèrement supérieur à celui du LCS ; le signal est exceptionnellement plus intense que celui de la moelle épinière en pondération T1. Son signal est égal ou supérieur à celui du LCS en pondération T2.

Le critère principal d'imagerie est l'absence de rehaussement de la tumeur après injection de gadolinium. Néanmoins, un cas exceptionnel

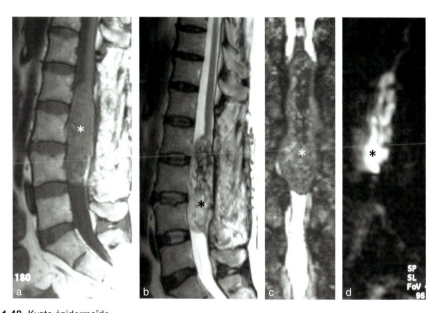

Figure 11.48. Kyste épidermoïde.
L'IRM en coupe sagittale en T1 (a) identifie une masse tumorale intradurale lombaire en signal iso-intense à la moelle épinière (étoile). En T2 (b, c), le signal est très hétérogène avec des zones hypo- et hyperintenses (étoiles). En diffusion (d), le signal apparaît hyperintense (étoile).

de tumeur hypervascularisée a été rapporté avec mise en évidence d'un *blush* en artériographie [4].

En imagerie de diffusion, son signal est intense, mais le coefficient apparent de diffusion est variable et démontre la juxtaposition de zones à ADC (*apparent diffusion coefficient*) diminué et augmenté par rapport à celui de la moelle normale.

L'imagerie en T2 3D en haute résolution de type CISS ou FIESTA démontre, comme au niveau intracrânien, une sémiologie caractéristique avec une tumeur qui présente des contours irréguliers, « bosselés » et un signal hyperintense très hétérogène.

Tumeurs intramédullaires

Tumeurs gliales

C'est une pathologie très rare, puisque l'incidence des tumeurs gliales est de 2 cas par an par million d'habitants dans les pays occidentaux et qu'elles ne représentent que 3 % des tumeurs du système nerveux central de l'adulte (elles sont cependant 4 fois plus fréquentes chez l'enfant). Épendymomes et astrocytomes représentent 95 % de ces tumeurs gliales.

La clinique est souvent pauvre et aspécifique, le délai diagnostique souvent très long, et tout syndrome douloureux traînant ou toute scoliose progressive chez l'enfant associée au moindre signe neurologique objectif doit conduire à la réalisation d'un examen IRM.

Le diagnostic histologique est requis avant tout traitement, le plus souvent chirurgical, impliquant l'exérèse la plus complète possible.

Les foyers hémorragiques intratumoraux, les kystes tumoraux et les cavités intramédullaires, de type syringomyélique, sus- et sous-jacentes, sont plus fréquents en cas de tumeur de bas grade histologique que de haut grade.

Si le rehaussement après injection IV de gadolinium peut traduire un grade élevé, des tumeurs de bas grade se rehaussent fréquemment, alors que des tumeurs de haut grade peuvent ne pas se rehausser. Le point de départ de la tumeur est plutôt décentré, ce qui explique la latéralisation de la tumeur et le caractère asymétrique des prises de contraste.

La zone de rehaussement ne coïncide pas toujours avec les limites de la tumeur (mais aide à diriger le prélèvement), à l'exception de l'hémangioblastome où le nodule rehaussé correspond à la totalité de la tumeur.

Tuméfaction médullaire et rehaussement après injection IV de gadolinium ne sont pas synonymes de tumeur. Ces signes peuvent se rencontrer en cas de myélite inflammatoire, de granulomatose, etc.

Inversement, une tumeur ne se présente pas toujours comme une masse ; c'est en particulier le cas du lymphome qui prend souvent l'aspect d'une myélite inflammatoire. Mais les tumeurs médullaires primitives, lorsqu'elles sont cliniquement symptomatiques, sont presque toujours associées à un élargissement de la moelle épinière. La confirmation histologique d'une tumeur de grade élevé doit conduire à l'exploration complète du névraxe afin de rechercher une dissémination rachidienne et/ou crânienne.

Épendymome (figures 11.49 à 11.53)

Épidémiologie

C'est la tumeur intramédullaire la plus fréquente, puisqu'elle représente 65 % des tumeurs

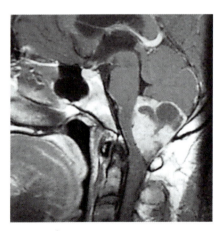

Figure 11.49. Épendymome.
Coupe sagittale en pondération T1 après injection de gadolinium. Tumeur hétérogène charnue et kystique de la fosse cérébrale postérieure invaginée dans le foramen magnum avec hydrocéphalie débutante. La tumeur se comporte vis-à-vis de la moelle épinière comme une tumeur extra-axiale.

Chapitre 11. Pathologie tumorale et pseudotumorale intradurale 343

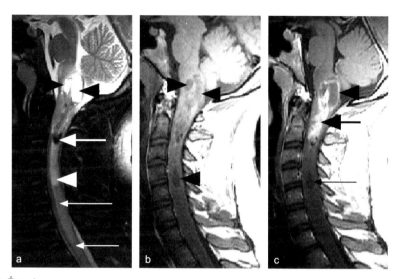

Figure 11.50. Épendymome.
Coupes sagittales en a) pondération T2 et b) pondérées en T1 avant et c) après injection de gadolinium. La tumeur est développée à la fois vers le bulbe et la moelle cervicale. La pondération T2 permet de mettre en évidence les lésions nécroticokystiques bulbaires (têtes de flèche noires en a), le signe de « la coiffe » au pôle inférieur de la tumeur (flèche blanche épaisse en a), une cavité à distance de la tumeur (tête de flèche blanche en a et noire en b, fine flèche noire en c), l'œdème médullaire (fines flèches blanches en a). Le signal de la tumeur se rehausse (flèche noire épaisse en c), ainsi que celui de la coque des kystes tumoraux (tête de flèche noire en c).

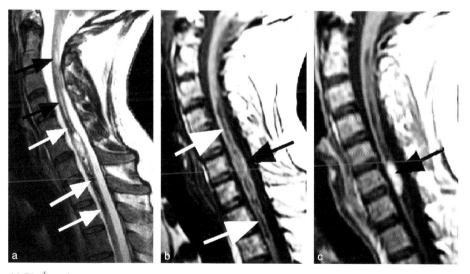

Figure 11.51. Épendymome.
IRM, coupes sagittales pondérées a) en T2, b) en séquence FLAIR et c) en pondération T1 après injection IV de gadolinium. Dans un large canal vertébral, la moelle épinière apparaît atrophique, seulement tuméfiée en regard de C6. Après injection de gadolinium, la tumeur apparaît limitée à ce niveau (flèche noire en b et c). La tumeur est centromédullaire et refoule le parenchyme normal. Le signe de « la coiffe » est visible aux deux pôles de la tumeur sous formes de plages en hyposignal inhabituellement très étendues (flèches blanches en a). La cavité médullaire sus- et sous-jacente contient du liquide cérébrospinal de même signal que les espaces sous-arachnoïdiens en séquence FLAIR (flèches blanches en b).

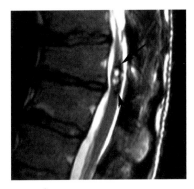

Figure 11.52. Épendymome.
IRM, coupe sagittale pondérée en T2. La tumeur présente à ses pôles supérieur et inférieur une « coiffe » en hyposignal lié à la présence d'hémosidérine (flèches).

intramédullaires de l'adulte, plutôt de sexe masculin, âgé d'environ 40 ans. La localisation de la tumeur est principalement cervicale, à l'exception de l'épendymome myxopapillaire, surtout localisé au cône médullaire et au filum terminal.

Anatomopathologie

C'est une tumeur primitive richement vascularisée, en général bénigne. Bien qu'il n'y ait pas de capsule proprement dite, l'interface entre tumeur et tissu sain est très nette ; ce plan de clivage rend l'exérèse chirurgicale complète très souvent possible et seuls les rares épendymomes de grade élevé nécessitent la mise en œuvre

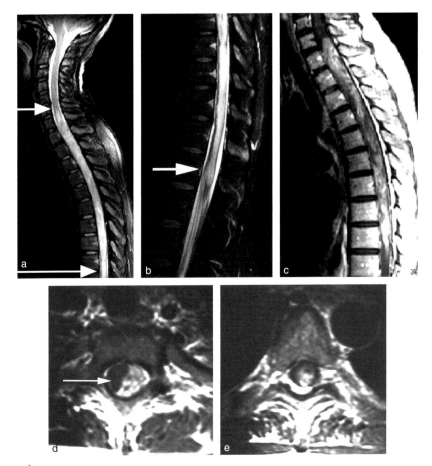

Figure 11.53. Épendymome.
IRM, a et b) coupes sagittales en pondération T2, c) sagittales et d et e) axiales pondérées en T1 après injection de gadolinium. La moelle épinière est tuméfiée et présente un signal élevé de C6 jusqu'au cône médullaire (flèches en a et b). La tumeur rehaussée après injection s'étend sur une hauteur de 10 vertèbres, le rehaussement est hétérogène. Une coupe axiale montre un niveau où la moelle normale (flèche blanche en c) est bien distincte de la partie exophytique de la tumeur. Sur une coupe sous-jacente, la tumeur infiltre toute la moelle (e).

de traitements complémentaires. La plupart des épendymomes ont une architecture tissulaire organisée en rosette ou en « pseudo-rosette ». L'épendymome fibrillaire a une apparence très proche de celle des astrocytomes. Le subépendymome est rare, représentant moins de 2 % des tumeurs médullaires. L'épendymome myxopapillaire est un type particulier de tumeur. Il représente 30 % des épendymomes et se caractérise par une accumulation de mucus intracellulaire et périvasculaire.

Clinique

Douleurs et troubles sensitifs des membres inférieurs et du tronc sont longtemps les seules manifestations de cette tumeur dont le délai diagnostique est souvent très long (moyenne de 4 ans).

Imagerie

L'IRM est le seul examen indiqué. La tumeur, d'évolution lente, est souvent étendue sur une hauteur de 4 à 5 vertèbres, parfois panmédullaire. Elle élargit la moelle et est responsable d'érosions osseuses, en particulier d'une érosion concave du mur postérieur des corps vertébraux (*scalloping*) et d'un élargissement du canal rachidien, surtout en localisation lombaire ou sacrée ; une érosion de la ligne spinolaminaire est possible en cervical, mais ne s'apprécie que sur un cliché de profil du rachis ou sur une reformation scanographique sagittale médiane.

L'origine épendymaire explique la localisation centrale de la tumeur, près du canal épendymaire, et son expansion centrifuge. Cependant, la tumeur est excentrée dans un tiers des cas. Ses contours sont bien limités.

Dans la moitié des cas, la tumeur est de signal intermédiaire en pondération T1 avant injection. Elle peut présenter un signal discrètement élevé, témoignant de phénomènes hémorragiques intratumoraux.

La tumeur est de signal intermédiaire ou de signal élevé en pondération T2. Cet hypersignal est dû à l'œdème présent dans 2 cas sur 3 (responsable également de la tuméfaction médullaire).

Dans 50 à 60 % des cas, des lésions kystiques accompagnent la tumeur. Les kystes sont de trois types : kystes nécrotico-hémorragiques intratumoraux, kystes réactionnels péritumoraux et dilatation kystique du canal épendymaire sus- et sous-jacent à la tumeur intramédullaire [7].

Le signal des kystes, parfois identique à celui du LCS en T1, varie en fait selon le contenu protéique ou hémorragique, en général plus élevé que celui du LCS et très variable en pondération T2 avec cependant souvent un signal hyperintense en T2.

En pondération T2, un liseré noir péritumoral ou « coiffe polaire » est mis en évidence dans un tiers des cas aux pôles supérieur ou inférieur de la tumeur. Ce signe de la coiffe est très évocateur du diagnostic d'épendymome. Ce signe de la coiffe ne serait jamais décelé en cas d'astrocytome, mais serait présent dans 1 hémangioblastome sur 10.

Le rehaussement après injection IV de gadolinium de la portion tumorale « charnue » est complet et homogène dans 70 % des cas. Les limites du rehaussement sont nettes dans 3 cas sur 4. L'absence de rehaussement est décrite dans 20 % des cas [3, 11].

Diagnostic différentiel

Le diagnostic différentiel avec l'astrocytome est difficile, voire impossible dans de nombreux cas. L'association de signes plus fréquemment rencontrés dans l'une ou l'autre des tumeurs permet parfois de les différencier (tableau 11.1). Le diagnostic différentiel comporte également d'autres

Tableau 11.1. Diagnostic différentiel entre épendymome et astrocytome.

	Épendymome	Astrocytome
Âge	> 40	< 30
Localisation	Cervicale	Thoracique
Centromédullaire	Oui	Non
Canal élargi	Oui	Non
Coiffe polaire	Oui	Non
Bien limité	Oui	Non
Kystes	2/3	1/3
Rehaussement	++	+
Œdème	++	±
Calcifications	+	±
Hémorragie	++	±

Aucun élément (en dehors du signe de la coiffe) n'est caractéristique, mais l'association de plusieurs signes peut aider au diagnostic.

tumeurs : hémangioblastome, lymphome, métastase, schwannome intramédullaire (surtout en cas de neurofibromatose), mais également d'autres lésions non tumorales telles les granulomatoses et la neurosarcoïdose en particulier.

Imagerie postopératoire

La surveillance IRM est nécessaire pendant de nombreuses années. La cavité postopératoire résiduelle présente souvent un liseré périphérique hypo-intense en T2, témoignant de la présence de dépôts d'hémosidérine. Le traitement d'une récidive reste chirurgical.

Cas particulier du subépendymome

Associée ou non à une tumeur intraventriculaire, cette tumeur rare et bénigne, surtout de localisation cervicale ou cervicothoracique, présenterait plus volontiers une extension médullaire excentrique et un développement exophytique, sans œdème de voisinage. Une absence de rehaussement après injection de gadolinium est notée dans plus de la moitié des cas [9].

Astrocytome (figures 11.54 à 11.58)

Les astrocytomes représentent 30 % des tumeurs intramédullaires. Trois sur quatre sont de faible grade. Les astrocytomes anaplasiques représentent 15 à 25 % des cas et les gliomes multiformes moins de 2 %. L'astrocytome est une tumeur de l'adulte d'environ 30 ans et c'est la tumeur intramédullaire la plus fréquente de l'enfant (85 % des tumeurs intramédullaires de l'enfant sont des astrocytomes). C'est une tumeur infiltrante. La localisation est préférentiellement cervicothoracique, surtout thoracique, parfois panmédullaire. Malgré l'absence de plan de clivage, une exérèse totale est possible dans plus d'un tiers des cas. Le pronostic de l'affection est avant tout lié au grade de la tumeur et à la qualité de la résection chirurgicale.

Imagerie

Les astrocytomes de bas grade sont des tumeurs le plus souvent mal limitées. Elles sont excentrées dans 2 cas sur 3. L'élargissement canalaire secondaire est rare.

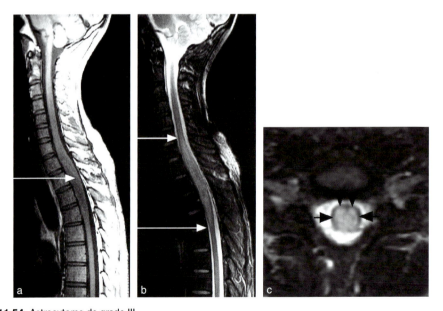

Figure 11.54. Astrocytome de grade III.
IRM, coupes sagittales en pondération a) T1 et b) T2, c) coupe axiale en pondération T2. Tuméfaction harmonieuse de la moelle épinière centrée sur la vertèbre T2 (flèche en a), discrètement hypo-intense en T1 et de signal élevé en T2. Les pôles de la tumeur sont mal limités (flèches en b). La coupe axiale montre le parenchyme normal résiduel, de moindre signal (flèches noires). Malgré un grade élevé, il n'était pas mis en évidence de rehaussement après injection de gadolinium.

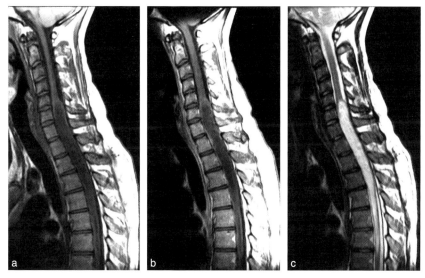

Figure 11.55. Astrocytome de grade III.
IRM, coupes sagittales pondérées a) en T1, b) en T1 après injection de gadolinium et c) en T2. La tumeur centromédullaire s'étend de C5 à T7, élargit la moelle épinière et le canal rachidien. Elle présente un hyposignal en T1 (a), un hypersignal en T2 (c) et ne présente pas de net rehaussement après injection IV de gadolinium (b).

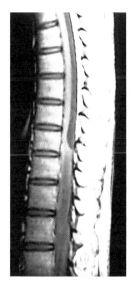

Figure 11.56. Astrocytome de grade II.
IRM en coupes sagittales pondérées en T1 après injection de gadolinium. Tuméfaction de la moelle épinière au niveau du cône médullaire. La tumeur est étendue sur une hauteur de 5 vertèbres. Il n'y a pas de rehaussement décelable après injection IV de gadolinium.

La tumeur présente une dégénérescence kystique dans plus du tiers des cas, avec kystes tumoraux et satellites, associés ou non à une cavité intramédullaire, mais moins fréquemment qu'en cas d'épendymome.

Elle est de signal intermédiaire avec parfois des zones de signal élevé en T1 et de signal élevé en T2, sans signe de la coiffe (évocateur d'épendymome). Elle se rehausse dans 3 cas sur 4 après injection de gadolinium et de façon hétérogène (souvent moins intensément que l'épendymome). Un œdème est présent dans 1 cas sur 4.

L'aspect le plus fréquent des astrocytomes de haut grade est celui d'une tumeur relativement bien limitée, sans foyer hémorragique, sans kyste ou cavité syringomyélique associés.

Diagnostic différentiel

- Épendymome : le diagnostic différentiel avec l'épendymome est difficile, voire impossible dans de nombreux cas. L'association de signes plus fréquemment rencontrés dans l'une ou

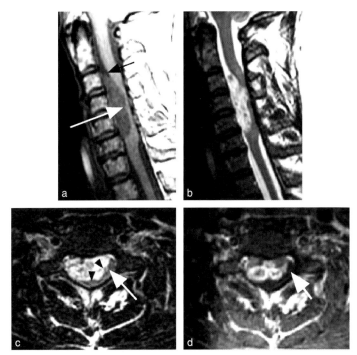

Figure 11.57. Astrocytome anaplasique.
IRM en coupes sagittales pondérées a) en T1, b) en T2, coupes axiales pondérées c) en T2 et d) en T1 après injection de gadolinium. La tumeur est très exophytique et se comporte comme un processus intradural extramédullaire, comme le montre le raccordement aigu de son pôle supérieur avec la moelle épinière (flèche noire en a). Elle a un signal intense en T2 qui permet de la distinguer de la moelle (b et c) et son signal rehausse intensément, mais de façon hétérogène, après injection (d). Les coupes axiales montrent la moelle laminée en postérolatéral gauche (flèche blanche en c et d) et surtout l'interface anfractueux entre moelle et tumeur, élément diagnostique principal de l'origine intramédullaire de la lésion (têtes de flèche noires en c).

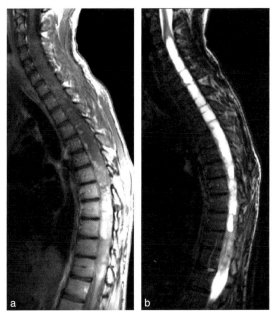

Figure 11.58. Astrocytome.
IRM en coupes sagittales pondérées a) en T1 après injection IV de gadolinium et b) en T2. Tumeur thoracolombaire étendue en cervical, élargissant le canal vertébral. Le nodule charnu est de situation thoracique inférieure, rehaussé après injection. La composante kystique est majoritaire et la paroi de kystes adjacents au nodule charnu est rehaussée. Absence du signe de la coiffe en pondération T2.

l'autre des tumeurs permet parfois de les différencier (voir tableau 11.1).
- Ganglogliome chez un enfant : le diagnostic différentiel avec l'astrocytome peut être évoqué en cas d'extension de la tumeur à toute la moelle, avec des kystes tumoraux, des érosions osseuses et une scoliose, en l'absence d'œdème, avec une hétérogénéité de signal en T1, un rehaussement en mottes, et un rehaussement pie-mérien [18].
- Schwannome intramédullaire (surtout en cas de neurofibromatose), métastase, lymphome, granulomatoses font aussi partie du diagnostic différentiel.

Contrôles postopératoires des tumeurs gliales [2]

Dans la moitié des cas, les signes de récidive tumorale en imagerie précèdent la symptomatologie clinique. Les critères sont principalement l'apparition d'une tuméfaction médullaire segmentaire et secondairement, mais quasi toujours, associée à des zones de rehaussement après injection de gadolinium. Ce rehaussement est d'intensité variable, le plus souvent hétérogène, nodulaire et mal limité. Le rehaussement seul n'est pas un signe de récidive puisqu'il est observé dans presque la moitié des cas des affections stabilisées. Il est alors régressif.

Gangliocytome, ganglogliome

Anatomopathologie

Le gangliocytome ou le ganglogliome sont dérivés des cellules du système nerveux central. Le gangliocytome contient des éléments neuronaux matures dans un réseau cellulaire glial normal. Le ganglogliome contient des cellules ganglionnaires dans un réseau glial hypercellulaire. Ces tumeurs neurogliales concernent en général les adolescents ou l'adulte jeune et envahissent préférentiellement le lobe temporal ou le plancher du V3 et le canal rachidien dans moins de 10 %.

Imagerie

Ces tumeurs sont de croissance très lente et apparaissent comme des masses aspécifiques envahissant souvent de multiples segments médullaires, avec ou sans formations kystiques associées, avec

un rehaussement plus ou moins hétérogène après injection IV de gadolinium. Leur traitement est chirurgical.

Chez un enfant, une extension tumorale à toute la moelle, la présence de kystes tumoraux, d'érosions osseuses et d'une scoliose, l'absence d'œdème, une hétérogénéité de signal en T1, un rehaussement en mottes et un rehaussement pie-mérien après injection IV de gadolinium doivent faire évoquer le diagnostic de ganglogliome [18].

Autres tumeurs intramédullaires

Hémangioblastome (figures 11.59 à 11.63)

Épidémiologie et clinique

L'hémangioblastome est une tumeur vasculaire avec une prolifération capillaire au sein d'un stroma cellulaire. C'est une tumeur de l'adulte jeune, parfois responsable d'une hémorragie méningée ou d'une hématomyélie. Elle représente entre 1 et 5 % des tumeurs intracanalaires et 10 % des tumeurs intramédullaires. Elle se présente comme isolée et sporadique ou comme l'une des manifestations d'une maladie de Von Hippel-Lindau, maladie autosomique dominante à localisations tumorales multiples (angiomes rétiniens, tumeurs du sac endolymphatique, carcinome rénal, phéochromocytomes, etc.). Les hémangioblastomes du système nerveux central sont surtout cérébelleux et, plus rarement, médullaires (parfois asymptomatiques). En cas de découverte d'un hémangioblastome intracanalaire, le risque d'être atteint d'une maladie de Von Hippel-Lindau est de 80 %.

Imagerie

La tumeur est localisée en cervical ou en thoracique [1]. Elle est le plus souvent excentrée, latérale, sous-piale et exophytique (70 % des cas), voire extramédullaire (8 % des cas) [1, 3], rarement centromédullaire. Dans le cadre d'une maladie de Von Hippel-Lindau, il a été décrit une forme polymicronodulaire intradurale extramédullaire [20].

Elle se présente dans 70 % des cas comme une lésion kystique avec une composante nodulaire

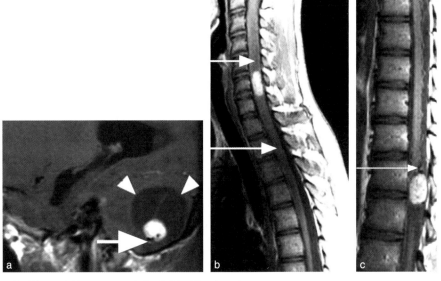

Figure 11.59. Hémangioblastomes, maladie de Von Hippel-Lindau.
IRM, coupes a) parasagittale de la fosse cérébrale postérieure, b) sagittales du rachis cervicothoracique et c) thoracique inférieur en pondération T1, toutes après injection de gadolinium. Une tumeur cérébelleuse kystique (têtes de flèche en a) présente un nodule mural intensément rehaussé après injection de gadolinium. Ce nodule présente des images de flux « vides de signal » (flèche blanche en a) quasi pathognomoniques du diagnostic d'hémangioblastome. La moelle cervicale est tuméfiée par l'œdème (flèches en b) qui cerne un nodule centromédullaire rehaussé après injection. Un nodule thoracique inférieur présente également à son pôle supérieur une plage vide de signal (flèche en c).

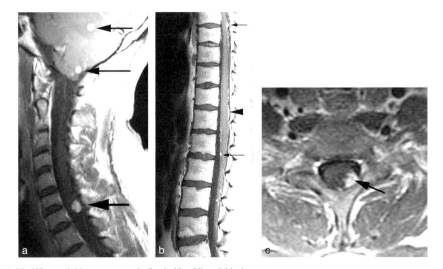

Figure 11.60. Hémangioblastomes, maladie de Von Hippel-Lindau.
IRM, coupes a) et b) sagittales T1 et c) axiale pondérées en T1 après injection de gadolinium. Multiples images cérébelleuses, médullaires nodulaires (flèches en a et b) ou en « plaque » (tête de flèche en b), se rehaussant après injection. La tumeur médullaire cervicale est de type exophytique avec une composante extramédullaire (flèche en c).

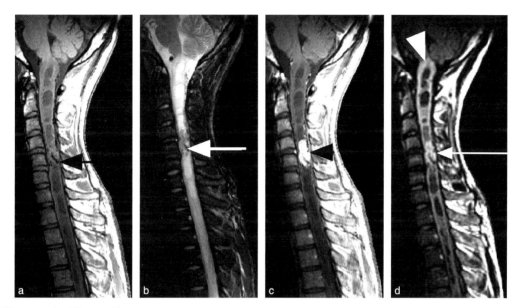

Figure 11.61. Hémangioblastome.
IRM, coupes sagittales en pondération a) T1, b) T2, c) T1 après injection de gadolinium et d) en séquence FLAIR. Le canal rachidien a perdu sa courbure physiologique. Dans un canal vertébral large, la moelle épinière tuméfiée occupe tout l'espace en laminant les espaces sous-arachnoïdiens. Le nodule charnu de signal intensément rehaussé après injection IV de gadolinium (tête de flèche en c) est situé en regard du disque C4–C5 qui présente une fissure discale postérieure. Des images serpigineuses « vides de signal » sont très évocatrices du diagnostic d'hémangioblastome (flèche en a et b). En séquence FLAIR, œdème (tête de flèche en d) et tumeur (flèche en d) ont le même signal, mais les cavités sont très distinctes.

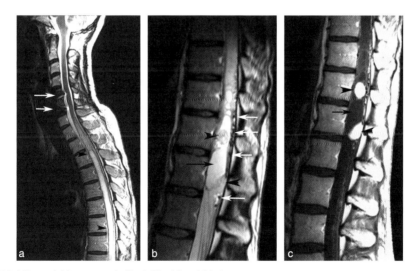

Figure 11.62. Hémangioblatome, maladie de Von Hippel-Lindau.
IRM, coupes sagittales a) et b) pondérées en T2 et c) pondérée en T1 après injection de gadolinium. Des traces chirurgicales d'ostéosynthèse avec artéfacts métalliques sont visibles en cervical (flèches en a). En dessous, la moelle se tuméfie progressivement et une cavité médullaire est visible en thoracique (têtes de flèche en a) à partir de T3. Au niveau du cône médullaire, une masse présente une composante kystique (flèche noire en b et c) et des nodules qui se rehaussent après injection (têtes de flèche en c et d). Des images de vaisseaux à flux rapide sont visibles en T2 (flèches blanches en b).

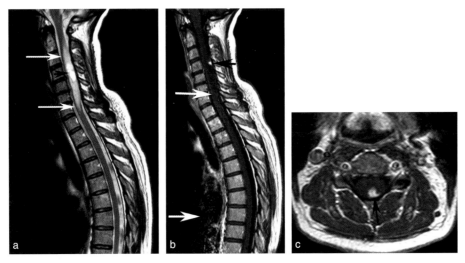

Figure 11.63. Hémangioblastome.
IRM, coupe sagittale a) pondérée en T2 et pondérée en T1 après injection de gadolinium, b) sagittale et c) axiale. La moelle épinière est tuméfiée de C2 à C7 et présente une plage de signal élevé en T2 (flèches blanches en a) et le kyste situé en regard de C4 un hypersignal (flèche noire en a). Après injection, des artéfacts d'origine cardiaque se projettent dans le sens du codage en phase supéro-inférieur sur la moelle cervicale (flèches blanches en b), mais seul le nodule tumoral se rehausse après injection de gadolinium (flèche noire en b et c).

vascularisée, toujours excentrée et dans 30 % des cas comme un nodule de petite taille très vascularisé et de rehaussement intense après injection IV de gadolinium. Le nodule rehaussé après injection représente la cible exclusive de l'exérèse chirurgicale.

Au contact du nodule tumoral, des images vasculaires serpigineuses à flux rapide « vides de signal » sont très évocatrices du diagnostic, mais ne s'observent que dans les tumeurs les plus volumineuses (voir figures 11.59, 11.61 et 11.62). La mise en évidence de ces vaisseaux est importante, car ils doivent être préservés lors de l'intervention chirurgicale et conditionnent donc le choix de la voie d'abord.

Une cavité intramédullaire et des kystes sont présents dans la moitié des cas. La cavité est focale ou étendue à toute la hauteur de la moelle épinière [1].

Dans les formes nodulaires intramédullaires, l'œdème est souvent très important. Des foyers d'hémorragie sont rares, mais possibles, et le signe de la coiffe noire en pondération T2 (très fréquent en cas d'épendymome) est présent dans 1 cas sur 10.

Après exérèse, le pronostic est excellent pour les lésions isolées et mauvais en cas de maladie de Von Hippel-Lindau (l'exérèse chirurgicale étant réservée aux cas symptomatiques). La surveillance des tumeurs, même de petite taille, s'impose dans le cadre d'une maladie de Von Lippel-Lindau ; l'apparition ou l'augmentation d'un œdème intramédullaire plaide pour une lésion évolutive.

Diagnostic différentiel

Le diagnostic différentiel est le suivant : épendymome et astrocytome dans leur forme intramédullaire (pas d'image vasculaire associée) ; schwannome, méningiome et métastase méningée dans leur forme extramédullaire ; paragangliome en lombosacré (images vasculaires dans les deux cas).

Recommandations techniques

Il faut réaliser un examen de tout l'axe rachidien et de la tête, surtout de la fosse postérieure en pondération T1 après injection IV de gadolinium (recherche de lésions cérébelleuses et rétiniennes, d'un rehaussement éventuel du sac endolymphatique).

L'injection de toute cavité intramédullaire d'allure kystique sans cause apparente est obligatoire.

Métastases intramédullaires (figures 11.64 à 11.67)

Les métastases intramédullaires sont relativement rares et ne représentent globalement que 5 % des tumeurs secondaires du système nerveux central. Elles sont exceptionnelles lorsque le cancer primitif est situé en dehors du système nerveux central. Il s'agit dans la moitié des cas de cancers du poumon, alors à petites cellules dans 1 cas sur 2 [21]. Les autres tumeurs primitives les plus fréquentes sont mammaires, testiculaires (séminomes), lymphomateuses (figure 11.67) et mélaniques, souvent hémorragiques dans ce dernier cas. Le diagnostic est parfois aisé dans un contexte carcinologique connu, mais une métastase intramédullaire est inaugurale de

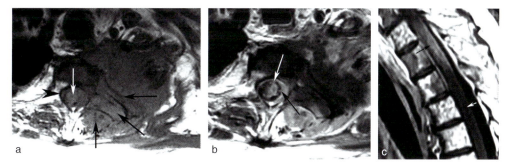

Figure 11.64. Extension tumorale médullaire de voisinage.
IRM, coupes a) axiale pondérée en T1, b) et c) axiale et sagittale pondérées en T1 après injection de gadolinium. Lésion tumorale de l'apex pulmonaire gauche envahissant la côte, l'apophyse transverse gauches et les muscles dorsaux (flèches noires en a), l'espace épidural (tête de flèche en a). La moelle épinière (flèche blanche en a et b) est engainée. L'espace épidural est occupé par la tumeur rehaussante (flèche noire en b). La moelle épinière envahie rehausse après injection (flèche noire en c), la moelle sous-jacente est œdémateuse avec hyposignal en T1 (flèche noire en c).

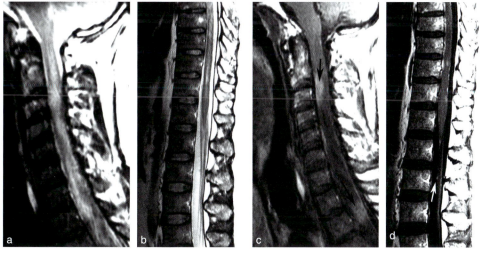

Figure 11.65. Métastases médullaires de découverte simultanée à l'astrocytome cérébral.
IRM, coupes sagittales pondérées en T2 en a) cervical et b) lombosacré, pondérées en T1 après injection IV de gadolinium en c) cervical et d) lombosacré. Hypertrophie « œdémateuse » panmédullaire (a et b). Plages de rehaussement intramédullaires (flèches en c), pie-mériennes et intramédullaires au niveau du cône médullaire et nodule sur les racines de la queue de cheval (flèche en d).

354 Imagerie de la colonne vertébrale et de la moelle épinière

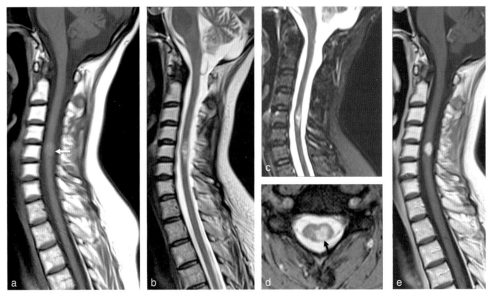

Figure 11.66. Métastase médullaire cervicale d'un cancer mammaire.
La métastase intramédullaire localisée à hauteur de C5 présente un signal légèrement hyperintense en T1 (a) (flèche), hyperintense en T2 (b–d) avec une prise de contraste en T1 après injection de gadolinium (e).

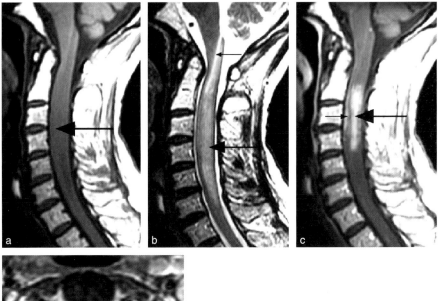

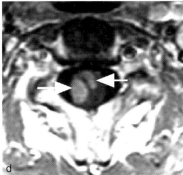

Figure 11.67. Localisation médullaire de lymphome.
IRM, coupes sagittales en pondération a) T1, b) T2, c) T1 après injection IV de gadolinium et d) coupe axiale pondérée en T1 après injection. Tuméfaction de la moelle épinière cervicale (flèche en a). Plage tumorale de signal élevé en pondération T2 (flèche noire en b) avec probable œdème périépendymaire (fine flèche en b). Rehaussement multifocal de signal après injection (flèches en c et d).

la maladie dans 1 cas de métastase médullaire sur 4. La symptomatologie est souvent bruyante (douleurs, déficits neurologiques, syndrome de Brown-Séquard, troubles urinaires). L'évolution est rapide et péjorative. Dans plus de la moitié des cas, des métastases cérébrales sont associées et des métastases leptoméningées sont retrouvées dans plus de 1 cas sur 4 [21]. En cas de lésion médullaire unique, un geste d'exérèse est possible.

Imagerie

La lésion est en général de petite taille, de forme ovale avec une tuméfaction médullaire variable, de signal identique à celui de la moelle en pondération T1, voire parfois spontanément hyperintense par rapport au signal de la moelle épinière. L'œdème périlésionnel est souvent important, avec des limites supérieure et inférieure floues et effilées, prédominant vers la partie craniale. Le rehaussement après injection IV de gadolinium est en général nodulaire et homogène ou annulaire.

Lipomes intramédullaires

Les lipomes intramédullaires sont exceptionnels. Ils ne sont pas associés à des malformations ostéocutanées. Les patients âgés de 10 à 50 ans présentent souvent un long passé neurologique et une dégradation rapide au moment du diagnostic. L'exérèse chirurgicale est difficile et n'améliore en général pas l'état neurologique des patients. Le pronostic est péjoratif.

Imagerie (figure 11.68)

La masse lipomateuse a un signal intense caractéristique en pondération T1 qui s'annule totalement après utilisation de l'artifice de suppression de la graisse.

Schwannome intramédullaire

Hormis le cas de neurofibromatose, surtout de type I, la découverte isolée de cette tumeur est rare (moins de 50 cas rapportés dans la littérature).

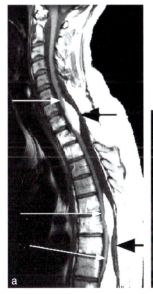
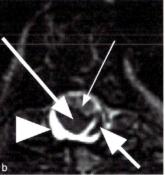

Figure 11.68. Lipome médullaire.
IRM, a) coupe sagittale pondérée en T1 et b) axiale pondérée en T2 avec suppression de la graisse. La moelle épinière (flèches blanches en a) est atrophiée en thoracique, les lipomes sont de signal spontanément intense, adhérents à la moelle. Traces de laminectomies (flèches noires en a). Après suppression de la graisse, le lipome est en hyposignal (longue flèche blanche épaisse en b). La moelle épinière est de signal intermédiaire (longue flèche blanche fine en b). Le liquide cérébrospinal est hyperintense (tête de flèche en b) avec une image de flux en hyposignal (flèche courte en b).

Ses caractéristiques sont une localisation cervicale préférentielle, un rehaussement après injection, un signal proche de celui de la moelle en pondération T1 et T2, une association possible à des kystes et à des cavités médullaires, une localisation surtout postérieure (émergence radiculaire).

Mélanome primitif intramédullaire

Ce mélanome est exceptionnel (moins de 40 cas rapportés), représentant moins de 1 % des cas de mélanome, localisé en moelle thoracique inférieure, défini par l'absence d'atteinte des racines et de la dure-mère et de toute autre localisation au système nerveux central. Il doit être différencié des tumeurs mélanocytiques primitives des leptoméninges, qui sont des tumeurs bénignes de bien meilleur pronostic. Le diagnostic peut être évoqué en cas de masse intramédullaire de signal spontanément élevé en pondération T1, de faible signal en pondération T2 (effets paramagnétiques de la mélanine) et présentant un rehaussement faible mais homogène après injection IV de gadolinium.

Hamartome médullaire de la ligne médiane

C'est une pseudotumeur congénitale rare qui se définit par la présence de tissu mature bien différencié dans une localisation anormale. Il est distinct de l'hamartome neuroglial de la neurofibromatose de type 1 (prolifération de cellules gliales et ganglionnaires avec désorganisation des axones qui se présente avec des plages de signal élevé en pondération T2). L'hamartome médullaire de la ligne médiane peut être associé à des malformations méningées, osseuses, sous-cutanées (masse) et cutanées (sinus dermique), mais sans hydrocéphalie, malformation de Chiari ou dysraphismes ouverts. Les signes neurologiques sont souvent minimes, dus en général à l'adhérence médullaire à la dure-mère. Il est souvent asymptomatique, de découverte fortuite et l'abstention thérapeutique est alors recommandée, à moins d'un risque infectieux dû à un sinus dermique.

Imagerie

La moelle épinière présente une tuméfaction focale, parfois déformée par l'adhérence postérieure à la dure-mère. Le signal de la pseudotumeur est identique à celui de la moelle épinière en pondération T1 et T2.

Diagnostic différentiel

Le diagnostic différentiel est représenté par le tératome (signal hétérogène et rehaussement après injection).

Cavernomes intramédullaires (figures 11.69 et 11.70)

Le cavernome médullaire ou angiome caverneux de la moelle épinière, pseudotumeur vasculaire angiographiquement occulte, est un hamartome bénin composé d'une masse de vaisseaux dilatés.

Clinique

Le cavernome est le plus souvent de découverte fortuite, surtout en IRM, à tout âge, sans liaison au sexe, mais une localisation intramédullaire est plus fréquemment découverte chez la femme, à l'occasion de complications survenant pendant la grossesse. Il peut en effet se manifester lors d'une complication par un syndrome médullaire brutal ou progressif avec douleur, paraparésie et déficit sensitif mais, très rarement, par une hémorragie méningée. Le risque hémorragique est un peu supérieur à 1 % par an [35], plus important après une première hémorragie et plus encore en cas de cavernomatose familiale (chromosome 7q11-22).

Anatomopathologie

La distribution des cavernomes dans le système nerveux central est proportionnelle au volume de ses constituants : il est ainsi plus fréquent en supratentoriel qu'en infratentoriel et rare dans la moelle épinière. La localisation du cavernome médullaire est plus souvent thoracique que cervicale. Les lésions sont multiples dans 25 % des cas, représentant alors l'expression d'une cavernomatose familiale. Le cavernome intramédullaire est une masse bien circonscrite, de quelques millimètres ou de plusieurs centimètres, bleuâtre,

Chapitre 11. Pathologie tumorale et pseudotumorale intradurale   357

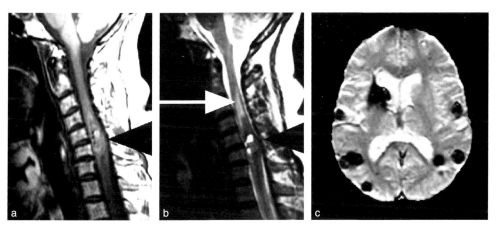

Figure 11.69. Cavernome.
IRM cervicale en coupes sagittales pondérées a) en T1 et b) en T2 et c) encéphalique en séquence d'écho de gradient pondérée en T2*, en technique EPI. La moelle est tuméfiée en regard de C4 à C7 (tête de flèche noire en a et b). Le cavernome multinodulaire est de signal intense en pondération T1 et T2, au sein d'une plage en hyposignal en pondération T2. Une zone de gliose ou d'œdème, de signal élevé en pondération T2, est visible au pôle supérieur de la lésion (flèche en b). Cavernomatose encéphalique (c).

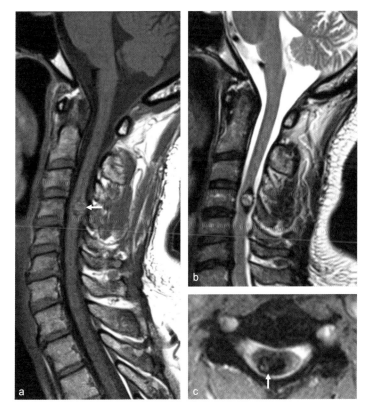

Figure 11.70. Cavernome médullaire cervical.
L'IRM en coupes sagittales a) en T1 et b) en T2 et c) axiales en T2 en écho de gradient (MEDIC) visualise une lésion intramédullaire avec un signal hyperintense central et hypo-intense périphérique avec une accentuation du signal hypo-intense périphérique en T2 et surtout en T2 en écho de gradient (flèches).

brunâtre ou verdâtre. C'est une prolifération de cavités vasculaires en nid d'abeille, souvent thrombosées, de taille variable à parois fines constituées de muscles lisses et d'élastine, entourées de gliose et de dépôts d'hémosidérine. Des calcifications et même des ossifications sont découvertes dans les septums fibreux dans 40 à 60 % des cas. Ces masses vasculaires à flux très lent n'ont pas de véritables pédicules artériels ou veineux. Le cavernome peut varier de taille en fonction des complications hémorragiques intratumorales. L'association décrite en cérébral entre cavernome et autres anomalies vasculaires (anomalies veineuses de développement, télangiectasies, etc.) est beaucoup moins fréquente au niveau médullaire.

Imagerie

L'angiographie médullaire est le plus souvent normale ou pourrait mettre en évidence un discret *blush* aux temps tardifs. Elle n'est plus indiquée lorsque le diagnostic de cavernome est suspecté en TDM ou en IRM.

En TDM, le diagnostic de cavernome est rarement posé en raison du manque de résolution en contraste de la technique. Le cavernome intramédullaire a les mêmes caractéristiques qu'en localisation cérébrale et apparaît comme une image dense et calcifiée ou hétérogène sans effet de masse notable ou, plus rarement, comme une petite masse hypodense, voire kystique. Après injection d'agent de contraste, le rehaussement est inapparent, ou très faible et tardif. Certains cavernomes médullaires peuvent être découverts fortuitement par la mise en évidence d'une lésion calcifiée au sein du canal rachidien. La scanographie est parfois réalisée en complément de l'IRM, afin de confirmer une hémorragie récente ou des calcifications.

Le bilan IRM est fondé sur les coupes sagittales en T1 et T2 en spin écho et doit inclure des coupes en T2* en écho de gradient de préférence axiales (de type Medic, Merge, FFE, etc.). En IRM, la moelle est élargie au niveau de la lésion dans 2 cas sur 3. Le cavernome se présente comme une petite masse polymicronodulaire hétérogène à contours nets avec des signaux différents, témoins de saignements d'âge différent (aspect en « pop-corn »). Certaines sont des images nodulaires de signal élevé en pondération T1 dû à la méthémoglobine. En cas d'hémorragie aiguë, l'aspect IRM revêt les caractéristiques classiques du signal de l'hématome. Autour de la masse à contours nets, un halo d'hémosidérine est toujours détecté en pondération T2 ou, mieux encore, en pondération T2*. Le rehaussement après injection d'agent de contraste est absent ou discret et tardif. En périphérie de ce nodule, une zone d'œdème peut être mise en évidence, traduisant le caractère agressif de la lésion.

Zabramski a proposé une classification des cavernomes selon quatre types en fonction de leur aspect et de leurs signaux en pondérations T1 et T2 [34] :
- le type I nodulaire homogène de signal élevé en T1, élevé ou faible en T2 avec un anneau périphérique en T2, avec parfois un signal, à la périphérie de la lésion, hyperintense en T2, en rapport avec œdème traduisant une hémorragie récente ;
- le type II d'aspect réticulé et de signal mixte en T1 et T2 avec un anneau périphérique en T2 ;
- le type III de signal égal à celui de la moelle ou de plus faible signal en T1, de faible signal en T2 avec un très large anneau périphérique en T2 ;
- le type IV à peine visible en T1 et T2 et d'aspect ponctué en signal hypo-intense en écho de gradient pondéré en T2*.

Les types II et surtout I représentent les lésions à haut risque hémorragique.

Diagnostic différentiel

Le diagnostic différentiel est le suivant :
- en TDM : les tumeurs primitives ou les métastases hémorragiques ou calcifiées, un tuberculome, une cysticercose ;
- en IRM : séquelles d'hématomyélie, foyers hémorragiques des angiopathies amyloïdes, télangiectasies radio-induites, petites malformations artérioveineuses, plaque de sclérose en plaques, métastase de mélanome.

Rôle de l'imagerie

La découverte d'un cavernome médullaire implique la réalisation d'un examen IRM cérébral à la recherche de lésions encéphaliques identiques ; la mise en évidence d'angiomes caverneux multiples au niveau de l'encéphale doit conduire à la réalisation d'une exploration de la moelle épinière et de la queue de cheval. En cas de cavernomatose familiale, l'exploration cérébro-médullaire des ascendants et des descendants du patient doit se discuter. L'IRM permet le contrôle évolutif des lésions.

Traitement

L'abstention est recommandée en cas de découverte fortuite d'un cavernome intramédullaire, mais en cas de découverte d'une lésion symptomatique, l'exérèse chirurgicale apporte un bénéfice dans 66 % des cas et une aggravation des symptômes dans 6 % [35].

Références

[1] Baker KB, Mora CJ, Wippold FJ, et al. MR imaging of spinal hemangioblastoma. AJR 2000;174:377–82.

[2] Borocco A, Idir A, Joubert E, et al. Intramedullary glioma. Postoperative MRI aspects. J Neuroradiol 1995;22:123–30.

[3] Brotchi J, Fischer G. Spinal cord ependymomas. Neurosurg Focus 1998;5.

[4] Debray MP, Ricolfi F, Brugires P, et al. Epidermoid cyst of the conus medullaris: atypical MRI and angiographic features. Neuroradiology 1996;38:526–8.

[5] Dietemann JL. Imagerie du rachis et de la moelle épinière. Techniques, artéfacts, variantes, pièges et difficultés diagnostiques. Montpellier-Paris: Sauramps Médical; 2014.

[6] Dietemann JL, Filippi de la Palavesa MM, Kastler B, et al. Thoracic intradural arachnoid cyst: possible pitfalls with myelo-CT and MR. Neuroradiology 1991;33:90–1.

[7] Heinz R, Wiener D, Friedman H, Tien R. Detection of cerebrospinal fluid metastasis: CT myelography or MR? AJNR 1995;16:1147–51.

[8] Hock A, Henning A, Boesiger P, Kollias SS. H-MR spectroscopy in the human spinal cord. AJNR Am J Neuroradiol 2013;34:1682–9.

[9] Hoeffel C, Boukobza M, Polivka M, et al. MR manifestations of subependymomas. AJNR 1995;16:2121–9.

[10] Jacques C, Dietemann JL. Imaging features of neurofibromatosis type 1. J Neuroradiol 2005;32:180–97.

[11] Kahan H, Sklar EML, Post MJD, Bruce JH. MR characteristics of histopathologic subtypes of spinal ependymoma. AJNR 1996;17:143–50.

[12] Khong PL, Goh WH, Wong VC, et al. MR imaging of spinal tumors in children with neurofibromatosis 1. AJR Am J Roentgenol 2003;180:413–7.

[13] Kleihues P, Cavenee WK. Pathology and genetics. Tumours of the nervous system. World Health Organization Classification of Tumours. Lyon: IARC Press; 2000.

[14] Kremer S, Abu Eid M, Bierry G, et al. Accuracy of delayed post-contrast FLAIR MR imaging for the diagnosis of leptomeningeal infectious or tumoral diseases. J Neuroradiol 2006;33:285–91.

[15] Leite CC, Jinkins JR, Bazan C III, et al. MR of subarachnoid seeding from CNS glial tumors. International Journal Of Neuroradiology 1996;6:561–9.

[16] Nguyen R, Dombi E, Akshintala S, et al. Characterization of spinal findings in children and adults with neurofibromatosis type 1 enrolled in a natural history study using magnetic resonance imaging. J Neurooncol 2015;121:209–15.

[17] Nogueira RG, Ferreira R, Grant PE, et al. Restricted diffusion in spinal cord infarction demonstrated by magnetic resonance line scan diffusion imaging. Stroke 2012;43:532–5.

[18] Patel U, Pinto RS, Iller DC, et al. MR of spinal cord ganglioma. AJNR 1998;19:879–87.

[19] Patronas NJ, Courcoutsakis N, Bromley CM, et al. Intramedullary and spinal canal tumors in patients with neurofibromatosis 2: MR imaging findings and correlation with genotype. Radiology 2001;218:434–42.

[20] Roessler K, Dietrich W, Haberler C, et al. Multiple spinal "miliary" hemangioblastomas in Von Hippel Lindau disease without cerebellar involvment. A case report and a review of the literature. Neurosurg Rev 2000;22:130–4.

[21] Schiff D, O'Neill BP. Intramedullary spinal cord metastases: clinical features and treatment outcome. Neurology 1996;47:906–12.

[22] Seppala MT, Sainio MA, Haltia MJ, et al. Multiple schwannomas: schwannomatosis or neurofibromatosis type 2? J Neurosurg 1998;89:36–41.

[23] Shrier DA, Rubio A, Numaguchi Y, Powers JM. Infarcted spinal schannoma: an unusual MR finding. AJNR 1996;17:1566–8.

[24] Souweidane MM, Benjamin V. Spinal cord meningiomas. Neurosurg Clin North Am 1994;5:283–91.

[25] Tam JK, Bradley WG Jr, Georgen SK, et al. Patterns of contrast enhancement in the pediatric spine at MR imaging with sigle- and triple-dose gadolinium. Radiology 1996;198:273–8.

[26] Thurnher MM. Diffusion-weighted MR imaging (DWI) in two intradural spinal epidermoid cysts. Neuroradiology 2012;54:1235–6.

[27] Tomura N, Ito Y, Matsuoka H, Saginoya T, et al. PET findings of in-tramedullary tumors of the spinal cord using [18F] FDG and [11C] methionine. AJNR Am J Neuroradiol 2013;34:1278–83.

[28] Vargas MI, Abu Eid Maher, Bogorin A, et al. Spinal extradural meningiomas: MRI findings in two cases. J Neuroradiol 2004;31:214–9.

[29] Vargas MI, Delavelle J, Jlassi H, et al. Clinical applications of diffusion tensor tractography of the spinal cord. Neuroradiology 2008;50:25–9.

[30] Vargas MI, Gariani J, Sztajzel R, et al. Spinal cord ischemia: practical imaging tips, pearls, and pitfalls. AJNR Am J Neuroradiol 2015;36:825–30.

[31] Vargas MI, Nguyen D, Viallon M, et al. Dynamic MR angiography (MRA) of spinal vascular diseases at 3T. Eur Radiol 2010;20:2491–5.

[32] Varma DGK, Moulopoulos A, Sara AS, et al. MR Imaging of extracranial nerve sheath tumors. J Comput Assist Tomogr 1992;16:448–53.

[33] Wippold FJ, Smirniotopoulos JG, Pilgram TK. Lesions of the cauda equina: a clinical and pathology review from the armed force institute of pathology. Clin Neurol Neurosurg 1997;99:229–34.

[34] Zabramski JM, Wascher TM, Spetzler RF, et al. The natural history of familial cavernous malformations: results of an ongoing study. J Neurosurg 1994;80:422–32.

[35] Zegvaridis D, Medele RJ, Hamburger C, et al. Cavernous haemangiomas of the spinal cord. A review of 117 cases. Acta Neurochir (Wien) 1999;141: 237–45.

Chapitre 12

Malformations vasculaires médullaires

F. Gelbert, J.-J. Merland, M.-I. Vargas, J.-L. Dietemann, F. Boujan, G. Cosnard

Le terme de malformations vasculaires médullaires recouvre plusieurs entités. Leur classification intègre les notions de structures anatomiques concernées par la malformation et les notions d'angio-architecture permettant de comprendre leur retentissement et de poser une indication thérapeutique.

On distingue trois grands types de malformations vasculaires :
- les malformations nourries par les artères spinales : malformations artérioveineuses (dites intramédullaires), fistules périmédullaires ;
- les malformations nourries par des branches méningées : fistules durales à drainage veineux périmédullaire ;
- les malformations vasculaires complexes : syndrome de Cobb et malformations intra- et périmédullaires.

Clinique

Les malformations vasculaires médullaires sont caractérisées par leur rareté et la non-spécificité de leur symptomatologie. Elles peuvent, selon le type concerné, avoir un mode de révélation aigu (paraplégie brutale en rapport ou non avec un saignement) ou présenter une symptomatologie progressive sur plusieurs semaines ou plusieurs mois.

Imagerie

L'IRM joue un rôle essentiel dans le diagnostic de la malformation, qui repose sur la mise en évidence de vaisseaux anormaux dans la moelle ou ses enveloppes. Mais l'artériographie médullaire sélective est encore actuellement l'examen de référence. Cependant, les progrès des séquences d'angiographie par résonance magnétique (ARM), notamment en acquisition dynamique, en font un examen de référence pour confirmer le type de la malformation et pour assurer le contrôle évolutif des patients. L'angioscanner a une place encore limitée, mais les progrès techniques peuvent amener cette modalité à jouer un rôle croissant dans un avenir proche.

IRM

C'est l'examen de première intention devant toute pathologie médullaire. L'exploration classique comporte des séquences sagittales pondérées en T1 et en T2 complétées par des coupes axiales pondérées en T2. L'injection de gadolinium n'est pas systématique.

Les vaisseaux dilatés dans la moelle ou dans les espaces sous-arachnoïdiens ont une image serpigineuse « vide de signal », à contours nets, mieux détectée en pondération T2 que T1 (figures 12.1 à 12.4, et voir 12.8 et 12.10). Ces images ne doivent pas être confondues avec les images de flux du liquide cérébrospinal (LCS) dans les espaces sous-arachnoïdiens. Des coupes sagittales et coronales en T2 3D en haute résolution (FIESTA, CISS, CUBE, SPACE, DRIVE, etc.) démontrent les structures vasculaires dilatées avec une grande précision et permettent de confirmer le diagnostic, alors que les séquences T2 restent douteuses.

Imagerie de la colonne vertébrale et de la moelle épinière
© 2017 Elsevier Masson SAS. Tous droits réservés.

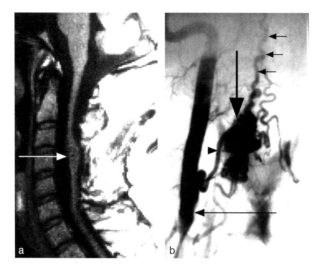

Figure 12.1. Malformation artérioveineuse (MAV) cervicale.
IRM, a) coupe sagittale pondérée en T1 : le nidus apparaît sous la forme d'un renflement localisé avec de petits éléments vasculaires au sein d'une moelle atrophiée, rendant compte de la longue évolution de cette MAV. b) Artériographie avec cathétérisme de l'artère vertébrale : l'artère vertébrale (flèche noire) alimente une artère spinale dilatée (tête de flèche), le nidus (grosse flèche épaisse) et le drainage veineux précoce (petites flèches).

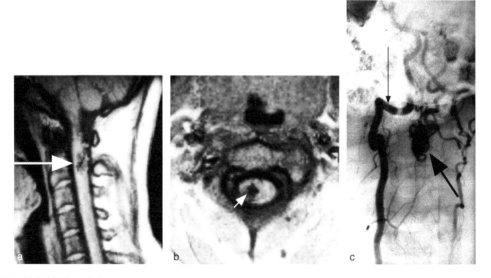

Figure 12.2. MAV cervicale.
IRM, coupes a) sagittale et b) axiale pondérées en T1 montrant l'aspect typique de la zone du nidus (flèche), la coupe axiale rendant bien compte de sa topographie intramédullaire (flèche). c) Artériographie avec cathétérisme de l'artère vertébrale : artère vertébrale (flèche) et nidus malformatif (grosse flèche).

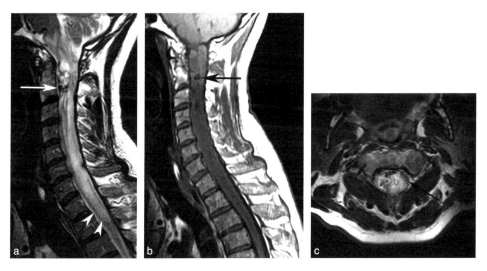

Figure 12.3. MAV cervicale.
IRM, coupes sagittales pondérées a) en T2 et b) en T1 et axiale pondérée en T2. La moelle épinière a un aspect tumoral avec hypertrophie et plage d'hypersignal en T2 étendue jusqu'en T2 (têtes de flèche en a), tandis que les images de vaisseaux à flux rapide sont visibles en regard de C2 (flèche en a et b). Le nidus et la plage de myélomalacie occupent la quasi-totalité de la moelle épinière en coupe axiale. Il ne persiste qu'une bordure externe gauche de moelle de signal normal (flèche en c).

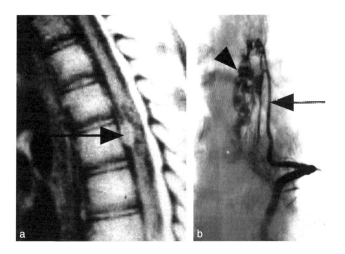

Figure 12.4. MAV thoracique.
IRM, a) coupe sagittale pondérée en T1 : tuméfaction de la moelle épinière thoracique qui présente un nidus avec des images nodulaires et serpigineuses, sans signal en arrière d'une masse (flèche) représentant un hématome, complication de la MAV. b) Artériographie de face : une artère spinale antérieure dilatée (flèche) opacifie le nidus (tête de flèche).

Les vaisseaux à flux lent se rehaussent après injection IV de gadolinium. Ce rehaussement souligne souvent la périphérie de la moelle par rehaussement des plexus de localisation piale, surtout mis en évidence sur les coupes axiales. Le rehaussement des vaisseaux normaux de la moelle épinière est la règle au niveau du cône terminal et de la moelle cervicale (il s'agit principalement de structures veineuses) ; dans de rares cas, il peut être délicat de différencier des vaisseaux normaux de vaisseaux dilatés dans le cadre d'une malformation vasculaire, notamment d'une fistule durale à drainage périmédullaire.

Ces anomalies vasculaires peuvent ou non s'accompagner d'une anomalie médullaire : anomalie morphologique avec élargissement ou de signal directement liée à la présence du nidus ou de signes indirects de myélopathie liée à un œdème, une hémorragie, voire une ischémie (voir figures 12.1a, 12.2a et b, 12.3, 12.4a, 12.7b, 12.8c et d, 12.9) avec ou sans anomalie vasculaire détectable associée [26]. La visualisation de l'ischémie bénéficie de l'adjonction de séquences de diffusion aux séquences conventionnelles [30].

Un rehaussement de la moelle épinière est observé tardivement, dans tous les cas, après une injection IV de gadolinium et dans un tiers des cas précocement [11, 27].

ARM

D'un point de vue général, l'imagerie est rendue délicate en raison des différentes caractéristiques propres à la moelle épinière et à ses enveloppes : faible diamètre du canal vertébral, artéfacts de flux du LCS, artéfact de l'aorte. Les artères spinales, même dilatées dans le cas d'une pathologie vasculaire, sont extrêmement fines et sinueuses, rendant l'analyse du signal complexe. Les techniques d'ARM utilisées au niveau de l'encéphale (temps de vol [*time of flight* [TOF], contraste de phase 3D) ne sont pas efficaces et seule l'angiographie dynamique après injection de gadolinium est recommandée [31] (figure 12.5).

Angioscanner

Les progrès des scanners multicoupes rendent prometteur le développement des applications médullaires de l'angioscanner. De nombreux travaux rapportent les performances de cette technique pour le repérage de l'artère d'Adamkiewicz ; l'utilisation de logiciels de type Osirix® améliore les performances. Certains auteurs ont proposé l'injection intra-artérielle associée au scanner pour une visualisation plus précise et fiable de la vascularisation médullaire [6, 20]. La localisation des artères afférentes de certaines malformations vasculaires est possible, ce qui peut réduire les temps d'examen et les quantités de produit de contraste iodé lors du bilan angiographique [16] (figure 12.6).

Le principal avantage de l'angioscanner par rapport à l'angio-IRM est la reconnaissance aisée des plaques d'athérome calcifiées ainsi que des pathologies de l'aorte, grâce à l'utilisation d'un champ d'exploration large dans le sens craniocaudal et antéropostérieur.

Les principaux inconvénients sont liés à l'absence de visualisation de la moelle épinière, aux difficultés des reconstructions en MIP et en MPR, du fait du voisinage des structures osseuses, à l'irradiation avec des doses relativement élevées de l'ordre de 20 mSv, et aux problèmes liés à la fonction rénale. Par ailleurs, l'examen nécessite une synchronisation cardiaque, ce qui rend la technique très difficile chez les patients arythmiques ou insuffisants cardiaques.

Angiographie médullaire

L'angiographie médullaire par voie artérielle reste indispensable pour la caractérisation angioarchitecturale préthérapeutique. Pratiquée sous neuroleptanalgésie chez l'adulte et sous anesthésie générale chez l'enfant et les patients non coopérants, elle comporte un cathétérisme sélectif par voie fémorale de toutes les artères radiculaires à destinée médullaire : branches iliaques, sacrées, lombaires, intercostales, vertébrales, cervicales profondes et ascendantes. Pour chaque pédicule, une injection sélective de 2 à 5 ml de produit de contraste doit être réalisée, avec étude, pour chacune, d'un temps artériel, d'un temps veineux et la réalisation de clichés de profil dès que la moindre anomalie est détectée. L'exploration angiographique doit être complète, incluant en

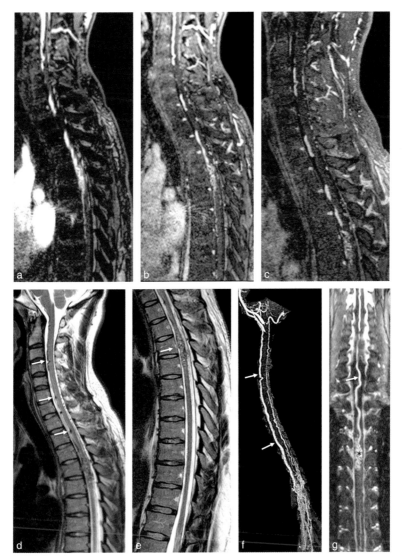

Figure 12.5. MAV médullaire thoracique.
ARM avec injection de gadolinium en mode dynamique au temps a) artériel, b) veineux et c) mode haute résolution au temps veineux. L'IRM en coupes sagittales en T2 (d, e) note un élargissement de la moelle épinière thoracique associé à des anomalies de signal intramédullaires (flèche en e) et périmédullaires, évoquant des structures vasculaires dilatées (flèches en d). Les reformations sagittales en MIP (f) et les reformations curvilignes (g) confirment la MAV intramédullaire (étoile en g) et identifient le drainage veineux qui s'effectue vers la région cervicale (flèches en f et g).

cas de négativité de l'exploration médullaire une étude cranio-encéphalique, car il existe de rares cas de fistules intracrâniennes à drainage veineux périmédullaire se présentant avec une symptomatologie médullaire.

L'angiographie par voie artérielle est un examen spécialisé, long et minutieux qui nécessite une équipe d'opérateurs rompus à l'exploration vasculaire de la moelle épinière. Des difficultés du cathétérisme sélectif sont liées à des agénésies

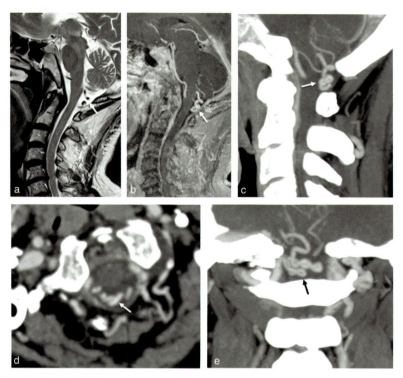

Figure 12.6. MAV du trou occipital.
L'IRM en coupes sagittales a) en T2 et b) en T1 après injection de gadolinium identifie des structures vasculaires dilatées au niveau de la grande citerne (flèches). L'angioscanner en coupes c) sagittale, d) axiale et e) coronale confirme l'existence d'une malformation vasculaire (flèches).

d'artères segmentaires ou des thromboses en cas d'athérome aortique [29].

L'analyse conjointe de l'ARM et de l'artériographie sélective permet d'utiliser l'IRM, exploration non invasive, pour le suivi évolutif en limitant le nombre des angiographies alors réservées aux gestes thérapeutiques. Le scanner permet de localiser le matériel d'embolisation.

Classification

Les fistules et malformations artérioveineuses rachidiennes sont représentées, selon Kim et Spetzler [15], par :
- les fistules artérioveineuses extradurales (ou fistules épidurales), correspondant à une communication anormale entre une branche d'une artère radiculaire et des veines épidurales ;
- les fistules artérioveineuses intradurales dorsales, qui correspondent aux classiques fistules durales avec une communication anormale entre une artère radiculaire au niveau de la gaine radiculaire et les veines périmédullaires. L'obstruction d'une veine efférente radiculaire serait à l'origine de la fistule. L'augmentation de pression au sein des veines périmédullaires conduit à un œdème centromédullaire et une myélopathie progressive ;
- les fistules artérioveineuses intradurales ventrales, qui se localisent au niveau de l'espace sous-arachnoïdien, sur la ligne médiane au niveau de la face antérieure de la moelle épinière ; le shunt se fait entre l'artère spinale antérieure et les veines médullaires. Trois types sont distingués : le type A correspond à une petite fistule avec une seule artère afférente ; le type C correspond à une lésion géante avec plusieurs artères

afférentes et des veines de drainage dilatées, parfois compliquée d'une ischémie médullaire par un phénomène de vol ; le type B est un type intermédiaire avec plusieurs artères afférentes ;

- les malformations artérioveineuses extra-intra-durales qui correspondent à des lésions métamériques, qui touchent simultanément la peau, les structures osseuses et musculaires, la moelle épinière et les racines nerveuses ; c'est le syndrome de Cobb ;
- les malformations artérioveineuses intramédullaires, qui sont identiques aux malformations artérioveineuses cérébrales, avec des afférences uniques ou multiples qui viennent des artères spinales antérieures et postérieures, classées en malformations compactes ou diffuses selon l'angio-architecture du nidus ;
- les malformations artérioveineuses du cône médullaire représentent une catégorie particulière, du fait, d'une part, d'afférences multiples à partir des artères spinales antérieures et postérieures et, d'autre part, de shunts artérioveineux directs avec des veines efférentes très dilatées, ce qui se traduit par une symptomatologie clinique qui résulte de lésions ischémiques, notamment des cornes antérieures et d'une compression du cône médullaire et des racines de la queue de cheval.

Malformations artérioveineuses (MAV) intramédullaires [8, 9, 13, 14, 17, 18, 23, 26, 27] (voir figures 12.1 à 12.4)

Anatomopathologie

Ce sont des malformations congénitales, même si leur architecture se modifie secondairement. Elles sont toujours constituées par des shunts artérioveineux de petite taille, multiples, réalisant une structure complexe appelée nidus. Ce nidus peut être compact ou diffus, plus souvent en localisation thoracique ou lombaire que cervicale. C'est une malformation à haut débit, en règle générale multipédiculée, alimentée par l'artère spinale antérieure et une ou plusieurs artères spinales postérieures plus ou moins dilatées. Le nidus est situé dans la profondeur de la moelle ou à la fois en intramédullaire et à la surface de la moelle. Le drainage s'effectue par des veines périmédullaires dilatées ascendantes ou descendantes à flux rapide, qui rejoignent une ou plusieurs veines efférentes radiculo-épidurales.

Clinique

C'est une pathologie de l'adulte jeune (20 ans en moyenne) avec nette prédominance masculine. La symptomatologie est le plus souvent brutale, due à la survenue d'une hématomyélie ou d'une hémorragie méningée spinale. L'hématomyélie se traduit par une para- ou une tétraplégie brutale, associée à des douleurs rachidiennes. Le niveau du déficit correspond en règle à la localisation de la MAV, car l'hématome est centré sur le nidus. La résorption secondaire de l'hématome s'accompagne d'une régression spontanée partielle des symptômes. La symptomatologie initiale est parfois subaiguë, due à une ischémie secondaire à l'hémodétournement, et plus rarement chronique, due à la compression veineuse des structures nerveuses.

Imagerie

IRM

Le diagnostic de MAV peut être suspecté quand sont découverts : un nidus (zone médullaire de signal hétérogène avec images micronodulaires sans signal), une tuméfaction de la moelle épinière à ce niveau, des images serpigineuses « vides de signal », traduisant la présence de vaisseaux anormaux à flux rapide.

La moelle peut être œdémateuse (de signal élevé en pondération T2) et présenter des dépôts d'hémosidérine (hyposignal en pondération T2 et surtout en écho de gradient pondéré en T2*).

Des cavités intramédullaires peuvent être associées.

En ARM, l'artère afférente peut être visualisée directement comme un vaisseau dilaté, naissant d'une artère radiculaire rejoignant le nidus après un trajet caractéristique en épingle à cheveux [17, 18]. L'ARM permet également d'obtenir une cartographie globale de la malformation. C'est une alternative non invasive lors du suivi évolutif de cette pathologie.

Angiographie

L'angiographie (voir figures 12.1b, 12.2c, 12.4b) reste cependant actuellement le seul examen permettant l'analyse angio-architecturale précise préthérapeutique. Elle permet d'identifier les pédicules alimentant la malformation, de visualiser le niveau, l'étendue, la situation (antérieure ou postérieure) et l'angio-architecture du nidus.

Traitement

Le traitement des MAV est indiqué pour prévenir les complications, même chez des patients peu symptomatiques.

En phase aiguë d'hématomyélie, le traitement est en général différé de quelques semaines pour permettre la résorption de l'hématome et juger de l'amélioration clinique spontanée.

L'embolisation est le traitement de choix. Deux types de matériaux d'embolisation sont utilisés. Les indications dépendent des habitudes de chaque équipe et de la situation angio-architecturale. Les colles biologiques permettent un traitement définitif de la malformation, mais peuvent générer des accidents neurologiques parfois graves. Le cathétérisme super-sélectif doit pouvoir se faire jusqu'au contact du nidus pour respecter les artères médullaires normales. Lorsque cette condition n'est pas remplie, l'embolisation est réalisée aux particules (agents d'embolisation calibrés de 100 à 1000 microns). Celles-ci peuvent être injectées à distance de la malformation, et sont conduites par le flux sanguin jusqu'au nidus. Elles ne permettent pas un traitement définitif, car elles n'entraînent qu'une occlusion temporaire de quelques mois. La recanalisation secondaire survient en général dans l'année, mais ce traitement partiel a démontré son efficacité en changeant l'histoire naturelle de la maladie (disparition des risques d'accidents aigus). L'embolisation aux particules répond à des critères angiographiques précis : présence de suppléances à l'artère spinale antérieure sus- et sous-jacentes, distance courte

entre l'extrémité du microcathéter et le nidus, débit prédominant vers la MAV. Cette prise en charge nécessite un contrôle angiographique systématique tous les ans ou tous les deux ans en fonction de l'évolution clinique, suivi éventuellement de nouvelles séances d'embolisation.

Fistules périmédullaires [12, 14, 19, 22]

Anatomopathologie

Ce sont également des malformations congénitales, mais elles sont plus rares que les MAV et constituées par un shunt entre une artère spinale et une veine périmédullaire. Elles peuvent se situer n'importe où sur la moelle, mais le plus souvent sur le cône médullaire ou les racines de la queue de cheval. On reconnaît trois types de fistules en fonction du volume du shunt qui conditionne l'aspect de l'imagerie et la symptomatologie clinique [3, 25] :
- le type I est un microshunt à flux lent entre une artère spinale antérieure grêle et une veine périmédullaire ascendante à flux lent. La localisation intéresse uniquement le cône médullaire ou le filum terminal ;
- le type II, également localisé au niveau du cône médullaire et du filum terminal, est le plus fréquent, constitué de multiples pédicules artériels dilatés, antérieurs et postérieurs et de plusieurs shunts de petit calibre (2 à 4 mm) ;
- le type III est rare, de topographie cervicale ou thoracique. C'est une malformation à flux rapide avec un large shunt et d'énormes ectasies veineuses.

Le diagnostic différentiel avec une MAV est parfois difficile et c'est un diagnostic angiographique spécialisé.

Clinique

La symptomatologie est relativement similaire à celle des MAV, mais les patients présentent souvent une myélopathie progressive du cône médullaire. L'irradiation douloureuse radiculaire est également plus fréquente. Le polymorphisme clinique traduit la diversité des types de fistules et leurs complications : hyperpression veineuse, compression médullaire (lors de gros shunts) et vol artériel.

Imagerie

Dans le shunt de type I, du fait de la trop petite taille de la malformation, l'IRM peut être normale. Un signal élevé centromédullaire du cône lombaire en pondération T2 témoigne de l'hypertension veineuse.

En cas de shunt important, l'IRM retrouve les images vasculaires périmédullaires et les ectasies veineuses qui peuvent comprimer la moelle.

Traitement

Les fistules de type I à petit shunt sont difficiles à emboliser et sont en général chirurgicales.

Les fistules de type II sont une indication au traitement endovasculaire par colle biologique quand le cathétérisme le permet. La chirurgie est une alternative possible si le shunt est postérolatéral et en cas de difficultés d'embolisation.

Les fistules de type III présentent un risque opératoire élevé compte tenu de la taille des pédicules et des ectasies veineuses géantes. Le traitement endovasculaire est délicat, mais c'est la seule méthode qui permette l'occlusion endovasculaire de la fistule (ballons, coils associés ou non à des substances polymérisantes).

Fistules artérioveineuses durales à drainage veineux périmédullaire [2, 4, 5, 11, 17, 18, 19] (figures 12.7 à 12.11)

Anatomopathologie

La fistule durale est une fistule à flux lent. Elle est de topographie le plus souvent foraminale, constituée d'un microshunt entre une branche méningée d'une artère radiculaire et une veine qui se draine anormalement par voie rétrograde vers les

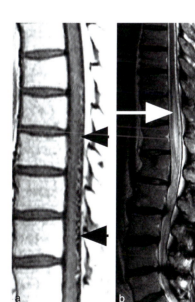
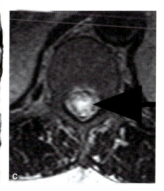

Figure 12.7. Fistule durale à drainage veineux périmédullaire.
a) IRM, coupe sagittale pondérée en T1 : images serpigineuses et micronodulaires à flux rapide et sans signal ou à flux lent et de signal élevé (têtes de flèches), indentant le contour de la moelle épinière en « timbre poste ». Coupes b) sagittale et c) axiale en pondération T2 : tuméfaction du cône médullaire qui présente un signal élevé en pondération T2 (flèche en b) prédominant en substance grise (flèche en c) et respectant la périphérie de la moelle épinière.

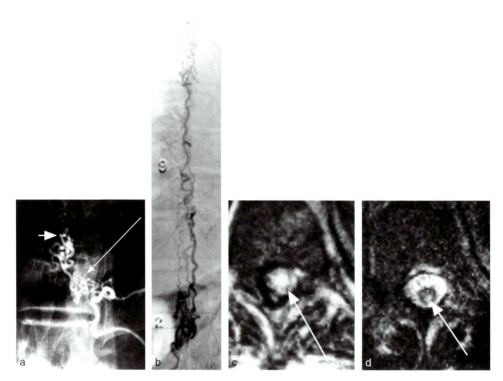

Figure 12.8. Fistule durale à drainage veineux périmédullaire.
a) Artériographie, cathétérisme sélectif d'une artère radiculaire lombaire. b) Vue générale du drainage veineux périmédullaire. Sous le pédicule, il existe une petite branche méningée pelotonnée (flèche longue en a) qui injecte directement les veines périmédullaires, ici avec un drainage veineux ascendant (flèche courte en a). La circulation est très ralentie dans ces veines dilatées, parfois sur toute la hauteur de la moelle jusqu'au niveau cervical. Il faut souligner l'absence d'efférence veineuse normale sur toute la hauteur médullaire. IRM, c) coupes axiales pondérées en T2 du cône médullaire avant et d) après embolisation : hypersignal central, traduisant l'ischémie chronique d'origine veineuse (flèche en c) et la régression de l'hypersignal central (flèche en d) après embolisation et amélioration clinique.

veines périmédullaires ou intramédullaires. Les fistules sont surtout de topographie thoraco-lombo-sacrée (de T3 à S1) et plus rarement cervicale, voire intracrânienne. Le shunt est extramédullaire, situé dans l'épaisseur de la dure-mère en regard d'un pédicule. Le caractère congénital ou acquis (peut-être secondaire à des épisodes de thrombose veineuse) de ces fistules est controversé.

Clinique

Les fistules durales à drainage veineux périmédullaires sont les plus fréquentes des malformations vasculaires du canal rachidien. La présentation clinique est totalement différente de celle des MAV. La tranche d'âge est plus élevée et la symptomatologie généralement progressive. Elles surviennent préférentiellement chez un homme (sex-ratio supérieur à 3 pour 1) d'une soixantaine d'années, se manifestant de façon insidieuse par des troubles de la marche, des troubles sensitifs et des troubles sphinctériens, traduisant la myélopathie ascendante secondaire à l'hyperpression veineuse médullaire.

Diagnostic différentiel

À l'inverse des MAV, les erreurs et les retards diagnostiques sont fréquents, la symptomatologie étant souvent mise sur le compte d'une étroitesse canalaire d'origine dégénérative (d'ailleurs souvent associée compte tenu de la tranche

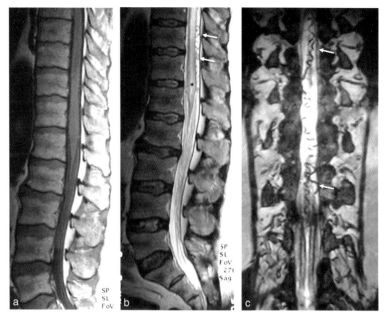

Figure 12.9. Fistule durale à drainage veineux périmédullaire.
L'IRM en coupe sagittale a) en T1 et b) en T2 note un élargissement du cône médullaire et de la moelle épinière thoracique inférieure, associé à un signal hyperintense centromédullaire (étoile). La coupe sagittale en T2 (b) et la coupe coronale en T2 3D de type CISS (c) démontrent une dilatation des veines périmédullaires postérieures (flèches).

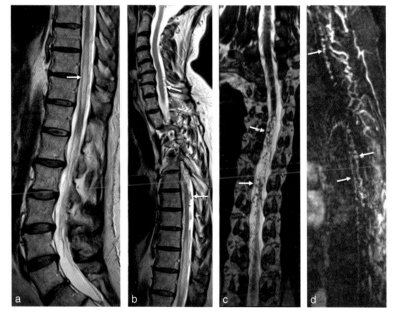

Figure 12.10. Fistule durale à drainage veineux périmédullaire.
L'IRM a, b) en coupes sagittales en T2 note un signal hyperintense au niveau de la moelle thoracique inférieure (flèche en a). En raison d'une scoliose thoracique, l'analyse du contenu du canal rachidien est délicate, mais des dilatations vasculaires sont suspectées sur la face postérieure de la moelle thoracique et cervicale (flèches en b) et confirmées sur la reformation curviligne coronale obtenue à partir d'une acquisition en T2 CISS 3D (flèches en c). L'ARM avec injection de gadolinium (d) confirme les dilatations vasculaires et la fistule durale (flèches).

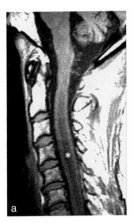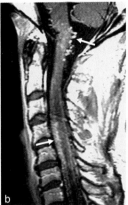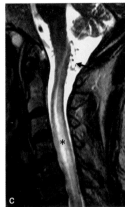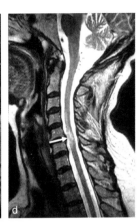

Figure 12.11. Fistule durale de la fosse postérieure à drainage veineux périmédullaire cervical.
L'IRM en coupes sagittales a) en T1 et c) en T2 note un élargissement de la moelle épinière cervicale avec un signal centromédullaire hypo-intense en T1 et hyperintense en T2 (étoiles). En T2 (c) et en T1 après injection de gadolinium (b), des dilatations vasculaires sont identifiées au niveau de la jonction bulbomédullaire et de la moelle cervicale (flèches). Après traitement endovasculaire de la fistule, la coupe sagittale en T2 (d) démontre une régression de l'élargissement médullaire, des dilatations vasculaires et du signal hyperintense intramédullaire (flèche).

d'âge). C'est ici l'occasion de rappeler que toute étude lombaire doit obligatoirement visualiser le cône médullaire. Il faut également rappeler que les indications de l'angiographie médullaire doivent être larges devant toute symptomatologie médullaire ne faisant pas sa preuve.

Imagerie

En IRM, le cône médullaire et la moelle thoracique inférieure et moyenne apparaissent tuméfiés dans près de la moitié des cas et présentent un hypersignal en pondération T2, parfois très étendu en hauteur (voir figure 12.7a). Cet hypersignal est homogène, centromédullaire, respectant un fin liseré périphérique de moelle épinière de signal normal (voir figure 12.7c). À cette zone en hypersignal en pondération T2 correspond parfois une même zone de faible signal en pondération T1. L'imagerie de diffusion note un coefficient apparent de diffusion (*apparent diffusion coefficient* [ADC]) élevé, témoignant d'un œdème vasogénique, en principe réversible.

La visualisation des images vasculaires périmédullaires anormales n'est pas constante en raison de leur flux très lent sur les séquences T1 et T2 conventionnelles, mais devant un tableau clinique lentement progressif et un œdème centromédullaire étendu, il convient de mettre en œuvre toutes les techniques disponibles pour démontrer les anomalies vasculaires périmédullaires (T2 3D en haute résolution et T1 après injection de gadolinium). Leur absence ne permet pas d'éliminer formellement le diagnostic, notamment lorsque la qualité de l'IRM n'est pas optimale. Des fistules durales symptomatiques, voire asymptomatiques sans anomalies de signal intramédullaire en T2 sont possibles [28]. La découverte en IRM de vaisseaux périmédullaires dilatés, sans anomalie de signal intramédullaire en T2, conduit à la mise en évidence d'une fistule durale en angiographie dans moins de 20 % des cas en l'absence de myélopathie clinique, alors qu'une telle fistule est identifiée dans la plupart des cas lorsqu'une myélopathie progressive est cliniquement mise en évidence [1].

L'ARM peut montrer les veines périmédullaires dilatées et, comme pour les autres anomalies vasculaires de la moelle, la réalisation d'une angiographie médullaire diagnostique est toujours indispensable. Le ralentissement circulatoire dans le secteur veineux est un des éléments importants du diagnostic avec absence de visualisation du retour veineux de l'artère d'Adamkiewicz dans un délai normal.

Traitement

Le traitement consiste à oblitérer précocement la fistule par voie chirurgicale ou endovasculaire.

L'embolisation peut être réalisée sans risque neurologique, car il s'agit d'une artère extraspinale. Si le cathétérisme peut se faire jusqu'à la fistule, la colle biologique utilisée pour occlure le shunt permet un traitement définitif. Dans les rares cas où une artère spinale naît au même niveau que la fistule, l'embolisation est contre-indiquée. La chirurgie est alors une alternative simple en raison de sa situation extramédullaire. Elle consiste en une coagulation et une excision de la zone de dure-mère contenant le shunt.

Suivi post-thérapeutique

Les résultats thérapeutiques des séries chirurgicales et endovasculaires sont identiques [18]. Les meilleurs résultats sont obtenus quand le délai entre les premiers symptômes et le traitement est court, mais souvent sans amélioration des troubles sphinctériens et sexuels. En revanche, il est important de souligner qu'une récupération partielle peut être observée, même chez des patients paraplégiques. Compte tenu des faibles risques du traitement de ces fistules, les indications de l'artériographie médullaire et du traitement doivent être larges, même chez des patients âgés lourdement déficitaires.

L'amélioration clinique est parallèle à la régression ou à la disparition de l'hypersignal T2 [13] (voir figures 12.8c et d et figure 12.11).

Malformations artérioveineuses complexes (figures 12.12 et 12.13)

Malformations métamériques

Les malformations métamériques sont représentées par le classique syndrome de Cobb, mais aussi

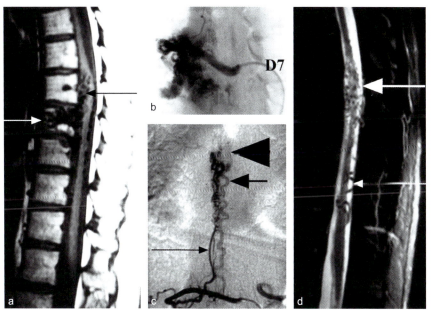

Figure 12.12. Syndrome de Cobb associant une MAV intramédullaire et un angiome vertébral.
a) IRM, coupe sagittale pondérée en T1 : la moelle épinière est tuméfiée dans la zone du nidus (flèche noire). Des images vasculaires à flux rapide sont détectées le long de la moelle dans les espaces sous-arachnoïdiens ; angiome vertébral associé (flèche blanche en a). b) Artériographie avec injection sélective de l'angiome vertébral en T7. c) Artériographie avec cathétérisme sélectif d'une artère intercostale : injection d'une artère spinale antérieure (fine flèche) opacifiant le nidus (tête de flèche) et le retour veineux (flèche épaisse). d) IRM, coupe sagittale pondérée en T2 : les éléments vasculaires en hyposignal sont bien détectés dans l'hypersignal du LCS : au niveau du nidus (flèche épaisse) et dans les espaces sous-arachnoïdiens (fine flèche).

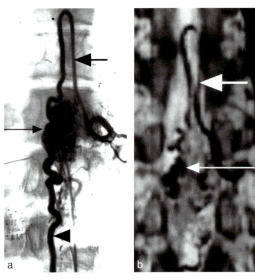

Figure 12.13. Syndrome de Cobb.
Confrontation a) angiographie et b) ARM. Corrélations excellentes entre les visualisations de l'artère spinale (petite flèche) et du nidus (longue flèche). La veine efférente (tête de flèche en a) n'est pas visible sur le plan de coupes ARM en b.

par le syndrome de Klippel-Trenaunay (KTS) et le syndrome de Parkes-Weber (PWS).

Syndrome de Cobb

C'est une malformation vasculaire congénitale, métamérique ou plurimétamérique, avec anomalie vasculaire plus ou moins marquée de la peau (angiome capillaire ou angiome plan), des muscles, des vertèbres et de la moelle épinière. L'imagerie permet de reconnaître les éventuelles localisations angiomateuses : paravertébrale, vertébrale de type artérioveineux, épidurale et méningée, intramédullaire [21].

Syndromes de Klippel-Trenaunay et de Parkes-Weber

Ces syndromes associent des malformations vasculaires des membres inférieurs qui se traduisent par des malformations cutanées capillaires, des varicosités veineuses et une hypertrophie d'un membre inférieur [24].

Maladie de Rendu-Osler-Weber (télangiectasie hémorragique héréditaire)

Dans cette affection télangiectasique polyviscérale, une localisation médullaire habituellement unique est possible, mais exceptionnelle [24].

Malformations vasculaires épidurales

Ces anomalies sont très rares. C'est un groupe hétérogène et mal classifié d'affections aux dénominations variées (angiome caverneux épidural, angiome veineux épidural, varices épidurales, télangiectasies épidurales, malformation artérioveineuse épidurale, etc.). Elles sont exceptionnellement responsables d'un hématome épidural, de radiculopathies ou d'une myélopathie d'installation progressive due à l'hypertension veineuse médullaire [7].

Malformations capillaroveineuses épidurales

Moins de 50 cas ont été rapportés dans la littérature [7]. Elles apparaissent comme des masses épidurales, surtout de siège lombosacré, moins fréquemment thoracique, exceptionnellement cervical. L'aspect des images en TDM ou en IRM est celui d'un fragment discal exclu, mais présentant en IRM des images nodulaires ou linéaires en hyposignal T1 et en hypersignal T2 et surtout un rehaussement après injection IV de gadolinium [10].

Le traitement est chirurgical, complété par une éventuelle embolisation en cas d'exérèse incomplète et de persistance de la symptomatologie.

Malformations ou fistules artérioveineuses épidurales et pararachidiennes avec drainage épidural [7]

Ces malformations représentent une entité très rare et de diagnostic relativement aisé en raison

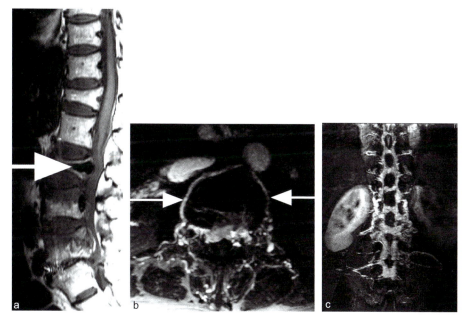

Figure 12.14. Fistule artérioveineuse vertébrovertébrale.
IRM, a) coupe sagittale pondérée en T1 : tassement séquellaire en L1, tassement de L3 avec image de vide de signal due au flux rapide en hyposignal intrasomatique (flèche en a), image identique au mur postérieur de L4, tuméfaction du cône médullaire (qui présentait un hypersignal en pondération T2). ARM en temps de vol acquise en mode 3D avec des coupes frontales, reconstruction MIP (b) axiale et (c) frontale. Les plexus veineux épiduraux antérieurs sont très dilatés (c). Les artères lombaires alimentent la fistule (flèches en b).

de la mise en évidence d'un *scalloping* des corps vertébraux sur les clichés standard, des structures tubulaires flexueuses intracanalaires denses en TDM et rehaussées après injection IV de produit iodé et de ces mêmes structures flexueuses, mais « vides de signal de flux » en IRM, représentant les veines intracanalaires dilatées.

Fistules artérioveineuses vertébrovertébrales

Ces fistules sont congénitales ou acquises, traumatiques notamment. Le shunt s'effectue entre une artère vertébrale et les plexus veineux de la vertèbre. Une souffrance médullaire peut être causée par un reflux dans les veines périmédullaires ou par compression de la moelle épinière par les veines ectasiques (figure 12.14).

Références

[1] Alhilali LM, Reynolds AR, Fakhran S. Value of prominent flow voids without cord edema in the detection of spinal arteriovenous fistulae. PLoS One 2014;9:e99004.
[2] Assouline E, Gelbert F, Dormont D, Reizine D, et al. Étude par IRM des fistules artérioveineuses durales à drainage veineux périmédullaire. J Neuroradiol 1988;15:1–12.
[3] Berenstein A, Lasjaunias P. Surgical Neuroangiography. Endovascular treatment of spine and spinal cord lesions, Vol. 5. Berlin: Springer-Verlag; 1992. p. 1–85.
[4] Bowen BC, DePrima S, Pattany PM, et al. MR angiography of normal intradural vessels of the thoracolumbar spine. AJNR 1996;17:483–94.
[5] Bowen BC, Fraser K, Kochan JP, et al. Spinal arteriovenous fistulas: Evaluation with MR angiography. AJNR 1995;16:2029–43.
[6] Clarençon F, Di Maria F, Cormier E, et al. Comparison of intra-aortic computed tomography angiography to conventional angiography in the presurgical

visualization of the Adamkiewicz artery: first results in patients with thoracoabdominal aortic aneurysms. Neuroradiology 2013;55:1379–87.

[7] Demeulenaere A, Spelle L, Lafitte F, et al. Malformations vasculaires vertébro-épidurales lombosacrées. Un cas inhabituel de lombosciatique. J Neuroradiol 1999;26:225–35.

[8] Doppman JL, Di Chiro G, Dwyer AJ. Magnetic resonance imaging of spinal arteriovenous malformations. J Neurosurg 1987;66:830–4.

[9] Dormont D, Gelbert F, Assouline E. MR imaging of spinal cord arteriovenous malformations at 0.5 T: study of 34 cases. AJNR 1988;9:833–8.

[10] Enomoto H, Goto H. Spinal epidural cavernous angioma. Neuroradiology 1991;33:462.

[11] Gilbertson JR, Miller GM, Goldman MS, Marsh WR. Spinal dural arteriovenous fistulas: MR and myelographic findings. AJNR 1995;16:2049–57.

[12] Gueguen B, Merland JJ, Riche MC, Rey A. Vascular malformations of the spinal cord: intrathecal perimedullary arteriovenous fistulas fed by medullary arteries. Neurology 1987;37:969–79.

[13] Isu T, Iwasaki Y, Akino M, et al. Magnetic resonance imaging in cases of spinal dural arteriovenous malformation. Neurosurgery 1989;6:19–23.

[14] Kendall BE, Logue V. Spinal epidural angiomatous malformations draining into intrathecal veins. Neuroradiology 1977;13:181–9.

[15] Kim LJ, Spetzler RF. Classification and surgical management of spinal arteriovenous lesions: arteriovenous fistulae and arteriovenous malformations. Neurosurgery 2006;59(5 Suppl 3). S195-201.

[16] Lai PH, Weng MJ, Lee KW, Pan HB. Multidetector CT angiography in diagnosing type I and type IVA spinal vascular malformations. AJNR Am J Neuroradiol 2006;27:813–7.

[17] Mascalchi M, Bianchi MC, Quilici N. MR angiography of spinal vascular malformations. AJNR 1995;16:289–97.

[18] Mascalchi M, Quilici N, Ferrito G. Identification of the feeding arteries of spinal vascular lesions with PC MR angiography using 3D acquisition and phase display. AJNR 1997;18:351–8.

[19] Mourier KL, Gobin YP, George B, et al. Intradural perimedullary arteriovenous fistulae: results of surgical and endovascular treatments in a serie of 35 cases. Neurosurgery 1993;32:885–91.

[20] Nijenhuis RJ, Jacobs MJ, Jaspers K, et al. Comparison of magnetic resonance with computed tomography angiography for preoperative localization of the Adamkiewicz artery in thoracoabdominal aortic aneurysm patients. J Vasc Surg 2007;45:677–85.

[21] Nimi Y, Uchiyama N, Elijovich L, Berenstein A. Spinal arteriovenous metameric syndrome: clinical manifestations and endovascular management. AJNR 2003;34:457–63.

[22] Provenzale JM, Tien RD, Feisberg GJ, Hacien-Bey L. Spinal dural arteriovenous fistula: demonstration using phase contrast MRA. J Comput Assist Tomogr 1994;18:811–4.

[23] Pruvo JP, Rufenacht D, Leclerc X, Merland JJ. Malformations vasculaires de la moelle. Feuillets de Radiologie 1996;36:471–84.

[24] Rodesch G, Hurth M, Alvarez H, et al. Classification of spinal cord shunts: proposal for a reappraisal—the Bicêtre experience with 155 consecutive patients treated between 1981 and 1999. Neurosurgery 2002;51:374–9.

[25] Rodesch G, Berenstein A, Lasjaunias P. Vasculature and vascular lesions of the spine and spinal cord. In: Manelfe C, editor. Imaging of the spine and spinal cord. New York: Raven Press; 1992. p. 565–98.

[26] Rosenblum B, Oldfield EH, Doppman L, Di Chiro G. Spinal arteriovenous malformations: a comparison of dural arteriovenous fistulas and intradural AVMs in 81 patients. J Neurosurg 1987;67:795–802.

[27] Thorpe J, Kendall BE, MacManus DG, et al. Dynamic gadolinium enhanced MRI in the detection of spinal arteriovenous malformations. Neuroradiology 1994;36:522–9.

[28] van Rooij WJ, Nijenhuis RJ, Peluso JP, et al. Spinal dural fistulas without swelling and edema of the cord as incidental findings. AJNR Am J Neuroradiol 2012;33:1888–92.

[29] Vargas MI, Bing F, Gariani J, Dietemann JL. Spinal vascular imaging: Technique. In: Saba L, Raz E, editors. Neurovascular imaging: from basics to advanced concepts. New York: Springer-Verlag; 2015.

[30] Vargas MI, Gariani J, Sztajzel R, et al. Spinal cord ischemia: practical imaging tips, pearls, and pitfalls. AJNR Am J Neuroradiol 2015;36:825–30.

[31] Vargas MI, Nguyen D, Viallon M, et al. Dynamic MR angiography (MRA) of spinal vascular diseases at 3T. Eur Radiol 2010;20:2491–5.

Chapitre 13

Imagerie du plexus cervicobrachial et du plexus lombosacré

M.I. Vargas, M. Koob, J.-L. Dietemann

L'imagerie des nerfs rachidiens, des plexus nerveux cervicobrachial et lombosacré et des nerfs périphériques a bénéficié des progrès techniques récents de l'IRM, qui permettent une visualisation directe des structures nerveuses. Pendant de nombreuses années, les nerfs rachidiens, les plexus et les nerfs périphériques ne pouvaient pas être visualisés directement et seule l'identification de repères osseux, musculaires, vasculaires, urogénitaux permettait une approche diagnostique de l'atteinte de ces structures neurologiques en scanner (TDM) et en IRM. Les progrès récents de l'IRM ont permis le développement de la neurographie par résonance magnétique (NRM), fondée sur les post-traitements des acquisitions 3D (MPR : *multiplanar reconstructions* et MIP : *maximum intensity projection*) qui peuvent être associés dans certains cas aux applications du tenseur de diffusion (DTI) [29]. La NRM permet l'étude des pathologies tumorales des nerfs rachidiens, les compressions par des lésions de proximité, les atteintes traumatiques et les pathologies inflammatoires.

Rappel anatomique (voir aussi chapitre 1)

Le plexus cervicobrachial est constitué par les branches antérieures des nerfs rachidiens de C5 à T1 avec une organisation en troncs (supérieurs formés par C5 et C6 ; moyen formé par la racine C7 ; inférieur formé par C8 et T1), faisceaux (latéral formé par les branches antérieures des troncs supérieur et moyen ; médial formé par la branche

antérieure du tronc inférieur ; postérieurs formés par les branches postérieures des troncs supérieurs, moyens et inférieur) et branches terminales (nerf musculocutané, nerf médian, nerf ulnaire, nerf cutané médial, nerf radial, nerf axillaire) et collatérales. Le plexus présente de nombreux rapports importants. Les racines cervicales de C5, C6 et parfois C7 cheminent sur la gouttière transversaire en passant en arrière de l'artère vertébrale. Les troncs traversent le défilé scalénique entre le muscle scalène antérieur en avant et scalène moyen en arrière, en passant au-dessus du dôme pleural et de la première côte ; l'artère sous-clavière se situe au-dessus de la première côte en avant du tronc inférieur (union de C8 et T1). Au niveau de l'apex du creux axillaire, les faisceaux se situent au-dessus de la première côte, sous la clavicule et le muscle subclavier et en dehors de l'artère sous-clavière.

Le plexus lombaire est formé par l'anastomose des branches antérieures des quatre premiers nerfs rachidiens lombaires (L1 à L4) en paravertébral dans l'espace qui sépare les deux chefs du muscle psoas (qui se situe à la jonction du tiers postérieur et des deux tiers antérieurs du muscle) [12]. L1 donne le nerf ilio-hypogastrique, le nerf ilio-inguinal et une anastomose pour L2 pour le nerf génitofémoral. L2 donne le nerf génitofémoral avec l'anastomose de L1, mais donne une anastomose pour L3 pour le nerf cutané latéral de la cuisse et, pour L3 et L4, pour la formation des nerfs fémoral et obturateur. L4 donne une branche qui s'anastomose avec L5 pour former le tronc lombosacré, qui participera à la constitution du plexus sacré. Le nerf fémoral, sensivomoteur (L2, L3 et L4) émerge de la latérale du psoas pour

Imagerie de la colonne vertébrale et de la moelle épinière
© 2017 Elsevier Masson SAS. Tous droits réservés.

cheminer sous le fascia iliaque dans l'angle formé par les muscles iliaques et psoas et présente dans ce trajet des rapports de proximité avec le cæcum du côté droit. Il quitte la cavité pelvienne en passant sous le ligament inguinal en dehors de l'artère fémorale et du nerf génitofémoral, duquel il est séparé par l'arcade iliopectinée pour se diviser dans le trigone fémoral. Le nerf obturateur, nerf sensitivomoteur (L2, L3 et L4), émerge du bord médial du muscle psoas et chemine verticalement vers le canal obturateur, au-delà duquel il vient innerver les muscles adducteurs et les téguments de la face médiale de la cuisse. Son trajet pelvien le conduit à cheminer à proximité de la fossette lombosacrée en dehors du tronc lombosacré puis sur la face antérieure du muscle obturateur interne, à croiser la face postérieure des artères et veines iliaques primitives et des ganglions lymphatiques satellites et la face latérale de l'ovaire chez la femme, du canal déférent chez l'homme et de la vessie.

Le plexus sacré est formé par l'anastomose des racines antérieures de L4 et L5 qui constituent le tronc lombosacré avec les branches antérieures de S1, S2 et S3. Le tronc lombosacré émerge de la face médiale du muscle psoas, traverse la fossette lombosacrée en dedans du nerf obturateur, puis passe en avant de l'aileron sacré et de l'articulation sacro-iliaque pour rejoindre les racines S1, S2 et S3 en avant du muscle piriforme, en arrière des vaisseaux iliaques internes et de l'uretère. Le nerf sciatique, nerf mixte, le plus long et le plus large de l'homme, est la branche terminale du plexus sacré (L5, S1, S2 et S3). Il quitte la cavité pelvienne par la petite échancrure sciatique pour cheminer entre les muscles jumeaux, obturateurs interne et carré fémoral en avant et le muscle grand fessier en arrière ; il présente des rapports de proximité avec la tubérosité ischiatique en dedans et le grand trochanter en dehors. Parmi les collatérales importantes, le nerf pudendal (S2, S3 et S4) chemine entre les muscles piriformes et coccygiens et quitte la cavité pelvienne en passant en arrière de l'épine sciatique et du ligament sacro-épineux, et revient dans la cavité pelvienne par la petite échancrure sciatique accompagnant le paquet vasculaire pudendal pour se diriger vers la partie antérosupérieure de la fosse ischiorectale pour pénétrer dans un dédoublement de l'aponévrose du muscle obturateur interne qui constitue le canal d'Alcock ou canal pudendal. Le nerf pudendal va se diviser en trois branches (le nerf dorsal du clitoris ou de la verge, le nerf périnéal et le nerf rectal inférieur) qui assurent l'innervation des sphincters, des muscles du périnée et des organes génitaux.

Techniques d'imagerie et sémiologie IRM des structures nerveuses normales

L'IRM est l'examen de choix pour l'analyse des nerfs périphériques. La scanographie demeure utile pour l'analyse de certains rapports osseux ou vasculaires. L'échographie permet une étude précise de l'anatomie de certains nerfs superficiels.

Le scanner nécessite, en fonction des structures nerveuses à examiner, des reformations multiplanaires et une injection intraveineuse de contraste.

Le protocole d'exploration IRM varie selon la région anatomique à explorer. Les coupes en séquences conventionnelles pondérées en T1 et en T2 font toujours partie du protocole, mais elles sont complétées par des acquisitions spécifiquement dédiées à l'exploration des nerfs.

Au niveau du plexus cervicobrachial, le patient est installé en décubitus dorsal avec les bras en position neutre ; les coupes coronales en T2-STIR-SPACE 3D sont les plus efficaces ; les reformations coronales obliques améliorent la visualisation des différents trajets nerveux (figure 13.1). En cas de pathologies tumorales ou inflammatoires, des acquisitions en T1 après injection de gadolinium avec saturation du signal de la graisse, dans deux, voire trois plans de coupes, ou en mode 3D, sont nécessaires. En cas de lésion traumatique, l'analyse du trajet foraminal et intradural des racines est indispensable pour la recherche d'avulsions radiculaires, qui se traduisent par des pseudoméningocèles et une non-visualisation du trajet intradural des radicelles ; les coupes coronales en T2-3D en haute résolution (CISS, FIESTA, SPACE, CUBE, DRIVE, etc.) remplissent cette mission [28].

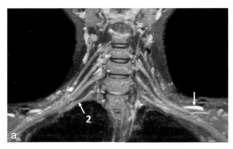
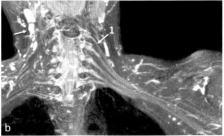

Figure 13.1. Plexus cervicobrachial normal en séquence T2 STIR 3D en MIP-MPR a) coronal et b) oblique gauche.
Les structures nerveuses apparaissent en signal légèrement hyperintense. Le signal hyperintense des structures vasculaires, notamment veineuses (flèche en a) et des ganglions (flèches en b), peut gêner l'analyse des nerfs. L'identification des nerfs se fait par rapport aux niveaux rachidiens ; la racine C5 (1) apparaît cependant moins épaisse que les racines C6, C7 et C8 (2).

Pour le plexus lombosacré, l'examen est réalisé en décubitus dorsal avec une légère flexion des cuisses et des jambes par la mise en place d'un coussin sous les genoux ; pour l'étude du nerf sciatique, il est cependant recommandé de ne pas fléchir les jambes et les cuisses. Les acquisitions conventionnelles doivent inclure des coupes coronales avec un champ d'exploration relativement large, afin d'inclure l'ensemble du trajet paravertébral et pelvien des principales structures nerveuses. Les coupes sagittales en T1 et T2, complétées selon la clinique par des coupes axiales centrées sur le rachis lombosacré, sont indispensables afin d'éliminer formellement une pathologie rachidienne ou intracanalaire. L'étude du plexus lombosacré repose sur une acquisition en T2-STIR-SPACE 3D (figures 13.2, 13.3). Les pathologies tumorales et inflammatoires nécessitent des coupes en T1 après injection de gadolinium avec saturation du signal de la graisse.

Les nerfs présentent un signal iso-intense en T1 et hyperintense en T2, en T2-STIR 3D et en diffusion par rapport aux muscles. La visualisation des nerfs repose sur des MPR linéaires ou curvilignes associées à des MIP (voir figure 13.1). En scanner après injection de contraste, les nerfs apparaissent légèrement moins denses que les muscles adjacents ; le paquet vasculaire des structures les plus volumineuses est identifié sous la forme de prises de contraste vasculaires punctiformes ou linéaires.

L'imagerie de diffusion (DWI) associée à des techniques de suppression du signal des tissus adjacents (DWIBS) permet la visualisation exclusive du ganglion spinal et des nerfs, car le coefficient de diffusion apparent (*apparent diffusion coefficient* [ADC]) des structures nerveuses est inférieur à celui des autres structures anatomiques (figure 13.4). Cette technique présente néanmoins des limites liées à une mauvaise visualisation de la moelle épinière, de la composante préganglionnaire des nerfs, des nerfs au-dessus de C5 ; par ailleurs, le signal des adénopathies est proche de celui des structures nerveuses du fait d'une restriction de la diffusion de l'eau [9, 30].

L'analyse de la structure interne des nerfs est assurée par une acquisition DTI (tenseur de diffusion) axiale avec un b0 à 0 et 900 s/mm^2 avec 30 directions avec un calcul automatique de la fraction d'anisotropie (FA) et du coefficient apparent de diffusion (ADC). La tractographie se réalise à partir de points placés à différents niveaux de la moelle épinière et des nerfs périphériques. Les lésions traumatiques et les tumeurs neurogènes ont été les premières bénéficiaires de cette technique. La tractographie est utile pour la planification chirurgicale des tumeurs nerveuses, puisqu'elle permet de différencier l'infiltration tumorale (neurofibrome) de la déviation-compression (schwannome). La tractographie présente cependant de nombreuses limites liées aux artéfacts (mouvements, flux, déglutition, susceptibilité), à la faible résolution spatiale de la technique et au caractère multidirectionnel de certains nerfs [30]. L'analyse de certaines structures (plexus lombosacré, nerf sciatique) bénéficie de l'IRM à 3T [8, 26].

380 Imagerie de la colonne vertébrale et de la moelle épinière

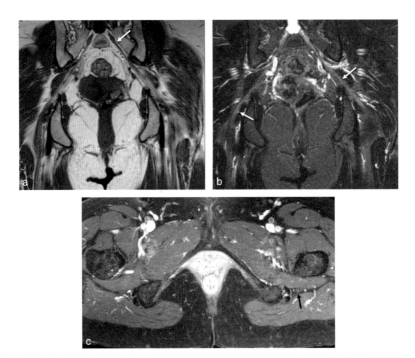

Figure 13.2. Plexus lombosacré et nerf sciatique normaux en coupes a) coronales en T1, b) en T2 STIR 2D et c) en coupe axiale en T2 STIR 2D.
Les coupes coronales identifient la racine S1 (flèche en a) et le nerf sciatique (flèches en b et c).

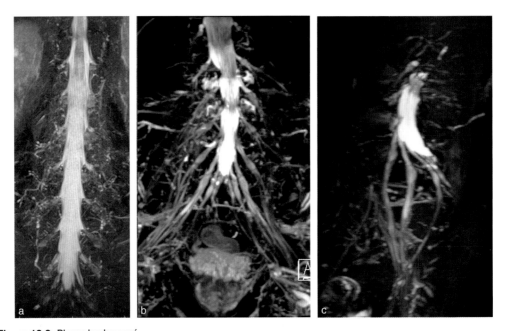

Figure 13.3. Plexus lombosacré.
a) La coupe coronale en T2 STIR 2D en MIP étudie les gaines radiculaires, alors que les coupes b) coronale et c) oblique en T2 STIR 3D analysent le trajet paravertébral et pelvien du plexus lombosacré.

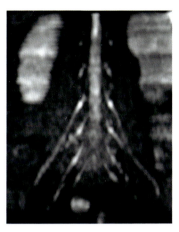

Figure 13.4. Plexus lombosacré en IRM de diffusion en coupe coronale.

Pathologies

Tumeurs des nerfs

Les tumeurs neurogènes primitives bénignes sont représentées par les schwannomes (neurinomes), les neurofibromes, les neurofibromes plexiformes (observés dans le cadre de la neurofibromatose de type 1 [NF1]) et des tumeurs rares comme le périneurome intraneural, le neurilemnome et le schwannogliome. Les tumeurs non neurogènes bénignes (hamartome fibrolipomateux, tumeur desmoïde) sont exceptionnelles. Les tumeurs malignes sont représentées par le neurofibrosarcome, essentiellement observé dans le cadre de la NF1, mais aussi par des métastases et des sarcomes.

Tumeurs neurogènes bénignes

La différenciation entre le schwannome (neurinome) et les autres tumeurs neurogènes (neurofibrome, neurilemnome, schwannogliome, etc.) est délicate en IRM conventionnelle. Les schwannomes et les neurofibromes sont des tumeurs bénignes de grade 1 selon la classification de l'Organisation mondiale de la santé (OMS). Les neurofibromes s'observent principalement dans le cadre d'une NF1 ; ils sont composés essentiellement de cellules de Schwann et de fibroblastes. L'exérèse complète de la tumeur nécessite une section du nerf en amont et en aval de la tumeur. Les neurofibromes plexiformes se rencontrent exclusivement dans le cadre d'une NF1 et touchent de manière uni- ou bilatérale le plexus cervicobrachial et/ou lombosacré ; ils ne relèvent qu'exceptionnellement d'un traitement chirurgical (compression médullaire en cas d'extension intracanalaire, transformation maligne). Le schwannome se développe à partir des cellules de Schwann qui constituent la gaine du nerf et compriment les fibres nerveuses ; l'exérèse chirurgicale radicale est possible avec préservation théorique des fibres nerveuses et de leurs fonctions.

En scanner, les neurofibromes sont isodenses aux muscles et se rehaussent très faiblement, parfois moins que les muscles adjacents (figure 13.5). En IRM, les neurofibromes sont iso-intenses aux muscles en T1, hyperintenses en T2 et en T2-STIR, et se rehaussent après injection de gadolinium ; la tumeur apparaît fusiforme et se prolonge parfois sur une grande partie du trajet de certains nerfs (figures 13.6, 13.7). En DTI et tractographie, les fibres nerveuses présentent un trajet anarchique au sein de la tumeur, du fait de leur dissociation par les cellules tumorales (figure 13.8).

Le schwannome est régulièrement arrondi et apparaît hypodense par rapport aux muscles en scanner ; cette hypodensité est d'autant plus prononcée qu'il existe parfois des composantes nécroticokystiques ; les calcifications sont exceptionnelles (figure 13.9). L'injection de contraste entraîne un rehaussement marqué au niveau des zones non nécroticokystiques. Les schwannomes développés au voisinage des structures osseuses sont souvent responsables d'érosions osseuses (élargissement foraminal, *scalloping* vertébral). En IRM, le schwannome est hypo- ou iso-intense par rapport aux muscles, nettement hyperintense en T2 avec un rehaussement intense au niveau des zones charnues de la tumeur (figures 13.10 et 13.11). Le signe de la « cible » est inconstamment noté en T2 et se traduit par une zone centrale moins intense du fait d'une concentration plus élevée en collagène et en cellules de Schwann. Les schwannomes multiples sont possibles, notamment dans le cadre d'une NF2 ; les schwannomes plexiformes sont exceptionnels et sans association avec la NF1.

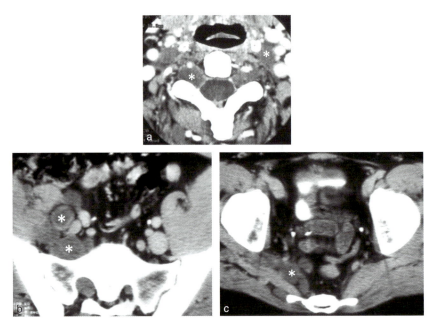

Figure 13.5. Neurofibromes plexiformes a) en cervical et b, c) lombosacré.
En scanographie, après injection de contraste, les neurofibromes (étoiles) se rehaussent moins que les muscles et apparaissent hypodenses par rapport à ces derniers.

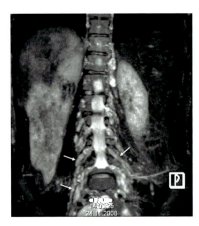

Figure 13.6. Neurofibromes plexiformes lombaire.
L'IRM en coupe coronale en T2 STIR 3D note un élargissement de l'ensemble des racines lombaires en foraminal et paravertébral (flèches).

Le schwannome mélanocytique est exceptionnel, n'est pas encapsulé et les cellules de Schwann contiennent des mélanosomes, avec possibilité de variantes psammomateuses qui rendent la tumeur hypo-intense en T2 (figure 13.12). En DTI, le diagnostic différentiel entre neurofibrome et schwannome est possible [2, 10, 20, 27, 31] (figure 13.13).

Le périneuriome intraneural (synonymes : neuropathie hypertrophique, neurofibrose hypertrophique localisée, neurofibrome intraneural, névrite interstitielle hypertrophique) se caractérise par une expansion fusiforme d'un nerf distal chez un enfant ou un adulte jeune, en rapport avec une prolifération périneurale « en bulbe d'oignon » des cellules de Schwann. L'IRM identifie un élargissement du nerf qui présente un signal hyperintense en T2 avec une prise de contraste importante après injection de gadolinium ; en tractographie, le nerf apparaît élargi mais sans destruction ou déformation des fibres nerveuses [32].

Les tumeurs bénignes non neurogènes sont représentées par les hamartomes fibrolipomateux qui infiltrent le nerf et les tumeurs desmoïdes thoraciques qui infiltrent le plexus brachial.

Tumeurs neurogènes malignes

Les tumeurs malignes sont représentées par les tumeurs malignes des gaines des nerfs

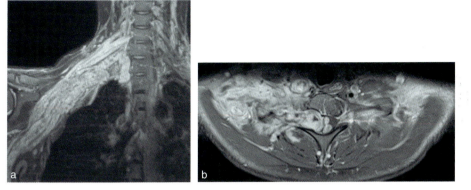

Figure 13.7. Neurofibromes plexiformes du plexus cervicobrachial droit.
L'IRM en a) coupe coronale oblique en T2 STIR 3D et b) en coupe axiale en T1 après injection de gadolinium note des formations tumorales au niveau de l'ensemble des branches du plexus cervicobrachial droit qui sont en signal hyperintense en T2 STIR, avec une prise de contraste intense mais hétérogène. Les coupes axiales identifient une extension foraminale et intradurale.

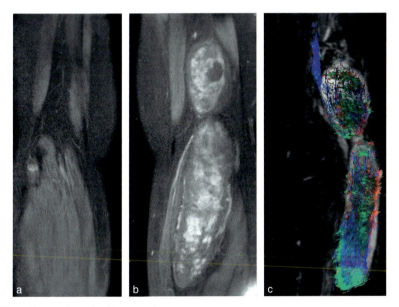

Figure 13.8. Neurofibrome du nerf médian gauche.
L'IRM a) en T1, b) en T1 après injection de gadolinium identifie une tumeur bilobée qui présente un rehaussement hétérogène. c) En DTI, les fibres nerveuses présentent un trajet anarchique au sein de la tumeur.

périphériques (TMGNP), essentiellement observées dans le cadre de la NF1, et se développent principalement chez l'enfant et l'adulte jeune (plus de la moitié des cas) ; 10 % de ces tumeurs sont radio-induites, avec une latence de 10 à 20 ans après l'irradiation. Une tuméfaction douloureuse et des signes neurologiques évolutifs orientent vers une tumeur maligne ; des métastases peuvent révéler la tumeur. En scanner, ces TMGNP sont hypodenses par rapport aux muscles avec des densités et un rehaussement hétérogènes. En IRM, ces tumeurs ont un signal (hypo-intense en T1 et hyperintense en T2) et un rehaussement hétérogènes avec des contours irréguliers ; des foyers de nécrose hémorragique sont possibles et apparaissent hyperintenses en T1 et hypo-intenses

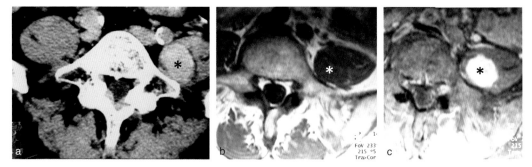

Figure 13.9. Schwannome développé au sein du muscle psoas gauche.
La tumeur légèrement hypo-intense par rapport au muscle psoas en T1 (b) est fortement rehaussée en scanographie (a) et en IRM (c) (étoiles).

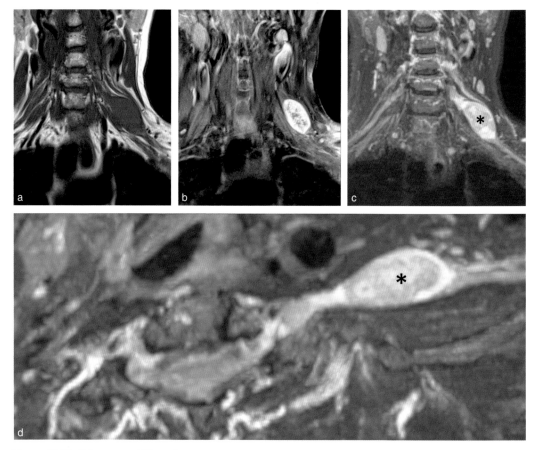

Figure 13.10. Schwannome C7 gauche.
En coupes coronales, la tumeur paravertébrale est en signal iso-intense par rapport aux muscles en T1 (a), présente un rehaussement intense et hétérogène (b) ; elle apparaît en signal hyperintense en T2 STIR 3D en coupes coronale (c) et axiale oblique (d) (étoiles).

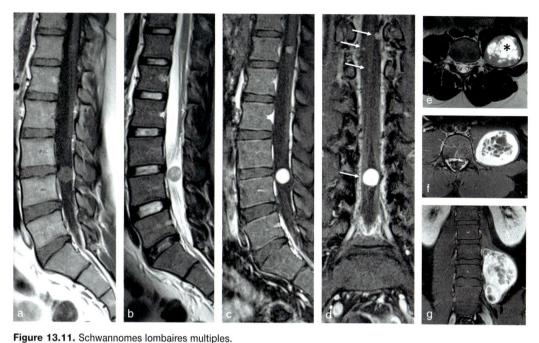

Figure 13.11. Schwannomes lombaires multiples.
L'IRM en coupes sagittales a) en T1, b) en T2, e) axiale en T2, c) en coupes sagittale, d, g) coronales et f) axiale en T1 après injection de gadolinium démontre quatre formations tumorales nodulaires intradurales (flèches) ; seule la tumeur la plus volumineuse localisée en L3–L4 est identifiée en T1 et en T2. La coupe axiale en T2 (e) et les coupes axiale (f) et coronale (g) en T1 après injection de gadolinium notent une volumineuse tumeur paravertébrale gauche localisée au sein du muscle psoas ; cette lésion présente plusieurs zones nécroticokystiques fortement hyperintenses en T2 (étoile en e) pour certaines rehaussées après injection de contraste.

en T2, notamment en écho de gradient [18, 23]. Au contact de l'os, les TMGNP entraînent des lyses osseuses, notamment au niveau vertébral. En tomographie par émission de positrons (TEP), une captation marquée du 18-FDG est la règle. La masse apparaît hypervascularisée en angiographie. La surveillance systématique des neurofibromes dans le cadre d'une NF1 ne permet de détecter que rarement la transformation maligne. Les techniques nouvelles fondées sur le DTI ne permettent pas de différencier les tumeurs malignes et bénignes [27].

Pathologie traumatique

L'anatomopathologie et la neurophysiologie reconnaissent différentes lésions, de la moins sévère à la plus grave : (1) la neuropraxie qui correspond à une altération de la conduction axonique, (2) l'axonotmésis qui est caractérisée par l'arrêt de la continuité axonique avec arrêt de la conduction jusqu'à la régénération et s'accompagne d'une dégénérescence du tube endoneural, et (3) le neurotmésis partiel ou complet qui correspond à une section physiologique du nerf et nécessite une suture chirurgicale.

Plexus cervicobrachial

Les traumatismes du plexus cervicobrachial (PCB) sont responsables de séquelles fonctionnelles qui touchent surtout des sujets jeunes et posent souvent de sérieux problèmes de réinsertion professionnelle. Les lésions traumatiques sont secondaires, d'une part, à un traumatisme direct en rapport avec un étirement ou un arrachement induit par un abaissement brutal de l'épaule associé à une extension et/ou une latéroflexion controlatérale du rachis cervical et, d'autre part, à un traumatisme direct ouvert ou fermé avec plaie nerveuse ou hématome compressif. Les accidents

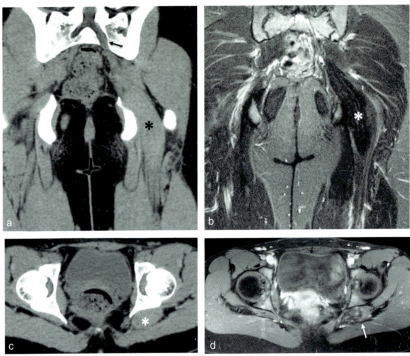

Figure 13.12. Schwannome du nerf sciatique gauche.
Le scanner en coupes a) coronale et c) axiale visualise une masse tumorale localisée en avant du muscle grand fessier (étoiles), isodense aux muscles ; noter l'élargissement de la racine S1 gauche (flèche en a). En IRM, b) en T2 STIR 2D, la masse apparaît hypo-intense (étoile en b) ; d) en coupe axiale en T1 après injection de gadolinium, un rehaussement hétérogène est identifié (flèche).

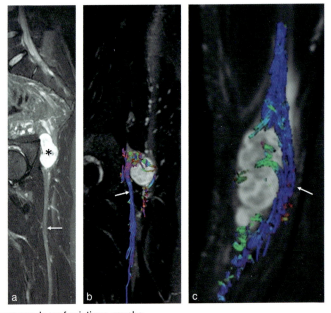

Figure 13.13. Schwannome du nerf sciatique gauche.
En IRM a) en T2 STIR 3D, la tumeur présente un signal fortement hyperintense (étoile) par rapport au nerf sciatique normal (flèche en a). b, c) En DTI, la tractographie démontre la déviation des fibres du nerf sciatique (flèches en b et c) par la tumeur.

de la voie publique à haute énergie en deux roues (motocyclistes), de vélo tout-terrain ou encore de ski sont les étiologies classiques des étirements et avulsions du plexus cervicobrachial. Diverses lésions peuvent être associées : fracture de la clavicule et/ou du rachis cervical, lésions de la moelle épinière, lésions vasculaires (dissections au niveau des artères vertébrales ou axillaires).

Les lésions du PCB sont divisées en :
- lésions préganglionnaires (ou avulsions), qui représentent les lésions les plus graves avec des arrachements radiculaires au niveau de la moelle épinière et des déchirures de la dure-mère d'une ou de plusieurs gaines radiculaires, responsables de pseudoméningocèles radiculaires et de collections de LCS épidurales et paravertébrales. La réparation des avulsions radiculaires est impossible et le traitement est fondé sur des transpositions de nerfs ou des neurotisations. Les techniques IRM en T2 3D en haute résolution de type CISS ou FIESTA ont une sensibilité proche de celle de la myélographie et du myéloscanner qui visualisent les avulsions radiculaires intradurales (absence de visualisation des radicelles) et des pseudoméningocèles qui sont identifiées dans 80 % des cas. L'IRM peut par ailleurs visualiser un signal hyperintense en T2 au niveau de la zone d'arrachement des radicelles (le plus souvent en postérolatéral) et hyperintense en T2-STIR au niveau des muscles touchés par l'atrophie neurogène (figures 13.14 et 13.15). Outre les collections liquidiennes épidurales, l'IRM peut également démontrer une hémorragie sous-arachnoïdienne qui peut tardivement se traduire par une sidérose cérébromédullaire ;
- lésions postganglionnaires, qui touchent les troncs et les faisceaux. Elles peuvent être partielles (continuité nerveuse préservée) ou complètes et sont alors traitées par des sutures, autogreffes ou par des techniques conservatrices. Le diagnostic de lésion postganglionnaire repose, d'une part, sur la normalité des racines en intradural et foraminal et, d'autre part, sur la présence d'un signal hyperintense localisé ou diffus en T2-STIR ; cette anomalie de signal n'a cependant aucune valeur pronostique, car elle peut traduire un simple œdème mais également une interruption

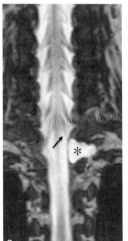
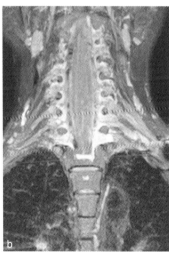
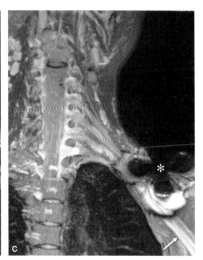

Figure 13.14. Avulsion du plexus cervicobrachial gauche.
L'IRM en coupe coronale en séquence CISS 3D T2 démontre une pseudoméningocèle au niveau de la racine T1 gauche (étoile) et une absence de visualisation de son trajet intradural (flèche en a). Le trajet intradural des racines sus-jacentes est clairement identifié, mais sur les coupes coronales (b) et coronales obliques (c) en T2 STIR 3D, on note un élargissement et un signal hyperintense au niveau des racines C6, C7 et C8 gauches ainsi qu'au niveau des branches terminales du plexus brachial (flèche en c) en rapport avec un œdème ou un début de dégénérescence wallérienne. Noter un artéfact de susceptibilité magnétique (étoile) dans la région claviculaire gauche, en rapport avec du matériel d'ostéosynthèse au niveau d'une fracture de la clavicule.

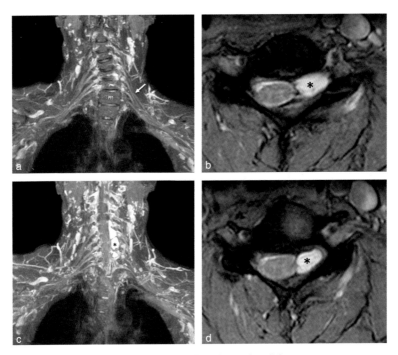

Figure 13.15. Avulsion du plexus cervicobrachial gauche à la phase séquellaire.
L'IRM en coupes coronales a, c) en T2 STIR 3D et b, d) axiales en T2 démontre des pseudoméningocèles radiculaires de C5 à C8 (étoiles) ainsi qu'une atrophie du plexus brachial gauche (flèche en a).

partielle ou complète du nerf (figure 13.16). La présence d'un hématome ou d'un corps étranger peut rendre l'analyse des structures nerveuses délicate, voire impossible (voir figure 13.14). La disparition des anomalies de signal sur les contrôles à 3 mois confirme un œdème réversible, alors qu'au stade précoce le signal hyperintense d'un nerf peut traduire un œdème ou une dégénérescence wallérienne [15, 33] ;

- lésions mixtes pré- et postganglionnaires, qui sont notées dans 15 % des cas et doivent être identifiées avant tout traitement chirurgical.

Les lésions du PCB peuvent également être classées par rapport à leur topographie en (1) lésion supraclaviculaire (atteinte des racines et des troncs) et (2) infraclaviculaire (atteinte des faisceaux et des branches terminales) (figure 13.17).

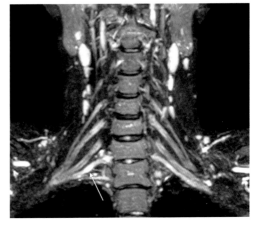

Figure 13.16. Contusion post-traumatique de la racine C8 droite.
Coupe frontale T2-STIR montrant un signal hyperintense et un élargissement localisé de la racine (flèche).

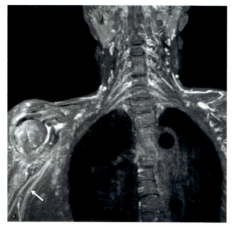

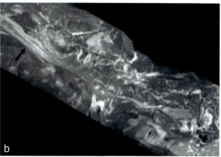

Figure 13.17. Lésion traumatique du plexus brachial droit liée à une fracture-luxation de l'épaule.
L'IRM en coupes a) coronale et b) axiale oblique en T2 STIR 3D identifie un épaississement et un signal hyperintense au niveau des branches terminales du plexus brachial droit (flèches).

Plexus lombosacré

Les fractures de la ceinture pelvienne (disjonctions sacro-iliaques, fractures avec grands déplacements) peuvent se compliquer d'avulsions du plexus lombosacré (PLS) avec formation de pseudoméningocèles, notamment au niveau de la racine L5 et des premières racines sacrées parfois difficiles à différencier, à la phase séquellaire, de kystes de Tarlov [17, 25] (figure 13.18).

Les luxations coxofémorales postérieures et certaines fractures du cotyle peuvent léser directement le nerf sciatique ; d'exceptionnelles lésions par injections intranerveuses sont également rapportées. Le nerf fémoral peut être comprimé par des hématomes du muscle psoas-iliaque qui peuvent compliquer des fractures rachidiennes (notamment des apophyses transverses) ou de l'os iliaque.

Syndrome de la traversée cervico-thoraco-brachiale

Les étiologies du syndrome de la traversée cervico-thoraco-brachiale (STCTB) sont essentiellement liées à la présence de côtes cervicales, de transversomégalies C7, de bandes fibreuses et, plus rarement, à l'insertion aberrante ou à l'hypertrophie d'un muscle scalène ou à la présence d'un muscle surnuméraire. Le scanner garde une place primordiale dans l'exploration de cette pathologie en offrant une meilleure analyse des structures osseuses et en appréciant le conflit vasculaire associé grâce à l'angioscanner. La NRM peut cependant démontrer les conséquences de la compression nerveuse en visualisant un signal hyperintense au niveau des nerfs en aval de la compression [5].

Le conflit peut siéger à trois endroits : le triangle interscalénique, entre la première côte et la clavicule, ou encore au niveau de l'espace rétropectoral mineur.

La description anatomique de ces trois compartiments permet de guider l'exploration radiologique de ces conflits :
- le triangle interscalénique est le plus médial de ces compartiments, limité en avant par le muscle scalène antérieur, en arrière par les muscles scalènes moyen et postérieur et en bas par la première côte. L'artère sous-clavière et les trois troncs du PCB traversent ce triangle ;
- le compartiment intermédiaire correspond à l'espace costoclaviculaire, limité en haut par la clavicule, en avant par le muscle sous-clavier et en arrière par la première côte et le muscle scalène moyen ; il contient l'artère sous-clavière en avant de laquelle se trouve la veine sous-clavière et en arrière de laquelle chemine les faisceaux du PCB ;
- l'espace rétropectoral mineur est le plus latéral des trois compartiments, limité en avant par le muscle petit pectoral, en arrière et en haut par le muscle sous-clavier et en arrière et en bas par la paroi antérieure du thorax.

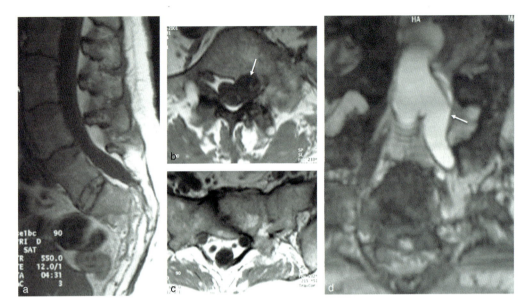

Figure 13.18. Avulsion du plexus lombosacré secondaire à une fracture du sacrum.
L'IRM en coupes a) sagittale en T1, b, c) axiales en T1 et d) coronale en CISS 3D démontre des séquelles de fracture du sacrum ainsi qu'une dilatation de la gaine radiculaire S1 gauche (flèches).

La mobilité de ces compartiments et de leur contenu vasculonerveux peut nécessiter la réalisation d'épreuves dynamiques (notamment avec le bras en élévation) pour visualiser des conflits vasculonerveux en IRM comme en scanner.

Pathologies inflammatoires des nerfs

Polyneuropathies inflammatoires démyélinisantes chroniques

Les polyneuropathies démyélinisantes inflammatoires chroniques (*chronic inflammatory demyelinating polyneuropathy* [CIDP]) sont idiopathiques dans 70 % des cas, et associées à diverses pathologies (diabète, infections virales par le VIH ou l'hépatite C, gammapathies monoclonales) dans 30 % des cas avec des évolutions possibles par poussées.

Le diagnostic est réalisé sur les bases de l'anamnèse, de l'électromyographie et de l'IRM complétées par la biologie du LCS. Les patients présentent un déficit principalement moteur proximal et distal avec possibilité d'atteintes de la sensibilité ; les nerfs crâniens ne sont que rarement atteints.

L'anatomopathologie identifie des nerfs macroscopiquement élargis du fait d'une prolifération des tissus qui entourent les cellules de Schwann, ce qui donne un aspect en « bulbe d'oignon », alors que les axones sont préservés. En intradural, l'IRM note des prises de contraste nodulaires au niveau des radicelles cervicothoraciques et des racines de la queue de cheval. En cas d'atteinte extrarachidienne, notamment au niveau des plexus, les nerfs sont épaissis, en signal hyperintense en T2-STIR et peuvent se rehausser après injection de gadolinium [1]. À la phase tardive, une atrophie plexuelle est notée [13] (figure 13.19).

Neuropathies motrices multifocales

Les neuropathies motrices multifocales (NMM) se traduisent par un déficit moteur plutôt distal, plus fréquent aux membres supérieurs qu'inférieurs, avec des troubles sensitifs discrets, chez l'homme de plus de 40 ans ; la biologie identifie

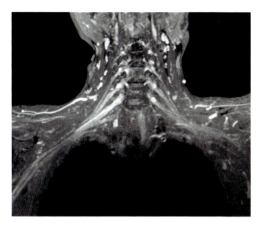

Figure 13.19. Neuropathie inflammatoire (CIDP).
L'IRM en coupe coronale en T2 STIR 3D note un épaississement et un signal hyperintense au niveau des racines C6, C7 et C8 droites et au niveau des branches terminales du plexus brachial.

des immunoglobulines M (IgM) anti-GM1 dans 30 à 80 % des cas. Le diagnostic différentiel est représenté par les pathologies du motoneurone distal, qu'elles soient compressives, dégénératives (sclérose latérale amyotrophique), mais aussi par certaines pathologies héréditaires (fragilité héréditaire des nerfs à la pression ou neuropathie tomaculaire) ou encore par des formes focales de CIDP (syndrome de Lewis-Summer). La clinique et l'électrophysiologie orientent le diagnostic. En IRM, les nerfs touchés sont régulièrement élargis et en signal hyperintense en T2-STIR et prennent le contraste.

Syndrome de Parsonage-Turner

Le syndrome de Parsonage-Turner (SPT) (synonymes : névrite brachiale aiguë, amyotrophie névralgique, neuropathie brachiale, névrite de l'épaule ou encore *shoulder-girdle syndrome*) débute par des douleurs dans la région scapulaire, qui sont suivies d'une paralysie de la ceinture scapulaire qui récupère plus ou moins complètement et rapidement (entre 1 mois et 3 ans). L'étiologie reste mystérieuse et divers facteurs étiologiques ont été évoqués : traumatisme, infection virale, exercice physique, antécédents de chirurgie récente, facteurs immunitaires, voire héréditaires.

Le diagnostic est clinique, confirmé par l'électromyogramme. Pendant de nombreuses années, le rôle de l'imagerie se limitait à l'élimination d'une étiologie compressive.

L'IRM démontre cependant, dès la phase aiguë, des anomalies de signal au niveau des muscles de l'épaule sous la forme d'un signal hyperintense en T2-STIR, en rapport avec l'atteinte neurogène, avec une évolution qui se fait vers une atrophie musculaire plus ou moins sévère, qui se traduit en T1 par une réduction du volume musculaire associée à une infiltration graisseuse. L'injection de gadolinium note un rehaussement au niveau des muscles qui présentent une atrophie neurogène aiguë. Les séquences en T2-STIR 3D visualisent les nerfs et éliminent une pathologie compressive et notent une hypertrophie, avec un signal hyperintense au niveau du plexus (C5 et C6). À phase séquellaire, une atrophie nerveuse est notée [24] (figure 13.20).

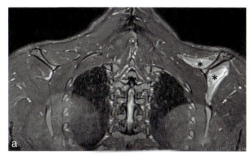

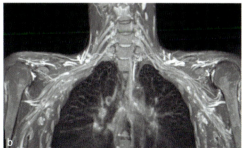

Figure 13.20. Syndrome de Parsonage-Turner à la phase séquellaire.
a, b) L'IRM en coupes coronales en T2 STIR 3D identifie une atrophie de la région scapulaire et des signes d'atrophie neurogène au niveau des muscles supra- et infraépineux (étoiles). Il existe par ailleurs une petite atrophie au niveau des racines C7 et C8 gauches.

Autres pathologies

Infections

Les infections rachidiennes (spondylodiscites, arthrites zygapophysaires) peuvent par leurs extensions latérales comprimer les branches constitutives du plexus lombaire, voire certaines branches terminales, comme le nerf fémoral au niveau du muscle psoas ou le nerf obturateur au niveau de la fossette lombosacrée (figure 13.21).

Les collections purulentes associées à une arthrite sacro-iliaque peuvent, d'une part, comprimer le tronc lombosacré (racine L5 et L4) qui croise la face antérieure de cette articulation et, d'autre part, s'étendre vers le muscle piriforme avec compression des racines sacrées qui participent à la constitution du nerf sciatique [3].

L'arthrite coxofémorale induit des collections abcédées qui compriment habituellement en bas les branches de division du nerf obturateur, plus rarement en avant le nerf fémoral et, exceptionnellement, en arrière le nerf sciatique.

L'imagerie démontre la lésion compressive responsable d'une sciatalgie ou d'une cruralgie extrarachidienne. La visualisation directe des nerfs comprimés est parfois difficile, mais ils peuvent apparaître élargis avec des prises de contraste. L'IRM de diffusion est utile pour confirmer les collections abcédées.

Certaines infections virales (herpès simplex virus, VIH) peuvent induire une augmentation du signal au niveau des racines des plexus nerveux.

Déficit en vitamine B_{12}

Le déficit en vitamine B_{12} entraîne une démyélinisation au niveau des cordons postérieurs de la moelle épinière cervicale, qui se traduit cliniquement par une atteinte de la sensibilité profonde (réalisant le tableau de sclérose combinée de la moelle épinière) et en IRM par un signal hyperintense en T2 au niveau des cordons postérieurs ; des anomalies similaires sont notées dans les déficits en cuivre et les intoxications au protoxyde d'azote [16, 19, 21]. Les coupes en T2-STIR 3D peuvent noter un signal hyperintense au niveau des nerfs, en rapport avec une dégénérescence spongiforme [30].

Dissection de l'artère carotide interne cervicale

La dissection de l'artère carotide interne cervicale entraîne exceptionnellement une atrophie

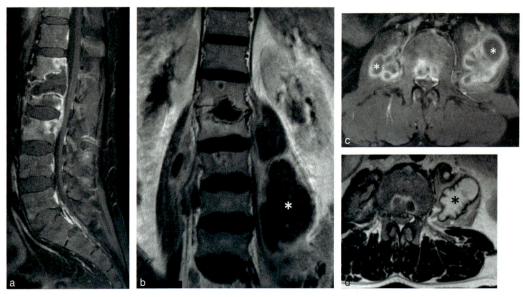

Figure 13.21. Spondylodiscites tuberculeuses L1–L2 et L2–L3.
IRM en coupes a) sagittales T1 après injection et avec suppression du signal de la graisse, b) frontales T1, transverses, c) T1 après injection et d) T2 : volumineux abcès au niveau des muscles psoas (étoiles) responsables de cruralgies à gauche.

neurogène des muscles trapèze et sternocléidomastoïdien, du fait d'une atteinte du nerf spinal accessoire. Les muscles atteints sont en signal hyperintense en T2-STIR 3D qui traduit précocement l'atrophie neurogène, alors que les nerfs présentent une morphologie et un signal normaux [30].

Syndrome du muscle piriforme

Le syndrome du muscle piriforme (SMP) résulte de la compression des racines du nerf sciatique au sein du muscle piriforme et est à l'origine d'algies sciatiques atypiques avec notamment absence de lombalgies. Des variantes anatomiques de trajet des racines nerveuses par rapport au muscle piriforme expliquent certains SMP, mais d'autres mécanismes sont possibles (hypertrophie musculaire, présence de bandes fibreuses, myosite post-traumatique, hypersollicitation chez des sportifs) [7].

Les données de l'imagerie sont variables (hypertrophie, atrophie, ou encore signal hyperintense en T2-STIR au niveau du muscle piriforme homolatéral et surtout au niveau du nerf sciatique comprimé) [14].

D'exceptionnels abcès (habituellement secondaires à une sacro-iliïte) ou tumeurs du muscle piriforme sont responsables d'un tableau clinique similaire (figure 13.22).

Neuropathie ou plexopathie postradique

La radiothérapie de diverses néoplasies (poumon, sein, urogénitales, etc.) sont susceptibles de se compliquer de neuropathies, qui peuvent se manifester cliniquement de nombreuses années après la fin du traitement. Le scanner ne montre pas d'anomalie significative, mais permet d'éliminer une lésion compressive. L'IRM peut démontrer un épaississement diffus associé à un signal hyperintense en T2-STIR avec possibilité de rehaussement après injection de gadolinium, confirmant ainsi la plexite postradique. La neurographie fondée sur la diffusion améliore les performances de l'IRM [4]. En cas de doute sur une éventuelle récidive tumorale, la réalisation d'une TEP est indispensable.

Pathologies de voisinage

Une hernie discale pathogène induit des phénomènes inflammatoires au niveau de la racine comprimée, qui se présente sous la forme d'un épaississement et d'un signal hyperintense en T2 au niveau du trajet extrarachidien de la racine (figure 13.23). Les lésions tumorales susceptibles de comprimer les racines constitutives, les troncs,

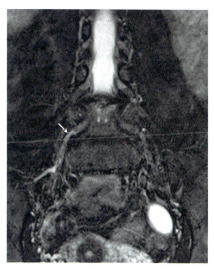

Figure 13.23. Irritation radiculaire d'origine discale. Coupe frontale T2-STIR montrant un hypersignal sur le trajet extrarachidien de la racine L4 droite (flèche) en rapport avec la radiculite chimique (inflammatoire ?) induite par la compression de la racine par une hernie discale foraminale L4-L5 droite.

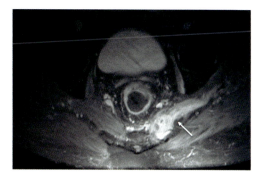

Figure 13.22. Atteinte tumorale du muscle piriforme. IRM, coupes axiales en séquence STIR. Métastase au sein du muscle piriforme gauche (flèche) d'un cancer bronchique responsable d'une sciatique sans lombalgies.

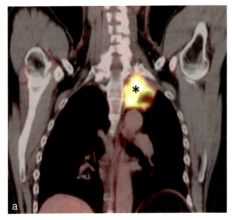
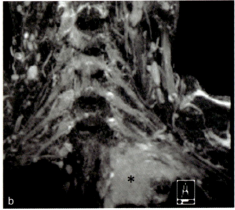

Figure 13.24. Syndrome de Pancoast-Tobias gauche.
a) La TEP-TDM et b) l'IRM en coupe coronale en T2 STIR 3D identifient une tumeur de l'apex pulmonaire gauche (étoiles) associée à une infiltration de la partie inférieure du plexus, notamment des racines C8 et T1.

les faisceaux, et les branches terminales des plexus cervicobrachial et lombosacré sont nombreuses. Au niveau du plexus brachial, les néoplasies de l'apex pulmonaire infiltrent les structures nerveuses adjacentes et entraînent un syndrome de Pancoast-Tobias, qui se manifeste par une atteinte des racines C8 et T1, associé à un syndrome de Claude Bernard-Horner lié à l'infiltration du ganglion stellaire (figure 13.24). Les extensions de néoplasies mammaires vers le plexus brachial peuvent poser le problème du diagnostic différentiel avec une plexopathie postradique ; la TEP au 18-FDG permet le diagnostic différentiel (figure 13.25).

Les compressions au niveau des racines constitutives et des branches collatérales et terminales du plexus lombosacré expliquent les sciatiques extrarachidiennes [6, 11, 26]. Les coupes coronales en T2-STIR et/ou en T2 avec saturation du signal de la graisse sont particulièrement performantes pour identifier les pathologies paravertébrales et pelviennes susceptibles de comprimer les nerfs dans leur trajet extrarachidien ; les autres séquences (T1, T1 après injection de gadolinium avec saturation du signal de la graisse, T2 et T2*, diffusion, DTI avec tractographie) et, éventuellement, un scanner complémentaire sont indispensables pour caractériser la lésion.

Les pathologies du muscle psoas-iliaque (hématomes, abcès, tumeurs) ou encore de l'articulation coxofémorale (arthrite, fractures, luxations) sont plutôt à l'origine de cruralgies par atteinte des nerfs fémoral et/ou obturateur [10] (figures 13.26 et 13.27).

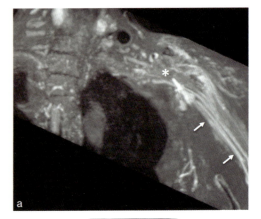
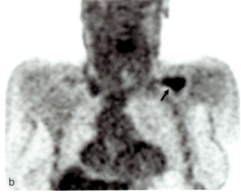

Figure 13.25. Récidive d'une néoplasie mammaire gauche avec infiltration du plexus brachial.
a) L'IRM en coupe coronale oblique en T2 STIR 3D démontre un épaississement et un signal hyperintense au niveau des branches terminales du plexus brachial gauche (flèches) ainsi qu'un écartement de plusieurs structures nerveuses (étoile). b) La TEP-TDM note une captation anormale du 18-FDG dans cette même région (flèche), confirmant ainsi la récidive tumorale.

Les pathologies du muscle psoas-iliaque (hématomes, abcès, tumeurs) sont plutôt à l'origine de cruralgies [10].

Diverses affections gynécologiques peuvent comprimer les structures nerveuses, notamment les racines ou le tronc du nerf sciatique ou encore le nerf obturateur et peuvent être responsables de sciatiques ou de cruralgies rythmées par les menstruations (kystes ovariens, endométriose).

Des compressions nerveuses d'origine vasculaire sont rares ; la mise en œuvre de techniques d'angio-IRM ou d'angioscanner est nécessaire et permet d'identifier des anévrismes (artère sous-clavière, artères iliaques, artère fémorale, artère glutéale), des malformations artérioveineuses, ou encore des varices veineuses.

Les tumeurs primitives ou secondaires de la ceinture pelvienne ou de la région des défilés en cervicothoracique peuvent comprimer les structures nerveuses adjacentes [3, 22]. Des hématomes induits par des lésions traumatiques de l'articulation coxofémorale peuvent comprimer en arrière le tronc du nerf sciatique, en avant le nerf fémoral et en dedans le nerf obturateur (figure 13.28).

Des neuropathies sciatiques peuvent résulter d'une atteinte du nerf en regard de la tubérosité ischiatique suite à une atteinte proximale des tendons des muscles ischiojambiers et/ou des parties molles adjacentes [6].

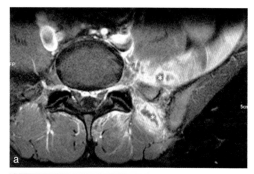
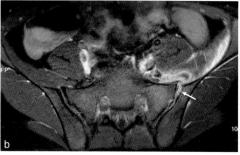

Figure 13.26. Irritation radiculaire extrarachidienne d'origine septique.
IRM, coupes axiales T1 en suppression de graisse après injection de gadolinium. Abcès des muscles iliaques, psoas et paraspinaux gauches à hauteur de la fossette lombosacrée (étoiles), secondaires à une sacro-iliïte infectieuse gauche (flèche).

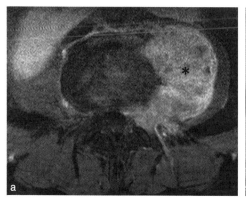
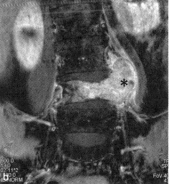

Figure 13.27. Atteinte tumorale du muscle psoas à l'origine d'une irritation radiculaire.
IRM, coupes a) axiale et b) frontale en T1 avec suppression de graisse et après injection de gadolinium. Métastase de L3 avec extension et compression du muscle psoas gauche (étoiles) responsable d'une lombocruralgie.

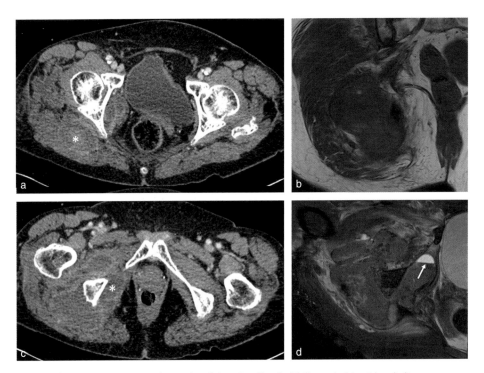

Figure 13.28. Hématomes post-traumatiques des régions fessière, ischiatique et obturatrice droites.
Les coupes a, c) axiales en scanner réalisées après injection de contraste et en IRM b) en T1 et d) en T2 visualisent des collections hypodenses avec discrètes prises de contraste annulaires périphériques (étoiles) avec un signal très hétérogène (hypo-, iso- et hyperintense) en T1 et en T2 avec un niveau liquide-liquide en T2 (flèche). Ces hématomes compriment les nerfs sciatique et obturateur droits.

Références

[1] Adachi Y, Sato N, Okamoto T, et al. Brachial and lumbar plexuses in chronic inflammatory demyelinating polyradiculoneuropathy: MRI assessment including apparent diffusion coefficient. Neuroradiology 2011;53:3–11.
[2] Ahlawat S, Chhabra A, Blakely J. Magnetic resonance neurography of peripheral nerve tumors and tumorlike conditions. Neuroimaging Clin N Am 2014;24:171–92.
[3] Ailianou A, Fitsiori A, Syrogiannopoulou A, et al. Review of the principal extra spinal pathologies causing sciatica and new MRI approaches. Br J Radiol 2012;85:672–81.
[4] Andreou A, Sohaib A, Collins DJ, et al. Diffusion-weighted MR neurography for the assessment of brachial plexopathy in oncological practice. Cancer Imaging 2015;15:6. 2.
[5] Baumer P, Kele H, Kretschmer T, et al. Thoracic outlet syndrome in 3T MR neurography-fibrous bands causing discernible lesions of the lower brachial plexus. Eur Radiol 2014;24:756–61.
[6] Bucknor MD, Steinbach LS, Saloner D, Chin CT. Magnetic resonance neurography evaluation of chronic extraspinal sciatica after remote proximal hamstring injury: a preliminary retrospective analysis. J Neurosurg 2014;121:408–14.
[7] Cassidy L, Walters A, Bubb K, et al. Piriformis syndrome: implications of anatomical variations, diagnostic techniques, and treatment options. Surg Radiol Anat 2012;34:479–86.
[8] Cejas C, Aguilar M, Falcón L, et al. High resolution (3 T) magnetic resonance neurography of the sciatic nerve. Radiologia 2013;55:195–202.
[9] Chhabra A, Andreisek G. Magnetic resonance neurography. New Delhi, Panama City, London: Jaypee Brothers Medical Publishers (P) LTD; 2012.

[10] Chhabra A, Faridian-Aragh N. High-resolution 3-T MR neurography of femoral neuropathy. AJR Am J Roentgenol 2012;198:3–10.

[11] Delaney H, Bencardino J, Rosenberg ZS. Magnetic resonance neurography of the pelvis and lumbosacral plexus. Neuroimaging Clin N Am 2014;24:127–50.

[12] Dietemann JL, Sick H, Wolfram-Gabel R, et al. Anatomy and computed tomography of the normal lumbosacral plexus. Neuroradiology 1987;29:58–68.

[13] Echaniz-Laguna A, Dietemann JL. Brachial plexus atrophy in chronic inflammatory demyelinating polyradiculoneuropathy. J Clin Neuromuscul Dis 2012;13:243–5.

[14] Filler AG, Haynes J, Jordan SE, et al. Sciatica of nondisc origin and piriformis syndrome: diagnosis by magnetic resonance neurography and interventional magnetic resonance imaging with outcome study of resulting treatment. J Neurosurg Spine 2005;2:99–115.

[15] Gasparotti R, Lodoli G, Meoded A, et al. Feasibility of diffusion tensor tractography of brachial plexus injuries at 1.5 T. Invest Radiol 2013;48:104–12.

[16] Ghobrial GM, Dalyai R, Flanders AE, Harrop J. Nitrous oxide myelopathy posing as spinal cord injury. J Neurosurg Spine 2012;16:489–91.

[17] Hans FJ, Reinges MH, Krings T. Lumbar nerve root avulsion following trauma: balanced fast field-echo MRI. Neuroradiology 2004;46:144–7.

[18] Jacques C, Dietemann JL. Imaging features of neurofibromatosis type 1. J Neuroradiol 2005;32:180–97.

[19] Jain KK, Malhotra HS, Garg RK, et al. Prevalence of MR imaging abnormalities in vitamin B12 deficiency patients presenting with clinical features of subacute combined degeneration of the spinal cord. J Neurol Sci 2014;342:162–6. 15.

[20] Jalali-Farahani S1, Blakeley JO, Belzberg AJ, et al. Plexiform nerve sheath tumor or vascular malformation--role of advanced MR neurography and diffusion tensor imaging. Skeletal Radiol 2013;42:1007–10.

[21] Kumar N, Ahlskog JE, Klein CJ, Port JD. Imaging features of copper deficiency myelopathy: a study of 25 cases. Neuroradiology 2006;48:78–83.

[22] Moore KR, Tsuruda JS, Dailey AT. The value of MR neurography for evaluating extraspinal neuropathic

leg pain: a pictorial essay. AJNR Am J Neuroradiol 2001;22:786–94.

[23] Pacelli J, Whitaker CH. Brachial plexopathy due to malignant peripheral nerve sheath tumor in neurofibromatosis type 1: case report and subject review. Muscle Nerve 2006;33:697–700.

[24] Park MS, Kim DH, Sung DH. Magnetic resonance neurographic findings in classic idiopathic neuralgic amyotrophy in subacute stage: a report of four cases. Ann Rehabil Med 2014;38:286–91.

[25] Sasaka KK, Phisitkul P, Boyd JL, et al. Lumbosacral nerve root avulsions: MR imaging demonstration of acute abnormalities. AJNR Am J Neuroradiol 2006;27:1944–6.

[26] Soldatos T, Andreisek G, Thawait GK, et al. High-resolution 3-T MR neurography of the lumbosacral plexus. Radiographics 2013;33:967–87.

[27] Vargas MI, Delavelle J, Jlassi H, et al. Clinical applications of diffusion tensor tractography of the spinal cord. Neuroradiology 2008;50:25–9.

[28] Vargas MI, Viallon M, Nguyen D, et al. New approaches in imaging of the brachial plexus. Eur J Radiol 2010;74:403–10.

[29] Vargas MI, Dietemann JL. Imagerie des nerfs périphériques : techniques et applications cliniques EMC (Elsevier Masson SAS, Paris), Radiologie et Imagerie Médicale – Musculosquelettique – Neurologique – Maxillofaciale 2012; 7: 1–12. [Article 31-673-B-15].

[30] Vargas MI, Gariani J, Delattre BA, et al. Three-dimensional MR imaging of the brachial plexus. Semin Musculoskel Radiol 2015;19:137–48.

[31] Wadhwa V, Thakkar RS, Maragakis N, et al. Sciatic nerve tumor and tumor-like lesions - uncommon pathologies. Skeletal Radiol 2012;41:763–74.

[32] Wang LM, Zhong YF, Zheng DF, et al. Intraneural perineurioma affecting multiple nerves: a case report and literature review. Int J Clin Exp Pathol 2014;7:3347–54.

[33] Yoshikawa T, Hayashi N, Yamamoto S, et al. Brachial plexus injury: clinical manifestations, conventional imaging findings, and the latest imaging techniques. Radiographics 2006;26(Suppl 1):S133–43.

Chapitre 14

Imagerie interventionnelle rachidienne clinique

Traitements actuels, niveaux de preuve, recommandations

H. Brat, T. Bouziane, X. Willems

Une longue période de pratique empirique vient de se heurter à des accidents graves lors d'actes interventionnels, jusqu'à remettre en cause certains actes réalisés depuis des décennies dans le traitement de la douleur [5]. La communauté interventionnelle doit s'appuyer sur les niveaux de preuve existants pour chaque acte, et valider des recommandations qui pondèrent les risques et bénéfices potentiels pour le patient [12, 17, 20]. Ce chapitre aborde un certain nombre de syndromes douloureux d'origine rachidienne sous l'angle des niveaux de preuve diagnostiques et thérapeutiques et résume les recommandations actuelles.

Niveaux de preuve et gradation des recommandations

Ce texte repose sur les travaux publiés par l'American Society of Interventional Pain Physicians (ASIPP), la North American Spine Society (NASS), la Spine Intervention Society (SIS), des ouvrages de référence publiés après 2012, et sur une recherche bibliographique approfondie.

L'analyse du niveau de preuve de chaque acte diagnostique et thérapeutique est réalisée sur la base des critères de l'USPSTF (United States Preventive Services Task Force) [8] et leurs évolutions ultérieures. Ces niveaux de preuve, standardisés

en fonction du nombre, du type et de la qualité des études publiées, sont classés en trois grandes catégories : « bon », « moyen » et « limité », avec une sous-qualification « faible » quand le niveau de preuve est inexistant (tableau 14.1).

De ces niveaux de preuve résultent des recommandations pratiques (tableau 14.2) afin d'aider le clinicien dans le choix des actes interventionnels. Ce chapitre utilise la définition des recommandations de bonne pratique (RBP) de l'Institute of Medicine (IOM) de 2011 : « Les RBP sont des propositions qui incluent des recommandations destinées à optimiser les soins et qui sont fondées sur une revue systématique de la littérature et sur une évaluation des bénéfices et des inconvénients des différentes options des soins ».

Radiculalgies lombosacrées

Infiltration anesthésique diagnostique

Rappelons que l'imagerie non invasive par tomodensitométrie (TDM) ou imagerie par résonance magnétique (IRM) avant 6 semaines est non recommandée et peu spécifique en dehors d'une suspicion de radiculalgie symptomatique (pathologie sous-jacente grave). En effet, l'évolution naturelle d'une radiculalgie est la guérison spontanée. Nombre de personnes asymptomatiques

Imagerie de la colonne vertébrale et de la moelle épinière
© 2017 Elsevier Masson SAS. Tous droits réservés.

Imagerie de la colonne vertébrale et de la moelle épinière

Tableau 14.1. Niveaux de preuve fondés sur les grilles de lecture de l'USPSTF (United States Preventive Services Task Force).

Niveau de preuve	Description
Bon	Résultats cohérents issus d'études bien définies, bien conduites, réalisées dans une population représentative, évaluant directement les effets en matière de résultats sur la santé, avec au moins deux études randomisées contrôlées de haute qualité. Études de niveau I
Moyen	Le niveau de preuve est suffisant pour déterminer un effet en matière de résultats sur la santé, mais la puissance de la preuve est limitée par le nombre, la qualité, l'échantillon ou la cohérence des études incluses, la généralisation de la preuve à la pratique routinière ou la nature indirecte de cette preuve sur les résultats en matière de santé. Études de niveau II ou III
Limité (faible)	Le niveau de preuve est insuffisant pour évaluer les effets en matière de résultats sur la santé en raison du faible nombre ou de la faible puissance des études, d'incohérences inexpliquées dans des séries de haute qualité, d'importants défauts méthodologiques ou de manque d'information à propos d'importants résultats en matière de santé. Études de niveaux IV et V, voire insuffisance formelle de preuves

Tableau 14.2. Gradation des recommandations en fonction du niveau de preuve.

Niveau de preuve	Recommandation
Bon	Recommandé
Moyen	Recommandé ou à considérer
Limité (faible)	Peut être considéré ou non recommandé

présentent une image de protrusion discale et au contraire certains patients avec un syndrome radiculaire net ne présentent pas de hernie discale. Enfin, un patient peut devenir asymptomatique et garder une image d'hernie discale.

Diagnostiquer une radiculalgie par bloc radiculaire sélectif au moyen d'une infiltration périradiculaire de 1 ml d'anesthésique local (lidocaïne 2 %) est parfois réalisé. Ce test a surtout une valeur prédictive négative. En effet, la diffusion de l'anesthésique injecté en regard du ganglion radiculaire a de grandes chances d'affecter le nerf sinuvertébral (responsable de l'innervation de

Tableau 14.3. Niveaux de preuve : infiltration diagnostique des lomboradiculalgies.

Procédure diagnostique	Niveau de preuve	Recommandation
Bloc radiculaire sélectif radioguidé	Limité	Peut être envisagé en cas de diagnostic équivoque et d'atteinte de plusieurs niveaux

l'anneau fibreux périphérique et du ligament longitudinal postérieur), ainsi que les fibres sensitives du rameau dorsal (innervant les muscles paraspinaux et l'articulation zygapophysaire), rendant ce test très peu spécifique. Le niveau de preuve actuel pour cette technique est limité (tableau 14.3).

Options thérapeutiques (tableaux 14.4 et 14.5)

Qu'elle soit aiguë ou a fortiori chronique, la radiculalgie nécessite une approche souvent multidisciplinaire pour une efficacité thérapeutique à long terme.

Tableau 14.4. Niveaux de preuve : traitement de la radiculalgie lombaire sur conflit discoradiculaire.

Procédure thérapeutique	Niveau de preuve	Recommandation
Infiltration interlamaire de corticoïdes avec AL*	Bon	Recommandé
Infiltration interlamaire d'AL* sans corticoïdes	Moyen	À considérer
Infiltration foraminale de corticoïdes avec AL*	Bon	Non recommandé (accidents neurologiques graves)
Infiltration foraminale d'AL* sans corticoïdes	Moyen	À considérer (conflit extraforaminal uniquement)
Radiofréquence pulsée adjacente au ganglion radiculaire	Moyen	À considérer (douleurs chroniques) après bloc positif
Radiofréquence lésionnelle adjacente au ganglion radiculaire	Limité	Non recommandé
Neurostimulateur médullaire en cas de douleurs chroniques irréductibles après échec chirurgical	Moyen	Recommandé (en centre spécialisé)

* AL : anesthésique local (bupivacaïne 0,25 % 2 ml ou lidocaïne 1 à 2 % 2 ml).

Tableau 14.5. Niveaux de preuve : traitement des lomboradiculalgies en cas de rétrécissement canalaire.

Procédure thérapeutique	Niveau de preuve	Recommandation
Effet à court et long terme des infiltrations interlamaires de corticoïdes avec AL*	Moyen	Recommandé
Effet à court et long terme des infiltrations interlamaires d'AL* sans corticoïdes	Moyen	À considérer
Effet à court terme des infiltrations foraminales de corticoïdes avec ou sans AL*	Limité	Non recommandé
Effet long terme des infiltrations foraminales de corticoïdes avec ou sans AL*	Faible	Non recommandé

* AL : anesthésique local (bupivacaïne 0,25 % 2 ml ou lidocaïne 1 à 2 % 2 ml).

Infiltrations épidurales et foraminales de corticoïdes [3, 12, 13, 15, 17, 20]

Pourquoi utiliser des corticoïdes dans les radiculalgies ?

Les douleurs radiculaires sont multifactorielles, mais l'inflammation locale joue un rôle clé. Une déchirure de l'anneau fibreux périphérique libère un taux élevé de phospholipase A2, enzyme et catalyseur responsable de la libération d'agents pro-inflammatoires, tels que l'acide arachidonique, certaines prostaglandines, des leucotriènes, etc. Cette cascade inflammatoire est à l'origine de la radiculalgie. L'action des corticoïdes est d'inhiber l'activité de la phospholipase A2.

Quand infiltrer ?

L'infiltration de corticoïdes est indiquée en cas de douleurs radiculaires subaiguës, c'est-à-dire après un minimum de 6 semaines de traitement conservateur bien conduit. Elle permettra une sédation des douleurs à court terme dans un contexte de traitement physiothérapeutique, mais est inefficace en cas de symptômes chroniques si on la compare à l'infiltration d'anesthésiques seuls.

Quelle voie utiliser ?

Compte tenu des complications neurologiques rares mais graves objectivées ces dernières années

lors d'infiltrations foraminales, la voie épidurale interlamaire parasagittale doit être préférée (figure 14.1), d'autant que, bien réalisée, elle permet la diffusion du corticoïde vers l'espace épidural antérieur [3]. La voie foraminale ne doit donc plus être utilisée, sauf en cas de conflit extraforaminal symptomatique.

Quel corticoïde utiliser ?

Les corticoïdes faiblement ou non hydrosolubles peuvent précipiter et former des cristaux dans un environnement hydrophile. Il s'agit essentiellement de l'acétate de méthylprednisolone, l'acétate de prednisolone, l'acétate de bétaméthasone, l'acétonide de triamcinolone. Bien que les mécanismes des accidents neurologiques ne soient pas tous élucidés, il est admis que l'injection de ces corticoïdes au sein d'artères foraminales (cervicales ou lombaires) à destinée canalaire est probablement en cause dans la survenue brusque d'accidents ischémiques cérébraux, médullaires et du cône terminal. La présence de tissu cicatriciel épidural constitue également un facteur de risque de lésions médullaires après infiltration épidurale de corticoïdes [5].

La dexaméthasone est considérée comme un corticoïde hydrosoluble malgré la présence de microparticules sporadiques de 0,5 μm. Si celle-ci est seule ou mélangée à un anesthésique local, le risque d'entraîner une occlusion artérielle ou capillaire est moindre. Aucun accident neurologique n'a été rapporté après infiltration épidurale radioguidée de dexaméthasone. Son efficacité relative par rapport aux corticoïdes faiblement ou non hydrosolubles n'est pas établie.

En France, le cortivazol (Altim®) est indiqué en injection épidurale en cas de radiculalgie et constitue le seul corticoïde recommandable ayant l'autorisation de mise sur le marché (AMM). La prednisone (Hydrocortancyl®) a progressivement été abandonnée suite à la publication d'accidents neurologiques graves.

Combien d'infiltrations ? [20]

Après une première infiltration épidurale, l'amélioration des symptômes s'observe habituellement vers la fin de la première semaine. Il est recommandé de réaliser une deuxième infiltration à un intervalle d'au moins 2 semaines si la réponse à la première infiltration est partielle, en raison des effets secondaires endocriniens potentiels. Une troisième infiltration peut être envisagée uniquement si les deux premières ont permis une résolution partielle significative (> 50 % de la douleur).

Technique des infiltrations épidurales interlamaires lombaires (figure 14.1)

- Cible : espace épidural paramédian postérieur, en avant du ligament jaune, en dedans de l'articulation zygapophysaire, en arrière de l'émergence radiculaire symptomatique.
- Procédure : patient en procubitus, coupes TDM de repérage centrées sur le niveau à infiltrer et vérification de la concordance radioclinique. Abord paramédian ou postérolatéral, ponction directe sous fluoroscopie-TDM, de la peau au versant antérieur du ligament jaune avec une aiguille 22 G. Injection de 1 ml de produit de contraste iodé pour prouver le positionnement correct de l'aiguille, refouler discrètement le sac dural et souvent opacifier le versant antérieur du canal rachidien. Infiltration lente de 2 ml d'anesthésique local et d'un corticoïde hydrosoluble.
- Dangers : en cas de brèche durale avec céphalées post-infiltration, envisager un *blood patch* avant 48 heures. Rarement : ponction radiculaire, veineuse épidurale, articulaire.

Technique des infiltrations périradiculaires foraminales lombaires (figure 14.2)

- Avertissement : compte tenu des risques d'accident neurologique grave, l'utilisation de la voie foraminale doit être réservée aux conflits extraforaminaux lombaires et à des mains expérimentées.
- Cible : ganglion radiculaire, au versant externe du trou de conjugaison, sur le prolongement d'une ligne horizontale passant par le rebord antérieur de l'articulation zygapophysaire correspondante.

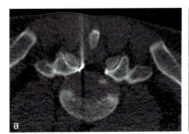 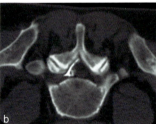 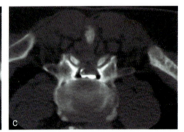

Figure 14.1. Voie épidurale interlamaire parasagittale (a) et diffusion vers l'espace épidural antérieur (b, c).

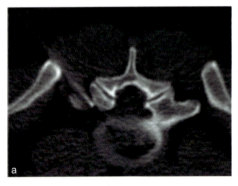 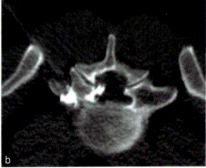

Figure 14.2. Infiltration foraminale lombaire guidée par CT-scanner.
a) Positionnement de l'aiguille à la sortie du foramen et b) opacification locale démontrant la topographie extravasculaire de l'aiguille et le territoire de diffusion des molécules injectées.

l'ASIPP (American Society of Interventional Pain Physicians) ont standardisé la procédure et les résultats de la discographie provocatrice. Le test est positif si :
- le disque suspect présente une fissure de grade III selon la classification de Dallas modifiée (figure 14.3) ;
- le niveau suspect génère une douleur concordante d'une intensité supérieure ou égale à 7/10 ;
- la douleur est reproduite au niveau suspect pour une pression intradiscale inférieure à 50 psi (unité de mesure de pression ; 1 psi = 0,069 bar) au-dessus de la pression d'ouverture du disque (PO). On distingue alors :
  - un disque « chimiquement » sensible par stimulation des récepteurs nociceptifs si la douleur s'exprime à moins de 15 psi au-dessus de la PO ;
  - un disque « mécaniquement » sensible par dépassement du seuil nociceptif de l'étirement tissulaire si la douleur s'exprime entre 15 et 50 psi au-dessus de la PO ;
  - cette distinction est théorique et la douleur lombaire clinique est probablement induite par l'association des deux mécanismes.
- Deux niveaux discaux adjacents de contrôle doivent être testés et indolores (un seul si L5–S1 est suspect).
- Dangers :
  - infection ;
  - risque de progression des remaniements dégénératifs discaux.

Options thérapeutiques (tableau 14.8)

Infiltration épidurale

Une étude récente de haute qualité [14] a montré l'efficacité des injections épidurales interlamaires d'anesthésique local, seul (lidocaïne 0,5 % 6 ml, groupe I), ou avec corticoïdes (lidocaïne 0,5 % 5 ml + bétaméthasone 6 mg 1 ml, groupe II) chez 120 patients lombalgiques chroniques avec doubles blocs facettaire et sacro-iliaque négatifs. À 24 mois, le nombre moyen des infiltrations est de 6 dans les deux groupes ; 78 % des patients du groupe I et 70 % du groupe II ont une réponse favorable (> 50 % de réduction de la douleur et > 50 % d'amélioration fonctionnelle). Dans les deux groupes, l'utilisation d'antalgiques opioïdes a été significativement diminuée. Cette étude pose la question de l'utilité des corticoïdes épiduraux

Tableau 14.8. Niveaux de preuve : traitement interventionnel des douleurs d'origine discale.

Procédure thérapeutique	Niveau de preuve	Recommandation
Infiltration épidurale d'anesthésique local avec ou sans corticoïdes	Moyen	Recommandé
Injection intradiscale de corticoïdes (Modic I, discographie positive à basse pression)	Moyen	À considérer (population cible)
Annuloplastie thermique	Faible	Non recommandé

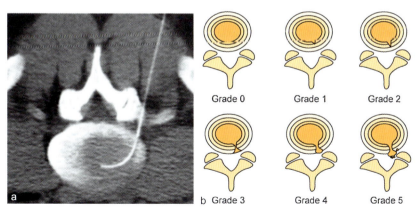

Figure 14.3. Classification de Dallas modifiée des lésions discales.
a) Positionnement d'une aiguille à discographie dans le nucleus discal sous contrôle TDM et b) classification de Dallas modifiée.

406 Imagerie de la colonne vertébrale et de la moelle épinière

pour traiter les lombalgies chroniques et renforce l'hypothèse d'une modulation possible de la stimulation nociceptive par l'anesthésique local autant que par un anti-inflammatoire stéroïdien [15].

Injection intradiscale de corticoïdes

Cette technique doit être réservée à des patients lombalgiques chroniques, insuffisamment soulagés par les infiltrations épidurales de corticoïdes et d'anesthésique local et présentant une discographie positive à basse pression (disque chimiquement sensible) associée à des remaniements « œdémateux » des plateaux vertébraux de type Modic I en IRM.

Annuloplasties thermiques

Les techniques d'annuloplastie thermique discale, récemment apparues, sont de bénéfice très incertain.

L'encadré 14.2 rappelle les messages clés concernant la lombalgie discale.

Douleurs d'origine facettaire

Diagnostic

La revue de la littérature existante sur ce sujet permet de retenir les éléments suivants.

Encadré 14.2

Messages clés : lombalgies discales

- La lombalgie d'origine discale est probablement due à la combinaison d'une production de stimulus nociceptifs dans le disque, associée à une néo-innervation au sein des fissures annulaires.
- Le gold standard diagnostique reste pour certains la discographie provocatrice sous guidage scanner, corrélant la douleur clinique à la dégénérescence discale.
- Les infiltrations épidurales radioguidées d'anesthésique local avec ou sans corticoïdes sont recommandées en première intention pour un soulagement à court terme.
- Les annuloplasties thermiques doivent encore être évaluées.

Le bloc de la branche médiale du rameau dorsal du nerf spinal est le meilleur outil diagnostique pour prouver l'origine facettaire d'une douleur et a une valeur pronostique de bonne réponse à une neurotomie par radiofréquence.

Le bloc facettaire diagnostic réalisé de façon standardisée (tableau 14.9) est recommandé pour confirmer l'implication facettaire dans les douleurs.

Deux sessions de bloc diagnostique de la branche médiale du rameau postérieur doivent idéalement être réalisées de façon standardisée avec des anesthésiques locaux à durée d'action différente. Les critères de positivité minimaux pour un bon niveau de preuve sont un soulagement > 75 % de la douleur pendant la durée d'action de l'anesthésique local et la possibilité d'effectuer plus aisément des mouvements habituellement douloureux. Si une seule session de bloc diagnostique de la branche médiale du rameau postérieur est réalisée de façon standardisée, les critères de positivité minimaux sont identiques, mais le niveau de preuve devient limité (tableau 14.10).

Options thérapeutiques (tableau 14.11)

Infiltration intra-articulaire de corticoïdes

Le niveau de preuve pour l'injection thérapeutique intra-articulaire de corticoïdes est limité et cette procédure ne peut pas être recommandée.

Tableau 14.9. Recommandations pour une standardisation du bloc facettaire (adapté d'après [21]).

– Pas d'injection intra-articulaire
– Idéalement deux sessions de bloc des branches médiales issues des rameaux dorsaux qui innervent l'articulation ciblée, à une semaine d'intervalle
– Trois aiguilles à infiltration, placées à trois niveaux adjacents sous contrôle d'imagerie, juste en dessous du bord supérieur du versant dorsal médial de l'apophyse transverse (figure 14.4a)
– Injection de 0,1 ml de produit de contraste afin de prouver la topographie extravasculaire de l'aiguille
– Injection de maximum 0,5 ml d'anesthésique local (lidocaïne 2 %) par niveau, sans corticoïde
– Évaluation de la variation d'intensité de la douleur par échelle visuelle analogique ou numérique avant et après le bloc
– Évaluation de la variation de la fonction pendant la durée d'action de l'anesthésique local, par un membre du personnel paramédical

Tableau 14.10. Niveaux de preuve : diagnostic des douleurs d'origine facettaire.

Procédure diagnostique	Niveau de preuve	Recommandation
2 sessions de bloc de branche médiale du rameau dorsal avec > 75 % de diminution de la douleur	Bon	Recommandé
1 session de bloc de branche médiale du rameau dorsal avec > 75 % de diminution de la douleur	Limité	Peut être considéré
Bloc intra-articulaire	Limité	Non recommandé

Tableau 14.11. Niveaux de preuve : traitement interventionnel des douleurs d'origine facettaire.

Procédure thérapeutique	Niveau de preuve	Recommandation
Injection intra-articulaire de corticoïdes	Limité	Non recommandé
Bloc facettaire thérapeutique + un corticoïde	Moyen à bon	À considérer
Traitement par radiofréquence pulsée	Limité	Non recommandé
Traitement par radiofréquence lésionnelle	Bon	Recommandé

Bloc facettaire thérapeutique

Une étude randomisée sur 100 patients comparant la neurotomie facettaire par radiofréquence lésionnelle et le bloc facettaire par anesthésique local mélangé à un corticoïde démontre des résultats positifs à 6 mois (92 % et 75 % d'amélioration de la douleur, respectivement) et à un an (90 % et 60 %).

Neurotomie par radiofréquence pulsée

Une étude randomisée, comparant l'efficacité de la radiofréquence pulsée (modulation nociceptive à 40 °C) versus lésionnelle (destruction thermique à 80 °C), et une étude observationnelle, évaluant l'efficacité de la radiofréquence pulsée seule, montrent un niveau de preuve limité en termes de diminution de la douleur et d'amélioration fonctionnelle.

Neurotomie par radiofréquence lésionnelle

Les revues systématiques de la littérature concluent à un bon niveau de preuve quant au traitement des douleurs d'origine facettaire par radiofréquence lésionnelle à court (< 6 mois) et long terme (> 6 mois). Sont notamment démontrées [4, 21] une supériorité de la radiofréquence lésionnelle par rapport au placebo en termes de diminution de la douleur et d'amélioration de la fonction, qui avoisine un an.

Technique de la neurotomie facettaire par radiofréquence lésionnelle

- Cible : branche médiale du rameau dorsal du nerf spinal.
- Procédure :
  - patient en procubitus ;
  - repérage TDM à basse dose des niveaux douloureux et du niveau sus-jacent ;
  - en fenêtre discale, la branche médiale est perçue sur le versant postérieur et supérieur de la jonction pédiculotransverse aux niveaux L1 à L4 (figure 14.4) ;
  - L5 présente la particularité que le rameau dorsal est la cible, située sur le versant dorsal de la jonction de l'aileron sacré et du processus articulaire du sacrum ;
  - après désinfection cutanée, une aiguille à radiofréquence 22 G est placée en territoire cible sur trois niveaux adjacents, incluant le niveau sus-jacent à l'articulation douloureuse (figure 14.4) ;
  - injection de 0,1 ml de produit de contraste iodé afin de prouver la topographie extravasculaire de l'aiguille ;
  - après vérification de l'impédance, procéder à une stimulation sensitive à 50 Hz qui doit provoquer une gêne locale à moins de 0,5 V, puis une stimulation motrice à 2 Hz à au moins 1 V qui génère habituellement des contractions du muscle multifide, mais ne doit pas générer de contraction rythmique dans le membre inférieur ;
  - injecter 0,5 ml de lidocaïne 2 % ;
  - la neurotomie est ensuite réalisée à 80 °C pendant 60 secondes ;

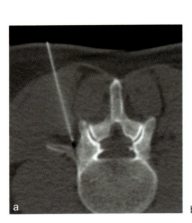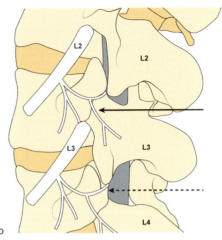

Figure 14.4. a) Positionnement adéquat de l'aiguille en vue d'un bloc facettaire ou d'un traitement par radiofréquence et b) illustration de l'innervation facettaire L3–L4 par la branche médiale du rameau postérieur de L3 (flèche pointillée) ainsi que de L2 (flèche pleine).

– une infiltration d'un mélange de 1 ml de bupivacaïne 0,25 % et de 1 ml de corticoïde peut être administrée en fin de procédure pour limiter l'inconfort durant les jours qui suivent.
- Dangers et complications : avec une technique rigoureuse et sous guidage TDM, aucune complication n'est à craindre.

L'encadré 14.3 rappelle les messages clés concernant la lombalgie facettaire.

Encadré 14.3

Messages clés : lombalgie facettaire

- Deux sessions de blocs diagnostiques positifs de la branche médiale du rameau dorsal sont le meilleur outil pour prouver l'origine facettaire d'une douleur et pronostiquer une bonne réponse à une neurotomie par radiofréquence. Les critères de positivité sont un soulagement > 75 % de la douleur et la possibilité d'effectuer plus aisément des mouvements habituellement douloureux.
- La neurotomie par radiofréquence lésionnelle est le traitement recommandé pour les douleurs d'origine facettaire.

Radiculalgie sur kyste zygapophysaire endocanalaire [11]

La compression radiculaire endocanalaire douloureuse résultant d'un kyste arthrosynovial d'origine zygapophysaire peut être traitée par arthrodistension et/ou infiltration.

Technique de l'arthrodistension kystique endocanalaire

- Cibles :
  – articulation interapophysaire à l'origine du kyste arthrosynovial ;
  – éventuellement kyste arthrosynovial endocanalaire.
- Procédure :
  – patient en procubitus, coupes TDM de repérage de l'interligne articulaire cible ;
  – abord postérieur paramédian ou postérolatéral (aiguille 22 G) et ponction directe de l'articulation, sous contrôle par fluoroscopie-TDM (figure 14.5a). Opacification de l'interligne articulaire et du kyste au moyen de 0,5 à 1 ml de produit de contraste iodé

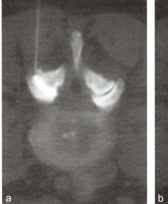 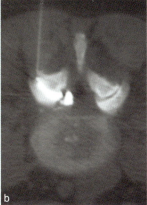 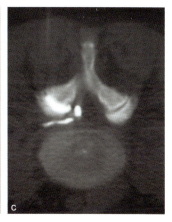

Figure 14.5. a, b) Arthrodistension et c) rupture pariétale d'un kyste synovial endocanalaire lombaire.

(figure 14.5b) et poursuite de l'injection de liquide physiologique jusqu'à obtenir la rupture de la paroi kystique par hyperpression (arthrodistension), confirmée par la perte de résistance à l'injection et la visualisation d'une fuite épidurale du contraste (figure 14.5c) ;
– en fin de procédure, injection d'un corticoïde pour effet anti-inflammatoire local ;
– alternative : injection de corticoïde sans atteindre le niveau de rupture du kyste ;
– en cas de douleur intolérable ou d'accès articulaire impossible, ponction directe du kyste, rinçage du kyste au moyen d'un mélange de liquide physiologique et anesthésique local avant la tentative de rupture pariétale.
- Résultats :
– soulagement immédiat de la douleur ;
– parfois, accentuation transitoire de la douleur liée à la mise sous tension du kyste ;
– succès permettant d'éviter la chirurgie dans environ 50 à 70 % des cas après une ou deux séances d'infiltration, respectivement.
- Dangers : pas de risque particulier.

Lombalgie sur spondylolyse : bloc-test et infiltration

Ce geste peut être réalisé pour le diagnostic étiologique de douleurs lombaires basses en cas de lyse isthmique avec ou sans discopathie adjacente, parfois en vue d'une éventuelle reconstitution isthmique chirurgicale.

Technique du bloc de lyse isthmique

- Cible : isthme(s) présentant la lyse, le plus souvent en L5.
- Procédure :
– préalablement à la procédure, évaluation de la douleur sur une échelle visuelle analogique (EVA) graduée de 0 à 10, au repos et après réalisation des mouvements habituellement douloureux ;
– patient en procubitus, coupes TDM de repérage sur le niveau concerné. Abord postérolatéral et ponction directe de la peau jusqu'à la lyse isthmique, sous contrôle par fluoroscopie-TDM, avec une aiguille 22 G (figure 14.6). Opacification locale au moyen de 1 ml de produit de contraste iodé pour démontrer la bonne topographie de l'aiguille, suivie d'une injection de 1 ml de lidocaïne 2 % et de 1 ml de corticoïde ;
– après 30 minutes, réévaluation de la douleur sur une EVA graduée de 0 à 10 au repos et après réalisation des mouvements habituellement douloureux.
- Résultats :
– le résultat du bloc-test anesthésique est positif à partir de 75 % de réduction de la douleur ;

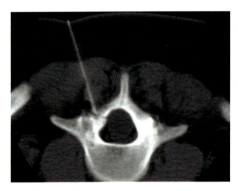

Figure 14.6. Technique d'infiltration de spondylolyse : positionnement correct de l'aiguille.

- un résultat positif est un facteur de bon pronostic pour une éventuelle « reconstitution chirurgicale » de la spondylolyse [19].
- Dangers : pas de risque particulier.

Douleurs de l'articulation sacro-iliaque

Options thérapeutiques (tableau 14.12)

Infiltrations de corticoïdes

Les infiltrations intra-articulaires de corticoïdes mélangés à un anesthésique local peuvent diminuer significativement les douleurs pendant une période allant jusqu'à un an alors que l'infiltration de placebo ne génère pas de soulagement [20].

Bien que le niveau de preuve soit faible pour les infiltrations péri-articulaires de corticoïdes, associées ou non à de l'anesthésique local, il semble que celles-ci soient également efficaces comparativement à des injections d'anesthésique local seul.

Technique de bloc et infiltration sacro-iliaque (figure 14.7a,b)

- Cible : interligne articulaire postéro-inférieur en radioscopie ou en TDM-fluoroscopie.
- Procédure : patient en procubitus. Après repérage et désinfection cutanée, ponction directe et injection de 0,25 à 0,5 ml de produit de contraste iodé devant fuser le long de l'interligne pour démontrer la bonne topographie de l'aiguille, suivie d'une infiltration de 1 ml de lidocaïne 2 % ou de bupivacaïne 0,25 % en cas de bloc et de 1 ml de corticoïde mélangé à 0,5 ml d'anesthésique local en cas d'infiltration.
- Danger : aucun.

Neurotomie par radiofréquence

Si le traitement par infiltration intra-articulaire échoue ou ne donne qu'un soulagement à court terme, une thérapeutique par radiofréquence peut être envisagée.

L'utilisation d'un système de radiofréquence lésionnelle pour la branche médiale du rameau postérieur de L5 (et parfois L4), couplée à un système de refroidissement par eau pour les branches latérales sacrées de S1 à S3 permet d'obtenir une diminution significative de la douleur, associée à une amélioration fonctionnelle et de la qualité de vie pour une période avoisinant un an [16]. La technologie par refroidissement permet essentiellement d'augmenter le diamètre lésionnel à 10 mm.

Technique de radiofréquence lésionnelle refroidie

- Cible : branche médiale issue du rameau dorsal L5 (et parfois L4) et branches latérales de S1, S2 et S3.
- Procédure :
  - patient en procubitus ;
  - TDM de repérage ;

Tableau 14.12. Niveaux de preuve : traitement des douleurs d'origine sacro-iliaque.

Procédure thérapeutique	Niveau de preuve	Recommandation
Injection intra-articulaire de corticoïdes et d'anesthésique local	Bon	Recommandé
Injection péri-articulaire de corticoïdes et d'anesthésique local	Limité	Non recommandé
Neurotomie par radiofréquence lésionnelle refroidie	Moyen	À considérer
Neurotomie par radiofréquence conventionnelle	Limité	Non recommandé

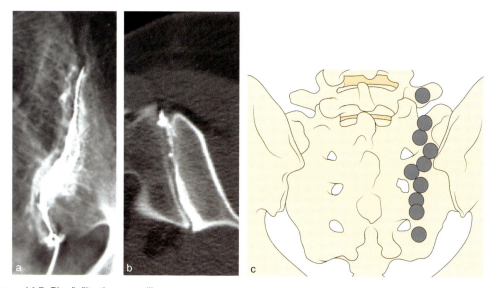

Figure 14.7. Bloc/infiltration sacro-iliaque.
a) Sous radioscopie. b) Sous TDM. c) Cibles de dénervation par radiofréquence conventionnelle.

- positionnement correct des aiguilles à radiofréquence (figure 14.7c) :
  - L4 : juste en dessous du bord supérieur du versant dorsal médial de l'apophyse transverse ;
  - L5 : jonction de l'aileron sacré et du processus articulaire du sacrum ;
  - S1 et S2 : 8 à 10 mm du bord latéral du foramen à 1 heure, 3 heures et 5 heures pour le côté droit, 7 heures, 9 heures et 11 heures pour le côté gauche ;
  - S3 : 8 à 10 mm du bord latéral du foramen à 1 heure et 5 heures à droite, 7 heures et 11 heures à gauche.
- une stimulation sensitive par niveau lombosacré doit reproduire la gêne à moins de 0,5 V ;
- injection de 0,5 ml de lidocaïne 2 % à chaque niveau lombosacré (2,5 ml au total) ;
- introduction séquentielle des sondes de radiofréquence monopolaires et thermoablation à 60 °C (30 secondes par niveau) ;
- la technique de thermoablation en L4 et L5 est classique (voir le paragraphe consacré au syndrome facettaire).
- Complications :
  - possible accentuation des douleurs pendant 5 à 10 jours ;
  - hypoesthésie/dysesthésie fessière transitoire.

> **Encadré 14.4**
> **Messages clés :
> douleurs sacro-iliaques**
> - L'injection intra-articulaire de corticoïdes mélangés à un anesthésique local peut être recommandée comme traitement interventionnel à court et moyen terme.
> - La neurotomie par radiofréquence refroidie peut être envisagée en cas d'échec ou de récidive rapide après infiltration intra-articulaire.

Les messages clés concernant les douleurs sacro-iliaques sont résumés dans l'encadré 14.4.

Coccygodynie (tableau 14.13) [9]

Les infiltrations péricoccygiennes (figure 14.8a) d'un mélange de corticoïdes et d'anesthésique local soulagent la douleur chez 60 % des patients. Lorsqu'elles sont associées à une manipulation coccygienne, le taux de succès des infiltrations passe à 85 %. Les injections intradiscales (figure 14.8b) n'ont pas montré leur efficacité. Quant au bloc ou au traitement par radiofréquence du ganglion impar, le niveau de preuve est actuellement très faible à nul.

Tableau 14.13. Niveaux de preuve : traitement de la coccygodynie.

Procédure thérapeutique	Niveau de preuve	Recommandation
Infiltration locale de corticoïdes et d'anesthésique local	Moyen	Recommandé
Infiltration intradiscale de corticoïdes	Faible	Non recommandé
Bloc ou radiofréquence du ganglion impar	Faible	Non recommandé

Névralgie occipitale (névralgie d'Arnold)

Il s'agit d'une douleur paroxystique lancinante sous-occipitale intense, généralement unilatérale, irradiant vers le vertex sur le trajet du nerf grand occipital, branche postérieure de C2. D'autres symptômes sont fréquemment associés : douleur du territoire rétro-orbitaire (67 %), acouphènes (33 %), vertiges (50 %) et nausées (50 %).

Technique d'infiltration du nerf grand occipital

- Cible :
  - bloc et infiltration :
    - voie classique : origine du nerf d'Arnold, entre les arcs postérieurs de C1 et C2, contre le bord postérieur de la masse latérale à proximité immédiate de l'articulation atlo-axoïdienne latérale (figure 14.9a).
    - voie simplifiée [10] : 1er coude du nerf grand occipital, entre le muscle semi-épineux de la tête et le muscle oblique caudal de la tête (figure 14.9b et c).
  - radiofréquence pulsée : émergence sous-cutanée du nerf située à 2 cm latéralement et 2 à 2,5 cm sous la protubérance occipitale et en dedans de l'artère occipitale (perçue à la palpation).
- Procédure :
  - patient en procubitus. Coupes TDM de repérage de la tubérosité occipitale à C3, éventuellement après injection de contraste intraveineux. Repérage de l'artère vertébrale,

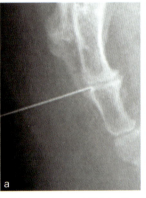
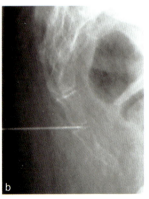

Figure 14.8. Infiltration a) péricoccygienne et b) intradiscale sous scopie.

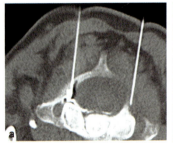
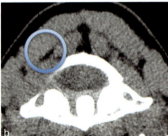
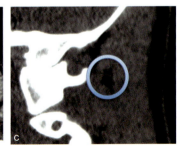

Figure 14.9. a) Infiltration bilatérale du nerf grand occipital à son origine et b) cibles de l'infiltration simplifiée au premier coude du nerf grand occipital, entre le muscle semi-épineux de la tête et le muscle oblique caudal de la tête.

ponctionner juste au-dessus en cas de boucle proéminente ;

– bloc et infiltration : abord paramédian postérieur et ponction directe sous contrôle TDM-fluoroscopique, de la peau à la masse latérale de C1 en inter-atlo-axoïdien avec une aiguille 25 G de 9 cm jusqu'au contact osseux et/ou ganglionnaire (*trigger zone*). Retrait millimétrique de l'aiguille et injection locale de 0,1 ml de produit de contraste iodé pour prouver la topographie extravasculaire de l'aiguille. Injection lente de 2 ml d'un mélange d'anesthésique local et de corticoïdes ;

– radiofréquence pulsée : placement d'une aiguille à radiofréquence 22 G de 5 cm à l'émergence superficielle du nerf grand occipital. Remplacement du mandrin par une électrode à radiofréquence. Localisation exacte à 50 Hz et 0,5 V jusqu'à stimulation sensitive (paresthésie du dermatome correspondant), suivie de deux salves de radiofréquence pulsée (45 V, 20 ms, 2 Hz) pendant 120 secondes à une température maximale de 42 °C.

• Dangers :

– ponction de l'artère vertébrale : la boucle artérielle est visible sous fluoroscopie-TDM, on peut donc l'éviter facilement ; toujours rester en dedans du bord externe de la masse latérale ;

– ponction du sac dural : rester en dehors du bord interne de la masse latérale.

Radiculalgies cervicobrachiales

Le traitement des radiculalgies cervicobrachiales doit d'emblée s'envisager de façon multidiciplinaire, associant les approches médicamenteuses, physiothérapeutiques et les infiltrations. La combinaison des traitements est significativement plus efficace à un et trois mois que chaque traitement pris isolément [6, 12].

Infiltrations épidurales ou foraminales (tableau 14.14) ?

Cette question est l'objet de débats depuis plusieurs années. La balance penche actuellement en faveur de la voie épidurale plutôt que foraminale pour les infiltrations cervicales, pour plusieurs raisons [6, 12].

Le niveau de preuve de l'efficacité des infiltrations épidurales cervicales est bon pour les hernies discales, tandis qu'il est faible pour les infiltrations foraminales.

Les infiltrations foraminales peuvent soulager la douleur et diminuer le recours à la chirurgie, mais les risques contrebalancent les avantages de la procédure avec nombre de complications neurologiques catastrophiques publiées dont 13 décès jusqu'en fin 2013 [5]. Des cas de syndrome de l'artère spinale antérieure avec ischémie médullaire sont rapportés lors d'infiltrations foraminales cervicales ainsi que plusieurs atteintes irréversibles du système nerveux central par injection accidentelle dans l'artère vertébrale.

Les artères cervicales présentent des variations anatomiques fréquentes (20 %), y compris des vaisseaux accessoires et boucles latérales, à l'origine de branches artérielles non exceptionnelles au versant postérieur des foramens, augmentant le risque d'une injection intra-artérielle lors des infiltrations foraminales. L'opacification locale par produit de contraste iodé lors du positionnement foraminal d'une aiguille spinale à l'étage cervical démontre une topographie intravasculaire avoisinant 25 % des cas.

Néanmoins, si le niveau de preuve en faveur des infiltrations foraminales devait s'améliorer et que cette procédure venait à être reconsidérée, l'utilisation de corticoïdes hydrosolubles devra être privilégiée.

Tableau 14.14. Niveaux de preuve : traitement interventionnel de la radiculalgie cervicobrachiale.

Procédure thérapeutique	Niveau de preuve	Recommandation
Infiltration interlamaire de corticoïdes	Bon	Recommandé
Infiltration foraminale de corticoïdes	Faible	Non recommandé (accidents neurologiques graves)
Infiltration zyagapophysaire de corticoïdes à visée épidurale	Limité	Peut être considéré

En effet, il n'y a pas de complication grave actuellement publiée lors d'infiltrations foraminales cervicales utilisant un corticoïde hydrosoluble. Les effets secondaires lors de l'injection foraminale de dexaméthasone (hydrosoluble) semblent mineurs et transitoires quand l'infiltration est radioguidée.

Une voie d'abord foraminale indirecte, consistant à injecter l'articulation zygapophysaire, a été proposée récemment [2]. Cette alternative est intéressante car strictement avasculaire et de réalisation facile.

Technique de l'infiltration épidurale interlamaire cervicale

- Cible : espace péridural postéromédian.
- Procédure : aucune infiltration interlamaire cervicale ne devrait être réalisée sans avoir préalablement vérifié par IRM qu'il existe un espace épidural adéquat pour le positionnement de l'aiguille au niveau désiré. Patient en procubitus, coupes TDM fines de repérage et vérification de la concordance radioclinique. Abord postérolatéral et ponction directe de la peau à l'espace épidural postéromédian sous guidage TDM-fluoroscopique avec une aiguille 25 à 27 G (figure 14.10). La traversée du ligament jaune doit être particulièrement minutieuse afin de sentir la discrète perte de résistance au moment du passage à sa face antérieure. Injection de 0,2 ml d'air purifié ou de produit de contraste iodé afin de prouver le positionnement correct de l'aiguille suivie d'une injection lente de 1 ml de corticoïde hydrosoluble mélangé à 2 ml d'anesthésique local (lidocaïne 2 %).
- Dangers : hématome épidural et injection sous-durale pouvant entraîner hypoventilation et hypotension.

> **Encadré 14.5**
> **Messages clés : radicalgies cervicobrachiales**
> - En cas de radicalgie cervicobrachiale sur hernie discale, l'approche multidisciplinaire est la plus efficace.
> - L'infiltration épidurale par voie interlamaire est recommandée, au contraire de la voie foraminale, contre-indiquée à ce jour.
> - L'infiltration épidurale par voie facettaire constitue une alternative sécurisée.

Les messages clés concernant les radicalgies cervicobrachiales sont résumés dans l'encadré 14.5.

Fracture vertébrale

Options thérapeutiques – principes généraux

- La vertébroplastie ou cimentoplastie percutanée consiste à injecter par voie percutanée du ciment phosphocalcique au sein d'une vertèbre pathologique (figure 14.11). Le but principal est un effet antalgique immédiat. Y sont associés un effet mécanique et statique préventif, une amélioration de la qualité de vie et une diminution de la consommation d'analgésiques.
- La cyphoplastie par ballonnet (ou kyphoplastie) est une technique dérivée de la vertébroplastie, faisant précéder l'injection intracorporéale du ciment par le gonflement de deux ballonnets au sein du corps vertébral (figure 14.12). Cela a pour but d'une part de corriger la déformation

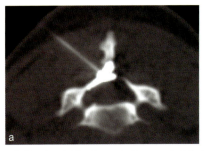 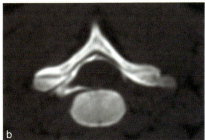

Figure 14.10. Infiltration épidurale cervicale par voie interlamaire.
Abord postérolatéral prudent avec a) épidurographie iodée démontrant la bonne topographie de l'aiguille et b) contrôle post-infiltration.

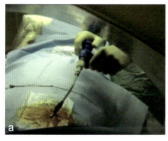 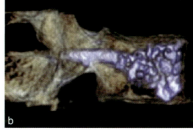 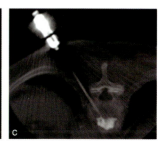

Figure 14.11. Vertébroplastie.
Contrôle en temps réel du positionnement de l'aiguille et de l'injection du ciment. a) Injection du ciment sous fluoroscopie-TDM discontinue, b) reconstruction 3D du ciment injecté et c) visualisation en temps réel de la diffusion du ciment dans la vertèbre.

liée au tassement vertébral, et d'autre part de créer une cavité facilitant l'injection.

Controverses

Les vertébroplasties et cyphoplasties sont l'objet de controverses depuis la publication de deux études prospectives randomisées contrôlées, semblant démontrer l'absence d'avantage pour la vertébroplastie par rapport au traitement conservateur en termes de douleur, d'impotence fonctionnelle et de qualité de vie [1]. Le résultat de ces études, en totale discordance avec les multiples séries observationnelles publiées depuis deux décennies renforce l'idée que tout traitement doit être impérativement validé par des études de haut niveau de preuve.

Les résultats de nouvelles études prospectives randomisées multicentriques (STIC 1 et 2, Vertoss IV et V, VAPOUR) sont attendus pour évaluer le niveau de preuve de la vertébroplastie et de la cyphoplastie.

Thermo- et photocoagulation d'ostéome ostéoïde

L'ostéome ostéoïde a été décrit dans le chapitre 10. La technique consiste à détruire la lésion par effet thermique avec une sonde de thermocoagulation par radiofréquence, ou une faible puissance laser [7].

Une aiguille permettant le passage d'une sonde de thermocoagulation ou d'une fibre optique de 400 microns est introduite dans le nidus sous contrôle TDM (figure 14.12). Elle permet avant la phase thérapeutique d'effectuer un prélèvement dans le but de confirmer le diagnostic

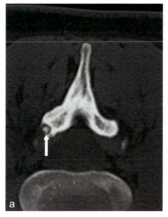 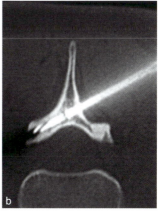

Figure 14.12. Photocoagulation d'ostéome ostéoïde par laser.
a) Ostéome ostéoïde au versant latéral d'une lame de vertèbre thoracique (flèche). b) Sous guidage TDM, mise en place par voie translamaire de la fibre optique au centre du nidus.
(Cliché : Dr A. Gangi.)

histologique. Un laser portable à diode est utilisé ; 400 à 1000 Joules sont alors délivrés au nidus selon sa taille. La thermocoagulation s'effectue en appliquant durant 2 minutes une température de 90 degrés, cette manœuvre étant répétée deux à trois fois. Les deux techniques apportent une sédation immédiate de la symptomatologie.

Selon les séries, 5 à 25 % de récidives seraient observées, en général traitées avec succès par une deuxième séance de coagulation.

Biopsies vertébrales

Les lésions osseuses, lytiques ou condensantes, et les pathologies discovertébrales dont la nature exacte n'a pas pu être déterminée par imagerie non invasive ou par le suivi évolutif sont susceptibles de faire l'objet d'une biopsie. Celle-ci vise à déterminer la nature de la lésion et à optimaliser la thérapeutique, essentiellement en pathologie tumorale et infectieuse.

La ponction biopsie réalisée par voie percutanée est le moyen le plus économique et le moins traumatisant pour obtenir une certitude diagnostique [7, 18]. Elle supplante la biopsie chirurgicale par son caractère moins invasif et son efficacité diagnostique satisfaisante. L'amélioration du matériel de ponction et l'apparition de nouvelles méthodes de guidage ont contribué à améliorer l'efficacité et l'innocuité de la méthode. Pratiquement toutes les lésions vertébrales sont aujourd'hui accessibles à une ponction percutanée sous contrôle TDM. Les techniques et les voies d'abord varient en fonction du segment rachidien, de la zone vertébrale à biopsier et des habitudes du radiologue. À l'étage lombaire et pour des lésions du corps vertébral, la voie postérieure transpédiculaire (figure 14.13a) est la plus classique, éventuellement remplacée en fonction de la cible par la voie postérolatérale (figure 14.13b). À l'étage thoracique, la voie intercostovertébrale (figure 14.13c) est la plus sécurisante. À l'étage cervical, seule la voie antérolatérale droite (figure 14.13d) est

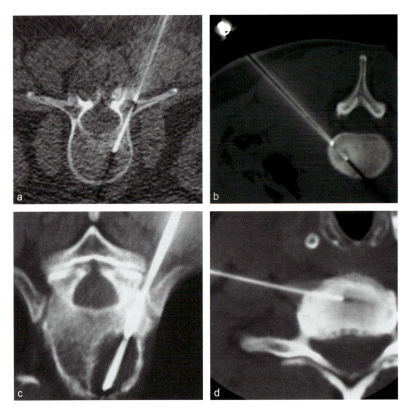

Figure 14.13. Biopsies vertébrales sous guidage TDM.
a) Voie d'abord transpédiculaire, b) postérolatérale, c) costovertébrale et d) cervicale antérolatérale droite.

admise. De façon générale, le choix de l'aiguille est déterminé par la topographie et le caractère lytique ou condensant de la lésion (aiguille « simple » pour des lésions lytiques, aiguille présentant un pouvoir de perforation en cas de corticale à transfixier ou de lésion condensante, etc.). L'anesthésie sous-cutanée et surtout périostée est essentielle pour le confort du patient et permet une suite de procédure pratiquement indolore.

Références

[1] Buchbinder R, Golmohammadi K, Johnston RV, et al. Percutaneous vertebroplasty for osteoporotic vertebral compression fracture. Cochrane Database Syst Rev 2015;30(4). CD006349.

[2] Bureau NJ, Moser T, Dagher JH, et al. Transforaminal versus intra-articular facet corticosteroid injections for the treatment of cervical radiculopathy: a randomized, double-blind, controlled study. AJNR Am J Neuroradiol 2014;35(8):1467–74.

[3] Candido KD, Raghavendra MS, Chinthagada M, et al. A prospective evaluation of iodinated contrast flow patterns with fluoroscopically guided lumbar epidural steroid injections: the lateral parasagittal interlaminar epidural approach versus the transforaminal epidural approach. Anesth Analg 2008;106(2):638–44.

[4] Civelek E, Cansever T, Kabatas S, et al. Comparison of effectiveness of facet joint injection and radiofrequency denervation in chronic low back pain. Turk Neurosurg 2012;22(2):200–6.

[5] Dietrich TJ, Sutter R, Froehlich JM, et al. Particulate versus non-particulate steroids for lumbar transforaminal or interlaminar epidural steroid injections: an update. Skeletal Radiol 2015;44(2):149–55.

[6] Engel A, King W, MacVicar. Standards Division of the International Spine Intervention Society. The effectiveness and risks of fluoroscopically guided cervical transforaminal injections of steroids: a systematic review with comprehensive analysis of the published data. Pain Med 2014;15(3):386–402.

[7] Gangi A, Buy X. Percutaneous bone tumor management. Seminars in Interventional Radiology 2010;27(2):124–36.

[8] Harris RP, Helfand M, Woolf SH, et al. Methods Work Group, Third US Preventive Services Task Force. Current methods of the US Preventive Services Task Force: a review of the process. Am J Prev Med 2001;20(3 Suppl):21–35.

[9] Howard PD, Dolan AN, Falco AN, et al. A comparison of conservative interventions and their effectiveness for coccydynia : a systematic review. J Man Manip Ther 2013;21(4):213–9.

[10] Kastler A, Onana Y, Comte A, et al. A simplified CT-guided approach for greater occipital nerve infiltration in the management of occipital neuralgia. Eur Radiol 2015;25(8):2512–8.

[11] Kozar S, Jeromel M. Minimally invasive CT guided treatment of intraspinal synovial cyst. Radiol Oncol 2014;48(1):35–9.

[12] Manchikanti L, Abdi S, Atluri S, et al. An update of comprehensive evidence-based guidelines for interventional techniques in chronic spinal pain. Part II: guidance and recommendations. Pain Physician 2013;16(2 Suppl):S49–283.

[13] Manchikanti L, Cash KA, McManus CD, et al. A randomized, double-blind controlled trial of lumbar interlaminar epidural injections in central spinal stenosis: 2-year follow-up. Pain Physician 2015;18(1):79–92.

[14] Manchikanti L, Cash KA, McManus CD, et al. A randomized, double-blind, active-controlled trial of fluoroscopic lumbar interlaminar epidural injections in chronic axial or discogenic low back pain: results of 2-year follow-up. Pain Physician 2013;16(5): E491–504.

[15] Manchikanti L, Staats PS, Nampiaparampil DE, et al. What is the role of epidural injections in the treatment of lumbar discogenic pain: a systematic review of comparative analysis with fusion. Korean J Pain 2015;28(2):75–87.

[16] Patel N. Twelve-month follow-up of a randomized trial assessing cooled radiofrequency denervation as a treatment for sacroiliac region pain. Pain Pract 2016;16(2):154–67.

[17] Rathmell JP, Benzon HT, Dreyfuss P, et al. Safeguards to prevent neurologic complications after epidural steroid injections: consensus opinions from a multidisciplinary working group and national organizations. Anesthesiology 2015;122(5):974–84.

[18] Rimondi E, Staals EL, Errani C, et al. Percutaneous CT-guided biopsy of the spine: results of 430 biopsies. Eur Spine J 2008;17(7):975–81.

[19] Suh PB, Esses SI, Kostuik JP. Repair of pars interarticularis defect. The prognostic value of pars infiltration. Spine (Phila Pa 1976) 1991;16(8 Suppl):S445–8.

[20] Van Zundert J, Patijn J, Harttrick C, et al. Evidence-based interventional pain practice according to clinical diagnoses. Oxford: Wiley-Blackwell; 2012.

[21] Van Zundert J, Vanelderen P, Kessels A, et al. Radiofrequency treatment of facet-related pain: evidence and controversies. Curr Pain Headache Rep 2012;16(1):19–25.

Index

A
Abcès, 57, 145, 203, 217
– épidural, 148, 184, 215
– médullaire, 245
– sous-dural, 219
Achondroplasie, 119
Actinomycose, 208
ADEM (*acute disseminated encephalomyelitis*), 222, 233
Adénopathie, 280
Adrénomyélodystrophie, 252
Adrénomyéloneuropathie, 24, 252
Agénésie
– spinomédullaire, 17
– thoraco-/lombo-/sacrococcygienne, 17
– vertébrale, 62
Anémie, 273, 303
Anévrisme, 309
Angiographie, 368
– médullaire, 364
– par résonance magnétique, 38, 180, 361, 364, 367, 372
Angio-IRM. *Voir* Angiographie, par résonance magnétique
Angiolipome, 300–302, 332
Angiome
– caverneux, 356
– vertébral, 271, 286
– – agressif, 287, 288
Angioscanner, 364
Anneau de Harris, 168
Antérolisthésis, 116
Anticoagulant, traitement, 188
Anticorps anti-aquaporine 4, 19, 24, 237
Arachnoïde, 2
Arachnoïdite, 82, 141, 221, 339
– mycotique, 224
– septique, 223
– séquellaire, 226
– tuberculeuse, 223
Artéfact(s)
– en IRM
– – annulation du signal, 44

– – de mouvements, 44
– – de susceptibilité magnétique, 41, 96, 162, 182, 187
– – déplacement chimique, 44
– – matériel prothétique aortique, 257
– – métalliques, 42, 135, 150
– – repliement d'image, 44
– en TDM
– – circulaires, 32
– – de mouvements, 32
– – durcissement du rayonnement, 32
– – métalliques, 33
– – rayonnement diffusé, 32
Artère(s)
– carotide
– – interne cervicale, dissection, 392
– – lésions traumatiques, 179
– d'Adamkiewicz, 11, 39, 364, 372
– de Lazorthes, 11
– intramédullaire, 11
– radiculaire, 10
– radiculomédullaire, 11
– spinale, 10, 21
– – antérieure, 11, 367
– – – syndrome de l', 21
– vertébrales, 11, 181
– – dissection, 21
– – – traumatique, 181
– – lésions, 179
Artériographie médullaire, 361
Arthrite zygapophysaire, 214
Arthrodèse, 125
Arthrodistension kystique endocanalaire, 408
Arthrographie, 115
Arthrose zygapophysaire, 110, 145
Articulation(s)
– sacro-iliaque, douleurs, 410
– zygapophysaires, 110, 156
Aspergillose, 208
Aspergillus, 209
Astrocytome, 346, 352
– médullaire, 40

Imagerie de la colonne vertébrale et de la moelle épinière
© 2017 Elsevier Masson SAS. Tous droits réservés.

Ataxie, 21
Ataxospasmodique, état dit, 21
Atlas
– anomalies, 76
– occipitalisation, 71, 83
Axis, malformations de, 72
B
Babinski, signe de, 19, 21
Beam hardening, 32
Behçet, maladie de, 232, 234, 237
Bilharzie, 244
Bilharziose, 244
Biopsie
– osseuse, 269
– ostéodiscale, 203
– vertébrale, 416
Bloc
– de lyse isthmique, 409
– facettaire thérapeutique, 407
– radiculaire, 400
– sacro-iliaque, 410
Bombement discal, 98
Borrelia burgdorferi, 20, 25, 241
Brèche durale ou dure-mérienne, 140, 142, 192
Brown-Séquard, syndrome de, 19, 21, 22, 153, 192, 221, 228
Burst fracture, 159
C
Camptocormie du sujet âgé, 149
Canal
– cervical étroit, 121
– d'Alcock (pudendal), 378
– de Kowalevski, 15
– épendymaire, 6, 78, 79, 345
– – dilatation communicante, 78
– – dilatation kystique, 345
– – dilatation non communicante, 79
– étroit, 95, 119
– lombaire étroit, 130
– thoracique étroit, 130
– vertébral, 1
Candida, 209
Carcinomatose méningée, 270, 275, 324
Carence en vitamine B12, 252
Cavernomatose familiale, 356
Cavernome, 188, 356
Cavité, 79
– dégénérative, 81
– intramédullaire, 66, 367
– médullaire, 81, 83
– – intraparenchymateuse, 81
– péritumorale, 82
– syringomyélique, 347

Cellule
– de Reed-Steinberg, 279
– géante, 291
– physaliforme, 297
Cellulite, 217
Cervicobrachialgie, 95
Charcot-Marie, maladie de, 260, 261
Charnière craniocervicale
– repères radiologiques de base, 167
– traumatismes, 166
Chiari, malformation de, 65
– I, 18, 66
– II, 16, 18, 55, 69, 78
– III, 70
Choc spinal, 19
Cholestéatome, 341
Chondroblastome, 290
Chondrocalcinose, 129, 212
Chondrosarcome, 295, 298
Chordome, 214, 296, 297
– sacré, 299
CIDP (*chronic inflammatory demyelinating polyneuropathy*), 261, 390
Classification
– de Magerl, 172
– des malformations vasculaires, 361, 366
– internationale des tumeurs, 307
Claudication neurogène, 130
CMV, 250
Cobb, syndrome de, 361, 373, 374
Coccidiomycose, 209
Coccygodynie, 411
Comblement foraminal, 110
Compression médullaire, 107, 265, 266
Condyle occipital médian, 76
Cône terminal, 50
Conflit discoradiculaire, 95
– lombaire, 109
Cordon
– antérieur, 5
– latéral, 5
– postérieur, 5
Corporéo-discectomie, 125
Corticoïdes, 401
Cruralgie, 22, 95, 109
Cryptococcose, 208
CTDI (*computed tomography dose index*), 30
Cube, séquence, 40
Cul-de-sac dural, 49
Cushing, maladie de, 303
Cyphoplastie, 414
Cysticercose, 243
Cytomégalovirus (CMV), 250

Index 421

D

Dandy-Walker, kyste de, 78
Déchirure(s)
– de la dure-mère, 191
– discale, 156
Décompression discale, 403
Dégénérescence
– discale, 103
– wallérienne, 21, 252
Déjérine-Sottas, maladie de, 260
Dent couronnée, 77, 129
Désoxyhémoglobine, 162, 182
Devic, neuromyélite optique de, 19, 24, 222, 228, 230
Diabète phosphaté, 127
Diastasis atlanto-axoïdien, 127
Diastématomyélie, 15, 47, 58
– type I, 59
– type II, 59
Diffusion, imagerie de, 39, 258, 278, 379
Diplomyélie, 15
Discographie, 197
– provocatrice, 404
Discopathie des dialysés, 212
DISH (*diffuse idiopathic skeletal hyperostosis*), 177
Disjonction craniocervicale, 169
Diverticule entérique, 61
Dixon, séquence, 37, 270, 272
Double énergie (TDM), 31
Down, syndrome de, 170
Drogue, 196
Dure-mère, 1
– déchirures, 191
Dysplasie fibreuse, 294, 295
Dysraphie
– occulte, 17
– ouverte, 16
Dysraphisme, 47
– fermé, 48, 51
– ouvert, 48, 64

E

Echinococcus granulosus, 196
Ectasie veineuse, 369
Ectopie des tonsilles, 83
Embolisation, 368, 369, 373, 374
Émergences radiculaires conjointes, 111
Encéphalocèle, 78
Encéphalomyélite aiguë disséminée, 222, 233
Enchondrome, 297
Épendymome, 342, 347, 352
– fibrillaire, 345
– myxopapillaire, 319, 329, 344
Épidurite, 145

E

Escherichia coli, 196
Espace(s)
– épidural, 2, 4, 157
– – postérieur, 4
– prédental, 168
– sous-arachnoïdiens, 5
– sous-dural, 5
Étroitesse canalaire constitutionnelle ou acquise, 119, 131
Ewing, sarcome d', 298
Exostose(s), 291, 297
– endocanalaire compressive, 292
– multiples, maladie des, 291, 297
Extrusion discale, 98, 156

F

Facteur de croissance hématopoïétique, 273
Faisceau(x)
– cunéiforme de Burdach, 9
– gracile de Goll, 9
– interstitiospinal, 10
– néospinothalamique, 9
– olivospinal, 10
– pyramidal, 10
– réticulospinal, 10
– – latéral, 10
– – médial, 10
– rubrospinal, 10
– spinocérébelleux, 10
– tectospinal, 10
– vestibulospinal, 10
Fibres de Sharpey, 156
Fibrolipome du filum terminal, 55, 62, 331
Fibrose, 137
– postopératoire, 139
Filum terminal, 1, 5, 17, 47, 48
– fibrolipome, 55, 62, 331
Fissure
– annulaire, 103
– médiane ventrale, 5
Fistule, 369, 375
– artérioveineuse, 38, 188, 366, 369, 375
– – durale à drainage veineux périmédullaire, 361, 369
– – vertébrovertébrale, 375
– classification, 366
– dermique, 17
– entérique dorsale, 61
– intracrânienne, 365
– périmédullaire, 361, 368
Fixation
– basse de la moelle, 55
– caudale, 48
FLAIR (séquence), 36

Index

Fluorodésoxyglucose, 266
Fluorose, 127
Flux (séquences de), 38
Foramen magnum, 1
– sténose congénitale, 75
Forestier, maladie de, 127, 177
Fracture(s)
– de C1, 169
– de C2, 170
– de Chance, 173, 175
– de Jefferson, 170
– de la dent (processus odontoïde), 170
– du pendu (*hangman's fracture*), 168–172
– éclatement par compression (burst), 159, 173, 175
– luxation C5-C6, 161
– sur rachis ankylosé, 176
– thoracolombaires, 172
Fragment discal exclu, 98, 102, 105
Friedreich, maladie de, 252
G
Gangliocytome, 349
Gangliogliome, 349
Ganglion spinal, 5
Ganglioneuroblastome, 334
Ganglioneurome, 305, 320, 334
Gastrulation, 15
Gating, 44
Gliose, 163
Gougerot-Sjögren, syndrome de, 232, 237
Goutte, 212
Graisse, signal de la, suppression du, 42
Granulome éosinophile, 300, 301
H
Hahn, fente de, 4
Hamartome
– fibrolipomateux, 381
– médullaire de la ligne médiane, 356
– neuroglial, 356
Harris, anneau de, 168
Hémangioblastome, 320, 331, 349, 351
Hémangiome, 286
Hématome, 142, 303
– épidural, 157, 180, 181, 374
– sous-dural, 185
Hématomyélie, 188, 349, 367, 368
Hématopoïèse extramédullaire, 303, 334
Hémoculture, 197
Hémoglobinopathie, 303
Hémophilie, 181
Hémorragie méningée, 187, 189, 356, 367
Hémorragiques, foyers, 38
Hémosidérine, 163, 292, 358, 367

Hernie
– discale
– – exclue, 98
– – foraminale, 320
– – intrasomatique, 271
– – traumatique, 156
– médullaire transdurale, 192
Histiocytose à cellules de Langerhans, 300
HTLV-I, 242
Hydatidose, 196, 209
Hydrocéphalie, 66, 83, 340
Hydromyélie, 78
Hydrosyringomyélie, 18
Hyperlordose, 110
Hyperostose squelettique diffuse idiopathique, 177
Hyperplasie médullaire, 273
– bénigne, 284
– nodulaire focale, 271
– osseuse bénigne, 274
Hyperprotéinorachie, 23, 222, 325
I
Îlot osseux compact, 271
Imagerie
– de diffusion, 198, 258
– en contraste de phase, 86
– interventionnelle rachidienne clinique, 399
Imagerie par résonance magnétique (IRM)
– corps entier, 266, 269, 282
– en écho de gradient, 39, 41, 270
– – avec opposition de phase, 39, 270
– en écho de spin rapide 3D isotropiques, 40
– séquence(s), 34
– – à sang noir, 38
– – de diffusion, 39
– – de flux, 38
– – *in phase, out phase*, 39
– technique, 33
Immunodépression, 195, 196, 200, 206, 209, 227, 248
Impression basilaire, 71, 127, 128
Infection(s), 392
Infiltration, 414
– anesthésique diagnostique, 399
– épidurale, 401, 403, 405
– – interlamaire cervicale, 414
– – interlamaire lombaire, 402
– foraminale, 401, 403
– nerf grand occipital, 412
– périradiculaire foraminale lombaire, 402
– sacro-iliaque, 410
Injection
– intradiscale, 406
– intrathécale, 89
Invagination (impression) basilaire, 71, 127, 128

IRM *Voir* Imagerie par résonance magnétique (IRM)
Irradiation, tomodensitométrie et, 29
Ischémie, 367
– médullaire, 258
K
Klebsiellae, 196
Klippel-Feil, syndrome de, 62, 66, 72
Klippel-Trenaunay, syndrome de, 374
Kyste
– anévrismal, 291
– – secondaire, 291
– arachnoïdien, 62, 193, 337, 339
– – épidural, 339
– arthrosynovial, 113
– de Dandy-Walker, 78
– de Tarlov, 111, 339
– dermoïde, 58, 62, 340
– des espaces sous-arachnoïdiens, 243
– épidermoïde, 58, 62, 340, 341
– intradural, 339
– intramédullaire, 243
– leptoméningé, 221, 226
– nécrotico-hémorragique intratumoral, 345
– neurentérique, 61, 340
– neuro-entérique, 15, 334, 336
– osseux anévrismal, 293
– pilonidal, 48
– radiculaire, 339
– réactionnel péritumoral, 345
– sous-arachnoïdien, 163
– synovial, 111, 340
– zygapophysaire, 111, 134, 408
L
Laminectomie, 125, 135
Laminoplastie, 125
Lasègue, signe de, 23
Lausanne, classification de, 121
Lemnisque médial, 10
Leptoméninge, 1
Lhermitte, signe de, 21, 123, 228
Ligament(s)
– antérolatéral de Hoffman, 2
– dentelé, 2
– interépineux, 156, 157
– jaune, 1, 156, 157
– longitudinal
– – antérieur, 156, 195, 206
– – postérieur, 1, 99, 156, 208
– – – ossification, 126
– méningovertébraux, 4, 303
– sacrodural médian de Trolard, 2
– surépineux, 156
– transverse de l'atlas, rupture traumatique aiguë, 170

Lipomatose épidurale, 4, 119, 303, 304, 334
Lipome, 52, 303, 331, 341
– du filum terminale, 331
– intradural, 47, 57
– intramédullaire, 355
Lipomyélocèle, 47, 51
Lipomyéloméningocèle, 17, 47, 51
Liquide cérébrospinal, 2
– vélocité, 86
Listériose, 246
Lombalgie d'origine discale, 404
Lupus érythémateux disséminé, 24, 232, 235
Luxation
– congénitale C1-C2, 74
– craniocervicale, 168
– vertébrale, 155
Lyme, maladie de, 20, 25, 227, 239, 241
Lymphome, 214, 265, 354
– hodgkinien, 279
– non hodgkinien, 279, 281
M
Magerl, classification de, 172
Maladie japonaise, 126
Malformation
– artérioveineuse, 188, 361
– – complexe, 373
– – intramédullaire, 367
– capillaroveineuse épidurale, 374
– vasculaire, 185, 187, 361, 366
– – complexe, 361
– – épidurale, 374
– – médullaire, 361
– – – classification, 366
– vertébromédullaire, 47
Matériel hémostatique, 143, 185
MAVRIC, séquence, 44
MEDIC, séquence, 41, 357
Médulloblastome, 324
Mélanome, 270, 303
– primitif intramédullaire, 356
Méningiome, 320, 352
– mélanocytique, 324
Méningite, 57, 221
– aseptique, 340
– non tuberculeuse, 222
– tuberculeuse, 25
Méningocèle, 18, 47, 51, 53, 340
MERGE, séquence, 41, 358
Métastase(s)
– condensantes, 267
– épidurales, 300
– intramédullaires, 353
– leptoméningées, 324, 325

– méningées, 352
– osseuses, 265–267
– – expansives, 267
– ostéolytique, 267
Méthémoglobine, 143, 162, 182, 303
M-FFE, séquence, 41
Modic 1, 198, 213, 272
Moelle, 159, 161, 163
– allongée, 5
– attachée, syndrome de la, 17
– épinière, 51
– – lésion traumatique, 159
– – section, 161
– – traumatisme sans atteinte canalaire, 163
– osseuse vertébrale, 269
MultiVane, technique, 44
Mycose, 214
Myélite(s), 208, 221, 227, 234
– à VIH, 248
– bactérienne, 245
– granulomateuses, 247
– immunodépression et, 248
– infectieuses, 239
– inflammatoires, 228
– paranéoplasiques, 237
– parasitaires, 227, 243
– transverse, 19
– – aiguë, 234
– – idiopathique, 234
– vacuolaire, 249
– virales, 227, 241
Myélocèle, 64
Myélocystocèle, 18, 47, 51, 55
Myélofibrose, 303
Myélographie, 121
Myélolipome, 303, 333
Myélomalacie, 124, 162, 163
Myélome, 214, 265, 267, 279, 283, 285, 286
Myéloméningocèle, 16, 47, 55, 62, 64
– antérieure, 18
Myélopathie, 192, 364, 368, 370, 374
– carentielle, 124, 253
– cervicarthrosique, 21, 123
– des affections neurologiques dégénératives, 252
– métabolique, 252
– postradique, 254
– post-traumatique progressive, 163
– toxique, 252
– vacuolaire, 249
– vasculaire ischémique, 256
Myélo-TDM, 30

N
Nerf(s)
– grand occipital, infiltration, 412
– médian, 377
– sinuvertébral, 2, 6
– spinal, 6
Neurinome, 312, 381
Neuroanémie, 21, 24, 252
Neuroarthropathie, 212
Neuroblastome, 305, 334
Neuroborréliose, 239
Neurocysticercose, 243
Neurofibromatose, 326
– de type 1, 310, 356, 381
– de type 2, 311
Neurofibrome, 310, 381
– plexiforme, 313, 382
Neurographie par résonance magnétique, 377
Neurolupus, 19, 235
Neuromyélite optique de Devic, 19, 24, 222, 228, 230
Neuropathie
– hypertrophique, 259
– inflammatoire démyélinisante chronique, 261
– motrice multifocale, 390
– postradique, 393
Neurosarcoïdose, 24, 222, 227, 247
Neurostimulation médullaire, 403
Neurotomie
– facettaire
– – par radiofréquence lésionnelle, 407
– par radiofréquence, 410
– – lésionnelle, 407
– – pulsée, 407
Neurulation, 47
– primaire, 15
– secondaire, 16
Névralgie
– cervicobrachiale, 22
– occipitale (d'Arnold), 412
Nidus, 288, 290, 364, 367, 368
Niveau(x)
– de preuve, 399
– liquide-liquide, 292, 294
Nocardiose, 227
Nodule de Schmorl, 271
Notochorde, 15
– résidus de, 295–297
Nucléotomie, 404
O
Occipitalisation de l'atlas, 71, 83
Odontoïde, anomalies de l', 73, 77

Ostéoblastome, 289
Ostéochondrome, 291
Ostéochondrose vertébrale juvénile, 271
Ostéome ostéoïde, 288, 289, 290, 415
Ostéosarcome, 299

P

Pachyméninge, 1
Pachyméningite hypertrophique, 222
Paget, maladie de, 119, 132
Pancoast Tobias, syndrome de, 394
Pannus synovial, 127
Paragangliome, 320, 330, 352
Paraparésie, 21
Paraplégie, 153, 361
Parasitose, 243
Parkes-Weber, syndrome de, 374
Parsonage-Turner, syndrome de, 22, 391
Périneuriome intraneural, 382
PET-scan, 266
Phlegmon, 203, 217
Pic monoclonal, 283
Pie-mère, 2
Pitch, 29
Placode, 64
Plasmocytome, 284
– solitaire, 267, 283, 300
Platybasie, 83
Plexite brachiale, 22
Plexopathie, 222
– postradique, 393
Plexus
– brachial, 7, 165, 166
– – arrachement traumatique, 166
– cervicobrachial, 377, 378, 385
– – traumatismes, 385
– de Batson, 181
– lombaire, 8, 109, 377
  lombosacré, 8, 377, 379
– – traumatismes, 389
– sacré, 8, 109, 378
– veineux, 12, 13, 104
– – épidural, 104
– – extrarachidiens, 13
– – intrarachidiens, 12
– – transverse, 13
Poliovirus, 242
Polyarthrite rhumatoïde, 127
Polyneuropathie inflammatoire démyélinisante chronique, 261, 390
Polyradiculalgie, 325, 328
Ponction
– lombaire, 185, 187, 219
– percutanée à l'aiguille, 197

Présyringomyélique, état, 81
Produit dose longueur (PDL), 29
Propeller, technique, 44
Protrusion discale, 98
Pseudoméningocèle, 22, 140
– post-traumatique, 165
Pseudomonas aeruginosa, 196
Pseudospondylolisthésis, 116
Pyogène, 214

R

Rachianesthésie, 181, 185
Rachischisis, 77
Rachitisme vitamino-résistant, 127
Racine
– cervicale, 104
– grosse, image de, 110, 111
– lombaire, 108
– nerveuse, 5, 165
– – avulsion traumatique, 165
Radiculalgie
– cervicobrachiale, 413
– commune, 96
– lombosacrée, 399
– non discale, 109
Radiculomyélite, 222, 227
– à CMV, 250
– bilharzienne, 244
Radiofréquence, 403
– lésionnelle refroidie, 410
Récidive herniaire, 140, 141
Reconstructions itératives en TDM, 31
Réflexe
– achilléen, 23, 109
– bicipital, 22, 106
– cubitopronateur, 22, 106
– rotulien, 109
– styloradial, 22, 106
– tricipital, 22, 106
Régression caudale, 47, 62
Rendu-Osler-Weber, maladie de, 374
Rétrécissement canalaire acquis, 119
Rétrolisthésis, 116
Ruban de Reil médian, 9

S

Sac dural, 1
Sacrum, traumatismes du, 180
Sarcoïdose, 247, 326
Sarcome, 305
– d'Ewing, 280, 298
Scalloping, 184, 329, 341
Scheuermann, maladie de, 271
Schistosoma mansoni, 244
Schmorl, nodule de, 271

Schwannome, 111, 185, 310, 312, 352, 381
– intramédullaire, 349, 355
– kystique, 340
– mélanocytique, 313
Sciatalgie, 95
Sciatique, 109
– commune, 22
– paralysante, 23
– postopératoire, 139
Scintigraphie, 197
– osseuse, 266
SCIWORA (*spinal cord injury without radiological abnormality*), 163
Sclérose
– en plaques, 21, 34, 36–38, 124, 222, 227, 228
– latérale amyotrophique, 252
– latérale primitive, 252
Section médullaire totale, syndrome de, 19
SEMAC, séquence, 43
Séquestre, 98
Sida, imagerie et, 228, 250
Sinus
– dermique, 47, 57, 58
– dorsal, 61
Sjögren, syndrome de, 19, 24
Souffrance médullaire, 66
SPACE, séquence, 40
Spina bifida, 47, 62, 64
– aperta, 16
– occulta, 47
Split notochord syndrome, 47, 57, 58, 61
Spondylarthrite ankylosante, 176, 178, 181, 213, 339
Spondylite, 195
– à pyogènes, 199
– brucellienne, 196
– infectieuse, 272
– mycosique, 208
– parasitaire, 209
– tuberculeuse, 205
Spondylodiscite, 145, 272
– à pyogènes, 195, 199
– brucellienne, 196, 208
– de l'enfant, 211
– mycosique, 208
– parasitaire, 209
– postopératoire, 145, 203
– tuberculeuse, 196, 205
Spondylolisthésis
– dégénératif, 116
Spondylolyse, 117, 409
Spondyloptose, 117

Staphylococcus
– *aureus*, 196, 215
– *epidermidis*, 145, 196, 203
Staphylocoque coagulase négative, 145, 196
Streptocoque, 196
Subépendymome, 345, 346
Subluxation rotatoire C1/C2, 171
Substance
– blanche, 6
– grise, 6
Syndrome
– centromédullaire, 153
– cordonal postérieur, 21
– d'échec de chirurgie du rachis, 403
– d'hypotension intracrânienne, 191
– de compression médullaire, 21
– de fixation caudale de la moelle, 48
– de l'artère spinale antérieure, 21
– de la dent couronnée, 129
– de la main inutile, 21
– de la queue de cheval, 23, 148
– de la traversée cervico-thoraco-brachiale, 389
– de régression caudale, 62
– de sclérose combinée de la moelle, 21
– de section médullaire totale, 19
– des anticorps antiphospholipides, 232, 237
– du canal lombaire étroit, 23
– du muscle piriforme, 393
– facettaire, 110
– médullaire, 19, 148, 153, 221
– pyramidal, 123
– syringomyélique, 20
Syringobulbie, 78
Syringomyélie, 78, 159, 163
Système
– extralemniscal, 10
– extrapyramidal, 10
– lemniscal, 9
T
Tassement vertébral, 272, 275, 283, 284
– bénin, 278
– malin, 278
– métastatique, 277
– ostéopénique, 280
– ostéoporotique, 277, 278, 279
– pathologique, 277, 281
TDM *Voir* Tomodensitométrie
Technétium-99m, 266
Tenseur de diffusion, imagerie en, 39
TEP, 266, 282
TEP-TDM au fluorodéoxyglucose, 199
Tératome, 57, 337, 356

Tétraplégie, 153
Thalassémie, 303
Tissu cicatriciel, 135, 137
Tomodensitométrie (TDM)
– artéfacts, 32
– colonne vertébrale, 30
– double énergie, 31
– filtres de reconstruction, 29
– interprétation et indications, 30
– irradiation et, 29
– modulation de doses, 29
– reconstructions itératives, 31
– technique, 27
Tomographie à émission de positrons (TEP), 266, 282
Toxocarose, 244
Toxoplasmose, 227, 250
Tractographie, 39
Tractus
– corticospinal, 10
– marginal de Lissauer, 6
Traumatismes rachidiens, 153
Tube neural, 15
Tuberculome
– intradural extramédullaire, 225
– intramédullaire, 225
Tuberculose, 206, 214, 222
Tumeur(s)
– à cellules géantes, 292, 294
– classification internationale des, 307
– de la queue de cheval, 331
– des nerfs, 381
– épidurales secondaires, 265
– gliales, 342
– intradurales extramédullaires, 310
– intramédullaires, 342
– malignes des gaines des nerfs périphériques, 383
  mélanocytique, 356

– neuro-endocrine, 330
– neurogènes
– – bénignes, 381
– – malignes, 382
– vertébrales
– – malignes, 295
– – primitives, 286
– – secondaires, 265
U
Uncarthrose, 105, 122
V
Varicelle, 241
VAT, séquence, 43
Veine(s)
– azygos, 13
– foraminales, 13
– médullaires, 12
– spinales, 12
Ventricule terminal, 50
Verbiest, syndrome de, 130
Vertebra plana, 300
Vertébrale, atteinte, métastatique, 271
Vertèbre d'ivoire, 280, 298
Vertébroplastie, 414
VIH, 249
Virus
– de l'immunodéficience humaine, 248
– herpès zoster, 242
– varicelle-zona, 241
Vitamine
– A, intoxication, 127
– B_{12}, déficience en, 24, 392
– – myélopathie par, 252
Von Hippel-Lindau, maladie de, 349
W
Wright, test de, 196
Z
Zona, 241

Elsevier Masson SAS
65, rue Camille Desmoulins
92442 Issy-les-Moulineaux Cedex
Dépôt Légal : Mars 2017

Composition : Thomson Digital

Imprimé en Italie par Printer Trento